"十二五"普通高等教育本科国家级规划教材

"十四五"普通高等教育本科规划教材

供基础、临床、护理、预防、口腔、中医、药学、医学技术类等专业用

医学心理学

Medical Psychology

第5版

主　　编	张曼华　崔光成
副主编	王炳元　刘传新　王长虹　陈　屹　彭　娟

编　　委　（按姓名汉语拼音排序）

曹建琴（哈尔滨医科大学护理学院）　　　　彭　娟（遵义医科大学管理学院）
陈　屹（西南医科大学人文与管理学院）　　王炳元（内蒙古医科大学人文教育学院）
崔光成（齐齐哈尔医学院精神卫生学院）　　王长虹（新乡医学院第二附属医院）
丁欣放（首都医科大学医学人文学院）　　　王　娜（齐齐哈尔医学院精神卫生学院）
付　斌（河北工程大学医学院）　　　　　　王　我（重庆医科大学附属大学城医院）
吉宇波（内蒙古医科大学人文教育学院）　　薛朝霞（山西医科大学人文社会科学学院）
李宝芬（承德医学院心理学系）　　　　　　张　辉（首都医科大学医学人文学院）
刘传新（济宁医学院精神卫生学院）　　　　张曼华（首都医科大学医学人文学院）
庞晓华（长治医学院精神卫生系）　　　　　周　亮（广州医科大学附属脑科医院）

编写秘书　丁欣放　吉宇波

北京大学医学出版社

YIXUE XINLIXUE

图书在版编目（CIP）数据
医学心理学 / 张曼华，崔光成主编. -- 5版.
北京 : 北京大学医学出版社, 2024.8. -- ISBN 978-7-5659-3227-4
Ⅰ. R395.1
中国国家版本馆CIP数据核字第20242TL906号

医学心理学（第5版）

主　　编：张曼华　崔光成
出版发行：北京大学医学出版社
地　　址：(100191) 北京市海淀区学院路 38 号　北京大学医学部院内
电　　话：发行部 010-82802230；图书邮购 010-82802495
网　　址：http://www.pumpress.com.cn
E-mail：booksale@bjmu.edu.cn
印　　刷：北京瑞达方舟印务有限公司
经　　销：新华书店
责任编辑：毛淑静　　责任校对：靳新强　　责任印制：李　啸
开　　本：850 mm×1168 mm　1/16　印张：18.5　字数：530 千字
版　　次：2003 年 7 月第 1 版　2024 年 8 月第 5 版　2024 年 8 月第 1 次印刷
书　　号：ISBN 978-7-5659-3227-4
定　　价：45.00 元
版权所有，违者必究
（凡属质量问题请与本社发行部联系退换）

第 5 轮修订说明

国务院办公厅印发的《关于加快医学教育创新发展的指导意见》提出以新理念谋划医学发展、以新定位推进医学教育发展、以新内涵强化医学生培养、以新医科统领医学教育创新，要求全力提升院校医学人才培养质量，培养仁心仁术的医学人才，发挥课程思政作用，着力培养医学生救死扶伤精神。《教育部关于深化本科教育教学改革全面提高人才培养质量的意见》要求严格教学管理，把思想政治教育贯穿人才培养全过程，全面提高课程建设质量，推动高水平教材编写使用，推动教材体系向教学体系转化。《普通高等学校教材管理办法》要求全面加强党的领导，落实国家事权，加强普通高等学校教材管理，打造精品教材。以上这些重要文件都对医学人才培养及教材建设提出了更高的要求，因此新时代本科临床医学教材建设面临更大的挑战。

北京大学医学出版社出版的本科临床医学专业教材，从2001年第1轮建设起始，历经多轮修订，高比例入选了教育部"十五""十一五""十二五"普通高等教育国家级规划教材。本套教材因骨干建设院校覆盖广，编委队伍水平高，教材体系种类完备，教材内容实用、衔接合理，编写体例符合人才培养需求，实现了由纸质教材向"纸质+数字"的新形态教材转变，得到了广大院校师生的好评，为我国高等医学教育人才培养做出了积极贡献。

为深入贯彻党的二十大精神，落实立德树人根本任务，更好地支持新时代高等医学教育事业发展，服务于我国本科临床医学专业人才培养，北京大学医学出版社有选择性地组织各地院校申报，通过广泛调研、综合论证，启动了第5轮教材建设，共计53种教材。

第5轮教材建设延续研究型与教学型院校相结合的特点，注重不同地区的院校代表性，调整优化编写队伍，遴选教学经验丰富的学院教师与临床教师参编，为教材的实用性、权威性、院校普适性奠定了基础。第5轮教材主要做了如下修订：

1. 更新知识体系

继续以"符合人才培养需求、体现教育改革成果、教材形式新颖创新"为指导思想，坚持"三基、五性、三特定"原则，对照教育部本科临床医学类专业教学质量国家标准，密切结合国家执业医师资格考试、全国硕士研究生入学考试大纲，结合各地院校教学实际更新教材知识体系，更新已有定论的理论及临床实践知识，力求使教材既符合多数院校教学现状，又适度引领教学改革。

2. 创新编写特色

以深化岗位胜任力培养为导向，坚持引入案例，使教材贴近情境式学习、基于案例的学习、问题导向学习，促进学生的临床评判性思维能力培养；部分医学基础课教材设置"临床联系"模块，临床专业课教材设置"基础回顾"模块，探索知识整合，体现学科交叉；启发创新思维，促进"新医科"人才培养；适当加入"知识拓展"模块，引导学生自学，探索学习目标设计。

3. 融入课程思政

将思政元素、党的二十大精神潜移默化地融入教材中，着力培养学生"敬佑生命、救死扶伤、甘于奉献、大爱无疆"的医者精神，引导学生始终把人民群众生命安全和身体健康放在首位。

4. 优化数字内容

在第4轮教材与二维码技术结合，实现融媒体新形态教材建设的基础上，改进二维码技术，优化激活及使用形式，按章（或节）设置一个数字资源二维码，融知识拓展、案例解析、微课、视频等于一体。

为便于教师教学、学生自学，编写了与教材配套的PPT课件。PPT课件统一制作成压缩包，用微信"扫一扫"扫描教材封底激活码，即可激活教材正文二维码，导出PPT课件。

第5轮教材主要供本科临床医学类专业使用，也可供基础、护理、预防、口腔、中医、药学、医学技术类等开设相同课程的专业使用，临床专业课教材同时可作为住院医师规范化培训辅导教材使用。希望广大师生多提宝贵意见，反馈使用信息，以便我们逐步完善教材内容，提高教材质量。

序

医学关乎人类生命的存在与繁衍，医学卫生事业的发展涉及国家安全、经济发展、社会文明和人民福祉。医者德为先，能为重，技为精。医学教育应既科学、严谨、规范，又充满温情与关怀。"健康中国"的美好愿景与目标，激励着医务工作者为之奋斗。医学教育要坚守为国育才、立德树人的根本任务，落实《关于深化新时代学校思想政治理论课改革创新的若干意见》《高等学校课程思政建设指导纲要》《教育部关于深化本科教育教学改革全面提高人才培养质量的意见》《关于深化医教协同进一步推进医学教育改革与发展的意见》《关于加快医学教育创新发展的指导意见》等文件精神，以适应我国"大医学、大卫生、大健康"的发展需求，为"健康中国"筑牢人才基础。

近年来，高等院校探索新医科建设，推进现代医学教育教学新模式，坚持以人和健康为中心，建立健全覆盖生命全周期和健康全过程、"促防诊控治康"一体化的人才培养体系，高度重视身心、社会、环境等要素，融通医工理文学科，提升新时代医学生的整体素养；运用现代数字信息技术，增强情境化教学，加强临床实践教学，有效地提高了学生专业胜任力。同时，高等院校深化落实党和国家关于加强大学生思想政治教育的指示精神，将思想政治教育贯穿于人才培养体系和课程教学，使习近平新时代中国特色社会主义思想进课堂、入头脑，培养人民群众满意的、医术精湛的社会主义卫生健康事业接班人。

北京大学是经历过百年洗礼的老校，为我国建设和发展做出了杰出贡献，与全国医学教育界的同道们共同努力，在医学教育教学研究、教师培养、教材建设、实践教学规范等多方面不断改革创新。北京大学医学出版社秉承医学教育宗旨，落实党和国家对教材建设的要求和任务，立足北大医学，服务全国高等医学教育，与各院校教师一起不懈努力，打造精品教材，以高质量完成课程教学活动的"最后一公里"。本套本科临床医学专业教材是在教育及卫生健康部门领导的关心指导下，由医学教育专家顶层设计，北京大学医学部携手全国各兄弟院校群策群力、共同建设的成果。本套教材多年来与高等医学教育改革相伴而行，与时俱进，历经多轮修订，体系日趋完善，符合专业要求，编写队伍与院校构成合理，编写体例不断优化创新，实现了纸质教材与数字教学资源结合的精品新形态教材建设。实践证明，这套教材满足本科医学教育的专业标准要求，在适应多数院校的教学能力与资源的情况下，能很好地引导、深化专业教学，已成为本科医学人才培养的精品教材，为我国高等医学教育事业发展做出了突出贡献。

第5轮教材建设坚持以习近平新时代中国特色社会主义思想为指引，积极探索思政元素融入教材，落实立德树人根本任务，坚持现代医学教育理念，体现生命全周期、健康全覆盖的整体要求，与相关学科恰当融合，全面更新了医学知识和能力体系，体现了"中国本科医学教育标准—临床医学专业（2022）"的要求，配合教学模式与方法的改革，吸收"金课程"建设经验，优化教材体例，融入医学文化，重视中华医学文明，强调适用、实用，行稳致远，开创新局，锤炼精品。

在第5轮教材出版之际，欣为之序。相信第5轮教材的高质量建设一定会为我国新时代高等医学教育人才培养和健康中国事业发展做出更大贡献。

前 言

《医学心理学》第 5 版是在杨凤池、崔光成教授主编的《医学心理学》第 4 版的基础上修订而成的。本版教材的编写指导思想是保留《医学心理学》第 4 版的基本框架，坚持本科临床医学专业及医学相关专业公共必修课的课程定位，遵循国家执业医师资格考试大纲，充分体现医学教育标准对医学心理学课程的要求，坚持"三基五性"，强调基本理论、基本知识、基本技能训练，确保科学性、思想性、先进性、启发性、实用性。

本次修订对第 4 版教材结构顺序做了调整，对各章节内容进行了充实更新，并增加了案例导入和知识拓展，加入了课后思考题和相关的数字资源，努力体现实用、系统、简洁的特点，便于学生自学，有利于教师教学。

本教材编者均是长期工作在医学心理学教学、临床和科研一线岗位上的专家学者，具有丰富的教学和临床工作经验。在编写过程中，专家们认真研讨、全面考据、严格互审、精益求精，保证了教材内容的科学性和整体性，充分体现了一丝不苟、认真负责的精神。

本教材的编写得到了北京大学医学出版社和各参编单位的大力支持，在此深表谢意。同时还要感谢本教材前 4 版的编者们和本书参考文献的所有作者们，我们从他们的著述中受益良多。

尽管本教材编者为实现高质量高水平的编写目标而努力工作，但由于自身能力和水平有限，书中一定还有许多疏漏和不当之处，诚望使用本教材的师生和读者提出宝贵意见和建议，以便在今后不断纠正和完善。

张曼华　崔光成

目 录

第一章	绪论	1
第一节	医学心理学概述	1
第二节	医学模式的转变与医学心理学的发展	4
第三节	医学心理学的研究任务及领域	9
第四节	医学心理学的研究方法	12

第二章	医学心理学基础	17
第一节	心理现象与实质	17
第二节	认知过程	20
第三节	情绪情感过程	35
第四节	意志过程	43
第五节	人格	44

第三章	医学心理学基本理论	56
第一节	精神分析理论	56
第二节	行为学习理论	65
第三节	人本主义心理学理论	71
第四节	认知心理学理论	74
第五节	心理生理学理论	77

第四章	心理健康	81
第一节	心理健康概述	81
第二节	不同年龄阶段的心理健康	85

第五章	心理评估	95
第一节	心理评估概述	95
第二节	心理测验	100
第三节	智力测验	108
第四节	人格测验	114
第五节	评定量表	121
第六节	神经心理测验	130

第六章	心理应激	133
第一节	心理应激概述	133
第二节	应激源	136
第三节	心理应激的中介因素	139
第四节	应激反应	144
第五节	应激管理与应对	149

第七章	心身疾病	155
第一节	心身疾病的概念	155
第二节	心身疾病发病机制理论	158
第三节	心身疾病的诊断与防治原则	161
第四节	临床常见的心身疾病	163

第八章	异常心理	176
第一节	异常心理概述	176
第二节	焦虑及恐惧相关障碍	180
第三节	强迫及相关障碍	186
第四节	抑郁障碍	189

第五节　人格障碍 …………… 192
第六节　性心理障碍 …………… 196

第九章　心理干预 …………… 200
第一节　心理治疗概述 ………… 200
第二节　心理咨询 ……………… 209
第三节　心理治疗常用方法 …… 214
第四节　心理危机干预 ………… 231

第十章　患者心理 …………… 241
第一节　患者与患者角色 ……… 241
第二节　患者一般心理问题及其
　　　　干预 …………………… 245

第三节　各类患者的心理问题及其
　　　　干预 …………………… 251

第十一章　医患关系与医患沟通 …………… 261
第一节　医患关系概述 ………… 261
第二节　医患关系的影响因素 … 268
第三节　医患沟通 ……………… 272

主要参考文献 ………………… 279

中英文专业词汇索引 ………… 280

第一章 绪 论

医学心理学（medical psychology）是医学和心理学相结合而产生的一门交叉学科，也是自然科学和人文社会科学相结合的学科。医学心理学把心理学的系统知识和方法运用于医学领域中，研究和解决医学领域中的心理行为问题，因而它是心理学的一个重要分支；同时，医学心理学研究医疗人际互动中各种患者的心理行为特点、各种疾病患者的心理行为变化、医患关系等，因而也是医学的一个分支。医学心理学是我国医学教育过程中的一门重要课程。

第一节 医学心理学概述

案例 1-1

张某，女，22岁，某高校大四学生，性格内向，对自己要求高。张某平时学习非常刻苦努力，成绩优秀，但每次考试前几天和考试过程中都会出现发热和腹泻现象，十分影响考试心情和考场发挥。经了解，张某在中考和高考的考试前几天都出现了这一现象，为此影响了考试成绩。目前还有2个多月参加研究生考试，张某一想起考试就焦虑紧张，担心噩梦重演，有腹泻发生。医院常规检查和专项检查显示没有任何器质性病变，药物只能带来暂时缓解，时有反复。

问题：
张某发病的原因可能是什么？生物医学治疗能否帮助她？

一、医学心理学的概念

医学心理学一词最早是由德国心理学家赫尔曼·洛采（Hermann Lotze）提出的。1852年，他出版了名为《医学心理学》的著作，力图从心理和生理的联系上研究健康和疾病问题。医学心理学是近代医学和心理学发展的结晶。由于有不同专业的学者和技术人员参与研究，人们对于医学心理学的概念在理解上存在差异，因此并未形成完全统一的意见。

心理学（psychology）的英文单词来源于希腊语，意为"对心灵的研究"。现代心理学研究者将心理学定义为：心理学是研究心理现象及其发生、发展规律的科学。

我国医学心理学工作者综合众多观点将医学心理学定义为：医学心理学是心理学和医学相结合的学科，它将心理学的理论和技术应用于医学领域，研究心理因素在人类健康和疾病及其相互转化过程中的作用及规律。

健康和疾病在一定的原因和条件下可以互相转化，这种转化的原因和条件可以概括为生物、心理和社会三类因素，其中心理因素的作用规律是医学心理学研究的主要内容；另外，在健康和疾病相互转化过程中也会产生各种各样的心理活动或影响人们心理活动的变化，这些同样属于医学心理学的研究内容。

医学和心理学的关系十分密切，它们都是以人作为研究与服务的对象。对人类的心理行为的理解是多学科性的。人类区别于一般动物，不仅在于人类的生物学特性，更重要的是人类所具有的心理学特性和社会学特性。人的心理学和社会学特性伴随着人类的一切活动，即使发生疾病时也不例外。研究表明，在心理学因素方面，个体的负性情绪、消极的认知和思维方式、不良的人格特征和生活方式是心身疾病和慢性病的重要致病因素，并影响着疾病的发生、发展和预后；在社会因素方面，过度的经济与工作压力、人际关系冲突、家庭关系不和、不良的饮食习惯及剧烈的社会动荡都可能是致病的重要因素。医学是研究人类健康与疾病及其相互转化规律，以及如何诊治、预防疾病和维持健康的一门科学，它分为基础医学、临床医学、预防医学和康复医学四大部分。医学的重点是围绕疾病开展研究与服务工作，医学心理学则主张医学与心理学相结合，强调人的心身统一的整体性。因此，医学心理学常运用心理学的理论、方法和技术对疾病的诊断、治疗、康复和预防等方面的心理问题进行研究和干预，以维护和促进人类的整体健康。

二、医学心理学的学科性质

医学心理学与心理学的其他分支学科（教育心理学、社会心理学等）一样，不仅有自然科学基础，也有社会科学基础，所以它属于自然科学和社会科学相结合的学科，同时也是一门理论与实践相结合的学科。医学心理学诞生的时间不长，属于正在形成中的医学与心理学交叉的学科。

（一）交叉学科

医学心理学是心理学和医学相结合的学科，与医学的许多理论和实践有着广泛的联系，在内容上也存在交叉性。

医学心理学与基础医学具有密切的联系，人类心理与行为具有神经生物学基础。神经生理学、神经生物化学、神经免疫学和病理生理学等许多基础医学的分支学科与医学心理学中的心理的实质、心身关系的机制等有着密切的联系。

医学心理学与临床医学各科在理论知识及研究应用领域也存在很多交叉，如异常心理与精神障碍的评估与矫治、临床各科心身疾病的病因学研究与心理治疗、临床疾病引发的心理与行为问题的调整和临床诊疗工作中的患者心理与医患关系处理。

医学心理学中的心理健康和心理卫生与预防医学联系密切，如不同人群的心理健康促进和心理保健、健康心理及心理障碍的流行病学、心理疾病和心身疾病的预防措施。心理学与预防医学的结合将有利于预防各种心理障碍和心身疾病，促进人格的健康发展，使人们能更好地适应不断变化的自然环境和社会环境。

医学心理学与康复医学也存在广泛的联系，如疾病康复期的心理问题研究、残疾人心理与危机干预。

由于医学心理学与医学的四大学科在理论和实践上存在联系和交叉，所以在学习医学心理学和开展医学心理学方面的研究与应用的过程中，只有与上述学科密切结合，协同研究，才会得以深入掌握。广大的医学工作者只有广泛而深入地掌握医学心理学的理论观点和应用技术，才能在医疗实践中体现新的整体医学模式的作用。

（二）基础学科

医学心理学揭示了人类行为的生物学及社会学基础，提出了心身相关的辩证观点及科学方法，从而加深了人们对健康和疾病规律的认识。因此，对于整个医学体系而言，医学心理学属于医学的基础理论。

目前国内几乎所有的医学院校都以公共基础课的方式为各专业的医学生开设医学心理学课程。国家临床执业医师资格考试也将医学心理学列入公共基础类内容。学习和掌握医学心理学知识必将使医学生和广大医务人员全面地认识健康和疾病，正确地认识患者，在实际工作中自觉地遵循心理行为科学规律，更好地为患者服务，为促进人类的健康取得更多的研究成果。

（三）应用学科

医学心理学也是一门心理学及医学领域的应用学科。我国在学科门类上将其列入应用心理学。作为应用学科，医学心理学将心理行为科学的理论和技术与医学实践相结合，应用于医学各个领域。

当前，医学心理学在医学上的应用已十分广泛，它是临床医学各个专业普遍应用的防治工作的辅助手段。许多临床研究工作都把心理因素的作用放在重要地位，探索心身相关的健康和疾病的转化规律及防治措施。由于健康观的转变，人们在注重躯体健康的同时也越来越关注心理健康问题，心理卫生与心理健康促进已成为预防医学一项经常性的实际工作。此外，医学心理学的知识与技术，也已独立应用于社会人群，以帮助人们解决与健康有关的心理问题和痛苦，增进人民身体健康，防止相关疾病的发生。目前国内许多大型企业和各类大专院校及部分中小学普遍开展了心理健康教育与实践。许多医疗卫生机构开设了心理科、心理门诊、心理保健医院等，开展心理咨询与心理治疗，重点是解决人们的心理健康问题，进行精神心理等疾病的防治与诊断。同时，国家在医疗卫生执业系列中增加了心理治疗师系列，并相继有多家省市级医院将心理咨询与心理治疗纳入医保范畴。2013年《中华人民共和国精神卫生法》的施行、2021年国家心理健康与精神卫生防治中心的成立标志着医学心理学在卫生服务体系的应用进入一个新的发展阶段。

三、医学心理学关于健康与疾病的基本观点

（一）生物、心理、社会三因素的统一

医学心理学认为，一个完整的个体包括心和身两部分，心理与生理、精神与躯体是相互影响、相互制约、相互联系的统一体。在人体健康和疾病相互转化中，除了注意生物学因素的作用以外，还要特别强调心理因素和生物因素之间的相互影响，同时注意个体与社会环境之间的关系。因此，医学应关注的不仅是身体某一器官或系统的疾病，还应探讨心理社会因素在疾病的发生、发展、转归，以及诊断、治疗中的作用，使医学能够全面地阐明人类疾病的本质。

（二）治病和治人的统一

医学心理学认为，一个完整的个体不仅是生物的人，也是社会的人。医务人员在了解患者躯体疾病的同时，也要了解患者的心理状态、情绪变化、性格特点，患者和医务人员的关系，

患者和具体医疗环境之间的关系，以及这些因素在患者疾病发展过程中所起的作用。有经验的医生和护理人员总是在关注患者生理变化的同时，又注意患者患病后的心理反应和心理需要，并在医疗护理实践中创造各种有利条件，使患者在诊治过程中处于最佳的生理和心理状态，促进患者的康复。

（三）认知评价影响健康

医学心理学认为，各种应激源作用于人体能否导致疾病，不完全取决于其产生刺激的质与量，更重要的是个体对应激源的认知评价和应对。主观认知评价影响应激反应的性质和强度，影响个体对疾病的应对策略，对疾病的发生、发展起着重要作用。心理社会因素必须通过脑与心理的中介作用后，才能引起相应的心身反应。同样是经历失学、失业、失恋、丧偶等生活事件，不同的人反应不同。一些人感到难以接受，他们的精神会受到重创，身体健康受损，痛不欲生甚至轻生；另一些人却不是这样，他们虽然也会经历痛苦，但能将其转化为投身建设性活动的动力，从而走向成功。心理因素既可以致病，又可以治病，其发展方向取决于认知反应和以何种价值观为导向对生活事件进行评价。

（四）适应和调节影响健康

医学心理学认为，个体在成长发育过程中，逐渐形成了一种特定的反应模式，构成了相对稳定的人格特点。这些模式和特点使个体在与周围的人和物的交往中，保持着动态平衡，其中心理的主动适应和调节是个体行为与外界保持相对和谐一致的重要因素，是个体保持健康和抵御疾病的重要力量。

将上述四个基本观点贯彻到医学心理学各个领域，指导医学心理学各方面的理论研究和实践工作，也是学习医学心理学课程的指导思想。同时，医学模式的转变也对医学生和医务人员的素质提出了更高的要求，医务人员不仅要有过硬的医学专业技能，良好的心理素质和人文关怀也必不可少。学习医学心理学对促进医学模式的转变和加强医务人员的自身修养都具有重要的意义。

第二节　医学模式的转变与医学心理学的发展

医学心理学的出现是医学和心理学两门学科发展到一定阶段的必然结果，是伴随新的、更完善的现代医学发展模式，即生物-心理-社会医学模式（bio-psycho-social medical model）的形成应运而生的。

一、医学模式的转变

医学模式（medical model）是人们对健康和疾病总体的认识和本质的概括，体现了一定时期内医学发展的指导思想，是某一时代心身观、健康观和疾病观的集中反映。在整个医学发展史中，医学的研究对象，即人类的健康和疾病问题、生命的本质问题没有太大变化，但对这些问题的认识却随着不同历史时期的生产力发展水平、科学技术和哲学思想的衍变，表现为不同的形式。人类社会的医学模式至今大约经历过四种类型。

（一）神灵主义医学模式

神灵主义医学模式是指最早出现的起源于原始社会的医学模式，从公元前1万多年始到公元前1100年止。当时生产力水平极其低下，人类对自然界及自身疾病的起因知之甚少，"万物有灵"的观念禁锢着人们的思想，人类对于许多生命的本质问题尚不能解决，因此，人们常将疾病看作是神灵处罚或魔鬼作祟而致，在疾病的治疗手段上则主要采用祈祷神灵或驱鬼避邪的方法。在科学不发达的时代，这些疾病的治疗方法可通过暗示作用给人们以内心的安宁。虽然这种医学模式早已成为历史，但在当今社会仍有其残余的痕迹。

（二）自然哲学医学模式

自然哲学医学模式是指以朴素的唯物论和辩证法来解释疾病和防治疾病的医学思想，它最早出现在公元前3000年左右。这一时期人们开始摆脱"神灵"的束缚，以一些传统医学理论为代表，强调心身统一，人与环境的统一。如中医典籍《黄帝内经》中提出的"天人相应""形神合一"的观点，"内伤七情""外感六淫"的理论，以及古希腊学者希波克拉底提出的"体液学说"和"治病先治人"的观点均属于这种医学模式。在治疗方面主张把人与环境、家庭与社会视为一个整体，摆脱了巫术和迷信，强调心身统一。但由于受当时生产力水平和科学技术发展的限制，人们对生命本质的认识及关于健康和疾病的观点都具有很大的局限性。

（三）生物医学模式

中世纪的西方文艺复兴运动极大地推动了科学技术的进步，使医学摆脱了宗教的禁锢，人们对生命本质的认识产生了巨大的飞跃。在生物医学发展的数百年中，历代医学家为此做出了巨大贡献。16世纪中期维萨里（A. Vesalius）创立的现代解剖学、17世纪初哈维（W. Harvey）提出的血液循环理论及魏尔啸（R. Virchow）创立的细胞病理学等奠定了现代医学的基石。19世纪自然科学的三大发现，即能量守恒定律、细胞学说和进化论，进一步推动了生物学和医学的发展，在科学发展的基础上，科学方法被广泛应用于科学实践，这些发现加深了人们对健康和疾病的认识，形成了生物医学模式（biomedical model）。

生物医学模式以心身二元论和机械唯物论的哲学思想为主导，其基本观点是任何疾病都必定有人体某一特定的器官系统、组织、细胞和分子水平上能够发现和测量的物理和化学变化，并能制定出特异性的治疗手段。在近几百年里，人们对病原的认识明显地向前迈进了一大步，在防治某些生物源性疾病如消灭长期危害人类健康的传染病方面成绩尤为巨大。例如，在20世纪初，世界上大多数国家的主要死亡原因还是传染病（高达580/10万）；而目前，大多数国家传染病死亡率已下降至30/10万以下。

生物医学模式极大地促进了医学科学的发展和进步。人们能够在不同的生物学水平上解释疾病的原因，使大多数疾病的病因得以明确，治疗方法也在逐步完善，人类的健康水平不断提高。但经典的生物医学模式舍弃了人与自然、人与社会的关系，将人体看成一台机器，疾病被看成是机器的故障，医生的工作则是对机器的维修。生物医学模式存在缺陷：①关心"病"而不是关心"人"；②关心躯体而忽视心理；③关心生物学因素而忽视社会因素。

（四）生物-心理-社会医学模式

随着人类的进步和科学技术的发展，人口数量高速增长，人们的生活环境和生活方式发生了巨大的变化。由此生活节奏加快、竞争激烈、环境污染、生态失衡等一系列心理社会因素越来越严重地威胁着人类的健康，使人类的疾病谱、死亡谱发生了明显变化。当今威胁人类健康、造成死亡的主要疾病已不是昔日的传染病和营养不良，而是心脑血管病、恶性肿瘤和意外伤害。人们逐步认识到以往的生物医学模式已不足以阐明人类健康和疾病的全部本质，疾病的治疗也不能单凭药物和手术。人们对于健康的要求也已经不再停留在身体上无病的水平，人们

需要新的医学发展模式。

1977年美国纽约州罗彻斯特大学精神和内科学教授恩格尔（G. L. Engel）在《科学》杂志上发表《需要新的医学模式——对生物医学的挑战》一文，率先提出用多重取向来考虑健康和疾病的问题。他说："今天占统治地位的是生物医学模式，分子生物学是它的基本学科，这种模式认为疾病完全可以用偏离正常的、可测量的生物学（躯体）变量来说明，这个工作框架没有为疾病的社会、心理和行为留有余地。"他提出需要用新的生物-心理-社会医学模式取代生物医学模式。

与生物医学模式的"还原论"和"心身二元论"不同，生物-心理-社会医学模式是一种系统论和整体观的医学模式，它要求医学把人看成一个多层次的、完整的连续体，也就是在健康和疾病问题上，要同时考虑生物的、心理的、行为的及社会的各种因素的综合作用。也就是说，人的心理与生理、精神与躯体、机体的内外环境是一个完整的、不可分割的统一体，心理社会因素与疾病的发生、发展和转归有着十分密切的关系。

1990年，世界卫生组织（World Health Organization，WHO）提出生活方式导致疾病的概念，从而进一步将生物-心理-社会医学模式推进到整体医学模式。整体医学模式认为健康是整体素质健康，即身体素质、心理素质、社会素质、道德素质、审美素质等多种素质的完美结合。整体医学模式与整体护理相呼应，这有利于临床医疗和护理工作的规范协调统一。整体医学模式的提出将医学发展推到更高层次的统一。

（五）医学模式转变的意义

医学模式的转变促进了医学的发展和医学整体理念的改变，其意义在于：

1. 强调了生物、心理和社会因素在更高水平上的整合　新的医学模式的提出，不是对传统的生物医学模式的简单否定，而是强调了生物、心理和社会因素在人类健康和疾病转化过程中的共同作用，反映了社会发展的进步观点。

2. 促进了对人类健康和疾病的全面认识和医学的全面发展　生物医学模式只重视疾病是生物学因素的作用，强调对疾病这一具体概念的认识和处理，忽视了对健康和疾病相互转化过程的全面认识。新的医学模式促进了人们对健康和疾病的整体认识，拓展了医学研究的范围，促进了医学的全面发展。

3. 促进了疾病治疗与预防的统一　心理社会因素既可能成为致病因素，也可能成为疾病治疗与康复过程中的重要因素，新的医学模式改变了以往治疗与预防在实际工作中的脱离状况，强调了生物、心理和社会因素在治疗和预防工作中的连续和共同作用。

4. 强调人的整体健康　新的医学模式克服了传统医学模式只强调躯体健康和生命的存在，忽视人的生存质量问题，促进了生命存在和生存质量的统一。

5. 促进了卫生观念的转变　医疗卫生的经济效益是以保护人民的健康为前提的，社会效益则以维护人民的健康为基础。医学模式的转变带来了卫生观念的转变，使人们树立了"大卫生观"，促进了医疗卫生事业的社会效益与经济效益的统一。

二、医学心理学发展简史

医学心理学是在医学和心理学发展到一定的阶段才逐渐形成的。在西方国家，德国学者洛采首先采用医学心理学命名其著作。其后100多年里，与医学心理学相关的事件不断出现，各种心理学理论学派的形成、各种心理诊断和治疗方法的诞生奠定了医学心理学的理论和工作基础。

（一）国外医学心理学的发展

科学心理学始于 1879 年，这一年，冯特（W. Wundt）在德国的莱比锡大学建立了世界上第一个心理实验室，采用客观的实验方法说明人的心理现象，使心理学脱离思辨的哲学范畴成为独立的科学。冯特被公认为现代心理学的开创者。冯特出版了《医学心理学手册》及《心理生理学》等著作，探讨了用实验方法研究医学临床过程的心理学问题。但真正将心理学应用于临床实践的是他的学生——美国的临床心理学家韦特默（L. Witmer），韦特默于 1896 年在宾夕法尼亚大学开设了世界第一个临床心理诊所，并坚持心理学为医学服务的宗旨，积极将心理学的理论和技术应用于临床实践，之后创立了临床心理学的概念。与此同时，奥地利精神科医生弗洛伊德（S. Freud）在维也纳建立第一个心理治疗诊所，开创了精神分析疗法。1908 年，在美国成立了世界上第一个心理卫生协会，一些生理学家如坎农（W. B. Cannon）、巴甫洛夫（L. P. Pavlov）和塞里（H. Selye）等开始研究心理生理学、心理应激机制等问题。20 世纪二三十年代，华生（J. B. Watson）和斯金纳（B. F. Skinne）创立了行为主义治疗学派。

知识拓展

韦特默建立世界第一个临床心理诊所

韦特默（L. Witmer）是冯特的学生，1892 年在德国莱比锡大学获得博士学位后回到美国。1896 年春天，一位教师带着一名学生来找韦特默帮忙，这名学生是一个 14 岁的男孩，在拼写与阅读方面存在严重的障碍，韦特默对孩子进行仔细评估后制订了一项专门提高阅读和拼写能力的强化训练计划，用以提高男孩在此方面的能力并取得良好效果。正是这件事促使韦特默在宾夕法尼亚大学创建了世界第一个临床心理诊所，用于帮助有学习困难的儿童，并开设了相关课程。此后他还呼吁创建一个心理学的新分支，以助人为目的，帮助他人从心理困扰或心理障碍中康复。

第二次世界大战期间，有很多心理学工作者由于战争的需要从事临床心理测验、心理咨询和心理治疗工作。战后，由于战争造成的精神创伤需要医治和康复，心理学又得以在实际应用方面获得发展，并相继涌现出许多临床心理学家。其发展的原因主要基于两点：一是心理学技术和方法的日臻成熟，特别是科学心理测量学的发展和专门心理治疗技术的诞生，使心理学为医学临床服务成为可能；二是社会对医学心理学的需求，尤其是维护和促进心理健康为宗旨的心理卫生运动，极大地拓宽了医学心理学的范围。

20 世纪 50—60 年代，人本主义心理学的崛起、认知心理学的理论发展及其在心理咨询和心理治疗中的广泛应用，有力地促进了医学心理学的发展。1977 年美国"行为医学研究组"成立，1978 年健康心理学诞生，使这一时期从事医学心理学工作的人员越来越多，相关的基础理论研究取得了长足发展。

1977 年，恩格尔在《科学》杂志上发表的呼吁建立一种新的医学模式的文章，直接推动了传统的生物医学模式向新的生物 - 心理 - 社会医学模式的转变，这是医学心理学相关工作的国际大环境。此后，国外在医学院校工作的一些心理专家成立了医学心理学系（教研室）或医学心理学学科，但在欧美国家，均未设立独立的医学心理学分支学科，只有相关类似的分支学科，如临床心理学、健康心理学和心身医学等。

（二）国内医学心理学的发展

我国的心理学和心理卫生事业发端于 20 世纪 30 年代，其发展走过了曲折的历程。1936 年"中国心理卫生协会"在南京建立，此后逐渐在一些医院、学校、儿童福利机构与医学研究部门建立心理卫生组织，并配备专职的心理学工作者、社会工作员从事心理诊断、心理治疗和心理咨询等心理卫生工作。但因抗日战争的爆发，我国心理学的发展很快停滞。20 世纪 50 年代初期，心理学界普遍采用学习巴甫洛夫理论，用其指导对神经衰弱的治疗，并辅以积极心理治疗的快速综合疗法，收到较好的疗效。随后，医学界又将这一疗法施用于高血压、溃疡病及精神分裂等慢性病的治疗上，也收到一定疗效。

我国医学心理学事业于 20 世纪 70 年代末得到蓬勃发展。1978 年 11 月在保定召开的第二届中国心理学会年会和 1979 年 6 月在北京举行的医学心理学学术座谈会标志着我国医学心理学的发展进入了一个新的阶段。1980 年开始，卫生部在北京举办了三届全国医学心理学师资进修班，为医学心理学教学、科研和临床工作培养了大批骨干，此后各个医学院校陆续开设医学心理学课程。1985 年 3 月，国家批准成立中国心理卫生协会，同年 9 月在山东召开了成立大会。随后，卫生部将医学心理学列入医学生的必修课并确定为执业医师资格考试的科目，同时，还要求所有二级甲等以上的综合性医院开设心理咨询门诊，以适应医学模式转变的需要。目前，医学心理学工作已逐渐扩大到基础医学、临床医学及预防医学等各个领域，全国医疗、健康保健及相关机构建立了更多的医学心理咨询门诊，解决临床各科及健康领域患者的心理问题。

医学心理学的科学研究也取得了重大进展。20 世纪 80 年代中期以前，医学心理学科研论文大都在国内几家心理学杂志和医学杂志上发表。1987 年，《中国心理卫生杂志》创刊；1992 年，《中国行为医学科学》创刊；1993 年，《中国临床心理学杂志》创刊。目前，全国这一领域的专业刊物已有 10 余种。同时，我国医学心理学科研工作者越来越多地在国际权威学术期刊上发表重要科研成果，国际影响力日益增强。

医学心理学专业人才的培养也发展迅速。自 2001 年起，我国部分医学院校开始招收五年制医学心理学或四年制应用心理学专业本科生，全国有多所医学院校临床医学专业开设了临床心理学或医学心理学课程，进一步推动了医学心理学学科的专业化发展。2013 年我国首部《中华人民共和国精神卫生法》开始施行，2016 年国家卫生和计划生育委员会牵头制定《关于加强心理健康服务的指导意见》，2021 年国家心理健康与精神卫生防治中心成立，标志着我国医学心理学拥有了更广阔的发展前景，我国的心理卫生和心理健康服务事业已经走上健康发展的轨道。

三、医学模式转变与医学心理学发展趋势

医学模式的转变给医学科学及医疗卫生事业带来巨大变化，加速了医学和心理学的结合，在医学心理学的形成和发展的过程中起到了积极作用。医学心理学正是在医学模式的转变过程中逐步发展起来的；同时，医学心理学的发展也促进了医学模式的转变。

随着经济的发展和社会的进步，人们对心理学的需要越来越迫切。一方面，生活方式的改变、生活节奏的加快、价值观的变化及种种社会变革使人们面临越来越多的压力和心理问题。另一方面，物质生活的改善，使人们更加注重生活质量，追求精神上的安定，社会对心理学的需求因此更为明显。在这种情况下，医学心理学的发展将呈现以下趋势：

第一，学科范围进一步扩大。综观医学心理学的发展，它由早期服务于精神病患者和心理

障碍患者，逐步向躯体疾病患者，进而向健康人群扩展。医学心理学把心理健康、心身健康的维护、养生保健和健全人格的培育作为其主要的工作内容，并参与职业选拔、职业生涯指导和教育发展等。今日的医学心理学正在向各领域广泛渗透并为全社会所有人群提供服务。

第二，进一步向多学科融会。医学心理学属于交叉学科，本身也具有系统论的整体思维特征。通过与多学科的合作，共同研究和解决某一领域问题的模式已呈现良好的前景。今后，医学心理学将与医学、心理学、生物学、社会学和行为科学等进一步结合，协同研究大家共同感兴趣的课题，同时在临床服务过程中也会越来越多地与相关领域的人员合作，以扩大服务内容，提高服务质量。

第三，进一步运用当代科学成果。医学心理学的发展依赖于心理学和医学的理论发展并与科技进步密切相关，因此医学心理学迫切需要吸纳当代的科技成果，以不断地完善自身的理论、技术和方法。医学心理学遵循生物-心理-社会医学模式，注重吸收生物医学的研究成果，采用分子生物学、生物工程和神经心理学等实验手段，将系统的综合研究与深入的实验研究结合起来，全面发展自身的理论。

第三节 医学心理学的研究任务及领域

一、医学心理学的研究对象和任务

医学心理学是医学领域中的一门应用心理学，主要研究正常人与患者的各种心理活动、心理行为的生物学和社会学基础、心身作用机制、心理行为与疾病的相互关系及心理行为知识的实践应用等，关注在人类健康和疾病相互转化过程中所涉及的各种心理行为问题及解决这些问题的方法和措施。

医学心理学研究的范围很广，几乎所有的医学领域都涉及医学心理学研究的内容。归纳起来，医学心理学的研究任务和内容可概括为以下几个部分。

（一）研究各种心理活动及行为因素在健康和疾病相互转化中的作用

现代医学的发展已充分证实了心理因素、社会因素对人类的健康和疾病及其相互转化发挥着重要作用。医学心理学的任务之一就是研究各种心理活动特征并阐明心理行为因素在疾病的发生、发展和转归过程中的作用途径和规律。

（二）研究人的心理与生理、精神与躯体相互作用的机制

人所具有的生物性、心理性特征之间存在着必然的相互联系，它们相互影响、相互作用。医学心理学就是要研究它们相互影响和作用的规律，探索其内在机制，为预防和治疗心身疾病提供理论依据。

（三）研究不同的人格特质在健康和疾病及其转化中的作用

人的人格千差万别，人格的成熟和发展是每一个人需要终生面对的问题。它决定了人们在处理各种环境刺激时的认知、态度、行为和适应能力。因此，人格特征作为个人的重要核心特质必然影响人的健康和疾病过程。

（四）研究将心理学的理论、方法和技术应用于医学的各个方面

研究各种心理理论和技术在医学中的应用。医学心理学的一项重要任务就是运用心理学的手段，包括利用心理测量、心理咨询、心理治疗技术去评估诊断、治疗心理疾病，帮助人们保持健康，摆脱心理困扰和疾病的痛苦；同时也研究心理健康保健措施和心理健康促进策略，有效地预防和控制心理障碍、精神疾病和心身疾病。

（五）研究疾病过程带来的心理行为变化及干预护理措施

人的健康状态发生变化时，人的心理活动也会发生相应的变化。医学心理学就是要研究这种心理变化的特征、范围、性质和持续时间等规律，以利于掌握患者的心理变化特点，采取适当的方式和心理护理的方法，帮助患者解除心理困扰和痛苦。

（六）研究社会文化因素对人的心理与生理的影响

运用社会心理学的知识研究人所处的文化环境、医患关系、患者与医疗环境的关系等，探讨社会文化因素在健康和疾病过程中的作用和影响。

医学生学习医学心理学既有理论意义又有实践意义，明确学习目的有助于更好地掌握医学心理学知识。

第一，加强对人的整体性的认识。近代医学教育主要以生物医学模式为导向，片面地强调人的生物学方面，而忽视人的心理学和社会学方面，在医学研究、医学实践中往往是纯生物学方向的，即"见病不见人"。因此，在医学院校开设心理学和社会学课程，将加深学生对医学研究的对象"人"的全面认识，有利于全社会的医学模式的转变。医学心理学的首要目的就是要使医学生对他们将来的服务对象树立起整体观念，既要掌握个体的发生、发展、正常和异常的结构及生理规律，也要清楚人类心理的发生、发展、正常和异常的规律，还要知道心理和生理的相互作用，心理因素对健康和疾病起怎样的作用及如何起作用等。

第二，学会医学心理学的研究方法和应用技术。心理评估、心理治疗与心理咨询等都是临床心理学常用的研究方法和临床应用技术，而且自成系统。医学生通过学习和实践，学会相应的研究方法和技术手段，对今后从事医学的实际工作是一种能力上的补充。

第三，改善医患关系。医疗和预防工作涉及人与人之间的交流，人际关系、人际交往是社会心理学的研究任务。医学心理学将医学领域的人际关系列为重要的知识内容，目的在于改善医患关系，建立一种以患者为中心的帮助性人际关系，也将成为医学生医学工作生涯的一种重要的职业指导。

第四，掌握适应和应对心理问题的方法。心理问题是人生发展的过程中不可避免的，如各种心理矛盾、心理冲突、挫折和应激。医生不仅应具有防治疾病的技能，还应掌握帮助患者适应环境、应对各种心理困境的方法，从中医生也能很好地修炼自身的心理社会素质，成为一名合格的医学人才。

二、医学心理学的相关学科

医学心理学是医学与心理学相结合的学科，是心理学在医学领域的应用。其涉及的研究领域相当广阔，可以说在医学领域中与人有关的几乎所有问题都存在心理学问题。因此，医学心理学涉及许多心理学及医学学科的交叉与关联。

（一）理论支柱学科

在理论方面，医学心理学以生理心理学（physiological psychology）和社会心理学（social psychology）作为两大支柱学科。生理心理学研究心理和行为的生理基础，以及心理与生理的相互关系；社会心理学研究心理与社会环境的相互关系，它包括人的心理发展的社会化问题，个体间的心理作用和行为的影响，也探讨个体与群体、群体与群体间的心理和行为的相互作用。

（二）实际应用的关联学科

从医学心理学服务于医学的意义上说，它必然涉及医学的各个领域，包括基础医学（神经心理学、病理心理学、心理生理学等）、临床医学（临床心理学、神经精神病学、护理心理学等）、预防医学（健康心理学与心理卫生学等）、康复医学（康复心理学、缺陷心理学和药物心理学等）。此外，行为医学也在许多研究内容上与医学心理学有密切联系。

1．神经心理学（neuropsychology） 神经心理学是研究人的高级神经系统功能和心理行为之间的相互关系和相互作用，即研究脑与行为关系的学科。它的任务在于确定心理活动的大脑物质基础，并采用最新的心理学方法研究脑的功能。神经心理学可分为实验神经心理学和临床神经心理学两部分。前者主要通过实验的方法研究心理行为的脑机制；后者则侧重应用临床心理学的方法对脑损伤的患者进行心理学的诊断与治疗。

2．异常心理学（abnormal psychology） 异常心理学又称病理心理学或变态心理学，它主要研究心理活动和行为的异常现象，即研究心理异常现象的发生、发展、变化的原因和规律。变态心理学的研究有许多方面依赖精神病学的临床资料，同时其研究成果也应用于临床精神疾病的诊断、心理评估及治疗，它对心理健康的维护也具有重要的意义。

3．临床心理学（clinical psychology） 这门学科主要研究心理的临床问题，包括心理评估、心理诊断和心理治疗。在美国，临床心理学已成为最大的心理学分支。从事临床心理工作的人员被称作心理医生，其中在医学部门从业的只占一部分，大部分临床心理学家主要在学校、机关、商业、法律、政府、军事等部门工作。他们主要从事心理评估和心理咨询工作。临床心理学涉及心理学知识和技术在疾病防治中的应用问题，与医学心理学有较多的接近之处。

4．咨询心理学（counseling psychology） 咨询心理学是对正常人在处理婚姻、家庭、教育、职业、人际关系及生活方式等方面的事情时遇到的心理问题进行帮助，以协助求助者解决个人的心理困扰的一门科学。咨询心理学也包括就业指导和职业咨询。这门学科在知识和技术领域与医学心理学有很大的重叠和交叉，可将其视为医学心理学重要的应用分支。

5．心身医学（psychosomatic medicine） 早期心身医学是以精神分析理论为依据，强调潜意识的早期经验和心理冲突，认为这种心理上的变化不仅能导致精神障碍，同时也可引发躯体疾病。而当今的心身医学的概念与心理生理医学（psychophysiological medicine）趋近，它主要研究心身疾病的发生机制及其诊断、治疗和预防，以及生理、心理和社会因素对人类健康和疾病的影响。心身关系、心理因素导致躯体疾病问题同样是医学心理学研究的核心问题之一，两学科存在较大的交叉性和相似性。

6．健康心理学（health psychology） 健康心理学是心理学在预防医学中的应用学科。它涉及良好心理状态的保持和心理疾病的预防等问题，主张采用心理学的方法和手段改变或矫正有碍于人们身心健康的行为方式和生活习惯。

7．康复心理学（rehabilitation psychology） 这门学科是康复医学的重要组成部分。它主要研究解决伤残、慢性病患者和老年患者的心理行为问题，促进其适应社会、适应生活、适应工作，最大限度地降低残疾程度。与之有密切联系的缺陷心理学（defect psychology）则是研究残疾者的心理问题，通过心理指导和训练，使残疾人在心理和生理功能方面得以部分补偿，解决社会、生活和工作适应问题。

8. 护理心理学（nursing psychology） 护理是医学工作的重要组成部分。护理心理学是从护理情境与个体（护理人员和患者）相互作用的观点出发，研究特定的护理情境中个体的心理活动发生、发展和变化的规律，促进现代整体化护理的发展。

9. 药物心理学（pharmacopsychology） 药物心理学研究药物对心理和行为的作用，以及影响药物疗效的心理因素。药物心理学与神经科学、精神药理学、行为科学及医学心理学等学科有密切联系。

10. 行为医学（behavioral medicine） 这是形成于20世纪70年代，将行为科学的成果与医学知识和技术整合而应用于医学领域的学科。其主要应用行为主义心理学的学习理论、技术和方法来矫正有害健康的习惯行为，如吸烟、酗酒、吸毒、不良的饮食行为、过度的应激行为，也研究影响健康的各种行为危险因素，提出预防疾病的行为学措施。行为医学是一门新兴学科，其发展迅速，影响广泛，与医学心理学的发生、发展的历史背景及研究任务都很接近。

第四节 医学心理学的研究方法

医学心理学是一门发展中的年轻学科，具有涉及多学科的交叉性，因此，医学心理学的研究方法常常涉及心理学、社会学、生物学和医学等多学科的研究方法和手段。尽管对人的心理行为的研究相当复杂，但医学心理学在研究步骤上与其他学科基本相同：第一，明确问题；第二，探索和研究有关的理论和模式；第三，形成假设；第四，选择适当的研究方法；第五，通过观察、测试和实验，进行论证，得出结论；第六，总结与反馈。医学心理学所使用的研究方法可分为观察法、实验法、调查法、测验法和个案法等。在实际工作中，针对研究对象、时间、场所等因素，往往综合使用几种方法。

一、观察法

观察法（observational method）是通过对研究对象的科学观察与分析，研究各种环境因素影响人的心理行为的规律。这种方法在心理评估、心理咨询和心理治疗中被广泛应用。这种方法是通过对被观察者的动作、表情、言语等外显行为的观察，来了解人的心理活动。而且，即使在主要采用其他研究方法时，观察法也是不可缺少的，通过各种方法搜集来的资料也常常需要用观察法加以核实。

（一）主观观察法与客观观察法

主观观察法是个人对自己的心理活动进行观察和分析，传统上称作内省法（introspective method）。这种方法存在较大的局限性，因为只有当事人自己的体验，往往影响对结果的验证、推广和交流。有时对研究对象不可能进行直接的客观观察，也可采用听口头报告（或录音报告）或查看书信、日记、自传和回忆录的形式进行间接的主观观察与分析。客观观察法是研究者对个体或群体的行为进行观察和分析研究。科学心理学广泛地采用客观观察法开展研究工作，这种方法要求按严格的客观实际进行真实的记录，以正确地反映实际情况，并对观察获得的资料进行科学的分析，以解释心理活动变化的本质。

（二）自然观察法与控制观察法

自然观察法是在自然情境中对被观察者的行为进行直接观察、记录。其优点是不改变被观察者的自然生活条件，所获取的资料比较真实。控制观察法则是在预先设置的某种情境下进行的直接或间接的观察，这样能较快地、集中地取得观察资料。但由于人为设置的情境可能会对被试者产生影响，因此不易反映真实情况。

（三）临床观察法

这种方法是通过医学临床的观察记录来获取资料进行分析研究。临床观察在医学心理学研究中十分重要，它可以借此探讨行为变异时心理现象的病理生理机制和深入研究患者的超限内心冲突与心理创伤所造成的心理障碍、心身疾病及精神疾病等。

观察法虽然是非严密的科学研究方法，但经观察所见的问题常常是采用其他方法进行深层研究的先导，故观察法有其重要的应用价值。观察法使用方便，可随时获得被试者不愿或不能报告的行为结果，资料的可靠性较强，结果有较大现实意义，无须人为地对被试者施加任何外部影响，就可掌握许多生动活泼的实际资料。观察法的缺点是观察的质量很大程度上依赖于观察者的能力，而且，观察活动本身也可能影响被试者的行为表现，使观察结果失真。因此，使用观察法时必须考虑如何避免观察者主观因素所导致的误差。

二、实验法

实验法（experimental method）是一种经过精心设计，并在高度控制的条件下，通过操作某些因素，来研究变量之间相关或因果关系的方法。

实验法是定量研究的一种特定类型，必须满足以下基本条件：①必须建立变量之间的相关或因果关系的假设；②自变量必须能够很好地被"孤立"；③自变量必须是可以改变的、容易操纵的；④实验程序和操作必须能够重复进行；⑤必须具有高度的控制条件和能力；⑥实验组和对照组必须很好地匹配。

控制是实验法研究的本质特征，没有控制就没有实验。如果研究者在实验中缺乏适当的、准确的控制，那将无法确定实验结果究竟是由设计（假设）自变量所致，还是由其他一些未能加以控制的因素造成的。

（一）实验技术

由于医学心理学的学科特点，其实验技术也涉及社会学和生物学各方面。因此医学心理学的实验研究技术是随着相关学科研究技术的进步而发展的。

1. 心理物理实验技术　心理物理实验是费希纳（G. T. Fechner）在1860年创建的，它在心理科学研究中占有重要地位。这种实验用于研究和解释物理刺激与感觉、知觉之间的关系。古典心理物理学实验的基本方法主要有三种：①极限法或最小变化法；②恒定刺激法；③调整法和平均误差法。前两种方法的基本特点是将刺激呈现给被试者，要求他们报告是否觉察到刺激的出现。

2. 信号检测技术　信号检测论是信息论的一个分支，研究的对象是信息传输系统中信号的接收部分，方法是将掺在噪声中的信号从噪声环境中鉴别并提取出来。这种理论和技术目前在生物物理学、医学、心理学、天文学、地质学等多学科领域中得以广泛应用和发展，也被广泛应用于研究心理现象的各个领域。

3. 现代心理实验技术　计算机科学、神经认知科学、生物工程学、分子生物学等许多学科领域的飞速发展，为医学心理学的实验研究提供了很多前沿研究的先进手段，极大地促进了心理实验技术的发展。

计算机科学在心理学领域的应用主要有三大部分：①人-机系统的研究，即把人和机器看成一个系统，研究在人机共生的情况下人的心理学问题；②人的心理和行为的计算机模拟；③计算机应用于心理实验的控制和数据处理。

神经认知科学的发展为医学心理学提供了众多的研究技术和手段。近年来，医学心理学开始引进脑研究中有关形态学和功能学的方法和技术，极大地提升了其研究水平。其中脑功能成像技术在脑的心理功能、脑代谢和心理异常机制等方面的研究得以广泛应用，包括正电子发射体层成像（positron emission tomography，PET）、功能性磁共振成像（functional magnetic resonance imaging，fMRI）、计算机体层成像（computerized tomography，CT）等。神经电生理技术如脑电图（electroencephalogram，EEG）在医学心理学研究中也有较多的应用。

（二）实验方式

医学心理学实验法研究的实验方式可分为实验室实验、现场实验和临床实验。

1. 实验室实验　这是在实验室的条件下借助各种仪器设备，严格控制无关变量的情况下进行的。这不仅便于观察某一操作变量引发的行为反应，而且可通过仪器精确记录其所致的生理变化。实验室可以实现程序自动化控制的各种模拟环境，借此研究特殊环境中心理活动的变化及相应的生理变化规律。

2. 现场实验　这是在工作、学习或各种社会生活情境中，尽量使现场条件单一化，适当地对研究对象的某些变量进行操作，观察其有关的反应变量，以分析研究其中规律的实验方式。现场实地研究可避免由于过度地改变平常的环境条件对被试者造成的心理活动误差，但很难像实验室那样严格控制无关变量的影响，因变量的结果往往是多因素引发的。因此，现场实验应采用多因素的实验设计，实验期限易长，一般成本较大。

3. 临床实验　严格地说，临床实验属于现场实验的特殊形式，对医学心理学研究更为重要。例如，神经外科曾经为人的心理学研究提供大量的宝贵资料，美国神经生物心理学家斯佩里（R. Sperry）关于割裂脑患者的研究为大脑优势半球学说做了重大修正。心身医学的很多资料也是通过临床实验获得的，心身疾病的诊断与分型及心身相互作用的研究也多来自临床实验。近年来，临床检查技术的迅速发展为医学心理学的临床实验研究提供了较多的便利条件，临床实验研究必将进入一个新的发展阶段。

三、调查法

调查法（survey method）是从大量被调查者中系统收集信息的方法，调查可以采用问卷调查和访谈调查两种方法。

（一）问卷调查法

问卷调查法指采用事先设计的调查问卷，现场或通过函件交由被试者填写，然后对回收的问卷分门别类地分析研究。这种方法适用于短时间内书面收集大范围人群的相关资料，如了解某特殊人群（老人、学生）的身心健康水平、调查住院患者的需要均可采取此法。调查法的研究质量取决于研究者的思路（研究的目的、内容、要求等）、问卷设计的技巧及被试者的合作程度等，如问卷所设计的提问能否反映研究者的研究重心、指导语能否让被试者一目了然、设问策略得当与否、结果是否便于统计分析;又如开放式问卷的题量适中与否、能否引起被试者的回答兴趣,封闭式问卷有无一致的答卷标准、分级适当与否。

问卷调查法简便易行,信息容量大,但其结果的真实性、可靠性受各种因素影响,故必须以科学的态度分析、报告调查法所获得的研究结果,较好地体现调查法对其他研究方法的辅佐及参考价值。

(二)访谈调查法

访谈调查法又称访谈法,是指通过晤谈、访问、座谈等方式获得资料并加以分析的研究方法。通过与被试者晤谈,了解其心理活动,同时观察其晤谈时的行为反应,以其非言语信息补充、验证所获得的言语信息,经记录、分析得到研究结果。晤谈法通常可采用一对一的访谈方式,其效果取决于研究者的晤谈技巧。此法既可用于患者,也可用于健康人群,是开展心理评估、心理咨询、心理治疗及其相关研究的常用方法之一。座谈则是采用少数研究者同时面对多个被试者的访谈形式。相对于晤谈,座谈范围较大,便于一次获得较多同类资料或信息,满足分析、研究的需要。

访谈调查法具有灵活、深入、问题更具开放性和调查数据更具个性等优点,简单易行,便于迅速取得第一手资料。其缺点是成本较高,缺乏隐匿性,易受调查者的访谈技巧的影响,记录和处理结果较困难。

四、测验法

测验法(test method)又称心理测验法,是指采用标准化的心理量表或精密的测验仪器来测量被试者有关心理品质和行为的方法。量表是心理测验常用的研究工具,一般需采用标准化、有良好信度和效度的通用量表。心理测验量表种类繁多,大致有以下几种类型:按测验的内容可分为智力测验、人格测验、态度测验和能力测验等;按测验的方式分为文字测验和非文字测验;按测验的方法分为问卷测验、操作测验和投射测验等。心理测验作为心理或行为的主要定量手段应用于医学心理学研究和实践的许多领域,必须严格按照心理测量规范实施,才能得到有效的结论。

测验法测验内容广泛,简便易行,可以在短时间内了解许多人的一个或多个心理特征,且能从数量上比较个体之间的差异,所以得到广泛应用。但此方法也存在一些问题,如目前使用的测量量表不够完善,信度和效度较低;对研究者在使用时的要求较高,需经过专门训练;在抽取样本时需遵循随机化原则等。

五、个案法

个案法(case method)是指对单一被试者进行研究的方法,包括收集被试者的历史背景、测验材料、调查访问结果,以及有关人员做出的评定和介绍。个案法主要用于了解和帮助有心理问题或障碍的患者,在此基础上进行调查,做出诊断,设计治疗方案,并对治疗效果进行有效评估。可以使用观察、晤谈、测量和实验等手段,依据被试者的历史记录、晤谈资料、测量或实验所得到的结果,构成一个系统的个人传记。这种深入的、发展性的描述性研究非常适用于医学心理学心理问题的干预、心身疾病或心理障碍的疗效分析,进行心理行为疗法的前后自身比较研究。个案法也可用于某些研究的早期探索阶段,详细的个案研究资料可为确定进一步开展大规模研究提供依据。个案法对于一些特殊案例的深入、详尽、全面的研究，对揭示某些具有实质意义的心理发展和行为改变问题有十分重要的意义。例如，对狼孩、猪孩、无痛感儿童的个案研究，行为主义心理学家华生对小男孩恐惧症的研究。

知识拓展

菲尼斯·盖奇个案的研究

1848年，铁路工人菲尼斯·盖奇（P. G. Phineas）带领工人在岩石孔洞中塞满黑色火药，放入引线，填上沙子，然后用铁棍夯实。然而这次炸药爆炸却发生了意外，铁棍穿过他的左脸颊，穿透了头部。几分钟后盖奇苏醒过来并在工友帮助下去了医院。之后他的头部伤口感染，从头皮竟流出了200多毫升脓液。由于他前额皮质受损，随着时间推移，他开始出现一些变化并逐渐被人们注意到。他经常忘记一些社会禁忌，由此导致了行为举止异常。以前，他是个愿意合作而友善的人，而现在却变得专横、优柔寡断、傲慢、顽固、对他人漠不关心。最终，他失去了在铁路上的工作，到处游荡，成为集市上一个行为怪诞的人并于12年后去世。近200年来关于他的研究不断，其中一项研究成果在1994年刊登在《科学》杂志的封面上。

个案法的特点在于研究对象少，有利于进行全面、系统及深入的研究。为避免其局限性，个案研究重视单一个案结果对于样本所属整体的普遍意义，个案研究除具有应用目的之外，也具有理论目的。经多次同类性质的个案研究所获得的典型案例，既可为研究者日后进行研究设计时形成假设提供参考，又可作为预测同类事物未来变化的根据，因此个案法在临床研究中意义显著。

（张曼华）

思 考 题

1. 简述医学心理学的概念及学科性质。
2. 简述医学心理学的基本观点。
3. 医学模式的转变及其意义有哪些？
4. 医学心理学的研究内容与任务是什么？
5. 医学心理学的研究方法有哪些？

第二章 医学心理学基础

第二章数字资源

第一节 心理现象与实质

医学心理学是一门将心理学的理论和技术应用于医学领域的学科，要学好医学心理学，就必须掌握心理学的基本理论知识。只有在认识人的心理现象及心理活动发生、发展规律的基础上，才能在对疾病的诊断、治疗和康复过程中全面把握患者的心理动态，明确心理因素在疾病发生、发展和转归中的作用，及时进行准确的评估与恰当的干预。

一、心理现象

心理现象（psychological phenomena）是心理活动的表现形式，是自然界中非常复杂、奇妙的现象之一，一般把心理现象分为两类，即心理过程和人格特征。

心理过程包括认知过程、情绪情感过程及意志过程。人眼可以看到五彩缤纷的世界，人耳可以聆听旋律优美的乐曲……人们对周围世界听、看、嗅、尝和触摸等，就会产生感觉和知觉。人脑可以存储极其丰富的知识，时过境迁而记忆犹存，这就是记忆。人不仅能认识事物和现象的外部联系，而且能认识事物和现象的内在联系和规律，并对其进行一番思索，这就是思维和想象。这些感觉、知觉、记忆、思维、想象等心理现象都是为了弄清客观事物，在心理学中统称为认知过程。通过认知过程人们可以认识客观世界，在认识周围事物的过程中，人们会产生对事物的态度，引起满意、喜爱、厌恶、憎恨等主观体验，这就是情绪情感过程。人不仅能认识世界，对事物产生情绪情感，而且在自己的活动中能动地改造世界，为满足某种需要而产生一定的动机，自觉确立目标，制订计划，克服困难，把计划付诸行动，力求达到目的，这样的心理活动就是意志过程。认知、情绪情感和意志过程即知、情、意，它们之间既密切联系又相互区别。心理过程是在客观事物的作用下，在一定的时间内大脑反映客观现实的过程，也是人的心理活动发生、发展的过程。这是心理学研究的一个重要内容。

心理过程表现在不同个体身上时则带有其个人特征。个体由于先天素质、后天生活条件、所受的教育及所从事的实践活动不尽相同，每个人的心理活动也呈现不同的特点，构成了人们心理面貌上的差异。这些个体差异性就是心理学研究的另一个重要内容，称为人格（personality），它包括人格倾向性（需要、动机、兴趣、信念、理想等）、人格心理特征（能力、气质、性格）及自我意识系统（自我认识、自我体验、自我调控）。

人的心理过程和人格既有区别又有联系，它们之间是不可分割的。心理过程是从心理现象的组成来看的，它包括发生、发展和结束的不同阶段并具有共性规律。人格则从心理现象在个体的表现来分析，它较稳定、经常地表现出个体有别于他人的特征，并具有差异性规律。在一定意义上，人格不是独立存在的，而是通过心理过程形成、发展得以表现的，已经形成的人格对心理过程有调节和控制作用。

如图 2-1 所示，人的心理现象之间是相互联系的系统。

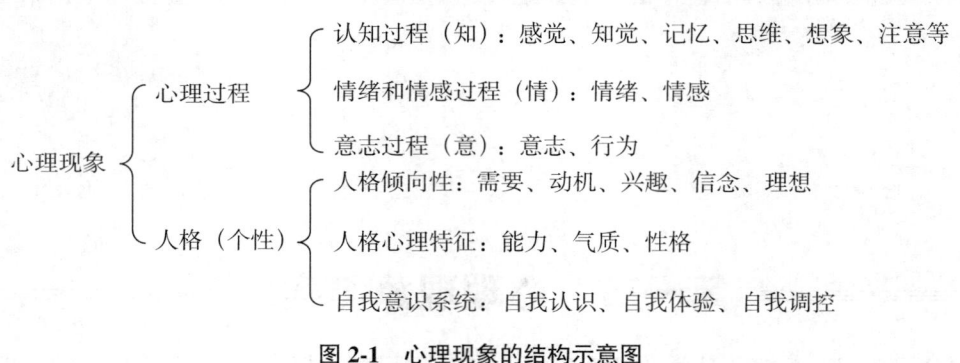

图 2-1 心理现象的结构示意图

二、心理的实质

心理现象是非常复杂的。如何认识人的心理现象？心理的实质是什么？人类对这一问题经历了相当长的探索历史。随着自然科学的发展，大量的事实及科学研究证明：心理是脑的功能，是人脑对客观现实主观能动的反映。这一论断科学地阐释了心理现象的本质属性。

（一）心理是脑的功能

现代科学证明，神经系统和脑是心理产生的器官，心理现象是脑的产物。

1. 心理的器官是脑 心理现象是怎样产生的？是身体的哪一部分产生的？历史上，相当长一个时期，由于科学水平的限制，人们曾经认为心脏是心理的器官，心理活动是心脏的功能。我国古代思想家孟子提出"心之官则思"，意思是说，心脏的功能在于思考。汉字中，凡与心理活动有关的字都带"心"字旁或"忄"旁，如思、想、念、怨、情、恨、悦。由于心脏在胸腔中，于是古人认为智慧就来自胸中，因此产生了"胸有成竹""计上心来""心中有数""心悦诚服"等词语。古希腊哲学家亚里士多德也认为心脏是思想和感觉的器官。随着事实和经验的积累，人们逐渐认识到心理活动不是与心脏而是与脑联系着的，人的心理是随着人类进化过程中脑的发展而产生的。我国清代著名医生王清任于 1830 年在《医林改错》中提出了"脑髓说"，他从解剖学上弄清了脊髓和脑的中枢神经的联系。1861 年，法国医生布洛卡（P. Broca）通过对失语症患者的尸体解剖，在大脑左半球发现了语言中枢，才完全确定脑是心理的器官。现代医学研究也证明，人脑的一定部位受到损伤会引起相应的心理功能丧失。如果枕叶受损，人就会失明；顶叶下部与颞叶、枕叶邻近部位受损，阅读活动就发生困难；无脑畸形儿生来不具有正常的脑髓，因此不能进行正常的思维活动。这些都证明心理活动与脑组织密切相关，脑是心理的器官，心理是脑的功能。

2. 心理是在反射活动中实现的 反射是有机体对于客观刺激的规律应答，是有机体与环境取得平衡的基本形式。现代科学研究表明，人的一切心理活动就其产生的方式来说都是脑的反射活动。脑在反射中起着异常复杂的联系转换作用，即整合作用。

（二）心理是人脑对客观现实主观能动的反映

健全的脑为心理现象的产生提供了物质基础，但脑只是从事心理活动的器官，本身并不能凭空产生心理活动。人的一切心理现象都是脑对客观现实的主观的、能动的反应。

1．心理活动的内容来源于客观现实　人的一切心理现象都是客观现实的反映。任何心理现象的产生都是人脑在客观现实的作用下进行活动而产生的。没有客观事物的刺激作用，大脑不能产生任何心理现象。例如，对感觉来说，人具备了感觉器官和感觉中枢，具备了产生感觉的主观条件，但看到什么、听到什么、闻到什么，这些内容都不能由人的主观感觉决定，而是取决于外界环境中的具体事物。没有客观存在的花草树木，人们就不会有关于花草树木的感知、记忆和爱好等心理活动。客观现实是十分丰富复杂的，包括自然环境和社会环境，其中最重要的、起决定作用的是社会生活、生产劳动、言语交往、人际关系、文化传统、风俗习惯等。一个人假如与人类社会生活隔绝，虽然具有人脑，但他的心理得不到正常发展。18世纪以来，世界各国先后发现30多个被野兽哺育大的孩子，有猴孩、熊孩、狼孩、羊孩等，这些孩子都是人的孩子，他们回到人类社会时，喜欢四肢爬行，不愿与人接近，缺乏人的情感，心理和智力发展均明显落后于常人。这些事实表明，心理是社会的产物，离开了人类社会，即使有人的大脑也不能自发地产生人的心理。

知识拓展

印度狼孩

1920年，在印度东北部的一个小城，人们发现了两个四肢行走"像人的怪物"，这是两个由狼哺育成长的女孩，大的七八岁，小的两三岁。之后这两个小女孩被送到孤儿院抚养，并给取了名字，大的叫卡玛拉，小的叫阿玛拉。两个女孩长得虽然和人一样，但她们的行为举止怪异，不会用双脚站立，害怕日光，习惯在黑夜活动，会在凌晨时会发出尖锐的狼叫声。孤儿院认真训导，教她们学习人类的生活方式，但小的狼女孩在进院不到1年去世了。对大的狼女孩卡玛拉，虽然花费了很大力量，但进程缓慢，2年后她学会了站立，再后来可以直立行走，但不能奔跑，走快时还是需要四肢并用，学会了一些简单的单词和句子，但直到她17岁去世，也没能真正学会说话，智力相当于3～4岁儿童的水平。

2．心理是脑对客观现实的主观反映　人的一切心理现象，从感觉、知觉、思维、想象到情感、意志都是人脑对客观现实的主观反映形式。然而，人的主观心理并不是死板、机械地反映事物，心理是大脑活动的结果，却不是大脑活动的物质产品。因为心理是一种主观映象，这种主观映象可以是事物的形象，也可以是概念，还可以是体验。人对客观现实的反映受每个人知识、经验、人格特征等主观因素的影响。例如，对同一个人、同一件事，人们会有不同的态度和不同的反映，甚至人们对同一事物的反映在不同时间、不同心理状态下也不一定相同。这说明人的心理反应都带有主观性。

3．心理是脑对客观现实积极能动的反映　人脑对客观世界的反映不是镜子式的机械、被动的反映，而是积极主动的、有选择性的。人对客观世界的反映是根据主体的需要、兴趣、任务而有选择地进行的，人在反映中具有主动性。人的反映不仅能认识世界，还能通过意志的作用改造世界。人在反映现实的过程中，还能根据实践的检验不断调整自己的行动，使反映符合客观规律，并随时纠正错误的反映。这些都表明人的心理反应具有能动性。

第二节 认知过程

心理过程是心理现象的重要组成部分,是指在客观事物的作用下,在一定的时间内大脑反映客观现实的心理活动发生、发展的过程。它由个体的认知过程(cognitive process)、情绪情感过程及意志过程三部分构成,其中认知过程是基本的心理过程,情绪情感过程与意志过程是在认知过程的基础上产生和发展起来的,并反作用于认知过程。三种心理过程互相联系、互相制约。

个体接受外界信息,通过神经系统对信息进行加工处理,将其转换成内部心理活动,并进一步支配自我行为的过程就是认知过程。认知过程是人的最基本的心理过程,它包括感觉、知觉、记忆、思维、想象等,其中,思维是认知过程的核心。

一、感觉

(一)感觉的概念

感觉(sensation)是人脑对直接作用于感觉器官的客观事物的个别属性的反映。人们时时刻刻都在接触外界各种各样的事物,人们对各种事物的认知往往是从事物的一些简单属性开始的,这些属性直接作用于个体的各种感觉器官,经过神经系统的信息加工,进而在人脑中产生多种感觉。人们只有通过各种感觉才能分辨和感知事物的各种个别属性。例如,人们通过视觉器官可以感受到事物的形状、颜色及明暗度等各方面信息;通过听觉器官可以感受到各种声音的音高、音量和音色;通过嗅觉器官可以感受到各种气味;通过触觉器官可以感受到物体的软硬、温度等。除此之外,人们还能通过内部感受器感受到有机体自身的活动情况,如自身的姿势和运动、躯体内部各器官的变化。

(二)感觉的意义

人们可以通过感觉获得日常生活的各种信息,因此,感觉在人类生活中具有非常重要的作用。首先,感觉是个体其他心理现象的基础,也是复杂的认知活动的基础,是人们认识客观世界的第一步,是最基本的认知过程。感觉为一切认知活动提供了原始材料,在人们的心理活动中起到了极其重要的作用。其次,感觉是维持正常心理活动的重要保障。感觉剥夺试验证实,正常个体在被阻断来自外界的各种刺激后,会出现脑电波的改变,以及错觉、幻觉、思维混乱等一系列心理活动的异常。因此,缺少感觉提供的外界信息,个体就无法健康地生活。最后,感觉为个体提供了有关内、外环境的各种信息。个体通过感觉认识外界事物的颜色、体积、气味等,从而进一步认识事物的各种属性。同时,个体通过感觉还能认识到自己的机体状态,如饥饿、疼痛,从而可以进行自我调节。

知识拓展

感觉剥夺实验

1954年,心理学家贝克斯顿(W. H. Bexton)、赫伦(W. Heron)等,在付给学生被试者每天20美元的报酬后,让他们待在缺乏刺激的环境中。被试者在没有视觉(须戴

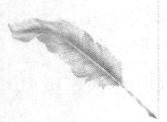

上特制的半透明的塑料眼镜），限制触觉（手和臂上都套有纸板做的手套和袖头）、限制听觉（用空气调节器的单调嗡嗡声代替其听觉）的环境中静静地躺在特制的床上。开始被试者都是睡觉或者考虑其论文学习，然而两三天后他们感到无法忍受，要求脱离这单调乏味的环境。实验结果显示：感到无聊和焦躁不安是最基本的反应。在实验过后的几天里，被试者注意力涣散，思维受到干扰，不能进行明晰的思考，智力测验的成绩不理想。被试者生理上也发生了明显的变化，脑电波表明被试者的活动紊乱，有的甚至出现了幻觉。

感觉是认识的初级阶段，个体的感觉所反映的往往只是作用于感受器的事物的个别属性，并不能反映事物的本质和联系，因此，仅靠感觉去认识客观事物是片面的。

（三）感觉的分类

人的感觉有很多种，按照刺激作用的感官的特性及其来源，可以把感觉分为外部感觉和内部感觉。

1. 外部感觉　由来源于外部世界的刺激所引起的感觉，其感受器位于身体表面或接近于身体表面，包括视觉、听觉、嗅觉、味觉和皮肤感觉（触压觉、痛觉和温度觉）。

2. 内部感觉　由身体内部刺激引起的感觉，反映机体运动和内脏器官状态的信息，其感受器位于身体的内部器官和组织，包括运动觉、平衡觉和内脏觉等。

（四）感受性与感觉阈限

感受性（sensitivity）是指感觉器官对适宜刺激的感觉能力。人们的感官只能对一定范围内的刺激做出反应。这个刺激范围可以用感觉阈限（sensory threshold）来衡量。感觉阈限是指能引起感觉的最低刺激量。感受性与感觉阈限呈反比，个体感觉阈限越低，就能感受到越弱的刺激，其感受性就越高；感觉阈限越高，比较强的刺激才能被感觉到，其感受性就比较低。感受性可分为绝对感受性和差别感受性，感觉阈限可以分为绝对阈限和差别阈限。

1. 绝对阈限和绝对感受性　绝对阈限（absolute threshold）是指刚刚能够引起感觉的最小刺激量，而能觉察出这种最小刺激量的感觉能力称为绝对感受性（absolute sensitivity）。例如，在日常生活中人们很难觉察到落在皮肤上的灰尘，这是因为灰尘很轻，人们感觉不到它的存在；当灰尘达到一定量时人们就能清楚地感觉到灰尘对皮肤产生的压力。

对于低于绝对阈限的刺激，虽然人们感觉不到，但它却能引起一定的生理效应。例如，低于听觉阈限的声音刺激能引起脑电波的变化和瞳孔的扩大等。因此，有意识的感觉阈限和生理上的刺激阈限并不完全等同。一般来说，生理上的刺激阈限要低于能够意识到的感觉阈限。因为一个人在能够说出"我感觉到它了"之前，机体内部早就发生了一定的生理过程。

2. 差别阈限和差别感受性　对于两个同类的刺激物，在刺激物引起感觉之后，如果刺激在数量上发生变化，它们的强度只有达到一定的差异才能引起差别感觉，这种刚刚能引起差别感觉的刺激物的最小差异量称为差别阈限（differential threshold）或最小可觉差（just noticeable difference，JND）。而对这一最小差异量的感觉能力，称为差别感受性（differential sensitivity）。19世纪德国生理学家韦伯（E. Weber）通过研究发现，个体对刺激的差别感觉并不取决于刺激增加的绝对大小，而是由刺激的增量与原有刺激量的比值决定的，由此提出韦伯定律：$K=\Delta I/I$（K 为常数，也叫韦伯分数；ΔI 为引起差别感觉的刺激增量，即最小可觉差；I 为原刺激量）。其中，K 随不同感觉系统的变化而变化。K 值越小，说明该种感觉对差异越敏感。如人对重量感觉的 K 值为 0.02，在一个 3 kg 的物体上只要增加或减少 60 g 就可以被觉察。

(五)常见的感觉现象

1. 感觉适应 适应(adaptation)是指刺激物持续作用于同一感受器,引起感受性发生改变的现象。当强刺激持续作用时会使个体感受性降低,而当弱刺激持续作用时会使个体感受性增高。适应可以使人们提高对弱刺激的感觉能力,并能防止超强刺激对感受器的伤害,使人更好地适应环境。例如,古语所说的"入芝兰之室,久而不闻其香;入鲍鱼之肆,久而不闻其臭"的现象正是嗅觉的适应现象。这种现象的产生是由于感受器对恒定刺激几乎不做反应。

在人们的各种感觉中,除了痛觉很难适应之外,其他感觉都存在适应现象,但适应的速度和程度有所不同。视觉适应可区分为暗适应和明适应。暗适应(dark adaptation)是指照明停止或由亮处转入暗处时视觉感受性提高的过程。例如,人们从室外进入光线较暗的电影院,经过一段时间才能看清黑暗中的物体。明适应(bright adaptation)与暗适应相反,是指由暗处转入亮处时视觉感受性下降的过程。例如,当电影结束,电影院灯光亮起时,最初人们会觉得灯光刺眼,但是很快就恢复了正常。

2. 感觉后像 后像(after-image)是指刺激物对感受器的作用停止以后,感觉并不立即消失,并能短时间保留的现象。后像根据性质不同可分为正后像(positive after-image)和负后像(negative after-image)。后像的品质与刺激物相同称为正后像;后像的品质与刺激物相反称为负后像。例如,人在注视亮着的电灯时,如短时间注视后,闭上眼睛(或关闭电灯)会感到眼前有一个灯的光亮形象出现在暗的背景上,这是正后像;如长时间注视后,会有一个黑色的灯的形象出现在亮的背景上,这是负后像。颜色视觉也有后像,一般为负后像,颜色的负后像是原来注视颜色的补色,例如,注视一个红色正方形约 1 min,然后将视线转向身边的白墙,那么在白墙上将看到一个绿色正方形后像。这也是为什么医生手术服都是绿色的。由于手术中医生会长时间面对红色的血液,当他看向别人时就会产生绿色的负后像,绿色的手术服可以避免后像的干扰,缓解医生的视觉压力。除此之外,后像在生活中意义重大,电视、电影就是利用了视觉后像的特性,使一个个间断的画面成为自然、连续的动态景象。人们常说的"余音缭绕"指的就是听觉后像。

3. 感觉对比 不同刺激作用于同一感觉器官,使感受性发生变化的现象称为感觉对比。感觉对比分为同时对比和继时对比。同一感受器同时接受两种不同刺激的作用而产生的对比称为同时对比。如图 2-2 所示,将从同一张灰色纸上剪下的两个小的正方形分别放在一张白色背景和一张黑色背景的纸上,这时人们会看到放在白色背景上的正方形显得暗一些,而放在黑色背景上的正方形显得亮一些。同一感受器先后接受不同刺激的作用而产生的对比称为继时对比。例如,吃完糖之后,再吃苹果,就会觉得苹果比较酸;先喝苦药,再喝白开水,就会觉得白开水有点甜。

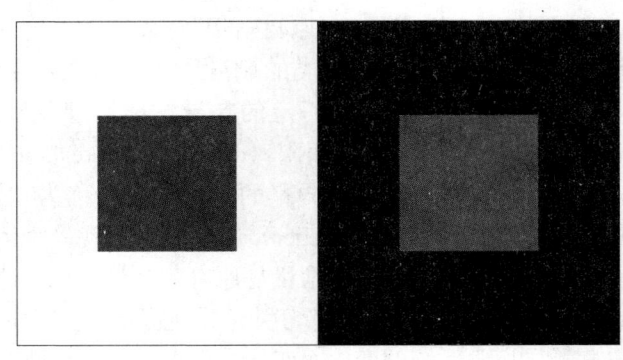

图 2-2 感觉的同时对比

4. 感觉的相互作用　感觉的相互作用是指一种感觉在其他感觉的影响下发生感受性的变化。一般情况下，人对某种刺激物的感受性不仅决定于该感受器直接接受的刺激，还决定于同时受到刺激的其他感受器的功能状态。在一定条件下，各种感受器的功能状态都有可能发生相互影响和相互作用。例如，视觉分析器的感受性可在弱的乐音听觉影响下提高，在强的马达噪声影响下降低；强烈的声音刺激可使牙痛得更厉害。味觉、嗅觉和平衡觉都会受到其他感觉的影响而发生某种变化。摇动的视觉形象会使人的平衡觉受到破坏，使人产生眩晕、呕吐现象；辛辣的气味可以使人流鼻涕、眼泪等。不同感觉通道相互作用的结果是：弱刺激能提高其他感受器的感受性，而强刺激则会降低这种感受性。感觉的相互作用有一种特殊表现形式——联觉。联觉（synaesthesia）是指一种感觉引起另一种感觉的现象。生活中联觉的现象相当多见，尤其是颜色刺激。例如，红、橙、黄三种颜色由于与太阳和火焰的颜色相近，因此往往使人们产生温暖的感觉，被称为暖色调；而绿色和蓝色又容易使人们联想到草原、天空、海洋的颜色，使人们感到神清气爽、心旷神怡；更深一些的颜色如深蓝、青色、紫色等，这些色彩使人感到凉爽甚至寒冷，被称为冷色调。医院在布置病房时使用浅蓝色的窗帘、浅绿色的墙围、白色的床单，使患者在病房中感受到平静、安逸，有利于疾病的治疗和恢复。

5. 感觉的发展与补偿　感受性代表感觉能力，它是在先天遗传素质基础上，结合后天生活经验而发展起来的。因此，人的感受性不仅能在一定条件下发生暂时性的变化，而且能在个体的实践活动和有意训练中获得提高和发展。例如，染色专家可以区分 40～60 种灰色色调，这是未经训练的人绝对达不到的。

丧失某种感觉能力的人，可以在生活实践过程中发展其他健全的感觉来弥补。例如，盲人的听觉、触觉、嗅觉都特别灵敏，还有敏锐的振动觉，在街上行走时可凭借振动觉感受到障碍物，这种补偿功能就是在生活实践中经过长期不懈的练习而获得的。

二、知觉

（一）知觉的概念

知觉（perception）是指人脑对直接作用于感觉器官的客观事物的整体属性的反映。当客观事物作用于人的感觉器官时，人不仅能够反映事物的个别属性，而且可以通过各种感受器的协同活动，在大脑中将事物的各种属性联系起来，整合为一个整体，形成对事物的完整映象。

感觉和知觉都是对客观现实的感性认识。知觉是在感觉的基础上产生的，没有感觉对事物个别属性的反映，人们也就不可能获得对事物整体的反映，可以说，没有感觉，就没有知觉。但知觉不是个别感觉信息的简单相加，它比简单相加的各种感觉更加复杂。各种感觉信息通过一定方式被整合起来，借助个体的知识经验，对感觉信息进行组织和解释，形成更高阶段的认识，从而产生知觉。在日常生活中，人们主要是以知觉的形式反映客观事物的，感觉只是作为知觉的一部分存在于知觉中。

（二）知觉的分类

人的知觉往往需要多种分析器进行协同活动。根据参与知觉的多种分析器中起主导作用的分析器不同，可以将知觉分为视知觉、听知觉、嗅知觉、味知觉、触知觉等；根据知觉中是否有意识的参与，可以将知觉分为阈上知觉和阈下知觉，"盲视"就是阈下知觉的一种，一些患者觉得自己看不到，但是如果让他们指出视野中的光源，他们又可以准确地指出；依据知觉对象存在的形式不同，又可将知觉分为空间知觉、时间知觉和运动知觉。

1. 空间知觉 指对物体的大小、形状、距离、方位等空间特性的反映，主要包括形状知觉、大小知觉、距离知觉、方位知觉。人们上下台阶、穿越马路、驾驶汽车等，均需要依靠空间知觉来判断。

2. 时间知觉 指对客观事物和事件延续性和顺序性的反映，包括时距知觉（持续时间）、时序知觉（先后顺序）、时间点知觉（今天是几月几日）。时间知觉的产生可以借助的线索有计时器提供的信息、自然界的周期、人体节律性活动等。时间知觉与情绪状态、态度、身心状态及从事的活动性质有关。例如，积极主动地参与紧张的工作，总觉得时间过得很快；久病卧床的患者往往会产生"度日如年"的感觉。

3. 运动知觉 是对客体不断变化和变化速度的知觉。运动知觉的产生需要物体的运动有一定的速度，物体位移的速度太快或太慢，人们都不能知觉到运动。例如，人们能看到手表上秒针的运动，却看不到分针和时针的运动；光速是每秒30万千米，人们却看不到它的运动轨迹。在人们的日常生活中，正确认识客体的运动和速度具有重要意义。例如，人在过马路时，估计车辆的运动和相对速度是保证自身安全的重要条件。

（三）知觉的特性

知觉不同于感觉，它不仅是各种感觉的结合，还是运用知识和经验对外界物体进行解释的过程。知觉的特性如下。

1. 知觉的选择性 在每一时刻，人们知觉外界事物的范围是有限的，人们不可能把作用于感觉器官的所有物体都纳入自己的意识范围去注意到它们。人们一般都会根据感觉通道的容量和自己的需要，选择其中的一部分作为知觉的对象，可知觉得格外清晰，而把其他对象作为知觉的背景，则知觉得比较模糊。知觉的这种特性称为知觉的选择性。

知觉的对象和背景不是不变的，在一定条件下二者可以互相转换（图2-3）。知觉的选择性使人们能够把注意力集中到少数重要的刺激物上，排除次要刺激的干扰，从而更有效地认识外界事物，适应外界环境。

2. 知觉的整体性 知觉的整体性是指人们在知觉过程中，在过去经验的基础上，把事物的各个部分、各种属性结合起来成为一个整体的特性。知觉的整体性不仅与过去的经验有关，还与知觉对象本身的特征有关，具有一定的规则：空间、时间上接近的客体易被知觉为一个整体；具有相似物理属性的客体易被知觉为一个整体；具有连续性或共同运动方向等特点的客体易被知觉为一个整体（图2-4）。一般来说，刺激物的关键部分、强的部分在知觉的整体性中起着决定的作用。临床医生根据患者的症状特点形成印象诊断的过程就是知觉整体性的体现。

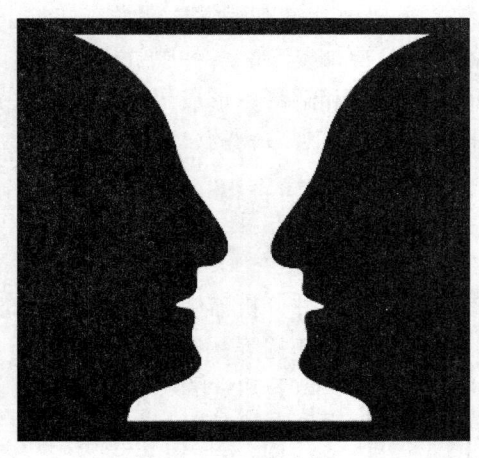

图 2-3　知觉的选择性

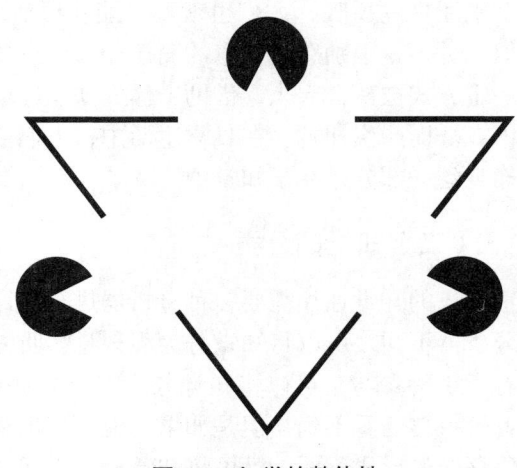

图 2-4　知觉的整体性

3. 知觉的理解性 知觉的理解性是指人们在知觉过程中，以过去的知识经验为依据去理解和解释事物，并用词语加以标志，使其具有一定意义的特性。理解可以使知觉更深刻、更精确，并且可以提高知觉的速度。理解有助于知觉的整体性，人们对于自己理解和熟悉的东西，容易当成一个整体来知觉。相反，在不理解的情况下，知觉的整体性常受到破坏。在观看某些不完整图形时（图2-5），正是理解性帮助人们把缺少的部分补充起来。此外，语言的指导作用、知觉的任务、知觉定势及知觉者的态度、情绪、人格特征等都会影响对知觉对象的理解。

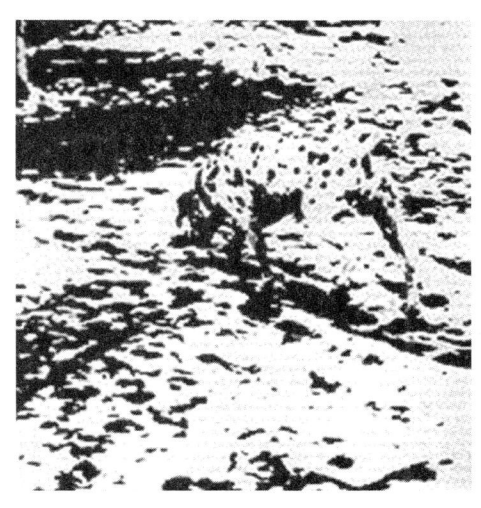

图 2-5 知觉的理解性

4. 知觉的恒常性 知觉的恒常性是指当客观条件在一定范围内改变时，人们的知觉映象仍保持相对不变的特性。知觉的恒常性包括大小恒常性、形状恒常性（图2-6）、明度恒常性和颜色恒常性。知觉的恒常性对于人类来说具有重要意义，它有利于人们正确地认识和精确地适应环境，可以使人们保持对事物本来面目的认识，保持对事物的稳定不变的知觉，从而更好地适应不断变化的环境。如果人们的知觉随着客观条件的变化而时刻变化，那么要想获取对事物的确定的知识是不可能的。

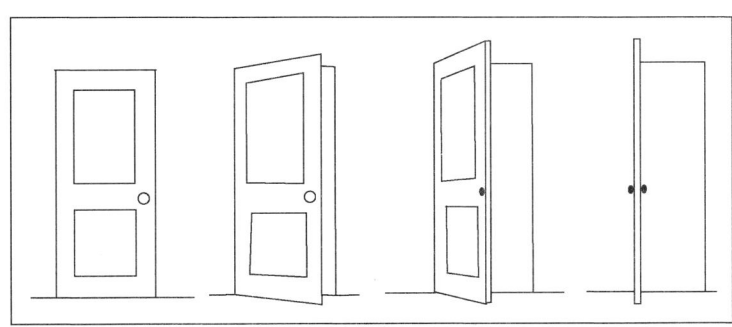

图 2-6 形状恒常性

（四）两种常见的知觉现象

1. 似动（apparent movement） 是指在一定的时空条件下，人们把静止的物体看成运动的，或把不连续位移看成连续位移的现象。似动现象的产生既不是由于物体的真实移动，也不是由于个人与物体之间的相对移动，而是观察者在主观意识上产生的一种假的移动。似动现象的原理在于视觉的后像作用。在日常生活中，电视、电影的视觉效果就是由似动现象引起的。

2. 错觉（illusion） 是指人们受到内外界环境的影响，在观察物体时，产生与实际不相符的错误知觉。错觉现象十分普遍，在几乎各种知觉中都可以发生，其中视错觉在各类错觉中表现得最为明显，常见的有大小错觉、形状和方向错觉、螺旋和运动错觉及明暗错觉。图2-7A所示为横竖错觉（horizontal-vertical illusion），图中有两条等长的垂直线，其中竖线看上去要比横线长一些；在图2-7B中两条直线是等长的，由于附加在两端的箭头向外或向内的不同，在视觉效果上箭头向外的线段看上去比箭头向内的线段短一些，这称为米勒-莱尔错觉（Müller-Lyer illusion），而图2-7C为Fraser螺旋错觉（Fraser spiral illusion），黑色的一圈圈的弧看起来是一个螺旋，其实它们是由一组同心圆构成的。

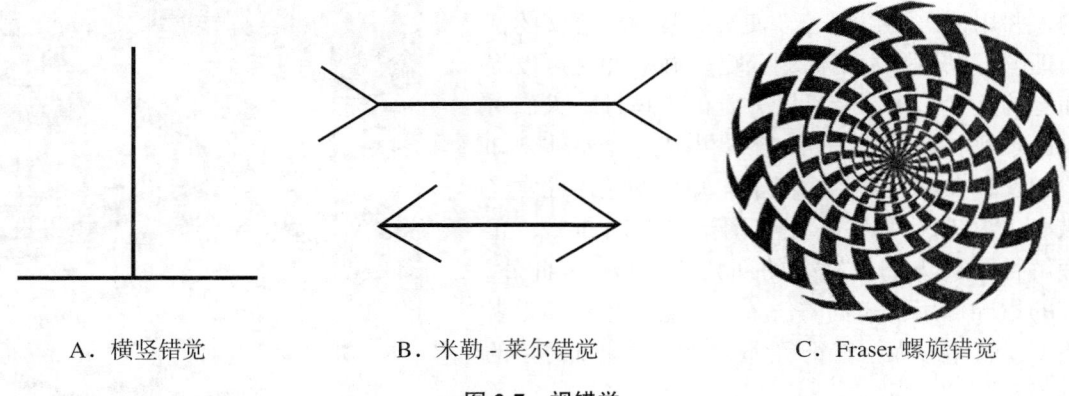

A．横竖错觉　　　　　B．米勒-莱尔错觉　　　　C．Fraser 螺旋错觉

图 2-7　视错觉

人们掌握错觉产生的规律具有很大的意义。一方面可防止因错觉造成的差错；另一方面可利用错觉使其在实践中产生积极的效应。例如，在军事上，士兵的迷彩服可以造成敌人的错觉，达到伪装和隐蔽的目的；在生活中，胖人不宜穿横条和过瘦的衣服。这些都与错觉现象有关。另外，在临床中还应正确区分错觉与幻觉。幻觉是在没有外界刺激物作用于感觉器官时所产生的一种虚幻的知觉，此时人们感知到的事物是不存在的。而错觉是对客观存在的事物的歪曲认识。

三、记忆

（一）记忆的概念

记忆（memory）是指个体在头脑中积累和保存过去经验的心理过程，即个体对其经验的识记、保持和再现的过程。从信息加工观点来看，记忆就是对输入信息的编码、储存和提取过程。编码相当于识记阶段，储存相当于保持阶段，再认和回忆相当于提取过程。

记忆作为一种重要的心理过程，贯穿在人们的各种心理活动中，它对保证个体的正常生活起着重要的作用。记忆不仅可使个体积累经验，学习新知识以适应不断变化的环境，而且记忆在个体的发展及人格特征的形成中也起着决定性的作用。记忆可使个体的心理活动的过去和现在连成一个整体，甚至可以把一生的经历都联系起来。人们通过记忆积累了自己所受的各种影响，逐渐形成了自己独特的心理面貌。如果没有记忆，一切心理发展、一切智慧活动都是不可能的。

（二）记忆的分类

可以从不同的角度对记忆进行分类。

1. 按记忆的内容进行分类　可以分为形象记忆、逻辑记忆、情绪记忆和运动记忆。

形象记忆（imaginal memory）是指在头脑中再现已感知过的事物的具体形象为内容的记忆。它保存事物的感性特征，具有明显的直观性。

逻辑记忆（logic memory）是指用词的形式在人脑中形成的以思想、概念或命题为内容的记忆。它具有概括性、理解性和逻辑性等特点。

情绪记忆（emotional memory）是以个体体验过的情绪为内容的记忆。它往往不需要重复体验，一次形成经久不忘，并且可以具有一定的动机作用，如经验教训。

运动记忆（motor memory）是指以人们操作过的动作为基础的记忆，又称操作记忆（operative memory）。它是人们获得语言、掌握和改进各种生活和劳动技能的基础，运动记忆一经形成，很难遗忘，如骑车和游泳。

2. 按记忆保留的时间长短和编码方式分类 可以分为瞬时记忆、短时记忆、长时记忆。

瞬时记忆（immediate memory）又称感觉记忆（sensory memory），是指客观刺激停止作用以后，感觉信息在一个极短的时间内保存下来，是记忆系统的开始阶段。瞬时记忆是以信息的物理特性为编码的主要形式，存储时间为 0.25～2.0 s，信息容量比较大，往往受感受器的生理解剖特点所制约。信息在感觉记忆中的登记是无意识的。感觉记忆具有重要的意义，它的作用是将信息保存一定的时间，从而使一些有用的信息可以被传输到短时记忆中去。

短时记忆（short-term memory）是感觉记忆到长时记忆的过渡阶段，即当前一刻能够意识到的记忆。短时记忆大多是以言语听觉的形式进行的，以声音编码为主，同时也有视觉或语义编码。信息保持时间为 5 s～1 min，记忆容量为 7±2 个组块。一般说的记忆的广度就是指短时记忆的容量。短时记忆包含一种特殊的记忆——工作记忆。当短时记忆和其他心理过程相结合时，个体可以在工作记忆中进行大多数的思维过程。

长时记忆（long-term memory）是指信息经过充分和有一定深度的加工后，在头脑中长时间存储的记忆。它的保持时间长，在 1 min 以上乃至终生。长时记忆的容量没有限度，记忆中对信息的编码以语义性方式为主。

认知加工理论认为，记忆的过程是信息加工的过程（图 2-8）。当外界信息作用于感官时，首先进行感觉登记，即产生对信息的瞬时记忆。当对瞬时记忆的内容加以注意时便可使信息进入短时记忆系统，长时记忆中也有部分内容是因印象深刻而一次性获得的。短时记忆系统的内容再经过复述和编码等进一步加工，即可转入长时记忆系统。长时记忆可以对信息做出最高水平的编码、加工和储存。在解决当前问题需要时，可随时从长时记忆中提取有用的信息。三种记忆阶段或三种记忆系统之间是相互联系、相互影响、协同活动的。

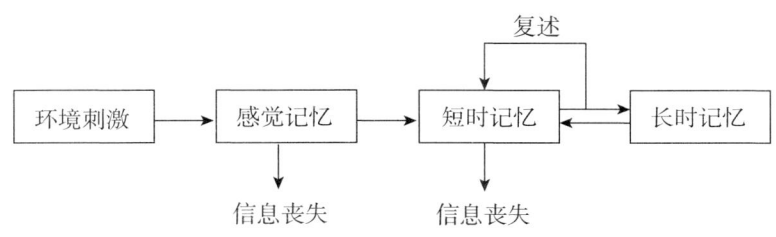

图 2-8 记忆的信息加工过程

（三）记忆的基本过程

1. 识记（memorization） 即记忆的编码过程，是反复感知事物，在大脑中留下印象的过程，是记忆过程的开始和前提。人们识记事物具有选择性，根据人们在识记时有无明确目的性，识记可分为无意识记（unintentional memorization）和有意识记（intentional memorization）。

无意识记又称不随意识记，是指人们事先没有识记的目的和意图，无须付出意志努力的识记。这种识记常与人们的职业、兴趣、动机及需要有密切关系，凡对个体有意义的、使其感兴趣的、能激发个体情感的事件，常常能被记住。由于无意识记带有很大的偶然性和选择性，所识记的内容也具有一定的随机性，因此，单凭无意识记很难获得系统的知识。

有意识记又称随意识记,是指有预定的识记目的,运用一定的策略和方法,经过意志努力而进行的识记。人们掌握系统的、复杂的知识和技能主要靠有意识记。例如,在新知识、技能的学习过程中,人们应用有意识记的成分占主导地位。但是,人们相当大的一部分知识和经验是通过无意识记获得的。

另外,识记也具有不同的层次和水平,主要有视觉、听觉和语义水平,不同的识记方式对记忆具有不同的影响。

2. 保持(retention)与遗忘(forgetting) 保持即记忆的存储过程,是指过去经历过的事物在脑中得到巩固的内部潜在的动态过程。随着时间的推移及后来经验的影响,保持的内容会在数量和质量上发生明显的变化。其质量方面的变化大致有两种倾向:一种是原来识记内容中的细节趋于消失,其主要、显著的特征得以保持,记忆的内容变得简略、概括与合理;另一种是增添了原来没有的细节,内容更加详细、具体,或者突出夸大某些特点,使其更具特色。其数量方面的变化也显示出两种倾向:第一种是记忆回溯现象,即在短时间内延迟回忆的数量超过直接回忆的数量,也有人称之为记忆恢复现象;第二种倾向是识记的保持量随时间的推移而日趋减少,有部分内容不能回忆或发生错误,这种现象称为遗忘。

遗忘是指对识记过的知识经验不能再认或回忆,或者错误再认或回忆。遗忘分为永久性遗忘和暂时性遗忘。永久性遗忘是指不经过重新学习,永远不能再认或回忆;暂时性遗忘是指一时不能再认或回忆,但在适当条件下记忆还可能恢复。德国心理学家艾宾浩斯(H. Ebbinghaus)最早研究了遗忘的发展过程。他利用无意义的音节为材料,以重学法为方法,得到了著名的艾宾浩斯遗忘曲线(图2-9)。在时间进程上,遗忘是一个先快后慢的过程。从这种变化趋势可得出如下结论:①遗忘的数量随时间的推移而增加;②遗忘变化的速度是先快后慢,在识记后的第一个小时内遗忘最快,遗忘的数量最多,随后逐渐减慢,遗忘数量也随之减少;③以后虽然时间间隔很长,但所剩的记忆内容基本上不再有明显减少而趋于稳定。这一结论是以无意义音节实验得出的,而对于有意义的材料,遗忘要受到其他因素的影响。

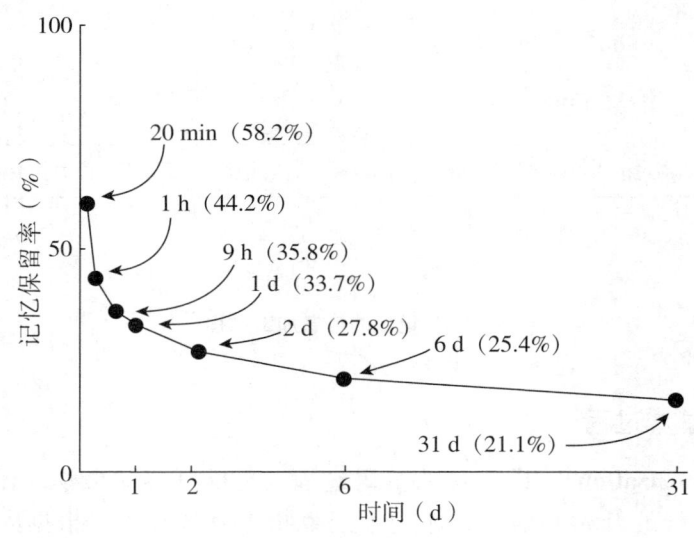

图2-9 艾宾浩斯遗忘曲线

遗忘除了具有时间规律外,还与其他因素有关。①材料的性质和数量:一般来说,对有意义、直观、具体、形象的材料记忆保持时间较长,遗忘较慢。对抽象、无意义的材料遗忘得较快。在学习程度一样的前提下,材料内容越多,遗忘得越快;材料内容越少,遗忘得越慢。②学习程度:学习程度越高,保持效果越好。对材料的识记达到刚刚背通时的效果最差,当过度学习程度达到150%时，保持效果最好。③材料的系列位置：材料呈现的顺序也会影响记忆效果。最后出现的材料遗忘最少，是近因效应；最先出现的材料遗忘较少，是首因效应；而遗忘最多的是在中间呈现的材料。这种材料出现顺序对记忆的影响就是系列位置效应。

3．再认（recognition）和回忆（recall）　再认和回忆都是对长时记忆所储存的信息提取的过程。再认是指过去经历过的事物重新出现时能够识别出来的心理过程。回忆是指过去经历过事物的形象或概念在人们头脑中重新出现的过程。例如，做试卷中的选择题就属于再认，而做问答题则属回忆。通常是能够回忆的内容都可以再认，而可以再认的内容不一定能够回忆。再认和回忆的正确程度一般取决于两方面因素，一方面是对原识记材料的巩固程度，越巩固就越容易回忆或再认；另一方面是积极的思维活动，在回忆或再认时的思维活动越积极，回忆或再认的效果越好。

四、思维

（一）思维的概念

思维（thinking）是人脑借助语言、表象或动作，以已有的知识为中介，对客观现实间接的、概括的反映。思维是认识的高级形式，它揭示了事物的本质特征和内部联系，并以概念的形式进行判断、推理，解决人们面临的各种问题。但思维又离不开感知觉，人们只有在大量感性认识的基础上，才能揭示事物的本质特征和规律。

（二）思维的特征

1．概括性　思维的概括性是指人们在大量感性材料的基础上，把一类事物共同的特征和规律抽取出来，进行概括的反映。例如，人们把"鸟类"的本质属性概括为有羽毛、前肢为翼、无齿有喙的动物。概括性在人们的思维活动中具有重要的作用，它使人们可以脱离具体的事物进行抽象思维，并使思维活动在一定条件下进行迁移。

2．间接性　思维的间接性是指人们借助一定的媒介和知识经验对客观事物进行间接反映。例如，古代谚语所云"朝霞不出门，晚霞行千里"就是对事物的间接反映。由此可知，正是思维的间接性才能使人们能超越感知觉提供的信息，去认识没有或者不能直接作用于人的各种事物和特性，从而揭示事物的本质和规律，预见事物的发展。

3．对经验的改组　思维是探索并发现新事物的一种心理过程，因此，就需要人们对自己已有的知识经验进行不断地更新和改组。例如，研究员在研究新课题时，不是简单地将已知的原理和结论结合起来，而是根据课题的假设、研究目的等重新组织已有的研究结论，设计出新的实验方案，得出新的结论。

（三）思维的分类

1．根据思维方式分类　可以把思维分为动作思维、形象思维和抽象思维。

动作思维是以实际动作为支柱的思维过程，即边动作边思考，思维以动作为支柱，依赖实际操作解决具体直观的问题。在个体心理发展中，3岁前的儿童掌握的语言很少，记忆表象也不丰富，他们的思维基本属于动作思维。例如，儿童把玩具拆开，又重新组合起来，动作停止，思维也就停止了。成年人也有动作思维，它往往是伴随着劳动操作进行的，思维水平要比儿童的高。例如，当汽车出现问题时，人们要通过查看和拆卸相应的部件才能确定故障原因，此时就是在通过实际操作解决问题。

形象思维是以直观形象和表象为支柱的思维过程，思维活动依赖具体形象和已有的表象。在个体心理发展中，它是 3～6 岁儿童的主要思维方式。形象思维在问题的解决中有重要的意义，医生在看 X 线摄片、心电图时即以形象思维为主，艺术家、作家、导演、设计师等在工作中更多的是运用形象思维。

抽象思维是针对理论任务，用词进行判断、推理并得出结论的过程，又称逻辑思维，这是人类思维的核心形式。如中学生运用公式、定理解答数学、物理、化学等学科问题的思维方式，医生为患者诊断和治疗疾病的思维方式，护士将医学、心理学和护理学理论相结合制订护理计划的思维方式。

2. 根据思维探索答案的方向（思维的指向性）分类 可以把思维分为聚敛性思维和扩散性思维。

聚敛性思维又称求同思维或聚合思维，就是把解决问题所能提供的各种信息聚合起来，得出唯一正确的答案。例如，医生根据患者的临床表现、检验结果、体格检查给患者诊断的过程就是聚合思维。这是一种有方向、有条理的思维方式。

扩散性思维又称求异思维或发散思维，就是在解决一个问题时，沿着各种不同的方向进行积极的思考，找出符合条件的多种答案、解决方法或结论，而不囿于单一答案或钻牛角尖式的探求。如医学上对某种病因不明的疾病提出的多种理论假设，学生运用多种方法解答同一数学题。扩散性思维代表人类的创造性能力，它包含着流畅性、变通性、独创性和精密性四种因素。

3. 根据思维的独立程度分类 可以把思维分为再造思维和创造思维。

再造思维即常规思维，又称习惯性思维，是指以已有的知识经验主动地解决问题的连贯性思维，如学生运用已学会的公式解决同一类型的问题。再造思维在解决经常出现的相似问题时有重要作用，可以减少时间和精力的消耗。但这种思维缺乏创造性，在解决新问题时往往产生某种阻碍作用。

创造思维是指在思维过程中，在头脑中重新组织已有的知识经验，沿着新的思路寻求产生一些新颖的、前所未有的、有创造想象参与的具有社会价值的思维。它是有创建的思维，是在一般思维的基础上发展起来的，是后天培养与训练的结果，是智力水平高度发展的表现，它带给人们新的、具有社会价值的产物。如文艺创作、科学发明、技术革新等活动，都是通过创造思维实现的。创造思维在科学发明、社会改革中有极为重要的作用，它能够解决那些没有固定方法、没有现成答案的新情况、新问题。

（四）问题解决的思维过程

问题解决的思维过程是指在一定的情景下，人们按照一定的目标，应用各种认知活动和技能，经过一系列的思维操作，解决问题的过程。问题解决是思维活动的方式之一。

1. 问题解决的定义 现代认知心理学认为，问题解决是一个在现有手段和目的之间进行分析、寻找策略从而达到目的的认知操作过程。问题解决的具体心理过程分为四个阶段：①发现问题，是指认识到问题的存在，并产生解决问题的需要和动机；②分析问题，是指分析问题的要求和条件，找出它们之间的联系与关系，把握问题的实质，确定问题的解决方向；③提出假设，是指提出解决问题的方案、策略或途径；④验证假设，是指通过实际活动或认知操作验证所提出的假设是否可以真正解决问题，达到目的。问题解决的各个阶段并非完全遵循这一顺序，当在验证假设阶段发现某一假设不能解决问题时，思维过程直接再次进入分析问题或提出假设阶段，重新进行问题解决过程。

2. 影响问题解决的心理因素 问题解决除受人格特征、情绪和知识等因素影响外，还常受多种心理因素的影响。

（1）动机强度：动机是解决问题的内部动力，动机强度与问题解决的效率有关，心理学家耶克斯和多德森的研究证实，动机强度和工作效率之间不是线性关系，而是倒"U"形的曲线关系。在一定范围内，动机增强，解决问题的效率也随之增加，但当动机过度强烈时，会给个体造成较大的心理压力，使个体处于过度焦虑和紧张的心理状态，干扰记忆、思维等心理过程的正常活动，反而影响解决问题的成效。所以，适中的动机强度最有利于解决问题。同时，不同难度的任务最适宜的动机强度也不同，执行困难任务在较低动机下效率更高，而执行简单任务在较高动机下则会有更高的工作效率。

（2）迁移的作用：迁移（migrate）是指已有的知识和经验对解决新问题的影响。迁移有两类，即正迁移和负迁移。已有的知识经验有利于解决新的问题，这叫正迁移，如举一反三、触类旁通都是正迁移的作用；已有的知识经验对解决新问题有消极作用，不利于问题的解决，这叫负迁移，如方言太重可能会影响普通话的正确发音，这就是负迁移的作用。

（3）定势作用：心理定势（mental set）又称心向，是指人在进行某种活动前的一种心理准备状态，是坚持使用原有已证明有效的方法解决新问题的心理倾向。定势表现为问题解决过程中的思维倾向性，在遇到同类型问题时，原有的定势将有助于问题的解决；在遇到不同类型问题时，原有的定势倾向性则会阻碍问题的解决。

（4）功能固着（functional fixedness）：指人们习惯于把某种功能牢固地赋予某一物体的现象，如盒子是装东西的，笔是写字的。在解决问题的过程中，人们能否改变事物固有的功能以适应新的问题情境的需要，常常是解决问题的关键。在功能固着的影响下，人们不易摆脱事物用途的固有观念，因而直接影响人们灵活地解决问题。

（5）原型启发（prototype elicitation）：指受现实生活中的实例启发而找到解决问题的途径和方法。对解决问题具有启发作用的事物称为原型。例如，瓦特因看到水蒸气把水壶盖顶起来受到启发而发明了蒸汽机，鲁班因腿被带齿的丝茅草划破受到启发而发明了锯子，这些都是受了原型启发而有了发明、创造的例子。

（6）知识表征方式：指信息在人脑中的储存和呈现方式，它是个体知识学习的关键，不同的知识表征的方式往往影响问题的解决。例如，九点图是连线实验（图2-10），要求将图中的9个点用不多于4条的直线一笔连起来。人们常常不能成功地解决这一问题，其原因在于，9个点在知觉上是一个方形，人们总是试图在这个方形的轮廓中连线，这种表征方式阻碍了问题的解决。

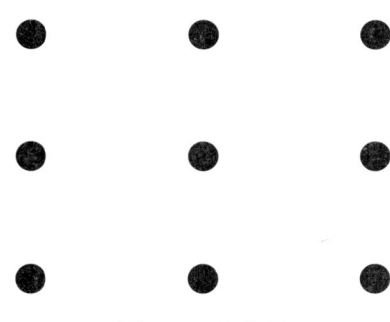

图2-10　九点图

五、表象与想象

（一）表象

表象（representation）是指人们感知过的客观对象没有呈现，而在人们头脑中所保持的客观对象的形象和客体形象在头脑中复现的过程。表象不只是头脑中的"图像"，也可以是旋律、味道等。表象具有如下特征。

1. 直观性　表象是在知觉的基础上产生的，构成表象的材料均来自过去知觉过的内容，因此表象是直观的感性反映。但表象又与知觉不同，它只是知觉的概略再现。与知觉比较，表象有下列特点：①表象不如知觉完整，不能反映客体的详尽特征，它甚至是残缺的、片断的；②表象不如知觉稳定，是变换的、流动的；③表象不如知觉鲜明，是比较模糊的、暗淡的，它反映的仅是客体的大体轮廓和一些主要特征。

2. 概括性　一般来说,表象是多次知觉概括的结果,它表征的是事物的主要特征和大致轮廓。因此表象具有概括性。例如,"兔子"的表象可能是长耳朵、短尾巴、红眼睛等主要外表特征,而这些特征只能代表兔子概括的形象,而不包含兔子的个别特征。

3. 可操作性　库泊（L. Cooper）和夏佩德（R. Shepard）等的"心理旋转（mental rotation）"实验证明表象具有可操作性。在实验中每次给被试者呈现一个旋转角度不同的字母"R",呈现的字母有时是正写的,有时是反写的。被试者的任务是判断字母是正写的还是反写的。结果表明,当呈现的字母垂直时（0°或360°）反应时最短;随着旋转角度的增加反应时也随之增加,当旋转180°时,反应时最长。说明被试者在完成任务时,首先要在头脑中把倾斜的字母旋转到直立位置,然后再做出判断,证明了表象操作的存在。

（二）想象

想象（imagination）是指人们对头脑中已有的表象进行加工改造,形成新形象的过程。想象以表象为素材,但不是表象的简单再现。想象是在感知的基础上,以表象为原材料进行加工改造而形成的。

1. 想象的分类　根据产生想象时有无明确的目的性,可以把想象划分为不随意想象（involuntary imagination）和随意想象（voluntary imagination）。

不随意想象是指没有确定的目的、不由自主地产生的想象。它是当人们意识减弱的时候,在某种刺激的作用下,不由自主地想象某种事物的过程。例如,人们在特殊情况下产生的梦境、幻想等均属于无意想象。

随意想象是指按照一定的目的自觉进行的想象。随意想象又可以分为再造想象和创造想象。再造想象（reproductive imagination）是指根据词语的描述在头脑中形成与之相符或相仿的新形象的过程。例如,建筑工人根据设计图纸在头脑中想象出建筑物的形象就属于再造想象。创造想象（creative imagination）是指不依据现成的描述而独立地创造新形象的过程。它是通过思维揭示或建立许多形象之间的合乎逻辑的联系,而产生新的表象组合。其产品在一般人的意料之外,但必须在情理之中,因此,创造想象具有独创性和新颖性的特点。例如,科学家的创造发明、文学家的艺术创作等都是创造想象的结果。

幻想（fantasy）是创造想象的一种特殊形式,是与生活愿望相结合并指向未来的想象。幻想是构成创造想象的准备阶段,所有幻想都是人们对未来的憧憬,科学幻想推动着人们去进行科学探索,发现客观规律,为人类造福。例如:古人曾幻想腾云驾雾、展翅飞翔,推动后人创造了飞机;嫦娥奔月的神话变成了人们走向太空的推动力。而非科学的幻想违背事物的发展规律,毫无实现的可能性。例如,修炼成仙、长生不老、制造出永动机等幻想会使人误入歧途。

2. 想象的作用　想象在人类的生活中有着重要的作用,主要表现如下。①补充作用:人们在生活中常会遇到一些无法直接感知的东西,如在空间上遥远和时间上久远的东西。人类感知活动的这种局限性可以由想象得到补充,如通过宇航员的介绍,没有去过月球的人们可以在头脑中产生月球表面的形象。②有预见性:人类活动的一个重要特点是它具有预见性和计划性,在这方面,想象有着巨大的作用。活动的结果可以被想象所预见,人们活动的方向也可以由想象指导。③代替作用:当人们的需要在实际中不能得到满足,或者人们的某些活动不能实际得到实现时,人们可以借助想象得到满足和实现,以此来保持心理上的平衡。

3. 想象的综合过程　想象是对形象进行分析综合的过程,有以下几种方式。①黏合:人们可以将客观事物从未组合在一起的属性、特征等在头脑中进行结合,从而形成新的形象。②夸张:人们可以通过改变事物的正常特征,或突出强调某些特征而忽略其他特征,从而形成新的形象。③典型化:指根据同一种类事物的共同特征创造出新形象的过程。

六、注意

（一）注意的概念

注意（attention）是心理活动或意识对一定对象的指向与集中。注意有两个特征：指向性和集中性。

1. 注意的指向性 是指个体在某一瞬间的心理活动或意识选择了某个对象，而忽略了另一些对象。例如，一个人在剧院里看戏，他的心理活动或意识选择了舞台上演员的台词、动作、表情、服饰，而忽略了剧场里的观众。对前者他看得清、记得牢，而对后者只能留下非常模糊的印象。因此，注意的指向性是指心理活动或意识朝哪个方向上进行活动。指向性不同，人们从外界接收的信息也不同。

2. 注意的集中性 当心理活动或意识指向某个对象的时候，它们会在这个对象上集中起来，即全神贯注，这就是注意的集中性。例如，医生在做复杂的外科手术时，他的注意高度集中在患者的病患部位和自己的手术动作上，与手术无关的其他人和物，便排除在他的意识中心之外。如果说注意的指向性是指心理活动或意识朝向哪个对象，那么，集中性就是指心理活动或意识在一定方向上活动的强度或紧张度。心理活动或意识的强度越大，紧张度越高，注意也就越集中。

（二）注意的分类

根据有无预定目的和意识参与，注意可分为无意注意、有意注意和有意后注意三种。

1. 无意注意 是指没有预定目的、不需要意志努力的注意，又称不随意注意。例如，学生正在教室内聚精会神地听讲，突然从教室外闯进来一个人，这时大家不约而同地把视线朝向他，并且不由自主地注意到他。在这种情况下，学生对要注意的东西事先没有任何准备，也没有明确的认识任务。注意的引起与维持不是依靠意志的努力，而是取决于刺激物本身的性质。强度大的、对比鲜明的、突然出现的、变化运动的、新颖刺激的、自己感兴趣的、觉得有价值的，都容易引起无意注意。

2. 有意注意 是指有预定目的、需要一定意志努力的注意，又称随意注意。例如，上课认真听讲，下课专心读书，目不斜视，这些都是意志努力的结果，都是有意注意。有意注意是注意的一种积极、主动的形式。

3. 有意后注意 是指有自觉目的但不需要意志努力的注意，又称随意后注意。有意后注意是在有意注意的基础上发展起来的。例如，开始学习骑自行车时，注意力非常集中，要掌握每一个要领，这是有意注意，当学会之后，作为交通工具每天骑，骑自行车就变成了熟练的技能，不需要更多注意，动作就可以顺利进行下去，这时的注意就是有意后注意了，因为这个时候注意是指向一个对象（骑车）但是其实又不需要意志的努力。开始是有意注意，通过学习，既熟悉了学习的对象，又有了兴趣，此时即使不花费较大的意志努力，活动也能继续，这就成了有意后注意。有意后注意会节省很多精力，所以多增加对任务的了解，试着让自己对这些活动产生兴趣，从中发掘出成就感，这样才能保持对任务的长期而稳定的注意。

> **知识拓展**
>
> **特殊的注意现象**
>
> 未注意盲：当人们专注于一项任务时，其他事物往往会被忽略，即使这些事物呈现在眼前，也并未看到，这个现象称为未注意盲。这一概念由麦克和洛克提出。在二人设计的实验中，任务窗口会呈现一个十字，被试者被要求对十字的横线与竖线长短进行比较。在2~3次实验之后，十字的某一象限内会出现一个黑色方块，在这次实验后被试者会被询问是否看到了除十字以外的事物。结果发现，许多被试者报告未发现其他事物。
>
> 变化盲：指个体难以觉察事物发生的变化。该现象由西蒙斯等在现场实验中发现。在实验中，实验者向路人问路，此时安排一群人从两人中间走过，与此同时将问路人换为另一个人。结果在15位被试者中只有7位被试者发现实验者的更换。

（三）注意的品质

注意的品质主要有广度、稳定性、转移和分配。

1．注意的广度　注意的广度又称注意的范围，指在同一时间内能清楚地把握对象的数量。人们所说的"一目十行"说的就是注意的广度问题。影响注意的广度的因素主要包括两个方面：一是对象的特点，如对象越集中，排列越有规律，注意的广度也就越大；二是个体经验和心理状态，如个体对自己熟悉的事物注意范围大，心情处于紧张状态下注意范围小。

2．注意的稳定性　注意的稳定性是指对一定的事物或是一类活动的注意所能持续的时间。例如，学生在45 min的上课时间内，使自己的注意保持在与教学活动有关的对象上；外科医生在连续几小时的手术中聚精会神地工作。注意的稳定性与人的主体状态和对象的特点有关。从事的活动的意义对自己越大，对活动的兴趣越浓，并抱有积极的态度，则注意的稳定性越持久。一个越善于与困难作斗争的人，其心理活动指向和集中在对象（活动）上越容易。

个体要把注意长时间指向和集中于同一对象是非常困难的。在注意稳定的条件下，感受性也会发生周期性的增强和减弱的变化现象，这种现象称为注意的起伏，又称注意的动摇。注意的起伏是由生理过程的周期性变化引起的，是一种普遍存在的现象，人人都有，所以注意的起伏并不影响注意的稳定性。

与注意稳定相反的状态是注意分散，即分心。影响注意稳定性的重要因素有：是否有明确的任务，是否进行积极的思维活动，注意的对象是否内容丰富，活动的方式是否多样化，个体的情绪和身体状况等。

3．注意的转移　注意的转移是人们根据新活动、新任务，及时、主动地调换注意对象，即把注意从一个对象转移到另一个对象上去。例如，在临床中，通常要引导术后患者将注意力从疼痛的伤口转移至其他活动上。注意转移的难易和快慢主要取决于原来注意的紧张度、前后活动的关系、个人的兴趣和情感强弱、个体的神经类型及已有的习惯等因素。一般来讲，如果原来注意的紧张度高、前后活动关系不大、人们依恋并沉浸于前一活动或新注意的对象不大符合自己的情感需要和兴趣，注意的转移就困难；反之，就较容易。

值得一提的是，分心和注意转移是两个决然不同的概念。分心是注意被无关刺激从当前需要注意的事物中引开，而注意的转移是根据任务（活动）的需要，主动地把注意从一件事情上转向另一件事情上。

4．注意的分配　注意的分配是指个体的心理活动同时指向不同的对象，也就是通常所说的"一心二用"。在现实生活中，许多活动要求人们同时做两件以上的事情。例如，学生在课堂上一边听讲，一边记笔记；汽车司机在驾驶汽车时手扶方向盘，脚踩油门，眼睛还要注意路标和行人。

注意的分配是有条件的。通常来说，人很难同时完成两件要求高度集中注意的事情。人们能否实现注意的分配，一是取决于活动的熟练程度，如果同时进行的多项活动中只有一项是不熟悉的，其余活动都已达到"自动化"或"半自动化"的程度时，注意就能较好地进行分配；二是取决于所从事的几种活动之间是否有内在联系，如吉他弹唱者弹唱的只能是同一歌曲，如果弹的和唱的不是同一首歌曲，一个人是无法同时进行弹和唱的。

第三节 情绪情感过程

人在认识和改造客观世界的实践活动中，以及在人与人的交往过程中，必然接触到自然界和社会中的各种对象和现象，也一定会遇到得失、顺逆、荣辱、美丑等各种情境，从而产生喜、怒、哀、乐、爱、恨等情绪和情感体验。正是各种情绪、情感的不同变化，才使得人们的心理活动丰富多彩，各具特色。研究发现，良好的情绪既可以治疗心理疾病，又可以治疗生理疾患。情绪调节不仅与身心健康密切相关，而且与一个人能否适应社会、获得事业成功和更好地提高生活质量有紧密的联系。

一、情绪和情感的概念及其功能

（一）情绪和情感的概念

情绪（emotion）和情感（affection）是人对客观事物是否符合需要而产生的主观体验。理解这一定义应注意以下两点。

第一，需要是情绪和情感产生的基础。人的情绪和情感不是无缘无故凭空产生的，而是由一定的客观事物引起的。但是客观事物本身并不直接决定情绪和情感，它对情绪和情感的决定作用是以需要为中介的。满足需要的客观事物会引起肯定的情绪和情感，产生高兴、满意、欣慰、爱慕、幸福等主观体验；违背需要的客观事物会引起否定的情绪和情感，产生愤怒、忧愁、厌恶、恐惧、痛苦等主观体验；与人的需要没有直接关系的客观事物，既无益也无害，一般不引起情绪和情感。

第二，情绪和情感是一种主观体验。人对情绪和情感状态的自我感受就是情绪和情感的主观体验。情绪和情感作为主观的意识经验，是人脑对客观现实的反映形式之一，但它不同于感觉、知觉和思维等反映形式。感觉、知觉和思维是对客观事物本身的反映，而情绪和情感是对主体与客体之间关系的反映。每种情绪都有不同的主观体验，代表不同的感受，构成情绪和情感的心理内容。

（二）情绪和情感的区别与联系

情绪和情感是既有区别又有联系的两个概念。

1. 情绪和情感的区别 情绪和情感的区别表现在：

（1）从需要的角度看，情绪是与机体的生理性需要相联系的，而情感是与人的社会性需要相联系的。

（2）从发生的角度看，情绪发生较早，为人类和动物所共有。在个体发展中，婴儿很早就有情绪，大多带有本能的特点。但情感发生较晚，是人类独有的心理现象，在个体身上出现的也比较晚，它是在社会生活中逐渐发展起来的。

（3）从反映的角度看，情绪带有情境性、激动性和暂时性的特点，它往往随着情境的改变而改变。而情感则具有较大的稳定性、深刻性和持久性，是人对事物稳定态度的反映。

2. 情绪和情感的联系　情绪和情感虽有区别，但它们又是同一类心理过程，因而存在着密切的联系。事实上，情绪和情感总是交融一体的。一方面，情感离不开情绪，稳定的情感是在情绪的基础上形成的，同时又通过情绪反应得以表达，离开情绪的情感是不存在的；另一方面，情绪也离不开情感，情绪变化往往反映内在的情感，在情绪发生的过程中常常深含着情感。因此情绪和情感是不可分割的。

（三）情绪和情感的功能

1. 情绪和情感对人的健康有重要影响　我国古代医学名著《黄帝内经》中早就指出："喜伤心、怒伤肝、思伤脾、忧伤肺、恐伤肾。"相传阿拉伯医学家伊本·西拿（Ibn-Sīna）曾做过一个实验：把一胎所生的两只羊羔安置在不同的环境中生活：其中一只羊羔旁边拴一条狼，这只羊羔由于恐惧而不思饮食，不久就死去了；另一只羊羔在正常条件下喂养，没有那种恐惧，因而健壮地成长。现代医学心理学研究表明，情绪的产生是下丘脑、网状结构、边缘系统和大脑皮质共同活动的结果，因此，它必然影响神经调节、内分泌和免疫系统的功能，进而对全身功能发生影响。积极的情绪可使神经调节和内分泌平衡，免疫力增强，各器官的活动适度、协调，增强健康水平；消极的情绪则使神经调节和内分泌紊乱，免疫力下降，某些器官活动过度、失衡，导致疾病发生。

2. 情绪和情感在人际间具有传递信息的功能　这种功能是通过情绪和情感的外部表现即表情来实现的。表情是思想的信号，在许多场合人们不用语言，仅用表情就能沟通思想、相互了解。例如，微笑的表情表示对他人的友好，怒目而视则表示对某人的气愤。

3. 情绪和情感是行为的动力系统之一　情绪和情感对人的行为起着激励作用，直接影响活动效率。适度的情绪兴奋可使人思维敏捷，行动迅速，大大提高工作效率；相反，情绪低沉则使人思维迟钝，动作缓慢，活动效率大大下降。研究证明，情绪能影响认知操作的效果，影响效应取决于情绪的性质和强度。愉快强度与操作效果呈倒"U"形，即中等唤醒水平的愉快和兴趣为认知活动提供了最佳的情绪背景，过低或过高的愉快唤醒均不利于认知操作（图2-11）。

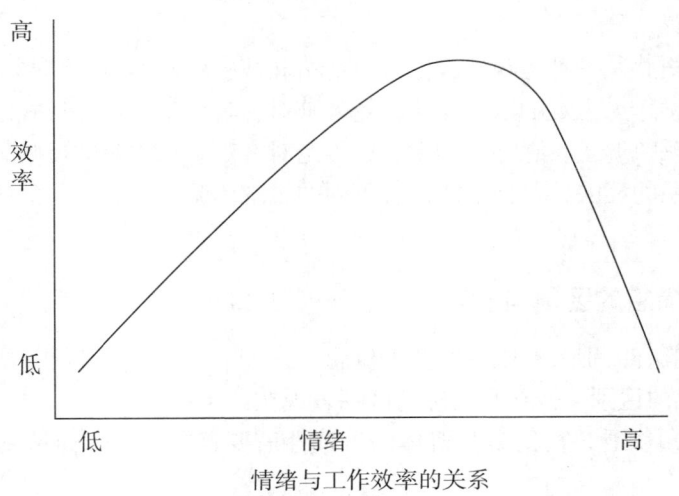

图 2-11　情绪与工作效率的关系

二、情绪和情感的分类

（一）基本情绪

人类的基本情绪有快乐、愤怒、恐惧和悲哀四种，在此基础上可以派生出许多复杂的复合情绪。

（二）情绪状态分类

人类有心境、激情和应激三种情绪状态。

1. 心境（mood） 是一种微弱而持久的情绪状态。例如，心情舒畅时，觉得一切都是美好的，花儿在笑，鸟儿在唱，干什么事情都乐滋滋的；而在灰心丧气时，一切都黯然失色，见花落泪，对月伤怀，干什么事情都打不起精神。这就是心境，它具有弥散性，不是指向特定的对象，而是作为一种心理背景，使人的一切活动都带有某种情绪色彩。心境持续时间有很大差别，少则几天，长则数周、数月或更长。

心境对人的学习、工作和身心健康有很大影响。积极乐观的心境，可以提高人的活动效率，增强信心，对未来充满希望，有益于身心健康；消极悲观的心境，会降低人的活动效率，使人丧失信心和希望，有害于身心健康。

2. 激情（intense emotion） 是一种强烈而短促的情绪状态。这种情绪状态通常是由具有重大意义的事件引起的。例如，重大成功之后的狂喜，惨遭失败之后的绝望，亲人突然死亡引起的极度悲痛。由于激情是由生活中突然的、剧烈的、重大的变化所引起的，所以激情具有强烈性、爆发性、为时短暂的特点。

激情有积极和消极之分。积极的激情能激励人们战胜困难去实现目标，是鼓舞人们行动的巨大动力；消极的激情则会冲昏头脑，使人们做出一些不理智的冲动行为，对身心健康和人际关系起到不良作用。

3. 应激（stress） 是出乎意料的紧急情况所引起的高度紧张的情绪状态。在现实生活中，有时会出现一些突如其来、意想不到的危险情况，人们必须动员自己的全部力量应付危急形势，这时人们所产生的一种高度紧张的情绪状态就是应激。如车祸、火灾、地震等情况都会使人进入应激状态。

应激既有积极作用，也有消极作用。一般应激状态使机体具有特殊防御、排险功能，使人精力旺盛、思维清晰、动作机敏，从而化险为夷。但强烈的应激，会产生全身兴奋，使知觉范围缩小，语言不规则，行为动作紊乱。加拿大生理学家塞里（H. Selye）提出，应激状态延续能击溃人的生物化学保护机制，导致胃溃疡、胸腺退化等疾病，甚至发生临床休克或死亡。

（三）情感的分类

情感是指与人类的社会性需要相联系的主观体验。人类高级的社会性情感主要有道德感、理智感和美感。

1. 道德感（moral feeling） 是在评价人们的思想、意图和行为是否符合道德标准时产生的情感。由于不同的历史时代、不同的社会制度、不同的民族具有不同的道德标准，所以人们的道德感具有社会历史性。

2. 理智感（rational feeling） 是指人们在认识和评价事物的过程中所产生的情感。它是人们学习科学知识、认识和掌握事物发展规律的动力。人的理想、世界观对理智感有重要的作用，如求知欲、好奇心都属于理智感的范畴。

3. 美感（aesthetic feeling） 是指人们根据一定的审美标准评价事物时所产生的情感。人们的审美标准既反映事物的客观属性，又受个体的思想观点和价值观念的影响。美感具有一定的社会历史性，不同的历史阶段、文化背景的人对美的评价不同，如在唐朝时女性以胖为美，而现代社会则认为瘦些更美。

三、情绪的外部表现和生理变化

（一）情绪的外部表现

情绪的外部表现又称表情。人和动物的表情在发生上有共同的根源。原始人的表情具有生存适应的意义，例如，愤怒时咬牙切齿是人类祖先搏斗中的动作成分，后来通过遗传而保存下来。表情的遗传性使人类基本情绪的表现具有共同的模式。但是，人类的表情并不都是遗传的，也不仅仅具有生物适应的意义，它明显地受社会文化条件的影响，具有后天习得性，成为人类社会交往的重要手段。

情绪和情感本是一种内部的主观体验，当这种体验发生时，又总是伴随着某些外部表现，并可以被观察到。人们的外显行为主要指面部可动部位的变化、身体的姿态和手势，以及言语器官的活动等。这些与情绪、情感有关联的行为特征称为表情（emotional expression），它包括面部表情、身段表情和言语表情。

1. 面部表情（facial expression） 是指通过眼部肌群、颜面肌群和口部肌群的变化来表现各种情绪状态。达尔文（C. R. Darwin）在他的《人类和动物的表情》一书中指出，表情是动物和人类进化过程中适应性动作的遗迹，例如，悲伤时的嘴角下斜可能源于啼哭时的面型，其功能是在苦难中求援。这种求援行为的痕迹世世代代遗传下来，就自然地成为不愉快的普遍表情。正因为人类的表情具有原始的生物学根源，所以，许多最基本的情绪，如喜、怒、悲、惧的原始表现是通见于全人类的。美国心理学家艾克曼（P. Ekman）等研究了不同民族、不同文化背景下的人们对愉快、悲伤、恐惧、愤怒、惊奇、厌恶六种面部表情的辨别，发现各国人的判断具有相当高的一致性，这说明表情具有先天性。

在情绪研究中，对于面部表情的研究是最多的。一些心理学家提出人面部的不同部位在表情方面的作用是不同的。艾克曼经实验证明，眼睛对表达忧伤最重要，口部对表达快乐与厌恶最重要，前额能提供惊奇的信号，眼睛、嘴和前额对表达愤怒情绪都是重要的。我国心理学家林传鼎（1944年）也证明，口部肌肉对表达喜悦、怨恨等少数情绪比眼部肌肉重要；而眼部肌肉对表达更多的情绪，如忧愁、愤恨、惊骇，则比口部肌肉重要。研究还发现，当人们表达真正的微笑时，嘴角翘起、面颊隆起、眼睑收缩，眼角部形成"鱼尾纹"；当人们假笑时，由于人们此时并不感到愉快，这时仅表现为嘴唇和面颊的肌肉活动，而眼睛周围的眼轮匝肌群并不参与。

2. 身段表情（body expression） 是指情绪发生时身体各部分呈现的姿态，通常也称为"肢体语言"，如兴奋时手舞足蹈、悔恨时捶胸顿足、愤怒时摩拳擦掌等身体姿势都可以表达个人的某种情绪。

手势（gesture）是一种重要的身段表情，它通常和言语一起使用来表达人的某种思想感情。在一些情况下，手势也可以单独使用，如人们在无法用言语进行沟通时，往往是通过手势等肢体语言进行交流，以表达个人情感，传达个人信息，它为人们提供了非言语信息和感觉反馈。

躯体姿势和手势一样，也能很好地反映个体的情绪、思想和感情。当遇到令自己不舒适的人、没有吸引力或令人厌恶的事物时，躯干会倾向远离，出现身体倾斜；而当个体感觉到事情不妙，如关系发生了变化或遇到不喜欢的话题，则会出现腹侧否决行为，个体就会转换姿势或者转身离开。个体会将身体的腹侧展示给喜欢的人或事物，腹侧前置一般是个体最热情的姿势，也是最舒适的状态下才会出现，如果现实情况不允许个体远离不喜欢的人或物时，会下意识地用手臂或其他事物为自己筑起一道壁垒。当个体受到奉承、尊敬或受到表扬（如掌声）时会做出弯腰动作表示对别人的尊重和敬意。躯干伸展是一种舒适的信号，也是一种霸道的表现，如青少年受到父母的责罚时就四肢伸展地坐在椅子上以示对抗。挺起胸膛、露出部分躯干和大口喘气往往与受很大的压力准备还击有关。耸肩蕴含的意义很丰富，如咨询师问来访者："布置的家庭作业你认真做了吗？"来访者回答说："做了。"然后他耸耸肩，这说明他没说实话。如果来访者双肩敏锐、向上做出一致的耸动，那说明他是诚实的。当来访者正处于消极状态下，缺乏信心，而且感到非常不自在时，会慢慢地将双肩提升到耳朵的高度，仿佛要把头藏起来一样。

腿脚动作和其他形体动作一样，能很好地反映出个体的情绪、思想和感情，并且是最诚实的，但腿脚的动作有时只是不耐烦的表现。个体高兴时会将双腿和双脚一起摆动或颤动。个体会将身体转向自己喜欢的人或事，转身离开那些不喜欢的人或物。当想要离开当前位置或做好了结束此次见面的准备时，个体先会用双手按住膝盖、躯干前倾或身体放低靠向椅子的一侧。当感到高兴或幸福时，个体会出现脚跟着地，脚的其他部位却向上翘了起来，脚趾指向天空。当感到压力、烦乱或威胁时，个体会叉开双腿。双腿交叉是一种交流积极情感的重要方式，当舒适感强的时候，个体会双腿交叉。当正在承受压力和情绪的波动时，不停摆动和弹动双脚的个体会突然停下来。当感到不安全、焦虑或威胁时，个体会突然将脚趾转向内侧或将两只脚互锁。

3. 言语表情（language expression） 是指人们情绪发生时在语调、节奏和速度等方面的变化，是人类特有的表达情绪的手段。言语中音调的高低、强弱和节奏的快慢等所表达的情绪是言语交际的重要辅助手段。例如，喜悦时语调高昂、语速较快，悲哀时语调低沉、语速缓慢，此外，感叹、激愤、讥讽、鄙视等也都有一定的语调变化。

总之，面部表情、身段表情和言语表情构成了人类的非言语交往形式，是人们表达情绪、情感的重要外部方式，是伴随言语沟通的"言外之意"，故也称为副语言。有人提出：信息的总效果 =7% 的文字 +38% 的音调 +55% 的面部表情。但由于这些外部表达方式具有习得性，人们往往为达到某种目的而故意隐瞒或装扮出某种情绪表现，因此情绪的外部表达常常带有掩饰性和社会称许性，所以在观察个体的情绪变化时，只注意他的外在表现是不够的，还需要注意观测个体的一些生理指标变化。

（二）情绪的生理变化

与其他心理过程不同，情绪过程总伴随着一系列的生理变化，主要有呼吸系统、循环系统、内外腺体、脑电波和皮肤电阻的变化。

1. 呼吸系统的变化 在不同的情绪状态下，呼吸的频率、深浅、均匀度等都会发生变化，这些变化可作为情绪变化的客观指标之一。例如，人在平静状态下呼吸频率大约为每分钟20 次，在愤怒时呼吸频率可达每分钟 40～50 次，而在悲伤时呼吸频率每分钟不到 10 次。呼吸变化可用呼吸描记器以曲线的形式记录下来，分析呼吸曲线的频率、振幅和波形的变化，可以推知某种情绪状态的存在。

2. 循环系统的变化 在不同的情绪状态下，血液循环系统的变化也是很明显的。平静状态下，人的心搏正常，血管舒张；在愤怒或恐惧时，心搏加速，血管收缩，血压升高，血糖增加。心脏搏动的变化可用心电图记录，外周血管容积的变化可用血管容积描记器记录。

3. 内外腺体的变化 人的情绪变化会引起内外腺体的变化，这种变化也可以作为判定某种情绪状态的客观指标。在不同的情绪状态下，外分泌腺会发生相应的变化。例如，人在悲伤时往往会流泪；恐惧、紧张时会出冷汗；焦虑不安时会抑制消化腺分泌和胃肠蠕动，因而食欲减退；心情愉快时会增强消化腺和胃肠的活动，因而食欲旺盛。在不同的情绪状态下，内分泌腺也会发生变化，从而影响激素分泌。例如，在情绪紧张时，肾上腺的活动增强，促进肾上腺素的分泌，引起一系列的机体变化，提高机体的适应能力。

4. 脑电波和皮肤电阻的变化 脑电波的变化是情绪变化的又一种客观指标。通常人处在安静、闭目状态时，脑电波呈现α波；在紧张、焦虑状态下，出现高频率、低振幅的β波；在熟睡时，则出现低频率、高振幅的δ波。人处在不同的情绪状态下，皮肤电阻也发生变化。例如，紧张时皮肤电阻下降。因此，皮肤电阻变化也可以作为情绪变化的客观指标。

四、情绪的维度与两极性

情绪的维度是指情绪所固有的某些特征，主要指情绪的动力性、激动性、强度和紧张度等方面，这些特征的变化幅度又具有两极性，即每个特征都存在两种对立的状态。

（一）情绪的动力性有增力和减力两极

一般来说，需要得到满足时产生的肯定情绪是积极的、增力的，可提高人们的活动能力，对活动起促进作用；需要得不到满足时产生的否定情绪是消极的、减力的，会降低人们的活动能力，对活动起瓦解作用。

（二）情绪的激动性有激动与平静两极

激动是由一些重要的刺激引起的一种强烈、外显的情绪状态，如激怒、狂喜、极度恐惧；平静是指一种平稳安静的情绪状态，它是人们正常生活、学习和工作时的基本情绪状态，也是基本的工作条件。

（三）情绪的强度有强、弱两极

在情绪的强弱之间有各种不同的强度，如从愉快到狂喜，从微愠到狂怒，在微愠到狂怒之间还有愤怒、大怒、暴躁等不同程度的怒。情绪强度的大小决定于情绪事件对个体意义的大小，较重大的事件引起的情绪反应强烈，较小的事件引起的情绪反应弱。

（四）情绪的紧张度有紧张和轻松两极

人们情绪的紧张程度决定于面对情境的紧迫性、个体心理的准备状态及应变能力。如果情境比较复杂，个体心理准备不足而且应变能力比较差，往往容易紧张，甚至不知所措。如果情境不太紧急，个体心理准备比较充分，应变能力比较强，就不会紧张，而会觉得比较轻松自如。

五、情绪的理论

关于情绪理论的研究，由于不同学派的观点不同，采取的研究方法不同，导致得出的结论也各不相同，主要的情绪理论有以下几种。

(一)詹姆士-兰格的情绪外周学说

美国心理学家詹姆士(W. James)和丹麦生理学家兰格(C. Lange)各自于1884年和1885年提出了基本相似的理论。詹姆士认为情绪是由内脏器官和骨骼肌活动在脑内引起的感觉,情绪是对身体变化的知觉。他认为悲伤是由哭泣引起的,而愤怒是由打斗而致的。兰格还特别强调情绪与血管变化的关系。在这一理论中,他们认为情绪产生的方式是:刺激情境→机体反应→情绪。詹姆士-兰格理论提出了机体生理变化与情绪发生的直接联系,强调了自主神经系统在情绪产生中的作用,因此也称为情绪的外周学说。

(二)坎农-巴德的情绪丘脑学说

坎农(W. B. Cannon)对詹姆士-兰格理论提出了三点质疑:①机体生理变化的速度相对缓慢,不能够解释情绪迅速发生、瞬息变化的事实;②各种情绪状态下的生理变化并没有很大的差异,因此通过机体变化难以分辨感觉到不同情绪;③机体的某些生理变化可以通过药物引起,但是药物只能激活某种生理状态,而不能造成某种情绪。坎农认为情绪产生的中心不在外周系统,而在中枢神经系统的丘脑。坎农和巴德(P. Bard)于20世纪20~30年代提出了情绪的丘脑学说(图2-12),他们认为由外界刺激引起感官的神经冲动传至丘脑,再由丘脑同时向上、向下发出神经冲动,向上传到大脑产生情绪的主观体验,向下传至交感神经引起机体的生理变化。

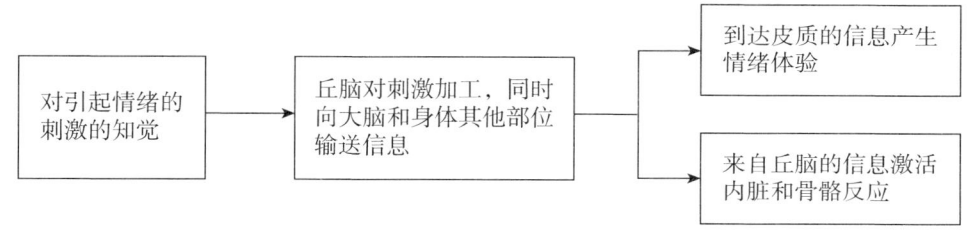

图2-12 情绪的丘脑学说

(三)阿诺德的评定-兴奋学说

美国心理学家阿诺德(M. B. Arnold)于20世纪50年代提出了情绪的评定-兴奋学说,强调情绪的来源是大脑皮质对刺激情境的评估,大脑皮质的兴奋是情绪产生最重要的条件。刺激情境并不能直接决定情绪的性质,对于同一刺激情境,人们对它的认知和评估不同,就会产生不同的情绪。例如,人们在森林里看到熊会感到恐惧,而在动物园里看到关在笼子里的熊却不会恐惧。阿诺德认为情绪产生的具体模式是:外界刺激作用于感受器产生的神经冲动,经过感觉神经上传至丘脑,在丘脑更换神经元传至大脑皮质,在大脑皮质对情境评估,形成一种特殊的态度,这种态度通过神经将皮质的冲动传至丘脑的交感和副交感神经,并进而将冲动下行传至血管和内脏组织,引起血管和内脏反应。血管和内脏的反应进一步反馈到大脑皮质,大脑皮质再次进行评估,使纯粹的认识经验转化为被感受到的情绪体验。阿诺德的评定-兴奋学说同时看到了大脑中枢神经系统及外周生理变化在情绪产生中的重要作用,强调情绪的产生是大脑皮质和皮下组织协同活动的结果。

(四)沙赫特-辛格的情绪三因素学说

20世纪60年代美国心理学家沙赫特(S. Schachter)提出情绪的产生是受认知过程、环境刺激、生理反应三种因素所制约,其中认知因素对情绪的产生起关键作用。沙赫特和心理学家辛格（J. Singer）1962年用实验来验证他们的理论，证明情绪状态是由认知过程、环境刺激、生理反应在大脑皮质中整合的结果。环境中的刺激因素通过感受器向大脑皮质输入外界信息；同时生理因素通过内部器官、骨骼肌的活动也向大脑输入生理变化的信息；认知过程是对过去经验的回忆和对当前情境的评估。来自这三方面的信息经过大脑皮质的整合作用之后，才产生了某种情绪体验。沙赫特-辛格理论认为认知评价在情绪产生中起着关键作用，故又称之为认知学说。

沙赫特-辛格认知学说的实验研究

沙赫特和辛格曾在一项实验中告知被试者实验目的是研究维生素对视力的影响，随后给被试者注射了伪装成维生素的肾上腺素，并让他们与另一名伪装成被试者的实验助手在一起等待实验开始。肾上腺素会引起心脏和其他器官的唤起，一些被试者被告知注射的"维生素"会出现这些副作用，另一些则没被告知。

其中实验助手与一半的被试者在一起时表现出高兴或无所谓的样子，与另一半被试者在一起时表现出愤怒的样子并退出了实验。结果显示被告知正确副作用的被试者通常不会受到实验助手情绪的影响。而未被告知的被试者则更容易受到影响，当他们与高兴的实验助手在一起时，他们将自己的情绪评定为高兴，而当他们与愤怒的实验助手在一起时，他们将自己的唤起解释为愤怒。

（五）情绪智力理论

20世纪90年代，美国耶鲁大学心理学家萨洛维（P. Salovey）和新罕布什尔大学的梅约（J. Mayer）创造了一个新的概念——情绪商数（emotional quotient，EQ），简称"情商"。戈尔曼（D. Goleman）在其著作《情绪智力》中推广了这一概念而使其流行起来。情商概念的提出使人们意识到影响学业成绩和工作绩效的心理变量中，除了智力因素外，还有一些非智力因素在起作用，如情绪的表达方式、人格特征、自我意识的特点、成就动机和合作性。其实，情商并不是指具体的情绪商数，而是评价"情绪智力（emotional intelligence，EI）"，可以说情商是情绪智力的代名词。情商是指个体控制和调节自身情绪体验的能力。情商包括四个方面的内容。

1. 情绪的知觉、评价与表达能力 即从自身的生理状态、情感体验和思想中觉知自己情绪的能力，通过语言、行为从他人的作品、各种设计中辨认情绪的能力，准确表达情绪，区分情绪表达中的准确性和真实性的能力。

2. 思维过程中的情绪促进能力 包括情绪思维的引导能力，对与情绪有关的判断和记忆过程产生积极作用的能力，在心境变化的条件下，促使个体从多方面进行思考的能力，以及情绪状态对特定的问题解决所具有的促进能力。

3. 理解与分析情绪的能力 包括理解情绪所传递意义的能力，认识和分析情绪产生原因的能力，以及理解复杂心情的能力。

4. 对情绪进行成熟调节的能力 包括以开放的心情接受各种情绪的能力，根据所获取的信息与判断成熟地进入或脱离某种情绪的能力，成熟地监控与自己和他人有关情绪的能力。

第四节 意志过程

意志过程是指人们自觉地确定目标，有意识地支配、调节行为，通过克服困难以实现预定目标的心理过程。

意志（will）是人类所特有的一种极其复杂的心理过程，是和人类所独有的第二信号系统的作用分不开的。意志使个体的内部意识转化为外部的动作，充分体现了意识的能动性。意志具有引发行为的动机作用，但比一般动机更具有选择性和坚持性，因而可以将其看成人类特有的高层次动机。

意志过程与认知过程、情绪情感过程共同构成了人们的心理过程，它们从不同方面反映了心理活动的不同特征，三者之间是相互联系、相互影响的：一方面，认知过程是意志活动的前提和基础，认知协助意志确定目的、制订计划、采取克服困难的合理办法，而情绪、情感对意志具有动力作用，表现为情绪、情感既能激发又能阻碍人的意志行动；另一方面，意志过程又可以推动认知活动的不断深入，同时意志对情绪、情感具有调节和控制作用。

一、意志行动的基本过程和特征

1. 意志行动的基本过程 个体的意志是通过行为表现出来的，受意志支配的行为称为意志行动。意志行动的基本过程包括采取决定阶段和执行决定阶段。采取决定阶段是意志行动的初始阶段，它包括确定行动的目标，选择行动的方法并做出行动的决定；执行阶段是意志行动的完成阶段，一方面它要求个体坚持执行预定的目标和计划好的行为程序，另一方面制止和修改那些不利于达到预定目标的行动。只有通过这两个阶段，个体的主观目的才能转化为客观结果，主观决定才能转化为实际行动，实现意志行动。

2. 意志行动的基本特征 意志行动的首要特征是具有明确的目的性，这是意志活动的前提。人类不同于一般动物，不是消极被动地适应环境，而是积极能动地改造世界，成为现实的主人。个体为了满足某种需要而预先确定目的，并有计划地组织行动来实现这一目的。个体在从事活动之前，活动的结果已经把行动的目的以观念的形式存在于头脑中，并用这个观念来指导自己的行动。人类的这种自觉的目的性还表现在能发动符合目的的行动，同时还能制止不符合目的的另一些行动。意志的这种调节作用也是意志的能动性表现。

意志行动的第二个特征是意志行动是与克服困难相联系的，这是意识活动的核心。在实际生活中，并不是个体的所有有目的的行动都是意志的表现，有的行动虽然也有明确的目的，如果不与克服困难相联系，就不属于意志行动。意志是在人们克服困难中集中表现出来的，这种困难包括内部困难和外部困难。内部困难是指来自自身内部的困难，如缺乏信心；外部困难是指来自外部环境的困难。所以，个体的行动需要克服的困难越大，意志行动的特征就显得越充分、越鲜明。

意志行动的第三个特征是以随意活动为基础。个体的活动可分为不随意活动和随意活动两种。不随意活动是指那些不以个体的意志为转移的、自发的、控制不了的运动，主要指的是由自主神经支配的内脏运动。随意活动是指可以由个体的主观意识控制的运动，主要是由躯体骨骼肌的神经控制的躯干和四肢的运动。意志行动是有目的的行动，这就决定了意志行动是受个体的主观意识调节和控制的。

二、意志的品质

意志的品质是指构成人意志的某些比较稳定的心理特征。意志品质是人格的一个组成部分，它具有明显的个体差异。良好的意志品质是在人生中逐渐形成的，需要从小进行培养和自我锻炼。

1. 自觉性 是指个体能主动地支配自己的行动，使其能达到既定目标的品质。具有自觉性的个体有明确的行动目的，并能充分认识行动效果的社会意义，使自己的行动符合社会、集体的利益，不屈从于周围人的压力，按照自己的信念、知识和行动方式进行行动。与自觉性相反的为意志的动摇性、受暗示性、盲从、随波逐流、刚愎自用和独断性等。

2. 果断性 是指个体善于明辨是非，迅速而合理地采取决断，并实现目的的品质。这种品质以深思熟虑和大胆勇敢为前提，在动机斗争时，能当机立断；在行动时，能敢作敢为；在不需要立即行动或情况发生变化时，又能立即停止已做出的决定。与果断性对立的是优柔寡断、患得患失和草率从事。

3. 坚韧性 是指个体能长期保持充沛的精力，战胜各种困难，不屈不挠地向既定的目的前进的品质。与坚韧性相悖的是做事虎头蛇尾、见异思迁、急躁、轻浮、疑虑和执拗等。

4. 自制性 是指个体能够自觉、灵活地控制自己的情绪和动机，约束自己的行动和语言的品质。具有自制性的个体能够克服懒惰、恐惧、愤怒和失望等内、外诱因的干扰，善于使自己做与自己愿望不符合的事情，执行已确定的目的和计划。与自制性相对立的是任性和怯懦。易冲动、易激惹、感情用事则是自制性差的表现。

第五节 人 格

人格是一种心理特性，它使每个人在心理活动过程中表现出各自独特的风格。平常在人们的头脑中或许经常会有许多关于人格的疑问，例如：为什么会人心不同，各有其面？为什么江山易改，禀性难移？人格都有哪些类型？有哪些因素会影响人格的形成与发展？究竟怎样才是健康的人格？本节从心理差异的角度探讨人格的基本规律、人格理论、不同人格类型之间的差异，以及人格形成与发展过程中遗传、环境、教育等因素的影响作用，并具体讨论主要的人格倾向性和人格特征：需要、动机、能力、智力、气质与性格。

一、人格概述

（一）人格的定义

在心理学中，人格（personality）是探讨个体与个体差异的领域。人格的英文"personality"来源于古希腊语"persona"。"persona"最初指演员戴的面具，而后也指演员本人，一个具有特殊性质的人。现代心理学沿用 persona 的含义，转意为"人格"，其中包含了两个意思：一是指一个人在人生舞台上所表现的种种言行，遵从社会文化习俗的要求而做出的反应，即人格所具有的"外壳"，就像舞台上根据角色的要求而戴的面具，反映出一个人的外在表现；二是指一个人由于某种原因不愿展现的人格成分，即面具后的真实自我，这是人格的内在特征。

所谓人格是指一个人在社会化过程中形成和发展的思想、情感及行为的特有统合模式，这个模式包括了个体独具的、有别于他人的、稳定而统一的各种特质或特点的总体。在心理学中，还经常运用"个性"一词表达人格的概念。我国的《大百科全书·心理学卷》中就有"人格即个性"的提法。

（二）人格特征

人格是一个具有丰富内涵的概念，反映了人的多种本质特征。

1. 独特性　一个人的人格是在遗传、环境、教育等因素的交互作用下形成的。不同的遗传、生存及教育环境形成了各自独特的心理特点。人与人没有完全一样的人格特点。所谓"人心不同，各有其面"，这就是人格的独特性。但是，人格的独特性并不意味着人与人之间的人格毫无相同之处。在人格形成与发展中，既有生物因素的制约作用，也有社会因素的作用。人格作为一个人的整体特质，既包括每个人与其他人不同的心理特点，也包括人与人之间在心理风貌上相同的方面，如每个民族、阶级和集团的人都有其共同的心理特点。人格是共同性与差别性的统一，是生物性与社会性的统一。

2. 稳定性　人格具有稳定性。个体在行为中偶然表现出来的心理倾向和心理特征并不能表征他的人格。俗话说，"江山易改，禀性难移"，这里的"禀性"就是指人格。当然，强调人格的稳定性并不意味着它在人的一生中是一成不变的，随着生理的成熟和环境的变化，人格也有可能产生或多或少的变化，这是人格可塑性的一面，正因为人格具有可塑性，才能培养和发展人格。人格是稳定性与可塑性的统一。

3. 整体性　人格是由多种成分构成的一个有机整体，具有内在统一的一致性，受自我意识的调控。当一个人的人格结构在各方面彼此和谐统一时，他的人格就是健康的，否则他可能会出现适应困难。

4. 社会性　人格的形成离不开社会环境的影响，因此人格既具有生物属性，也具有社会属性。人格会反映出个体生活环境中的社会文化特点，同时人格的社会性还会体现在个体的社会角色和行为上。

（三）人格的结构

人格是一个复杂、多侧面、多层次的结构系统，它是由各种人格特征整合而成的有机的心理模式。从系统论的观点看，人格的结构主要包括人格倾向性、人格心理特征和自我意识系统。其中人格倾向性是人进行活动的基本动力，主要包括需要、动机、兴趣、理想、信念、世界观等，而人格心理特征是在心理活动中表现出来的比较稳定的成分，包括能力、气质和性格三方面。

二、需要与动机

（一）需要

1. 需要的概念　需要（need）是指人对某种目标的渴求和欲望，是心理活动和行为的基本动力，推动着人格的形成和发展。需要会使个体处于一种紧张状态，当需要得到满足时，这种紧张状态就会得以解除。当某种需要没有得到满足时，它就会推动人们去寻找满足需要的对象，从而产生活动的动机。

2. 马斯洛的需要层次理论　心理学家马斯洛以自我实现概念为核心，提出了需要层次理论（hierarchical theory of need）。他认为人的一切行为都是由需要引起的，人的需要分为自下而上的五个层次，即生理需要、安全需要、归属和爱的需要、尊重需要、自我实现的需要。

(1) 生理需要（physiological need）：人为了生存，首先需要饮食、呼吸、排泄和睡眠等，这些是人最基本也最强烈的需要，如果这些需要得不到满足就会影响人的生存和发展。

(2) 安全需要（safety need）：它表现为人们要求稳定、安全、受到保护、有秩序、能够免除恐惧和焦虑等。例如，人们需要生活环境的确定，有安身之处，有工作地点和交际场所；需要人际关系稳定可靠，安然相处，无后顾之忧。

(3) 归属和爱的需要（belongingness and love need）：一个人要求与他人建立感情的联系或关系，如结交朋友、追求爱情、参加一个团体或协会并从中获得某种地位，就是归属和爱的需要。

(4) 尊重需要（esteem need）：它包括自尊和受到他人的尊重。尊重需要的满足会使人相信自己的力量和价值，使自己在生活中变得更有能力，更富有创造性。

(5) 自我实现的需要（self-actualization need）：自我实现的需要是在前四种需要获得满足的基础上产生的最高层次的需要，指人们追求实现自己的能力或潜能，并使之完善化的需要。达到自我实现的个体通常对自我有充分的觉察，会更多地关注个人的成长和专注于发挥出自己的全部潜能，更少被其他人的意见所左右。

上述五个需要层次之间是逐级上升的，当下一级的需要得到部分满足后，上一级的需要就会成为个体行为的新的驱动力。但需要说明的是，这种逐级上升并不遵循"全或无"的规律，并非较低层次的需要完全满足之后较高层次的需要才会出现。在较高层次的需要产生之前，较低层次的需要只要部分满足就可以了，且人们对需要的追求也存在个体差异，如对于一些人来说，即使很多最基本的需要没有得到满足，爱和尊重的需要也很重要。

（二）动机

1. 动机的概念 动机（motive）是引起和维持个体的活动，并使活动朝着一定目标的内部心理动力。例如，如果一个人很久没有进食，那么他就有可能被饥饿所驱动去寻找食物。动机的种类是多种多样的，一般根据动机的性质不同可以将其分为生理性动机和社会性动机。生理性动机又称内驱力，它以有机体自身的生物需求为基础，如饥、渴、缺氧、疼痛、母性、性欲、睡眠和排泄都属于生理性动机。社会性动机又称继发性动机、心理性动机，它以人的社会文化需求为基础，如权力动机、交往动机、成就动机。根据学习在动机形成与发展中所起的作用不同，人的动机可分为原始动机和习得动机。原始动机与生俱来，以人的本能需求为基础。习得动机是指后天经过学习产生和发展起来的动机。另外，根据动机的意识水平不同可以将其分为有意识动机和无意识动机，根据动机的来源不同可以将其可分为外在动机和内在动机等。

动机经常以需要为基础，需要和动机都会影响人们的知觉、思考和行动。例如，当人饥饿的时候，天空中的云彩可能看起来也变成了食物的形状。

2. 动机的功能 从动机与行为的关系分析，动机具有以下几种功能。

(1) 激活功能（始动功能）：动机是个体能动性的一个主要方面，它具有发动行为的作用，能推动个体产生某种活动，使个体由静止状态转入活动状态。动机激活力量的大小取决于动机的性质和强度。研究发现，中等强度的动机有利于个体完成任务。

(2) 指向功能（导向功能）：动机不仅能激发行为，而且能将行为指向一定的对象或目标。例如，在成就动机的驱使下，人们会主动选择具有挑战性的任务等。动机不同，个体活动的方向和所追求的目标是不一样的。

(3) 维持、调整和强化功能：动机具有维持功能，它表现为行为的坚持性。当动机激发个体的某种活动后，这种活动能否坚持或被强化，要受到动机的调节和支配。有时，人们在取得成功的机会很小时，也会坚持某种行为，这时，人的长远信念起着决定作用。

3. 动机与工作效率 动机与工作效率的关系主要表现在动机强度与工作效率的关系上。

人们倾向于认为动机强度越高对行为的影响越大，工作效率越高；反之亦然。但事实并非如此。心理学家研究表明，动机强度与工作效率之间的关系不是一种线性关系，而是倒"U"形的曲线关系。中等强度的动机最有利于任务的完成。过高或过低的动机强度都对工作效率产生不良影响。心理学家耶基斯和多德森的研究表明，各种活动都存在一个最佳的动机水平，并且动机的最佳水平随着任务的性质不同而改变。在比较容易的任务中，工作效率随动机水平的提高而上升；随着任务难度的增加，动机的最佳水平有逐渐下降的趋势，也就是说，在难度较大的任务中，较低的动机水平有利于任务的完成。这就是著名的耶基斯-多德森定律。

4. 动机冲突与挫折　在日常生活中，人们常常会有数种动机同时并存的情况，其各自的强度也会随时间而发生变化，当彼此之间不相容时，一种动机的实现就会导致另外动机的受挫，称为动机冲突。典型的动机冲突包括双趋（接近-接近型）冲突、双避（回避-回避型）冲突、趋避（接近-回避型）冲突和多重趋避冲突四种基本类型。其中双趋冲突指两个事物对个人具有相同的吸引力，引起相同强度的动机，但个体只能二选其一，不得不面对"鱼和熊掌不可兼得"的局面。双避冲突指两个事物引发个体同等强度的逃避动机，但个体必须接受一个才能避免另一个，不得不处于"前怕狼，后怕虎"的紧张状态。趋避冲突指同一事物分别具有吸引和排斥两方面的作用，从而引发个体矛盾的动机的情况，如患者可能希望通过手术治愈疾病，但又担心手术会造成后遗症。当同时有两个或两个以上的事物，且每个事物各自都分别具有吸引和排斥两个方面的作用时，就会使人陷入多种趋避冲突，不得不面对难以抉择的状况。

挫折是指个体在趋向目标的过程中遇到了不可克服的障碍，使行为进程受阻或被延搁而产生的紧张状态与情绪反应。造成挫折的原因有很多，有来自个体内部的，也有来自个体外部的。动机冲突和挫折在人们生活中是不可避免的，如果能够正确看待并积极应对挫折，则能够提升个体的问题解决能力。相反，如果挫折太大、过于频繁，超过了个体的应对能力，则会产生持续紧张状态，并可能进而对心身健康产生影响。

三、能力与智力

（一）能力与智力的概念

能力（ability）是人格的重要组成部分，是个体能够顺利完成某项活动所必备的心理特征。能力的高低是通过个体完成活动的效率和质量体现出来的。例如，一个胜任力高的医生需要具备多种能力，包括学习新知识的能力、整合的能力、观察力及良好的沟通能力等。

能力常与知识、技能这些概念共同出现，它们都是保障某个任务能够顺利完成的重要条件，三者之间关系密切，但又各有区别。能力是一种人格心理特征，知识是人类改造自然、改造社会的历史经验的总结，技能则是通过练习而巩固下来的动作方式和动作系统。在完成某个任务的过程中，知识和技能是能力实现的基础，而能力的高低又会影响知识和技能的掌握水平。以医生为例，在诊疗的过程中，医生掌握的诊断依据、问诊技巧属于知识和技能，而这一过程中思维活动的逻辑性则是一种能力。

智力（intelligence）指个体在认知方面的各种能力的综合。关于智力有多种界定方式，如一些研究者认为智力指与同龄人相比，个体学习到了多少知识，而另一些研究者则认为智力指接受教育的能力，即学习的能力和天赋。

就智力的个体发展来说，一般智力从出生到青春期是随年龄而增长，以后逐渐减缓，到25岁左右达到高峰期，中年以后保持在一个相对平稳的水平，到了老年开始逐渐下降。就群体而言，智力在人群中表现为正态分布，即智力非常优秀和较差的都处于两个极端，绝大多数

人处于中间水平，也就是智力中等水平。人的智力是可以测量的，智商（intelligence quotient，IQ）便是通过智力测验得出来的结果，是对智力水平的间接推测和评估。

能力是人格心理特征的重要方面，在一定程度上决定了一个人的成就。承认能力的个体差异并对其进行鉴别，才能使人各有所用、人尽其才，对不同的人也能因材施教，从医学角度出发，还能有助于了解脑的功能及其器质性方面的问题。但需要指出的是，智力并不是决定一切的，人作为一个整体，心理的诸方面也在互相影响，同时心理因素还与生物及社会因素相互制约。谈到成就问题，一些非智力因素（意志、性格、动机等）也起很大的作用，因此，不能片面地理解智力的作用。

（二）能力的分类

人的能力一般可以分为以下几种。

1. 一般能力和特殊能力　一般能力是指在许多基本活动中都能表现出来的能力，如观察力、记忆力、抽象概括力、想象力、运动能力，也就是人们通常所指的智力。特殊能力是指在某种专业活动中表现出来的能力，它是顺利完成某种专业活动的心理条件，如画家的色彩鉴别力、音乐家的音乐表现力。一般能力和特殊能力关系密切：一方面，一般能力是特殊能力的重要组成部分；另一方面，特殊能力的发展有助于一般能力的发展。

2. 模仿能力和创造能力（创造力）　模仿能力（imitative ability）是指人们通过观察别人的行为、活动来学习各种知识技能，然后以相同的方式做出反应的能力。模仿是动物和人类的一种重要的学习能力。创造力（creative ability）是指产生新的思想和新的产品的能力。如一个人具有创造力，他往往能超脱具体的知觉情景、思维定势、传统观念和习惯势力的束缚，在习以为常的事物和现象中发现新的联系和关系，提出新的思想，产生新的产品。与模仿能力不同的是，创造力是人类所特有的。

3. 认知能力、操作能力和社交能力　认知能力（cognitive ability）是指人脑加工、储存和提取信息的能力。人们认识客观世界，获得各种各样的知识，主要依赖于认知能力。操作能力（operation ability）是指人们操作自己的肢体以完成各项活动的能力，如劳动能力、艺术表演能力、体育运动能力。社交能力（sociability）是在人们社会交往活动中表现出来的能力，如组织管理能力、言语感染力、决策力。

（三）能力的理论

心理学家致力于研究能力和智力的构成要素，先后形成许多理论，其中重要的理论有以下几种。

1. 二因素学说　二因素学说是英国心理学家皮尔曼（C. Spearman）于1927年提出的，他认为能力由一般因素和特殊因素构成，完成任何一种作业都需要这两种因素共同参与。

2. 能力结构理论　美国心理学家吉尔福德（J. P. Guilford）于1959年提出了智力三维结构模型。他认为智力由120个因素组成，这120个因素按照操作、内容和成果三个维度来分类，就像一个立方体由长、宽、高三维构成一样。操作即思维的方法，可分为认知、记忆、发散思维、聚合思维和评价5个项目。内容是思维的对象，可分为图形、符号、语义和行为4个项目。成果即把某种操作应用于某种内容获得的结果，可分为单元、类别、关系、体系、转换和蕴涵6个项目。三个维度的任何项目之间都可以组合，可以得出 $5×4×6=120$ 种组合，每一种组合代表一个智力因素。

3. 智力层次结构理论　智力层次结构理论是英国心理学家阜南（P. E. Vernon）于1960年提出的。他认为智力结构是按层次排列的，智力的最高层次即第一层次，是一般因素（G）；

第二层次分为两大因素群,即言语和教育方面的因素、操作和机械方面的因素;第三层次是每个大因素群又分成几个小因素群,如言语和教育因素群被分为言语、数量、教育等,操作和机械因素群则分为机械、空间、操作、运动等;第四层次为特殊因素,即各种各样的特殊能力。

(四)能力的形成与发展

能力的形成与发展受多种因素的影响,可归纳为以下几点。

1. 遗传的作用 关于遗传在能力发展中的作用,心理学家曾从三个方面进行研究。一是研究血缘关系疏密不同的人在能力上的类似程度。这种研究通常用同卵双生子和异卵双生子来进行。二是研究养子女与亲生父母和养父母能力发展的关系。三是对同卵双生子进行追踪研究。研究结果表明,遗传对能力的主要影响表现在身体素质上,如感官特征、四肢及运动器官的特征、脑的形态和结构特征等。身体素质是能力发展的自然前提,对能力发展有重要的影响作用。但过分夸大遗传作用,认为能力可以直接通过生物学的方式遗传给后代,也是不正确的。身体素质只是为能力的发展提供了可能性,后天的多种因素的影响更加不容忽视。

2. 环境和教育的作用

(1) 产前因素的影响:胎儿在出生前生活在母体的环境中,这种环境对胎儿的生长发育有重要影响。我国古代早有"胎教"的主张。现代科学也证明,重视产前环境的影响有重要意义。研究发现,母亲怀孕年龄常常影响到胎儿认知能力的正常发展。以唐氏综合征为例,母亲年龄低于29岁,其发病率只有1/3000,而母亲怀孕年龄在45～49岁,其发病率为1/40。影响产前环境的其他因素还包括母亲怀孕期间营养不良、患病服药等。母体营养不良不仅会严重影响胎儿脑细胞数量的增加,还会造成流产、死胎等现象。营养不良发生的时间越早,对婴儿的危害也就越严重。另外,母亲怀孕时吸烟、饮酒、接触有毒有害物质、接受X线照射、腹部撞伤及患有风疹等疾病,都会对胎儿发育产生危害

(2) 早期经验的作用:从出生到青春期是个体生长发育的关键时期,也是能力发展的重要时期。研究表明,人的神经系统在出生后头四年获得迅速发展,为能力的发展提供了物质基础。刺激丰富的环境、充满爱和互动的氛围都有利于儿童能力的发展,特别是言语交往的机会增多对儿童语言的发展有重要作用。

(3) 学校教育的影响:学生通过系统地接受教育,不仅要掌握知识技能,而且要发展能力和其他心理品质。

3. 实践活动的影响 社会实践活动对能力的发展起着重要作用。由于实践的性质、实践的广度和深度上的差异,能力的形成与发展的方向与达到的水平也有很大不同。不同的实践任务向人们提出不同的要求,人们在完成任务的活动中不断克服薄弱环节,从而使能力得到相应的发展和提高。

四、气质与性格

(一)气质

1. 气质的概念 气质(temperament)是表现在心理活动的强度、速度、灵活性与指向性等方面的一种稳定的心理特征,即脾气、秉性。人的气质是先天形成的,受神经系统活动过程特性所制约。孩子刚一出生,最初表现出来的差异就是气质差异,有的孩子爱哭好动,有的则平稳安静。

气质是人的天性,无好坏之分。它只给人们的言行带来某种特征,但不能决定人的社会价

值,也不直接具有社会道德评价含义。

2. 气质的类型和生理机制

(1)"体液说"和"激素说":关于气质本质的研究古已有之,但有各种不同的解释。早在公元前5世纪,古希腊哲学家、医生希波克拉底(Hippocrates,公元前460—前377年)就观察到人有不同的气质。他认为人体内有四种体液,即血液、黏液、黄胆汁和黑胆汁。这四种体液在人体内的不同比例就形成了人的不同气质。"气质"这一概念在古希腊语中的意思就是"比例关系"。约500年后,盖伦(Galen,130—200年)进一步根据体液在人体内占优势的不同情况,把气质分为四种基本类型:多血质(以血液占优势)、黏液质(以黏液占优势)、胆汁质(以黄胆汁占优势)、抑郁质(以黑胆汁占优势)。他还认为,气质在一定程度上依赖于人的生活方式和气候条件,如不活动的生活方式会积蓄黏液,而活动的生活方式则积蓄胆汁,从而产生相应的气质表现。

20世纪以来,在解释气质的生理基础问题上影响最大的有两个学派。一个学派是柏而曼(I. Berman)的气质激素理论,认为气质类型与人体内分泌腺的活动有关,称为"激素说"。例如,一个甲状腺激素分泌过多的人会出现感觉灵敏、意志力强的气质特征。他们认为腺体激素分泌的差异是人们气质不同的生理机制。现代生理学的研究证明,内分泌腺的活动特点与人的气质类型是有关系的,但"激素说"由于过分强调了激素的重要性,以至于片面否定了神经系统,特别是高级神经系统的特性对气质具有的更为直接、更为重要的影响。另一个学派是巴甫洛夫的"高级神经活动基本类型学说",这种学说为气质提供了自然科学的基础,比较科学地解释了气质的生理基础应该是神经系统的特性。

(2)气质与高级神经活动类型:巴甫洛夫及其学派的研究认为,高级神经活动的基本过程就是兴奋和抑制过程,它有三个基本特征,即强度、平衡性和灵活性。

1)强度:神经过程的强度被认为是神经类型的最重要标志,它表现为一种活动能力,即大脑皮质神经细胞在工作上经受强烈刺激或持久工作的能力。在正常情况下,神经细胞中发生的兴奋与刺激物的强度是相适应的,强刺激引起强兴奋,弱刺激引起弱兴奋。但是,如果刺激很强时,并不是所有的有机体都能够以相应的兴奋对它发生反应。兴奋过程强的人,对很强的刺激仍能形成和保持条件反射;反之,兴奋过程弱的人,对很强的刺激不能形成条件反射,甚至还会抑制和破坏已有的反射。抑制过程强的动物可以不间断地耐受内抑制达 5 ~ 10 min,对抑制过程弱的动物来说,持续 5 ~ 30 s 的内抑制就已经是过度的了,甚至会引起神经系统的病变。

2)平衡性:神经过程的平衡性是指兴奋和抑制力量的对比程度。如果两者对比程度是"势均力敌"的,它们的基本神经过程就是平衡的;反之,就是不平衡的。

3)灵活性:神经过程的灵活性是指神经系统对刺激反应的速度,以及兴奋和抑制相互转换的速度。条件反射的实验证明:基本神经过程是灵活的,动物可以顺利将阳性条件反射改造成阴性条件反射,或者相反。

神经过程的三个基本特征的独特组合就形成了高级神经活动的类型。巴甫洛夫将高级神经活动分成四种基本类型(表2-1)。巴甫洛夫认为,气质实质上就是人的高级神经活动类型在行为上的表现。活泼型人表现为多血质,兴奋型或不可抑制型表现为胆汁质;安静型表现为黏液质;抑制型表现为抑郁质。应当指出,气质虽被划分为四种类型,但并不是所有的人都可以按照这四种类型来划分。具有典型的、单一的气质类型的人是少数的,绝大多数的人是中间型或混合型的气质特征,一般只是某一类型的特征比较突出,因此,在考察和了解一个人的气质时,不要硬性地把他划入某种典型类型的特性中,更主要的是观察和测定构成他的气质类型的各种心理特性及构成气质生理基础的高级神经活动的基本特征。

表 2-1 高级神经活动类型及其特征

神经（气质）类型	强度	均衡性	灵活性	行为特点
兴奋型（胆汁质）	强	不均衡	灵活	攻击性强，易兴奋，不易约束，抑制力差、外倾性明显，情绪兴奋性高、易变
活泼型（多血质）	强	均衡	灵活	活泼好动，反应灵活，好交际，情绪兴奋性高，外倾，注意和兴趣易发生转移
安静型（黏液质）	强	均衡	不灵活	安静、坚定、反应迟缓、有节制、不好交际，内倾，可塑性小，情感稳固深刻且不易外露，善于忍耐，言语不多，注意稳定难以转移
抑制型（抑郁质）	弱	不均衡	不灵活	胆小畏缩，消极防御反应强，多愁善感，不耐挫折，情感体验深刻且不易形之于外，观察细致，想象丰富

3．气质的特征 气质是神经类型的心理表现，而气质类型则是在某一类人身上共有的或相似的心理。气质的心理活动特征可以概括为以下几点。

（1）感受性：指人对外界影响的感受能力，它是神经过程强度特性的表现。某种感觉器官的感受性是由感觉的绝对阈限来判定的。

（2）耐受性：指人在经受外界事物的刺激作用时在时间和程度上的耐受程度，它也是神经过程强度特性的反映。它表现在长时间从事某项活动时注意力的集中性；对刺激（疼痛、噪声、过强或过弱的光线）的耐受性；对长时间的思维活动能保持优越效果的坚持性等方面。

（3）反应的敏感性：包括心理反应和心理过程进行的速度，如注意转移的灵活速度、识记的速度、思维的敏感程度；不随意的反应性，如不随意注意的指向性、不随意运动反应的指向性。它是神经过程灵活性的表现。

（4）可塑性：指人根据外界情况变化而改变自己适应性行为的可塑程度。它主要是神经过程灵活性的表现。刻板性是与可塑性相反的品质。

（5）情绪兴奋性：它是气质类型重要的心理特征，是指人的情绪过程发生的速度与强度。它既反映神经过程的强度，也反映神经过程的灵活性。有的人情绪兴奋性很高，而情绪控制力弱，这表明神经过程有强而不平衡的特点。情绪兴奋性还包括情绪向外表现的强烈程度。

（6）外倾性和内倾性：外倾性是兴奋性强的表现，内倾性则是抑制过程占优势的表现。外倾的人表现为心理活动、情绪、言语反应等一经产生，便迅速地表现于外，所谓"喜形于色"；内倾的人尽量摆脱出头露面的工作，情绪很少外露，表现为"沉默寡言"。

（二）性格

1．性格概述 性格（character）是个体在生活中形成的，对客观现实稳定的态度及与之相适应的习惯了的行为方式。性格不是天生的，是现实生活中各种事物和信息在人头脑中的反映，是贯穿在一个人的态度和整个行为中的具有稳定倾向的心理特征。它具有社会制约性、稳定性和可塑性等特点。

性格具有鲜明的社会制约性。人作为一个社会成员，生活在一定的社会历史条件下和一定的社会关系中。不同的年代、不同的民族、不同的社会生活和自然风貌都会在人的性格上打上烙印，形成不同时代、不同民族的人的典型性格。

性格是稳定的，又是可塑的。任何性格特征都不是一朝一夕形成的。它是从儿童时期不断地受到社会环境的影响和教育的熏陶，通过自身的实践长期塑造而成的。正因为如此，性格一经形成就比较稳定，成为个体稳固的心理风格和面貌。性格是在个体生活过程中形成的，个体生活中的客观现实因素经常有各式各样的变化，这种现实影响的多样性和多变性又决定了性格不是一成不变的，而是具有一定可塑性的。

2. 性格的结构和类型

（1）性格的结构：人具有多种多样的性格特征，每个人的性格就是这些特征构成的完整的心理结构。构成性格的特征可以依据态度、情绪、意志、理智等来划分。

1）性格的态度特征：性格的态度特征主要指人对现实的态度体系的个别特点及在处理各种社会关系方面的性格特征。根据不同的态度体系，可把性格特征分为四类：①表现一个人对待社会、集体和他人的性格特征（善良、诚实、热情、残酷、虚伪、冷淡等）；②表现一个人对待劳动、生活、学习的性格特征（勤劳、懒惰、认真、负责、粗心、马虎等）；③表现一个人对待劳动产品的性格特征（勤俭、挥霍、爱惜公物等）；④表现一个人对待自己的性格特征（自尊、自信、自重、自卑、自高自大、谦虚谨慎等）。

2）性格的情绪特征：人的情绪状态影响着人的全部活动。当情绪对人的活动的影响或人对情绪的控制具有某种稳定的、经常表现的特点时，这些特点就构成性格的情绪特征。一般而言，性格的情绪特征表现有：情绪的高涨与低落，稳定与不稳定，持久与短暂，情感的深厚与淡薄，主导心境的愉快乐观、精神饱满、抑郁低沉、消极悲观等。

3）性格的意志特征：人在对自己行为的自觉调节方式和水平方面的个人特点是性格的意志特征。性格的意志特征有：自觉性与盲目性，纪律性与散漫性，独立性与易受暗示性，自制力与冲动性，主动性与被动性，镇定与惊慌，果断与优柔寡断，勇敢与怯懦，坚韧性与动摇性等。

4）性格的理智特征：性格的理智特征是指人们表现在感知、记忆、想象和思维等方面认知的个体差异性。性格的理智特征表现有：刻板与灵活，分析型与综合型，场独立型与场依存型，再造型与创造型。

（2）性格的类型

1）内外倾向型：瑞士精神病学家和心理学家荣格（C. G. Jung）根据心理能量，把人分为内倾型或外倾型。内倾型的人心理能量活动更多地指向自身，注重内心活动，好沉思和内省；而外倾型的人心理能量活动更多地朝向外部的事物，更擅长社交。荣格称内 - 外倾为态度类型，思维 - 情感、感觉 - 直觉为机能类型，他将两者结合起来，组成八种性格类型。后来艾森克（E. H. Eysenck）发现内、外倾向这两类行为是一个连续体的两个极端。根据对行为特征的测试，所测得的分数接近于正态分布，即指向两端者是少数，而介于内、外倾向之间的人是多数。

2）社会文化类型：斯普兰格（E. Spranger）从人类社会文化生活的角度，把性格分为六种类型：理论型，这类人追求真理，善于思考与决断，如理论家，思想家；经济型，这类人追逐利润，重视经济观和价值观，如商人；审美型，这类人不大关心实际生活，追求艺术美的体验，如艺术家；宗教型，这类人相信上帝，相信绝对永恒的生命，如宗教徒；权力型，这类人总想指挥别人，如权力欲者；社会型，这类人愿为社会、为他人谋利益，如社会活动家。

（三）气质与性格的关系

气质与性格是两个较易混淆的概念，两者既有区别又有联系。

1. 气质与性格的区别　首先，从性质上看，性格是指由人对现实的态度和他的行为方式所表现出来的人格心理特征，在人的性格结构中，道德品质、人生观有重要的作用，因此，在不同的社会生活条件下，人们的性格有着明显的区别；而气质是表现在人的心理过程和行为中的动力特点，因而在不同的社会生活条件下，气质可表现出相同的特点。其次，从形成机制看，气质较多地受个体生理条件主要是高级神经活动类型的影响；性格主要是在个体后天的生活环境的影响下形成发展起来，更多地受到社会生活条件的制约。最后，从表现看，气质形成得早，表现在先，可塑性小，变化慢；性格形成得晚，表现在后，虽然具有稳定性，但在社会

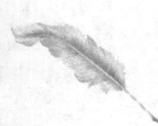

生活的作用下，它与气质相比，具有可塑性较大、变化较快的特点。

2．气质与性格的相互联系　首先，气质可以按照自己的动力方式渲染性格特征，从而使性格特征具有独特的色彩。其次，气质可以影响性格形成和发展的速度，如黏液质的人容易形成自制的性格，而胆汁质的人则需要付出更大的努力。最后，性格也可以影响气质，在一定的程度上掩盖或改造气质，使之积极的方面得到发展，消极的方面受到抑制，使其更好地服从社会实践的要求。例如，一名胆汁质的外科医生，从事的工作性质要求他具有沉着、耐心和精细的性格特征，在其形成过程中就可以改造容易冲动和不可遏制的气质特征。

五、人格理论

西方心理学家对人格心理学的研究，由于各自观点及研究方法上的不同，先后出现了几十种人格理论。这些理论有些试图找出不同的人格特质或维度，并在这些维度上比较个体差异和群体差异，如特质理论；而有些则试图为人类整体的基本心理过程和特征提供一种普遍性的解释，如精神分析理论和人本主义理论。不同的理论都关注人格的某一个关键部分，但每一种理论本身并不能把握完整的人。正如盲人摸象的故事所讲的一样，对人格的理解需要综合不同的理论观点，这样才能形成对整个人的认识。

1．特质理论　人格特质理论起源于 20 世纪 40 年代的美国，主要代表人物是心理学家奥尔波特（G. W. Allport）和卡特尔（R. B. Carttell）。特质理论认为，人们的行为、思想和情感会表现出跨情境的稳定性。特质（trait）是决定个体行为的基本特性，是人格的有效组成元素，也是测评人格常用的基本单位。特质理论假定人们具有一些共同的特质，只是程度不同，而每个人在这些特质维度上的差异决定了个体间的人格差异。不同的理论家对于个体具有的特质数量与种类的看法并不一致。奥尔波特认为个人存在三个层次的特质，分别是首要特质（cardinal trait）、中心特质（central trait）和次要特质（secondary trait）。其中首要特质是一个人最典型、最具概括性的特质，对一个人的行为具有决定性作用，常决定一个人一生的行为特点。例如，特蕾莎修女具有"利他"的特质，《红楼梦》中的林黛玉具有"多愁善感"的特质。中心特质是对个体行为的高度概括，是了解人格最为有效的途径，常有 5~10 个，如林黛玉的清高、聪明、孤僻、抑郁、敏感，都属于中心特质。而次要特质是那些不经常表现出的特质。与奥尔波特不同，卡特尔认为所有的人具有许多相同的人格特点，并通过因素分析的方法得到了 16 种人格特质。20 世纪八九十年代起，人格的五因素模型得到了很多研究的支持。五因素模型又被称为"大五人格"，这一理论认为可以从外向性、宜人性、尽责性、神经质和开放性五个维度来描述人格。

2．精神分析理论　精神分析理论认为人格是一个整体结构，而无意识层面的动力驱动着人类大多数的行为。弗洛伊德将人格结构分为三个部分：本我、自我和超我。这三个部分相互影响，对个体行为产生不同的内部支配作用。其中本我属于无意识，自我和超我则一部分属于无意识，一部分属于有意识。本我代表本能的力量，超我则是社会规范，两者从根本上讲是相互冲突的。自我的作用就是协调本我和超我之间的关系，在遵循"现实"和"道德"的原则下，满足本我的要求。可见，自我要为三个对象服务，而本我和超我在无意识领域中的冲突不可避免。本我、自我、超我三者之间的相互作用导致了人类行为的复杂性。

3．人本主义理论　以马斯洛（A. Maslow）和罗杰斯（C. Rogers）为代表的人本主义论者提出了更为积极的人格理论。他们认为人是积极主动、追求自我实现的健全的机体，自我实现是人性的本质。人本主义提出人格的自我理论，包括自我概念、积极关注、自我和谐和自我实现四个要点。自我概念（self-concept）是个体在其生活环境中对每一经验的评估及与环境

相互作用中形成的。如果一个人的行为方式作用于环境事物，产生的直接经验与间接（评价性）经验相一致，就会顺利形成自我观念。否则，自我观念的形成就会遇到困难。积极关注（positive regard）就是个体希望别人以积极的态度支持自己。个体获得的外界的积极关注越多，他的自我观念将会越来越明确，进而形成健康的人格。自我和谐（self-congruence）是指一个人自我观念中没有自我冲突时的心理现象。反之，自我不和谐包括直接经验与评价性经验之间的不和谐，理想自我与真实自我之间的不一致。改变自我不和谐的方法在于向当事人提供一个和谐环境，对他进行无条件的积极关注，使他在这种自然环境中促进对自我的积极探索，形成健康和谐的自我观念，发挥其实现自我的潜能。自我实现（self-actualization）是指个体趋向完美、趋向实现、趋向自我的保持与提高的倾向，它是激发个体行为和发展的基本推动力。个体要达到自我实现的需要，关键在于自我结构与经验的协调一致，要具备经验的开放、协调的自我、客观正确的自我估价、无条件关注及与人和睦相处五个心理素质特征。

六、人格的形成与发展

人格的形成与发展离不开先天遗传与后天环境的关系与作用。心理学家认为，人格是在遗传与环境的交互作用下逐渐形成并发展的。

1. 生物遗传因素 遗传对人格有着不可忽视的影响作用，这一点已被大量研究证实，但遗传因素对人格的作用程度往往随人格特质的不同而不同。通常在智力、气质这些与生物因素相关较大的特质上，遗传因素的作用较重要；而在价值观、信念、性格等与社会因素关系密切的特质上，后天环境的作用可能更重要。

人格特质的遗传倾向

心理学研究发现很多人格特质，包括外向性和神经质都具有很高的遗传性。例如，一项研究对 4987 对双生子进行了调查，结果发现同卵双生子之间外向性的相关系数为 0.51，而异卵双生子之间的相关系数为 0.21。在神经质这一人格维度上，同卵双生子和异卵双生子的相关系数分别为 0.50 和 0.23（Floderus-Myrhed, Pedersen, Pasmuson, 1980 年）。这说明外向性和神经质这两种人格特质有近 50% 来自遗传。

2. 家庭环境因素 研究人格的家庭成因，重点在于探讨家庭的差异（包括家庭结构、经济条件、居住环境、家庭氛围等）和不同的教养方式对人格发展和人格差异的影响。研究发现，权威型教养方式的父母在子女的教育中表现为过于支配，孩子的一切都由父母来控制，在这种环境下成长的孩子容易形成消极、被动、依赖、服从、懦弱、做事缺乏主动性，甚至会形成不诚实的人格特征。放纵型教养方式的父母对孩子过于溺爱，让孩子随心所欲，父母对孩子的教育有时会出现失控的状态，在这种家庭环境中成长的孩子多表现为任性、幼稚、自私、野蛮、无礼、独立性差、唯我独尊、蛮横胡闹等。民主型教养方式的父母与孩子在家庭中处于一种平等和谐的氛围当中，父母尊重孩子，给孩子一定的自主权和积极正确的指导，父母的这种教育方式能使孩子形成一些积极的人格品质，如活泼、快乐、直爽、自立、彬彬有礼、善于交往、富于合作、思想活跃。由此可见，家庭确实是"人类性格的工厂"，它塑造了人们不同的人格特质。

3. 早期童年经验　弗洛伊德认为5岁左右人格即已定型，早期的童年经验具有决定性的作用。中国也有句俗话："三岁看大，七岁看老。"人生早期所发生的事情对人格的影响历来为人格心理学家所重视。需要强调的是，人格发展尽管受到童年经验的影响，幸福的童年有利于儿童发展健康的人格，不幸的童年也会使儿童形成不良的人格，但二者不存在一一对应的关系，如溺爱也可能使孩子形成不良的人格特点，逆境也可能磨炼出孩子坚强的性格。另外，早期经验不能单独对人格起作用，它与其他因素共同决定着人格的形成与发展。

4. 社会文化因素　每个人都处在特定的社会文化环境中，社会文化对人格的影响极为重要。社会文化塑造了社会成员的人格特征，使其成员的人格结构朝着相似性的方向发展，这种相似性具有维系社会稳定的功能，又使得每个人能稳固地"嵌入"整个文化形态里。社会文化对人格具有塑造功能，还表现在不同文化的民族有其固有的民族性格，如中华民族是一个勤劳勇敢的民族，这里的"勤劳勇敢"的品质便是中华民族共有的人格特征。

5. 自然物理因素　生态环境、气候条件、空间拥挤程度等这些物理因素都会影响到人格的形成与发展。如气温会提高某些人格特征的出现频率，热天会使人烦躁不安。但自然环境对人格不起决定性的作用。在不同的物理环境中，人可以表现为不同的行为特点。

（丁欣放　王　我　付　斌）

思 考 题

1．常见的感觉现象有哪些？
2．比较感觉与知觉的相同点和不同点。
3．简述艾宾浩斯遗忘曲线的生成及其所阐释的规律。
4．影响问题解决的心理因素有哪些？
5．简要介绍情绪的三种理论。
6．简述影响人格形成与发展的主要因素。

第三章

医学心理学基本理论

第三章数字资源

医学心理学是心理学的分支学科，是心理学的理论和技术在医学领域中的应用。医学心理学的基本理论几乎涉及心理学发展史中的所有的心理学理论，其发展进程一直受到多种心理学理论流派的影响。对医学心理学有重要指导作用的心理学理论主要有精神分析理论、行为学习理论、人本主义心理学理论、认知心理学理论和生理心理学理论，这些基本理论在医学领域的运用过程中不断发展、逐步完善，引导着医学心理学的学科发展。

第一节 精神分析理论

精神分析（psychoanalysis）是19世纪末20世纪初产生并发展于奥地利的一个重要的心理学派别，它来源于临床医疗的实践和观察，在目的、对象和方法上都有其独到之处。至今，精神分析的学术思想仍然是心理学理论体系中非常重要的部分之一。

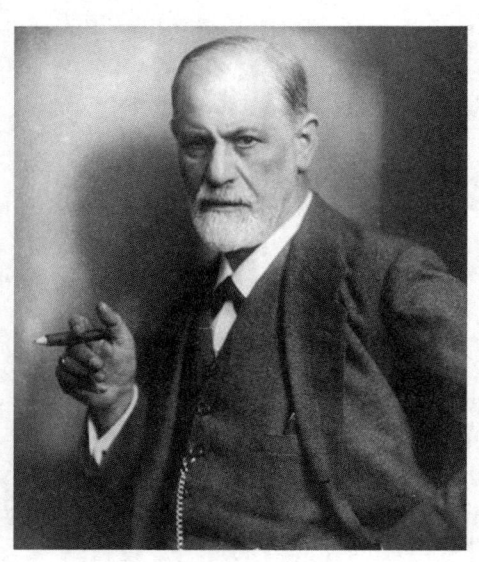

图 3-1　弗洛伊德

精神分析理论的创始人弗洛伊德（S. Freud）（图3-1）1856年5月6日出生在奥地利的一个犹太人家庭，17岁考入维也纳大学医学院，成绩优异。弗洛伊德早年从事神经科学的实验室研究。弗洛伊德对精神分析的兴趣产生于1884年与布洛伊尔（J. Breuer）合作治疗一位名叫安娜（O. Anna）的21岁癔症患者。他先跟布洛伊尔学习了宣泄疗法，后师从法国著名的神经病学家夏尔科（J. M. Charcot, 1825—1893年）学习催眠术。在他们的影响下，弗洛伊德的兴趣逐渐由临床神经病学转向了临床精神病理学，1886年他回国后作为私人医生在维也纳开始应用催眠治疗精神疾病。1893年弗洛伊德与布罗伊尔合著《癔症研究》，开创了精神分析法。1908年，维也纳精神分析学会成立，1910年发展为国际精神分析协会。弗洛伊德在长期的医疗实践中创建了精神宣泄、自由联想、释梦等治疗方法，并不断完善形成了精神分析理论。其内容主要有潜意识理论、人格结构学说、心理防御机制、性心理学说、释梦学说等。

一、经典精神分析理论

（一）潜意识理论

弗洛伊德提出的潜意识理论是精神分析理论的基石。他以一种"心理地形学"（topography of mind）的观点，把人的心理活动分为意识、前意识和潜意识，并把这三个层次形象地比喻为漂浮在大海上的一座冰山（图3-2）。

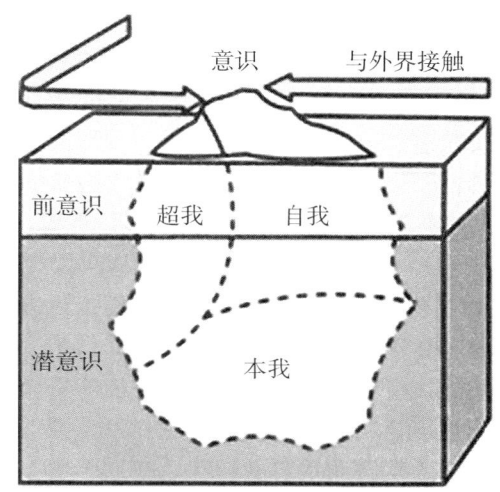

图3-2 意识层次与人格结构示意图

1．意识（consciousness） 是人们当前注意到的并能够用语言表达的那部分心理活动，如感知觉、情绪、意志、思维及可以清晰感知的外界的各种刺激，这部分心理活动与语言（即符号系统）密切相关，是图3-2中位于海平面以上冰山之巅的部分。意识使个体保持对环境和自我状态的知觉，对人的适应有重要的作用。

2．前意识（preconsciousness） 是指当前意识不到但随时可以意识到的那些心理活动，是图3-2中介于海平面上下的冰山部分，随着波浪的起伏时隐时现。前意识介于意识与潜意识之间，是某些曾经属于意识的观念和思想，因与目前实际无关或关系不大，而被逐出意识的领地。但是一旦注意的焦点扫描到那里，前意识的内容就可以较快、较容易地闯入意识领域而转变为意识状态。前意识的功能是在意识和潜意识之间从事"警戒"任务，它的存在保持了个体对欲望和需求的控制，使其尽可能按照现实要求和道德准则来调节，成为意识和潜意识之间的缓冲地带。

3．潜意识（unconsciousness） 潜意识有两层含义：一是指人们有时意识不到自己某些行为的真正原因和动机；二是指人们在清醒的意识之下还有一个潜在进行着的心理活动。潜意识是个体无法直接感知到的那部分心理活动，主要内容是不被社会规范、伦理道德和理智观念所容许的、原始野蛮的动物性的本能冲动、需求和欲望，或明显导致精神痛苦的过去事件，如已经被意识压抑了的幼年期不愉快的经验、心理上的创伤，是图3-2中海平面以下深层的冰山部分。正常人的大部分心理活动是在潜意识里进行的，大部分的日常行为是受潜意识驱动的，它是人类心理活动的原动力。表面上看，似乎人的心理活动是不连续的，各种念头、某种情感、一个梦或某个病理症状之间似乎并无联系，但在时间背景上，这些心理活动之间的联系存在于心理历程的潜意识部分，而非有意识地进行。

（二）人格结构学说

弗洛伊德认为人格结构由本我、自我和超我三个部分组成（图3-2），它们相互作用，各自代表了人格的某一方面，追求不同的目标。当三者关系协调时，人格表现出健康状况；当三者关系失衡时，就会产生心理疾病。

1．本我（id） 即原始的自己，位于人格结构最底层，是人格中最原始的部分，存在于潜意识深处。弗洛伊德称本我中的基本需求为生本能（life instinct），寻求人类基本生理需要的满足，如进食、饮水、性活动。生本能是促进个体求生活动的内在力量，这种内在力量来自力比多（libido），对人格发展尤为重要。力比多被围困在本我之中，其能量的增加导致紧张状态的增加，必须通过与外界进行能量交换来减轻紧张状态。自我正是从这种互动中发展出来的。人格中的本我服从于"快乐原则（pleasure principle）"，不看条件、不问时机、不计后果地寻求本能欲望的即时满足和紧张的立即释放，以求得个体的生存、舒适及繁衍，相当于潜意识内容。本我中的需求产生时，个体要求立即满足，从而支配人的行为。婴幼儿的行为中体现出更多的本我，如婴儿感到饥饿时立即要求吮奶，决不考虑母亲有无困难。随着人格的发展及社会化的过程，本我的活动逐渐处于自我的管理和控制之下。

弗洛伊德指出，本我中除了生本能之外，也包含着攻击与破坏两种原始性的冲动，称为死本能（death instinct）。死本能的最终目标，是要使生机勃勃的有机体最后回归于无生命的无机状态。死本能主要有两种表现形式：一是外向型，即能量向外投放，如破坏性、攻击性、挑衅性、侵略性，或争吵、殴斗、战争等；二是内向型，即能量向内投放，如自责自罪、自残自戕、自我惩罚、自我虐待、自我毁灭。

2. 自我（ego） 是现实化的本能，位于人格结构的中间层。它是个体出生后在现实环境中由本我逐渐分化、发展出来的，代表着理性和审慎。自我是与外部世界交往的唯一源泉，同时存在于意识及潜意识中。从动力角度看，本我的愿望和力比多能量充填到自我，自我成为本我的执行者，因此，自我的心理能量大部分消耗在对本我的控制和压抑上，但由于自我的心理能量不足以控制本我，人格结构中又发展出了超我。自我遵循现实原则（principle of reality），其任务是协调本我和超我之间的矛盾：一方面配合现实和超我的要求，延迟转移或缓慢释放本我的能量，以适应外在环境；另一方面寻求合理的方式，对本我的冲动和欲望予以适当的满足，如成人的自我所承担的功能包括合理愿望的满足、维持生活习惯、经受社会压力、学习和研究、审美或其他艺术上的兴趣等。自我是否对环境有良好的适应体现着心理健康的水平，也是判断人格成熟状态的重要标志。

3. 超我（superego） 是道德化了的自我，它是个体在长期社会生活过程中，将社会规范、道德观念等内化而成的，是人格的最高形式和最文明的部分，大部分属于意识层次。超我中有两个重要的组成部分：一个是自我理想，要求自己的行为符合理想的标准，当个体的所作所为符合自己的理想标准时，就会感到骄傲；另一个是良心，是规定自己不犯错误的标准，如果自己的所作所为违背了自己的良心，就会深感愧疚。超我按照至善原则（principle of ideal）行事，按社会伦理道德监督自我的表现，不让它有越轨的行为，使人格达到社会要求的完善程度。

弗洛伊德认为，人格是在企图满足潜意识的本能欲望和努力争取符合社会道德标准两者间长期冲突的相互作用中发展和形成的。本我在于体现自我的生存，追求本能欲望的满足，是必要的原动力。超我在于监督、控制和约束自己的行为不至于违反社会道德标准，以维持正常的人际关系和社会秩序。而自我对上要符合超我的要求，对下要吸取本我的力量，并处理、调整本我的欲望；对外要适应现实环境，对内要保持心理平衡。无论是正常人还是有心理疾病的患者，在内心世界总是进行着冲突和斗争。一个心理健康的人具有完整的人格，本我、自我和超我之间是相对均衡和协调的，三者密切配合、和谐运作，使人能够有效而满意地与外界环境交往，以满足人的基本需要和欲望。反之，当三者调节失衡或相互冲突时，人就会既不满意外部世界，也不能满足自己的基本需要与欲望，于是产生各种精神障碍和病态行为。

（三）心理防御机制

心理防御机制是精神分析理论中的一个重要概念，在人格结构中属于自我的功能。当自我感受到来自超我、本我和外部世界的压力时，为了避免精神上的痛苦、紧张、焦虑、尴尬、罪恶感等心理体验，自我发展出一种策略，即用一定方式调解、缓和冲突对自身的威胁，使现实允许、超我接受、本我满足。防御机制带有自我欺骗的性质，即以歪曲知觉、记忆、动机及思维，或完全阻断某一心理过程而让自我免于焦虑。防御机制本身不是病态的，人人都会使用，心理防御机制的适当应用可以使个体在遭受困难与挫折后减轻或消除心理痛苦，赢得时间以适应外界的挑战。但是如果长期极端地或毫无变通地使用单一机制处理不同困境，由于这种机制是建立在歪曲现实的基础上的，久而久之也会使个体出现心理疾病。个体防御机制运作的水平不同，导致的结果也不同。心理防御机制本身越原始，其效果越差，离意识的逻辑性越远，越近似于异常心理。根据心理成熟度的不同，心理防御机制可以分为四类：①自恋心理防御机制：包括否认、歪曲、投射，它是一个人在婴儿早期常常使用的心理防御机制。婴儿早期的心理状态是属于自恋的，即只照顾自己、爱恋自己，不会关心他人，加之婴儿的"自我界限"尚未形成，常轻易地否定、抹杀或歪曲事实。一名成年人还经常运用自恋心理防御机制是很危险的。②不成熟心理防御机制：多发生于幼儿期，成年人中出现也属正常，包括内射、退行、幻想等。③神经症性心理防御机制：在少年期能逐渐分辨什么是自己的冲动、欲望，什么是现实的要求与规范，在处理内心挣扎时所表现出来的心理防御机制称为神经症性心理防御机制，它包括压抑、隔离、转移、反向形成、抵消、补偿、合理化等。④成熟心理防御机制：是指自我发展成熟之后才能表现的防御机制，包括升华、幽默、利他等，其防御的方法不但比较有效，而且可以解除或处理现实的困难、满足自我的欲望与本能，也能为一般社会文化所接受。一般来说，防御是在潜意识里进行的，个体并不会意识到它在发挥作用。然而有时个体也会有意地使用它。心理防御机制有些符合社会道德标准，有些则不符合；它们对生活的影响也各不相同，有正有负。下面介绍几种常见的心理防御机制。

1．否认（denial） 指无意识地拒绝承认那些不愉快的现实以保护自我、减轻痛苦，是最原始、最简单的心理防御机制。这种机制用"眼不见为净"或"鸵鸟政策"形容非常恰当。精神疾病患者若完全失去自知力、拒不承认有病，是否认机制极端应用的表现，也是重度心理障碍患者的特征。否认的内容与死亡、疾病或威胁体验有关。例如，癌症患者否认自己患了癌症；妻子不相信丈夫突然意外身亡。

2．歪曲（distortion） 是把外界事实加以曲解、变化以符合内心的需要，属于精神病性的心理防卫机制。因歪曲作用而表现的精神病现象，以妄想或幻觉最为常见。例如，某人明明昨天和女朋友分手，却自以为要和女朋友结婚，甚至还到处给亲朋好友发喜帖。

3．投射（projection） 指主观地将属于自己的但又不能接受的思绪、动机、欲望或情感，赋予别人身上，推卸责任或把自己的过错归咎他人，从而避免或减轻内心的不安与痛苦。例如，一个对人经常怀有敌意的人，会说别人都不友好；"以小人之心度君子之腹"也属于这种情况。

4．内射（introjection） 又称内投射，与投射作用相反，它指广泛地、毫无选择地吸收外界的事物，并将它们变成自己人格的一部分。由于内射作用，人们爱和恨的对象有时候被象征性地变成了自我的组成部分。例如，当人们失去他们所喜爱的人时，有时会模仿死者的特点，使死者的举动或喜好出现在自己身上，以慰藉内心因丧失所爱而产生的痛苦；一个学生对勤奋用功的女同学产生好感却未能表达，于是暗地里开始比她更用功地学习。相反，对外界社会和他人的不满，在极端情况下会变成恨自己而自杀。

5．退行（regression） 指当个体受到严重挫折时，放弃成人的方式，退回到困难较少、较安全的时期——儿童时期，使用原先比较幼稚的方式去应付困境和满足自己的欲望，完全放弃努力，让自己恢复对别人的依赖，从而彻底地逃避成人的责任。例如，成年癔症患者表现出"童样痴呆"；疑病症患者，强烈怀疑自己得了"不治之症"，需要像个孩子似的时时刻刻被人照顾。

6．幻想（fantasy） 指一个人遇到现实困难时，因为无力处理问题，就利用幻想的方法，任意想象处理困难的方法，使自己存在于幻想世界，以获得心理平衡。例如"灰姑娘"型幻

想，即一位在现实社会里备受欺凌的少女，坚信有一天可以遇到白马王子帮助她脱离困境。

7．压抑（repression） 指当一个人的某种观念、情感或冲动不能被超我接受时，不自觉地迫使极度痛苦的经验或欲望进入潜意识中去，使个体不再因之而焦虑、痛苦，这是一种不自觉的主动性遗忘（不是否认事实）。例如"忘记"不喜欢人的姓名或失败的经历。但需要注意的是，压抑在潜意识中的这些欲望还是有可能会无意识地影响人的行为。

8．隔离（isolation） 是将部分事实排斥到意识之外，不让自己意识到，以免引起精神上的不愉快。最常被隔离的是与事实相关的情感部分。例如，向他人讲述自己的创伤经历，却说这是自己朋友的故事，让自己觉得这件事不是发生在自己身上。

9．转移（displacement） 又称移置，是将在一种情境下危险的情感或行动转移到另一个较为安全的情境下释放出来。通常是把对强者的情绪、欲望转移到弱者身上。例如将对上级的愤怒和不满情绪在家中对亲人发泄出来。

10．反向形成（reaction formation） 又称矫枉过正，指有意识地采取某种与潜意识完全相反的看法和行动，因为真实意识表现出来会不符合社会道德规范或引起内心焦虑，故朝相反的途径进行掩饰，例如"此地无银三百两"，或暗恋同班的女生却故意对她冷嘲热讽。

11．抵消（undoing） 是指以象征性的动作、语言和行为消除已经发生了的不愉快的事情，以补救内心的不悦。例如，过年时孩子打碎了碗，老人往往会说"岁岁平安"。

12．补偿（compensation） 指个人因心身某方面有缺陷不能达到某种目标时，会发展其他能够获取成功的才能，来弥补因缺陷造成的自卑感。例如，一名身体有残疾的学生格外用功学习，成为全年级学习成绩最好的学生。

13．合理化（rationalization） 又称文饰作用，是最常见的心理防御机制，指个体无意识地通过似乎有理的解释，但实际上站不住脚的理由为自己难以接受的情感、行为或动机辩护、找借口，以使其可以接受。合理化有两种表现：①酸葡萄心理，即将自己不具备或得不到的东西说成是自己不喜欢的、不好的东西。如学生考试不及格就说老师出题太难，或自己太忙，没有很好地准备。②甜柠檬心理，即把自己所拥有的一切都说成好的。如孩子智力迟钝，父母以"傻有傻福"自我安慰。

14．升华（sublimation） 是指将被压抑的不符合社会规范的原始冲动或欲望用符合社会认同的建设性的方式表达出来。例如，用跳舞、绘画、文学等形式替代性本能冲动的发泄；小时候经常被人欺负，立下志向考进警校，维护社会正义。

15．幽默（humor） 指通过幽默的语言或行为来应对紧张的情境或间接表达潜意识的欲望。通过幽默来表达攻击性或性欲望，可以不必担心自我或超我的抵制。在人类的幽默表现中，关于性爱、死亡、淘汰、攻击等话题是最受人欢迎的，它们包含着大量的受压抑的思想。

16．利他（altruism） 指替代性、建设性地为他人服务，并且本能地使自己感到满足，包括慈善行为及对别人的报答性服务。

（四）性心理学说

弗洛伊德认为，人的心理活动依赖体内的某种能量，当能量积蓄较多时，就需要宣泄出来。他把这种本能的能量称为"力比多"。力比多是存在于性之后的驱使人追求快感的原始欲力。弗洛伊德把性作为潜意识的核心问题。他认为，潜意识中被压抑的欲望可归结为人的性欲冲动，人的性本能是一切本能中最基本的东西，是人的行为的唯一重要动机。弗洛伊德所说的性本能的含义是极为广泛的，所以这一理论又被称为"泛性论"。它有两个最基本的含义：第一，人的性功能或性欲在生命的初期就已经开始；第二，性功能并不限于生殖器官，而是整个身体的功能。这样，人的一切行为都带有性欲色彩，因此，弗洛伊德的人格发展理论被称为性心理学说，按照这个学说，人的心理发展分为以下五个时期。

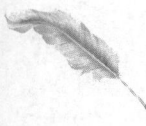

1. 口唇期（oral stage） 指 0~1 岁婴儿期。在这一时期，婴儿的嘴和口腔黏膜构成了满足欲望及进行交流的最重要的身体部位，因此，原始欲力的满足主要靠口腔部位的吸吮、咀嚼、吞咽等活动来获得，婴儿的快乐也多来自口腔的活动。近年来，持精神分析观点的研究者通过对婴儿的观察发现，婴儿有强烈的交流需要，母亲通过喂奶和照顾等躯体接触和情感交流，建立起安全的母婴关系，形成婴儿最初的信赖感、安全感。婴儿每一时期都要求有最佳程度的满足，过多或过少都会导致人格发展的停滞与固着。如果婴儿在出生后的第一年得到过多的口唇满足，在成年之后仍然会表现出过度依赖他人，对自己的需要会得到满足过于乐观。如果婴儿在这个阶段的需求满足极度匮乏，在成年之后则表现出自我为中心、要求过多及敌意的态度。贪食、强迫性地吸烟、酗酒、话多、咬指甲等也被认为是口唇期固着的表现。

2. 肛门期（anal stage） 指 1~3 岁的幼儿期。这一时期的原始欲力主要靠排泄和控制大小便时所产生的刺激快感获得满足，同时，肛门和膀胱括约肌的使用也是对权利和意愿的一种躯体表达方式。此期是父母对婴幼儿进行卫生习惯训练的关键时期。成年人中有些人表现出冷酷、顽固、吝啬、刚愎自用，以及对整洁和秩序的过分注意等，被弗洛伊德称为"肛门性格"，可能是肛门阶段严格的便溺训练所导致的固着结果。

3. 性器期（phallic stage） 指 3~6 岁的儿童期。这一时期原始欲力的满足主要集中于性器官的部位。儿童在这个时期已经懂得男女性别，表现出对生殖器刺激的兴趣，喜欢触摸自己的性器官。相对于青春期的性冲动，此时躯体的性冲动为"婴儿的性"。随着满足的发展，力比多关注对象开始从自己转移到他人身上，以父母中的异性作为自己的"性爱"对象。于是男孩以自己父亲为竞争对手而爱恋自己的母亲，这种现象称为俄狄浦斯情结（Oedipus complex）或恋母情结。同理，女孩以自己的母亲为竞争对手而爱恋自己的父亲的现象称为伊利克特拉情结（Electra complex）或恋父情结。这种心理冲突会自行逐渐消失，从原来对同性父母的敌对转变为认同，以他们为楷模，向他们学习和看齐，将父母形象内化，发展出成熟的超我，并在心理上进入潜伏期阶段。

4. 潜伏期（latent stage） 指 7 岁到青春期。这一时期教育、道德、社会规范的学习带来超我的发展，儿童对性的兴趣大减，注意力由对自己的身体和父母的感情转变到周围的事物，对动物、运动、自然界的好奇心和学校的学习、同伴的交往等活动日益增加，因此，原始的欲力呈现潜伏状态。这一时期的男女儿童之间在情感上比以前疏远，团体活动多呈男女分离的趋势。

5. 两性期（genital stage） 两性期的开始时间，男性一般在 13 岁左右，女性一般在 12 岁左右。此时，个体的性器官逐渐成熟，生理与心理上所显示的特征使两性差异开始显著。在这个时期以后，性的需要转向相似年龄的异性，并且有了两性生活的愿望，有了婚姻家庭的意识。至此，性心理的发展已趋于成熟。

弗洛伊德认为，性心理发展的阶段对人格发展意义重大。成人人格的基本结构和功能在生命的前三个发展阶段已基本确定，所以成年后的人格绝大部分取决于童年早期的环境和经历。儿童时期的创伤性经历、未解决的冲突在成年期重新活跃起来，成为神经症、心身疾病甚至精神疾病发生的根源。

（五）释梦理论

弗洛伊德在 1900 年出版的《梦的解析》一书中详细论述了关于梦的学说，对梦境提出了划时代的独特解释。弗洛伊德认为，超我的监督检查机制在睡眠时变得松懈，潜意识中的本能冲动以伪装的形式趁机闯入意识而得到表现，构成了梦境。可见，梦是对清醒时被压抑到潜意识中的欲望的表达，是通往潜意识的一条捷径。释梦（dream analysis）则是去挖掘、寻求梦中隐匿的意义。借助对梦的分析和解释可以窥见潜意识中的欲望和冲突，并可以用来治疗心理疾

病。弗洛伊德认为人的精神活动是有规律的。无论是意识活动还是潜意识的心理活动，都遵循一定的因果发展变化。尽管梦表面上极其紊乱怪诞，也同样是有规律的活动，任何梦都有其意义和价值，因此，弗洛伊德的释梦严格遵守因果法则。

梦是愿望（主要是性的愿望）的达成或满足。弗洛伊德把梦的实质理解为是一种"愿望的达成"，它可以算是一种清醒状态精神活动的延续。弗洛伊德在分析梦的改装变形时，把梦分为隐梦和显梦。显梦指当事人醒来后还能回忆的梦境，它是梦境的表面，属于意识层面，所以当事人可以陈述出来；隐梦是梦境深处不为当事人所了解的部分，这一部分才是梦境的真实面貌。只有通过精神分析，人们才能了解这些欲望。梦的解析就是以当事人所陈述的显梦为起点，进一步探究隐梦中隐含的真正意义。

就梦的功能而言，做梦既可以使欲望得到满足，又可以充当睡眠守护者，保证充足的睡眠。平常被压抑在潜意识中的冲动和性欲如果长时间得不到宣泄，难免会造成心理问题。在睡眠时，因意识层面的监控减少，潜意识中的部分欲望得以在梦中活动而获得满足，从而减少潜意识中的紧张与压力，有效舒解做梦者的情绪。至于说梦是睡眠的守护者，是因为做梦通常是在浅睡眠阶段，浅睡眠随时可能被外界的刺激所惊醒。假如这时进入梦境，梦未做完，就可以继续睡眠。

尽管弗洛伊德关于梦的理论具有划时代的意义，但是也有不足之处，主要有两点：一是弗洛伊德的释梦理论都是以精神疾病患者的梦为原型建立的，用它来解释一般人的做梦现象时，难免有以偏概全的缺点；二是弗洛伊德在解释隐梦和梦的欲望满足功能时，总是将人的潜意识欲望解释为性欲的冲动，将梦的内容模式化，从而忽略了梦的多元性的形成背景。

二、现代精神分析理论

精神分析是产生于医疗实践并始终与医疗实践密切联系的心理学思想，它在精神病学和医学心理学领域做出了历史性的贡献。有人认为弗洛伊德是生物-心理-社会医学模式的先驱，他为后来心身医学的发展做出了一定贡献。精神分析的研究成果已为社会学、人类学、医学、法学等领域广为应用。但由于弗洛伊德创立的经典精神分析理论难以被验证，尤其是"泛性论"和性本能决定论遭到了很多人的批评，后续的精神分析学家开始关注社会及文化因素对人心理的形成和发展作用。其中比较知名的是埃里克森（E. H. Erikson）的自我心理学、荣格（C. G. Jung）的分析心理学和阿德勒（A. Alder）的个体心理学。埃里克森提出心理社会发展阶段理论。荣格认为除了与性有关的基于生物学的内驱力之外，人类具有朝向"个体化"或是自我实现和完整感的内驱力。阿德勒认为人格发展的动力来源于自卑感和追求卓越。1939年弗洛伊德逝世之后，精神分析学派开始以一种更加开放的方式展开争辩，并且把"背离者"的观点也整合进来，推动了现代精神分析理论的新发展，客体关系理论与自体心理学是现代精神分析的两个重要理论分支。

（一）客体关系理论

1. 客体关系理论的发展 客体关系理论起源于20世纪40年代的英国，创始人是梅兰妮·克莱茵（M. Klein），她改变了经典精神分析强调本能驱力是心理结构形成与发展的首要因素的观点，提出儿童在前俄狄浦斯期（3岁以前）的心理冲突及母亲在儿童人格形成时期的重要性。后来，费尔贝恩（R. D. Fairbairn）提出一个纯的客体关系模型（pure object relation theory），温尼科特（D. Winnicott）强调环境和条件对人格的塑造性，指出"足够好的母亲（good enough mother）"能够为婴儿提供容纳的环境，充分满足婴儿的需要，尤其是以促进健康自恋的方式，对婴儿的自发反应做出响应。

马勒（M. S. Mahler）和科恩伯格（O. Kernberg）对客体关系理论在美国的兴起做出了巨大贡献。马勒通过观察婴儿与其母亲的互动，提出婴儿成熟分为三个发展阶段：①自闭阶段，婴儿无客体的感觉；②共生阶段，婴儿非常依赖母亲，期望在情绪上和母亲维持高度同步的状态，体验到与母亲融合而产生的全能感；③分离个体化阶段，婴儿逐渐与母亲区分开来，并且通过夸大感，转而去建立一个比较现实的自体与分离感。科恩伯格通过研究首次将"客体"的概念解释为"人类客体"，认为人类客体在本质上指的是人际互动，并专注于研究客体关系理论在心理治疗中的优势及对边缘型人格障碍的治疗作用。

2. 客体关系理论观点 所谓客体关系指的是人与人之间的关系。客体关系中的客体（object）指的是有特别意义的人或事物，是个人感情的内驱力或目标。弗洛伊德强调父亲的权利和控制，而客体关系理论则偏重母亲，强调与母亲的亲密关系和母亲的养育。客体关系学家注重外部客体（父母及重要的他人）对建立内部心理结构的影响，认为人格的组织和建立是外部客体内化的结果。内化是一个心理过程，个体通过这个过程，将其环境中的规则性互动和特征转化为内部的规则和特征。客体关系理论的研究集中于前俄狄浦斯期的心理发展（3岁以前），而弗洛伊德关注的是俄狄浦斯期（3～6岁）冲突的影响。客体关系理论将心理疾病或发展的停滞视为一种病理症状，发展的停滞导致不完整的人格结构。

客体关系理论探讨的内容主要集中在四个方面，即客体、心理结构、内部世界、内化及外化的心理过程。梅兰妮·克莱茵认为，任何内驱力和本能都是与客体相联系的。初生的婴儿只能根据他所体验到的客体的"好"或"坏"来代表这个客体，此时，他所体验到的只是客体的部分特征，所以称之为部分客体（part object）。婴儿最初的部分客体是妈妈的乳房，此时婴儿生活的目的就是吃奶，当他从乳房中吃饱奶获得满足时，他将乳房看成一个好的客体。当乳房中没有奶水、不能满足婴儿需要的时候，他就将乳房看成一个坏的客体。克莱茵认为本能和内驱力支配着婴儿的内部世界，客体关系以内驱力或本能形式呈现。对坏的客体的焦虑与恐惧及由此产生的恨和攻击性来源于死亡本能。克莱茵指出了偏执-精神分裂状态和抑郁状态是婴儿客体关系发展的两个基本的状态，并阐述了投射性认同等心理机制，为精神分析情境中移情及反移情的丰富变化提供了一种有力的动力学理解。

（1）客体（object）：包括内在客体和外在客体。外在客体是指真正的人、养育者，内在客体指的是心理表象，即与客体有关的影像、想法、幻想、感觉或记忆，因此也称为客体表象。

（2）投射（projection）：投射是一个人把自体的一部分归因到另一个人身上。这是一个外化的过程，婴儿借此解除内部焦虑。例如，当婴儿从乳房中吃饱奶而感到快乐时，他会把这好的感觉投射到客体上，相信乳房是好的；当他因为吃不到奶而感到饥饿时，他会投射自己的饥饿痛楚到客体身上并处罚客体，这时他会粗暴地咬乳房。

（3）内摄（introjection）：内摄指客体被纳入一个人的内在，成为内在客体。内摄建立了一个内部世界，部分地反映外部世界。婴儿通过这个机制，内化他对外部世界的感觉。

（4）分裂（splitting）：分裂是主动地"将自体与重要客体的矛盾经验分开"，即婴儿将客体分裂为好的方面和坏的方面的心理机制。婴儿应用分裂机制，将满足的乳房与被爱的自体相联系，将受挫的乳房与仇恨的自体相联系。

（5）投射性认同（projective identification）：投射性认同是指个体把自己不能接受的行为或人格中消极的方面投射或放到别人身上，然后认同于那个人，并在无意识中要去控制他。

（二）自体心理学

科胡特（H. Kohut）是自体心理学的创始人。他的著作《自体的分析》《自体的重建》《精神分析治愈之道》构成了自体心理学的完整脉络，其中大部分理论来自科胡特对自恋型人格的

分析和治疗。虽然自体心理学和客体关系理论都强调主体与客体之间的关系，但二者在本质上存在很大的差异：客体关系理论强调人的本质是关系本身，而自体心理学则注重关系所导致的主体的内心感受。自体心理学把自体放在理论的中心地位，并解释了驱力模式未能解释的自恋现象。科胡特认为，自恋本质上是正常和健康的，有它自己的发展路线，健康自恋在人类的创造力中是不可或缺的要素。

1. 基本概念

（1）自恋（narcissism）：力比多投注在自我或自体上称为自恋，即人把全部的能量和注意都集中在自己身上。

（2）自体（self）：科胡特对自体进行了广义与狭义的定义。广义的自体指一个人精神世界的核心，只能通过对外显现的内省和同理观察才能发现。自体心理学中主要使用广义的定义。

（3）自体客体（self object）：自体客体指的是另外他人（或无生命客体，或抽象概念）于精神内在的表象，它并不被经验为一个分离而实际存在的人，而是被经验为自体需求的拓展。自体客体无能力或缺失是婴儿化冲突与后来病理形成的原因。

（4）镜像（mirroring）：在自体心理学中，父母对子女的正性反应反射了自体的价值感，并逐渐内化为自体尊重。父母对于儿童活动的欣喜对于儿童的发展是基本的要素。这样镜像反应的结果，儿童能发展并维持自尊和自我肯定的抱负。镜像需求被称为夸大表演欲的需求，因为它们支持婴儿关于"我是完美的，且因此你爱我"的意念。镜像的自体客体是一种回应并确认儿童在活力、伟大与完美上的天然意识。

（5）转变内化作用（transmuting internalization）：透过自体客体这个内在表象，客体在漫长的时间里，将与自体客体关系的经验内化并转化为自体结构的一部分，这个内化与转化过程称为转变内化作用。

2. 自恋的发展路线 科胡特认为，自恋经验始于婴儿的幸福状态，这种状态会因需求得不到满足而被打破。婴儿会试图创造两个新的自恋完美系统，恢复被破坏的幸福感。这两种自恋系统是并存的，并有各自独立的发展路线。

第一个系统是源自对完美自体幻想的夸大自体，其特征是表现癖、扩张和一种全能的感觉，其体验是"我是完美的"。它表现出儿童的自体中心世界观和被赞赏的需求，会影响儿童对外界的感受与行为。在自恋的正常发展中，通过镜映，即父母对子女的正向反应，自体的夸大性会有所修正并整合入人格之中，成为适合自我的雄心与目标。

他者及与之相结合的幻想的双亲影像的寻求，这是由婴儿的原始幸福感、全能及完美的一部分投射于父母产生的，认为父母是全能的，并能满足自己的任何需求，其体验是"你是完美的，而我是你的一部分"。在自恋的正常发展中，由于儿童会经历来自父母的恰到好处的挫折，理想化的双亲影像被内化而形成理想。

在与父母的互动中，产生了失败的共情，如儿童的一些需要和要求没有被父母满足，一种自体受阻的感觉就发展起来。在全能自体（我应当获得我想要的）与理想母亲表象（我的父母太好了）之间存在一种紧张状态，从而导致创伤。自恋型自体疾患的基本特征是创伤导致的自体结构上的缺陷，病理来自父母对儿童被镜映及需要理想化客体的需求长期没有给予共情的回应，致使儿童无法建立一些必要的心理结构。例如，如果儿童对理想化的成人感到创伤性的失望，理想化的客体就无法内化，导致儿童不能良好地调整其欲求。若夸大自体发展过程中遭遇严重创伤，那么夸大自体也不能与自我良好整合。

自体心理学理论强调治疗师对患者主观经验的同理共情。在治疗中，治疗师通过共情向患者指出未得到镜映的儿童时的需要，并提供患者以新的自体客体经验，通过修补缺陷的自体或发展代偿结构，使其重新建构一个更加整合的自体。

第二节 行为学习理论

案例 3-1

海洋馆的动物表演中，体型巨大的白鲸能够遵从驯养员的指令做出各种精彩的动作。驯养员在训练白鲸学习某个新动作时，如果白鲸做得对、做得好，就会得到美味的食物，相反则没有。经过一段时间这样的训练，白鲸就掌握了这个新动作。

问题：

上述训练过程的背后，蕴含着什么心理学原理？

行为主义于20世纪初期诞生在美国，它彻底放弃了传统心理学所研究的意识等主观性概念，主要采用自然科学的研究方法来研究人类的行为，改变了心理学的研究状况。依据其发展的历史脉络，本节主要从三个方面介绍行为学习理论：经典条件反射、操作性条件反射和社会学习理论。

一、经典条件反射理论

俄国生理学家巴甫洛夫（I. P. Pavlov，1849—1936年）利用条件反射的方法研究人和动物的高级神经活动，他提出的经典条件反射理论（classical conditioning theory）揭示了人和动物学习各种行为的最基本的生理机制。华生也做了相关实验研究人类的行为。

（一）巴甫洛夫经典实验及其理论观点

1. 基本实验 如图3-3所示，巴甫洛夫及其助手把狗用一副套具固定住，并用一个连接在狗颚外侧的管道来收集狗的唾液，将管道再连接到一个装置上，该装置既可以立方厘米为单位测量唾液的总量，也可以记录腺体分泌唾液的滴数。实验的程序：巴甫洛夫和他的助手把各种可食用和不可食用的东西放入给狗喂食的容器里，观察唾液分泌的比例和数量；在放入和不放入食物的同时，结合相应的铃声和脚步声，观察不同时间里狗分泌的唾液情况。实验中，

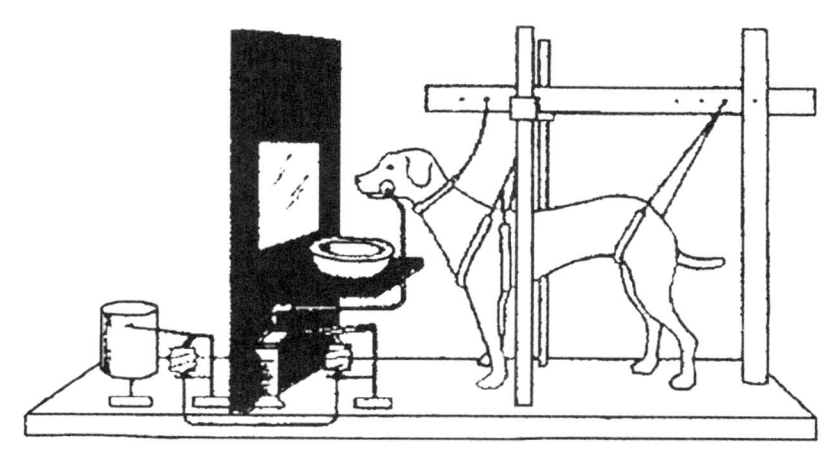

图 3-3　经典条件反射实验装置

他观察到给狗呈现喂食的容器也足以引起唾液分泌，或者是狗听到铃声和喂狗人的脚步声就会分泌唾液等。

2．理论观点

（1）反射：巴甫洛夫用狗、节拍器、唾液分泌装置进行了上述研究。他把在上述实验条件下唾液的分泌称为"反射"，是一种对特定刺激自动发生的反应，不需要意识控制或学习。对人来说，唾液分泌也是一种纯粹的反射。假如一个人在读一本书中的内容，此时要求他尽快地分泌唾液，他一定做不到。但如果他饿了，看到面前有诱人的食物，不管他是否考虑，他都会分泌唾液。

（2）条件反射和非条件反射：在实验中，狗把一些不是食物的"信号刺激"和食物联系起来，并且做出唾液分泌的反应。由此，巴甫洛夫认为存在两种类型的反射，即条件反射（conditioned reflex）和非条件反射（unconditioned reflex）。非条件反射指有机体生来固有的对保存生命有重要意义的反射，例如，食物吃到嘴里引起唾液分泌的生理反应，此时的食物就是非条件刺激（unconditioned stimulus），是由先天遗传因素所决定的，能自然地引发反射的刺激；而条件反射是通过在有机体大脑皮质上建立起暂时的神经联系来实现的，是有机体在非条件反射基础上后天习得的反射，如研究助手的脚步声或铃声本来不会引起狗分泌唾液，但是当脚步声（或铃声）和食物多次同时呈现后，狗听到脚步声（或铃声）就会分泌唾液，脚步声（或铃声）就成为条件刺激，引起的分泌唾液反应就成为条件反射。条件刺激（conditioned stimulus）是伴随无条件刺激而施加的，最终也能单独引起反射的刺激。这类刺激本身并不能直接引发特定的反射活动，必须要与无条件刺激反复结合，才可能单独引发反射活动。

（3）在实验中，中性刺激和非条件刺激多次重复出现，巴甫洛夫提出了强化和消退、泛化和分化等概念，这些概念在行为治疗中是非常重要的。

强化和消退：条件刺激与非条件刺激在时间上的结合称为强化（reinforcement），强化的次数越多，条件反射就越巩固。然而，当条件刺激不被非条件刺激所强化时，就会出现条件反射的消退（extinction）。例如，对以铃声为条件刺激而形成唾液分泌条件反射的狗，只给铃声，不用食物强化，多次以后，则铃声引起的唾液分泌量将逐渐减少，甚至完全消失，出现了条件反射的消退情况。

泛化和分化：泛化（generalization）指的是在条件反射形成初期，除条件刺激本身外，那些与该刺激相似的刺激也或多或少具有条件刺激的效应，也能引起条件反射。例如，狗形成了对三声铃声的条件反射（分泌唾液）后，就会对一声或两声做出反应，新刺激与原来的条件刺激越类似，泛化的现象越容易发生。与泛化互补的是分化（discrimination），是指对事物的差别反应。例如，通过选择性强化或者消退会使得狗只对三声铃声做出反应。

（4）有机体可以在已有的条件反射的基础上建立更新的、更复杂的条件反射，这就是二级条件反射或三级条件反射，在人身上可以建立多级条件反射。在已经形成的条件反射的基础上，将条件刺激（铃声）作为非条件刺激，使它与另外一个中性刺激伴随多次重复出现，就能建立一种新的条件反射。例如，当铃声与唾液分泌的联结建立起来以后，将灯光与铃声反复结合出现，灯光也会引起狗的唾液分泌。

（5）巴甫洛夫的条件反射理论可以解释和说明人类的许多行为。人们的日常生活极其复杂，但人可以随机应变，这主要在于人由于条件反射的存在而处于一种半自动化的状态，节省了很多资源来应对其他的事情。但是，条件反射也会带来一些负面作用，例如，恐惧症从何而来、为何人会感到焦虑和不安、为何不喜欢某种食物、情绪的来源是什么、广告如何发生作用、为何在考试时感到焦虑、为何会失眠、是什么引起人的性欲等问题是在无意识或有意识的条件下形成的，对于在无意识中的条件反射所形成的心身障碍、心理问题或不良行为，在咨询和治疗中也可以使用条件刺激给予清除和击退。

（二）华生的恐惧实验及其理论观点

行为理论的另一代表人物华生（J. B. Watson，1878—1958 年）指出，情绪反应是人们对环境中某种特定刺激的条件反射，也就是说，人的情绪反应是习得的，他相信所有的人类行为都是学习和条件反射的产物，正如他在 1913 年的著名研究报告中宣称的："给我 12 名健康的婴儿和我可以支配的养育他们的特殊环境，我就能保证，对随机选出的任何一名婴儿，不论他父母的才干、倾向、爱好如何，他父母的职业及种族如何，我都可以按照我的意愿把他训练成为任何一种人——医生、律师、艺术家、商界领袖、乞丐或强盗等。"

1．基本实验 为了证明可以通过人为控制外界环境刺激的变化使人建立起新的情绪行为反应，华生设计了一个周密的实验（图3-4）。实验的被试者是一名 11 个月大的身心健康的婴儿，名叫阿尔伯特。条件刺激是一只小白兔。阿尔伯特对小白兔的最初反应是好奇、感兴趣并试图触摸它。非条件刺激是用锤子敲击铁棒发出的巨大声响，阿尔伯特会被吓得哭泣、爬走。在随后的实验中，向阿尔伯特同时呈现小白兔和令人恐惧的响声，即在他正要伸手摸小白兔时，突然敲响铁棒，这一过程重复了 3 次。1 周后，重复同样的过程，在小白兔和声音的配对呈现 7 次以后，不出现声音，单独向阿尔伯特呈现小白兔时，他对小白兔产生了极度恐惧，大哭并飞快地转身爬开，远离小白兔。阿尔伯特这一新的

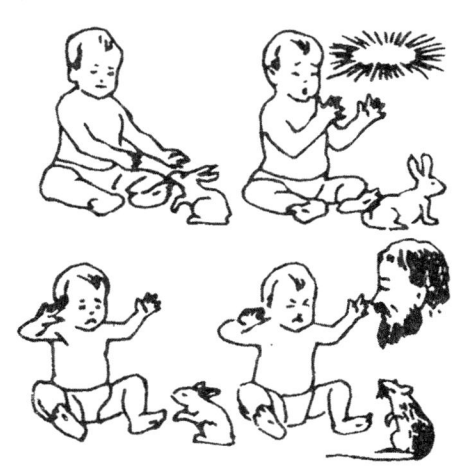

图 3-4　恐惧性条件反射形成实验

情绪行为反应的建立过程，即对于一种物体从没有恐惧到产生恐惧，只有短短的 1 周时间。经过约 3 个月的反复实验，这种恐惧进一步泛化，以至于看到狗、鼠等动物或圣诞老人的面具、皮毛衣物等物品时，阿尔伯特也会哭叫着转身爬走。

2．理论观点

（1）华生在这个实验研究中得出，人类的所有行为都是源于学习和条件反射，同时证实了人类的行为来自无意识这一论断是错误的，并把其研究推论到其他情绪中，如愤怒、愉快、伤心、惊讶或厌恶。同时，华生的研究被很多恐惧症产生原因和治疗方法的最新研究所采用。

（2）在这个实验中华生还提到，弗洛伊德主义者会把吸吮拇指作为追求快乐的本能表现，然而华生却认为，假如阿尔伯特在他感到恐惧时吸吮拇指，并且拇指一放到嘴里就感到不害怕了，这种吸吮拇指的行为是一种阻碍恐惧产生的条件反射。

（3）华生及其助手后来又想到，阿尔伯特会不会对其他类似的白色物体发生恐惧反应，于是又做了相关的实验，研究证实了这一猜想，由此就再次验证了对恐惧的泛化问题。华生等做的恐惧实验，原计划在后期要给阿尔伯特矫正以消除他的恐惧行为，但由于阿尔伯特转院而没有做成。该实验严重违反了伦理道德，但是也留给人们一笔巨大的财富——情绪或行为可以通过简单的刺激-反应手段成为条件反射。

显而易见，华生的研究发展了巴甫洛夫的经典条件反射理论，但他极端排斥主观心理活动的观点也受到了后来包括行为主义心理学家在内的不少学者的批判和挑战。

二、操作性条件反射理论

操作性条件反射理论体系形成于 20 世纪 30 年代以后，在心理治疗中，贡献较为突出、体

系较为完整的是斯金纳（B. F. Skinner，1904—1990年）的操作性条件反射。斯金纳从桑代克、巴甫洛夫和华生的理论出发，更系统地研究了行为的规律及环境与行为的关系。他认为，行为的产生是环境刺激的结果，行为的后果又可作为后续行为的原因，因此，人们可以运用环境刺激和行为的后果来控制新行为。这种由结果控制的行为称为操作性行为（operant behavior）。

（一）桑代克的理论

1. 基本实验 1898年，桑代克（E. L. Thorndike，1874—1949年）以猫为对象进行研究，把一只猫关在笼子里，在笼子外放置食物，猫要通过不断尝试直至打开笼子的门出来觅食（图3-5）。起初猫出现"尝试与错误"行为，乱抓、爬、咬，后来偶然打开门闩，获得食物。如此重复数次，猫的错误动作减少，最后可直接把笼门打开。

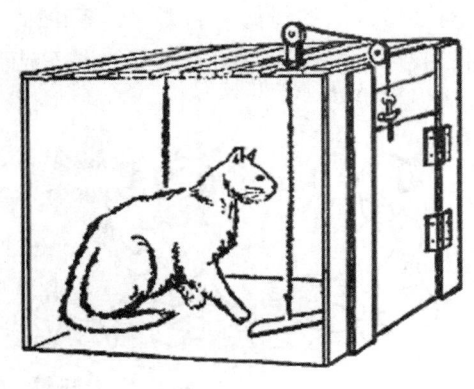

图 3-5　桑代克迷笼

2. 理论观点 该实验说明了以下两个理论：其一，学习是一个经由尝试与错误的过程。在问题情境中，个体会不断表现出多种尝试性的反应，直到其中有一个正确的反应出现，将问题解决为止。在这些多种尝试性的反应中，能有效解决问题从而获得满足结果的反应，就是在该刺激情境中习得的特定反应。在某种刺激情境中学得某个特定的反应之后，其他尝试后无效的反应将不再出现。这种从多种反应中选择其中一个与特定刺激固定联结的过程称为尝试错误学习（trial and error learning）。其二，在尝试错误学习的过程中，某一反应之所以能与某一刺激发生联结，是因为这个反应（触及门闩）能够获得满意的效果（出笼得食）。这是尝试错误学习能否建立的基本原则，桑代克称之为效果律（law of efficiency），即行为如果得到奖励，则该行为产生的可能性就越大；反之，该行为产生的可能性就会减弱。桑代克又提出了两个附属原则：一个是练习律（law of exercise），指刺激与反应的联结随练习次数的增多而加强；另一个是准备律（law of readiness），指刺激与反应之间的联结随个体本身的准备状态而异。个体在准备反应的状态下，如果对某个反应有满足的经验，则以后遇到同样的情境会使个体继续同样的反应。

（二）斯金纳的理论

1. 基本实验 斯金纳改进了桑代克的实验设计，以小白鼠和鸽子等动物为研究对象，提出了著名的操作性条件反射理论。在基本原理上，主要探讨个体在有限度的自由活动环境中，如何在已有的反应中学习到正确的行为并运用其中的某一反应去达到某种目的。斯金纳为研究操作性条件反射精心设计制作了一种特殊的仪器，即斯金纳箱（Skinner box）（图3-6）。斯金纳箱是动物学习实验的自动记录装置。它是一个长、宽、高大约为0.3 m的箱子，内有杠杆和与食物储存器相连接的食物盘。斯金纳早期都是用小白鼠做实验。箱内的小白鼠按压杠杆，就有一粒食物滚入食物盘，小白鼠便获得食物。一只饥饿的小白鼠进入箱内，开始时有点儿胆怯，经过反复探索，会做出按压杠杆的动作，就会有食物进入。随着实验过程的进展，小白鼠为了获得食物还会表现出有意地不

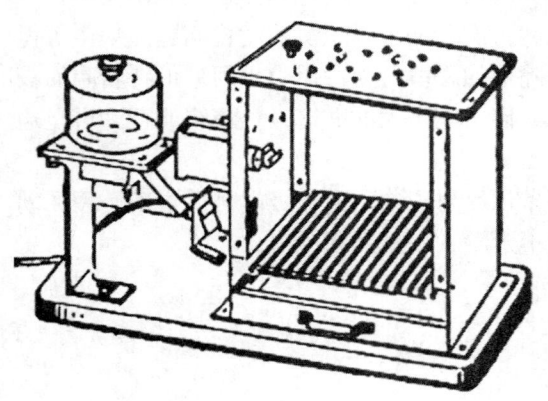

图 3-6　斯金纳箱

断按压杠杆，就会形成饿鼠按压杠杆取得食物的条件反射。这一过程是学会一种操作的过程，因而称为操作性条件反射（operant conditioning）。如果需要的话，实验者能通过控制食物的发放而强化某种特定的行为。

后来斯金纳又做了一个非常有趣的"迷信行为实验"。实验对象是8只鸽子，让它们每天在实验箱里待几分钟，其间无论鸽子做了什么，每隔15 s都将得到一份食丸。几天后，其中的6只鸽子产生了非常明显的反应。一只鸽子在两次食物强化之间会逆时针转2～3圈；另一只反复将头撞向箱子上方的一个角落；其他4只也各有特定的行为反应。接下来，斯金纳选择了一只摇头的鸽子，然后把两次投放食丸的时间间隔增加到1 min。结果发现鸽子表现得更加卖力，在两次强化间的1 min内，仿佛在跳一种舞蹈。然而消除这种新的行为却非常困难，这只"跳舞"的鸽子在完全消退前的反应次数超过了1万次。这一实验证明了一种迷信行为。鸽子行为的依据是行为和食物之间的因果关系，虽然这种联系实际上并不存在。斯金纳把实验结果应用到人类行为的解释上，从鸽子的迷信实验中可以看到，当某种行为只是偶然地被强化一次，它就变得非常难以消除，这是因为人们的期望值很高，期望迷信行为会产生强化的后果。

2．理论观点

（1）强化与惩罚：斯金纳认为，在任何特定的情境下，个人的行为都很可能伴随着某种结果，如得到赞扬、报酬或解决问题后的满足感，那么今后在类似的情况下，他很可能重复这一行为，这些结果被称为强化。如果他的行为伴随着另一种结果，如疼痛或尴尬，那么今后在相似的情况下，他将很少会再重复这一行为，这些结果被称为惩罚。强化和惩罚是斯金纳的操作性条件反射的两个基本过程。强化（reinforcement）是指在强化物的作用下行为的加强。强化有正性强化和负性强化，它们都会增加这种行为在将来出现的可能性。正性强化指一个行为的发生，随着这个行为出现了刺激的增加或刺激强度的增加，导致了行为的增强；负性强化指一个行为的发生，随着这个行为出现了刺激的消除或者刺激强度的降低，导致了行为的增强。惩罚（punishment）是指在一个具体的行为发生之后立刻跟随一个结果，于是，将来这个行为不太可能再次发生（行为被弱化了）。惩罚在行为矫正中同样具有一定意义。惩罚有正性惩罚和负性惩罚，它们都会减少某种行为将来出现的可能性。正性惩罚指一个行为发生后跟随一个刺激物的呈现，并出现了一个结果，导致将来这个行为不太可能再次发生；负性惩罚是指一个行为发生后跟随一个刺激物的消除，并出现了一个结果，导致将来这个行为不太可能再次发生。

（2）操作性条件反射的消退：斯金纳认为，如果在一个已经通过条件化而增强的操作性活动发生之后，没有强化刺激物出现，它的力量就削弱。可见，与条件作用的形成一样，消退的关键也在于强化。例如，小白鼠的压杆行为如果不予以强化，压杆反应便停止；学生某一良好反应未能受到教师充分的关注和表扬，学生会最终放弃做出良好反应的努力。而且，斯金纳强调反应的消退表现为一个过程，即一个已经习得的行为并不即刻随强化的停止而终止，而是继续反应一段时间，最终趋于消失。在实际治疗中，只要治疗师对期望的某种行为予以奖励，这种行为就会获得强化，反之就会消退。若施加惩罚，就会加快消退的速度。

（3）行为矫正的原理：斯金纳认为行为矫正是通过积极的强化改变行为的一种手段。他不承认有心理疾病一说，也不存在传统心理学所认为的内因论，他认为任何不好的行为都是强化所致，如神经症和失调行为是惩罚过分或是控制不当引起的。任何个体和个体、团体和团体之间都有一种控制关系，控制是应当的，但是往往会出现控制不当的行为。此外，斯金纳特别指出负强化物及惩罚在行为矫正中所起的作用。总之，行为矫正的本质是通过积极的强化来改变人类的行为。

操作性条件反射事先没有诱发刺激，其行为是自发的、随意的，动物通过主动操作来达到一定目的，强化出现在反应之后，在这一点上与经典条件反射有所区别。但进一步研究表明，经典条件反射和操作性条件反射的基本原理是相同的，它们都以强化和神经系统的正常活动为

基本条件。在现实生活中，操作性条件反射远远多于经典条件反射。但是，在复杂的行为中往往两种反射模式并存。

三、社会学习理论

巴甫洛夫的经典条件反射理论和斯金纳的操作性条件反射理论都忽视了行为的内部过程和学习过程中的认知因素。班杜拉（A. Bandura）的社会学习理论是在米勒（N. Miller）和多拉德（J. Dollard）的社会学习论的基础上发展而来的。他在1969年明确指出，"所有来源于直接经验的学习现象都可通过观察他人的行为及其所体验到的结果，在替代的基础上发生"，进而提出了观察学习（observational learning）的概念。班杜拉及其助手设计出了著名的有影响力的波比娃娃儿童模仿攻击行为实验。

（一）基本实验

波比娃娃儿童模仿攻击行为实验的研究者让儿童分别观察两名成人（榜样），一名表现出攻击性行为，另一名不表现出攻击性行为。无论是在攻击情境还是在非攻击情境中，榜样一开始都先装配拼图玩具。1 min后，攻击性榜样便开始用暴力击打波比娃娃，如坐在它的身上，反复击打它的鼻子，击打头部，伴随有攻击性语言等，对于所有的攻击条件下的被试者，接受到的榜样行为程序是一样的，持续近10 min。另一组是在无攻击行为情境中，榜样只是认真地玩10 min拼图玩具，完全不理会波比娃娃。在这两种情境下观察儿童的行为习得情况，并得出一些相关的结果。班杜拉使用类似波比娃娃儿童模仿攻击行为实验的方法，考察了电视或其他非人类的攻击榜样对被试者的影响力，以及在特定条件下，榜样的暴力影响可否被改变。研究者给儿童看成人攻击性行为的电影，让儿童看到不同的奖励或惩罚，接下来，就让儿童进入一间游戏室，里面放有一个同样的充气人以及这个成人榜样使用过的其他物体，观察儿童的行为反应。结果发现，真人榜样影响力最大；其次就是看到榜样受奖励的那一组儿童，比看到榜样受惩罚的另一组儿童表现出更多的攻击性行为。

（二）理论观点

班杜拉的研究从很大程度上说明了儿童的新行为是怎样通过简单的模仿成人而习得的，甚至成人可以并不真正出现。社会学习理论家认为，构成一个人的许多行为都是通过模仿形成的。另外，班杜拉关于榜样暴力行为的研究为学校减少暴力做出了一定的贡献。

从实验研究中，班杜拉总结出了观察学习及观察学习过程。观察学习是指通过观察示范者的行为而习得行为的过程，班杜拉将它称为"通过示范所进行的学习"，即间接经验的学习。班杜拉所关心并研究的正是这种行为的习得过程。班杜拉认为，人们一旦有了这样的学习能力，就可以很快学习到很多内容，并可以掌握那些带有一定危险性、不可能或不易通过多次尝试错误的直接经验去获得的行为模式。观察学习又称榜样学习，学习中的他人就是榜样。班杜拉认为观察学习不要求必须有强化，也不一定产生外显行为。班杜拉把观察学习分为以下四个过程，这四个过程也对应于模仿攻击行为实验的过程。

1．注意过程（attention processes） 在此阶段，观察者注意和觉知榜样情景的各个方面。榜样和观察者的几个特征决定了观察学习的程度：观察者比较容易观察那些与他们自身相似的或者被认为是优秀的榜样。有依赖性、自我认同差或焦虑的观察者更容易产生模仿行为。

2．保持过程（retention processes） 班杜拉以信息加工的方式描述了观察学习的心理过程，即借助选择性注意记住他们从榜样情景了解的行为，所观察的行为在记忆中以符号的形式表征，并使用表象和言语来保持信息，即个体储存他们所看到的感觉表象，并且使用言语编码记住这些信息。

3．行为再造过程（reproduction processes） 前两个阶段是信息由外向内，而行为再造过程也称为复制过程、动作复现过程，是信息由内向外，是将符号化表征转化为适当的行为。此时要求个体：①选择和组织反应要素；②在信息反馈的基础上精炼自己的反应，即进行自我观察和矫正反馈。

4．动机过程（motivational processes） 经过注意选择、保持和再造三个过程后，完成了观察学习的习得过程，而动机过程就由学习者来掌握，人们并不一定要表现他们所学习的一切东西。行为的个人标准、习得的行为本身对于操作行为也具有很重要的意义。

班杜拉还提出了交互决定论，这对理解人类行为的习得具有一定的意义，人们可以通过人、行为、环境之间的关系来了解正常和异常行为的形成。班杜拉批判了前人的观点后指出："行为因素、人的因素、环境因素实际上是作为相互连接、相互作用的决定因素产生作用的。"在认知行为理论中，行为和环境都是可以改变的，但环境是决定行为的潜在因素，而人们的自我调节因素是行为产生的中介，人和环境是交互决定的，它们共同来决定人类的行为。总之，社会学习理论认为，人类行为主要是通过直接或间接观察他人的行为及其后果，然后再进行模仿而获得的，这是在社会交往和实践的过程中不知不觉地为人们所采用的一种更为高级的学习形式，称为社会学习（social learning）。通过这种方式，人类能学会使用复杂的器械，掌握许多生产和生活技能，但也能学会许多不健康或适应不良的行为方式，如吸烟、酗酒、吸毒、攻击和自杀，根据这一理论所设计的示范或模仿治疗也可用来消除这些行为问题。

第三节 人本主义心理学理论

人本主义心理学是 20 世纪 50 年代产生于美国的一种心理学思想，代表人物有阿尔波特（G. Allport）、马斯洛（A. Maslow）、罗杰斯（C. Rogers）等。人本主义心理学主张研究人的本性、潜能、经验、价值、生命意义、创造力和自我实现，是继精神分析和行为主义之后影响最大的一个学派，被称为心理学的"第三种势力"。人本主义心理学对人性持乐观的看法，认为人类的本性是善良的，而且，人类的本性中蕴藏着无限的潜力，因此，人本主义心理学的研究不仅是了解人性，而且更进一步主张改善环境以利于人性的充分发展，从而达到自我实现的境界。人本主义心理学的研究成果在实际生活中得到了广泛应用，此理论鼓励和指导人们成为精神健全和富有创造性的人，在治疗心理疾病和培养健全人格方面发挥了积极的作用，并促成了开发健康人潜能的热潮。

一、马斯洛的自我实现理论

马斯洛将心理学分为机械主义心理学和人本主义心理学，强调将人和对社会有重要意义的事物放在研究的首位。他从人类动机入手对人的需要、本性等进行探讨，提出自我实现理论和需要层次理论。自我实现理论是人本主义心理学的核心。戈尔茨坦（K. Goldstein）首先将自我实现（self-actualization）这一概念引入心理学，它最初是指个体寻求并且能够获得健康的发展，这将导致对自己的完整表达。马斯洛进一步发展了这一观点，认为自我实现的需要是人对于自我潜能发挥和完成的欲望，是一种使个人潜力得以实现的倾向。这种倾向使一个人越来越成为独特的那个人，成为他所能够成为的一切。对此他曾这样说："作曲家必须作曲，画家必须画画，诗人必须写诗，如果他想最终与自我处于和平状态的话。"

(一）自我实现的概念

马斯洛理论中的"自我实现"这个概念是指个体在成长中，其身心各方面的潜能获得充分发展的过程和结果，也就是说，个体本身生而具有但是潜藏未露的良好品质得以在现实生活环境中充分展现出来。它包括两层含义：完满人性的实现和个人潜能的实现。其标准有两个：一是人的实质和潜能现实化，二是没有或极少出现不健康、精神疾患和基本能力欠缺。

(二）自我实现的类型

自我实现有两种类型：其一，健康型自我实现，即更务实、更能干的自我实现者；其二，超越型自我实现，即更经常意识到内在价值、生活在存在水平或目的水平而具有丰富超越体验的人。马斯洛还对希望能成为自我实现的人提出了7条建议：①把自己的感情出口放宽，要有宽广的心胸；②在任何情境中都尝试从积极乐观的角度看问题，从长远的利益做决定；③对生活环境中的一切要多欣赏、少抱怨，有不如意的地方要设法改善；④设定积极而又可行的生活目标，然后全力以赴去实现自己的目标，但是也绝对不能期望未来的结果一定不会失败；⑤对是非的争辩，只要自己认清真理正义之所在，就算违反多数人的意愿，也应该挺身而出，站在正义的一方，坚持到底；⑥不要使自己的生活僵化，要为自己在思想上和行动上留一些弹性空间，偶尔放松一下身心，将有助于自己潜力的发挥；⑦与人坦率相处，让别人看见你的长处与缺点，也让别人分享你的快乐与痛苦。

二、罗杰斯的人本主义心理学理论

罗杰斯（C. Rogers，1902—1987年）出生于芝加哥，1928年获得了临床心理学与教育心理学硕士学位，1972年成为美国历史上第一个被心理学会授予杰出专业贡献奖和杰出科学贡献奖的心理学家。其基本理论如下。

（一）人性论

罗杰斯同弗洛伊德一样，也是从对问题人群的临床实践开始对人性的探索。但与行为主义和精神分析的人性观相比，罗杰斯眼中的人性更为积极和具有建设性。罗杰斯人性观点的集中体现是实现倾向这一概念。罗杰斯强调人们有朝着健康方向成长和前进，并将其能力发展到极致的固有倾向。这种实现倾向是指人们发展他们的所有潜能，变成他们的遗传属性将允许其成为的最好的样子的先天倾向。在他看来，从出生开始，个体就要向着自我实现茁壮成长。人们基本都是向上的、积极的，具有建设性和创造性的，当环境支持人们成长时，人们就具有一种成功的倾向。如果给予适当的条件，每个人身上正常的成长和发展能力就会得到释放，因此，治疗师的主要任务是提供一种安全和信任的氛围，提供适当的条件，从而促使来访者重新整合其自我实现和自我评价过程。罗杰斯也相信人格中具有消极面，但他认为这不是天生的，而是后天获得的，是对被知觉为具有危险和威胁的环境的一种防御反应。对环境的积极反应可以消除防御，而对环境的消极反应会导致不适宜的行为。

（二）自我概念理论

自我或自我概念理论是罗杰斯心理学理论中很重要的一部分。自我概念（self-concept）是指一种习得的关于一个人的能力和个性的知觉的集合。自我概念最初由大量自我经验、体验堆砌而成，通过在各种与重要他人的交互作用情境中，开始区分主格的"我（I）"、宾格的"我（me）"及"我自己（self）"，这些经验形成自我概念。通俗来讲，刚出生的婴儿除了有

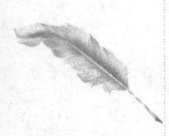

一般意义上的认识，不知道自己是唯一的独立实体。当他们在生长发育中受到父母和其他重要人物影响时，每个孩子才渐渐意识到有一种"他"的东西，孩子开始说"我想要……""我想……""把那个东西给我"等。当自我和自我概念发展时，实现倾向的作用是使生物体的这个新生部分实现，罗杰斯称这个为自我实现倾向，可以视为实现倾向的一个子系统。如果个体能和自己真实的喜好和感受保持联系，那么自我实现过程将会继续顺利发展。如果能从重要他人（父母、喜欢的老师等）那里获得无条件的积极关注，那么这种情况就很可能发生。但是，这种理想的无条件积极关注的环境或家庭是非常少的，大多数人都是成长于有条件地被爱而不是无条件地被爱的环境中。当个体面对与自我结构不一致的经验时，就会觉得受到威胁，体验到焦虑，个体有选择地知觉经验或歪曲经验。为了维持重要他人的爱和保护，儿童学会歪曲他们知觉到的自我。例如，性行为是不对的、男人哭泣或相互拥抱是不合适的、女人不应该独立等这些被重要他人赞成的思想、情感、行为，可能与个体自己认可的经验不一致，这种不健康的发展最初导致焦虑，最终可使人陷入不适宜行为。

（三）以人为中心的心理治疗论

罗杰斯的理论经历了三个发展阶段：非指导性治疗、当事人中心治疗、以人为中心治疗，形成了一种以积极角度看待个体，相信个体会向功能充分实现的方向发展的心理治疗理论。以人为中心治疗尊重来访者的人格尊严，将心理治疗的过程视为心理治疗师帮助来访者自己解决问题的成长教育过程，在治疗过程中将主导权赋予来访者，让他们充分发挥作用，决定治疗的方向，找出治疗的方法，更好地解决他们目前及将来面临的问题。以人为中心治疗注重创造一个足够安全的环境，以便消除来访者对这些表面事物的需要；帮助来访者脱离虚假的自我，走向真实的自我。治疗师的角色根植于存在（being），而不是行动（doing）。以人为中心的治疗有三要素，包括准确共情、真诚一致、无条件积极关注。

1. 共情（empathy） 又称同理心、神入、同感、感情移入、共感，是指从来访者角度，而不是治疗师自己的参考框架去理解来访者的能力。以共情的方式对来访者做出反应，尝试与来访者一起思考，而不是代替其思考。按照罗杰斯的观点，共情是能体验他人的精神世界，就好像那是自己的精神世界一样的能力。

2. 真诚（genuineness） 是指治疗师应坦诚地面对来访者，开诚布公、直截了当地与来访者交流自己的态度和意见，不掩饰和伪装自己。真诚就是要求治疗师放下种种角色面具（教师、心理咨询人员等）。真诚的核心是表里如一。

3. 积极关注 是指治疗师以积极的态度看待来访者，注意强调他们的长处，即对来访者言语和行为的积极面、光明面或长处给予有选择的关注，认识和利用其自身的积极因素促使来访者发生积极变化。积极关注意味着把来访者看作一个有价值和尊严的人而予以赞扬和尊重。

三、存在主义

存在主义（existentialism）是一个哲学的非理性主义思潮，它认为人存在的意义是无法经由理性思考而得到答案，强调个人、独立自主和主观经验。存在主义在20世纪中期广泛流传，其哲学思想还延续到了60年代兴起的人本主义。雅斯贝尔斯（K. T. Jaspers）和海德格（M. Heidegger）、萨特（J. Sartre）和作家加缪（A. Camus）是其代表人物。

（一）存在主义的概念

存在主义主要讨论的是"存在"的问题，它特别区分了"being"和"existence"的不同。

"being"和"existence"翻译为中文都是"存在",但就存在主义而言,却是两种完全不同的概念。"being"指的是一般性物的存有,如桌子、椅子的存在;而"existence"则是特定性的存有,是指一种有主体性、有思考的人的存在。那些不去思考的人犹如行尸走肉,或是虽去思考,但只是客观理性地思考,不思考自身生命主体性的人都不算是"existence"。因此存在主义所谈论的是人存在的所有问题,要人们真诚地体会自身的存在有各种可能性,并去创造自己。

(二)存在主义的理论观点

存在主义的根本观点,是把孤立的、个人的、非理性意识活动当作最真实的存在,并作为其全部哲学的出发点。存在主义自称是一种以人为中心、尊重人的个性和自由的哲学。存在主义超出了单纯的哲学范围,波及西方社会精神生活的各个方面,在文学艺术方面的影响尤为突出。存在主义以人为中心,尊重人的个性和自由,认为人是在无意义的宇宙中生活,人的存在本身也没有意义,但人可以在存在的基础上自我造就,活得精彩。存在主义最著名和最明确的倡议是萨特的格言:"存在先于本质。"这句话的意思是说:除了人的生存之外没有天经地义的道德或体外的灵魂;道德和灵魂都是人在生存中创造出来的;要评价一个人,要评价他的所作所为,而不是评价他是个什么人物。存在主义否认神或其他任何预先定义的规则的存在。萨特反对任何人生中"阻逆"的因素,因为它们缩小人的自由选择的余地。假如没有这些阻力的话,那么一个人唯一要解决的问题是他选择哪一条路走。然而人是自由的,即使他在自欺中,仍有潜力与可能。萨特也提出"他人是地狱"。这一观点看似与"人有选择的自由"观点相矛盾,其实每个人的选择是自由的,但对于选择后的结果,每个人都有无法逃避的责任。每个人在选择的过程中,面对的最大问题就是他人的选择,因为每个人都有选择的自由,但每个人的自由就可能影响他人的自由,所以称"他人是地狱"。

(三)存在主义的人性观

存在主义的人性观有三个特征:①人是由生理、心理、灵性(精神)三层面需求交互作用统合组成的。生理需求满足,使人安全;心理需求满足,使人快乐;精神需求满足,使人有价值感。②自由。虽然人受到本能、遗传特质和环境的限制,但能仍具有"自由",决定他为何存在。人所有的东西都可被剥夺,但在面临任何境遇中选择的态度和生活方式的自由不能被剥夺。每个日子,无时无刻不在为每个人提供选择的机会,而每个人的选择则建构了每个人的存在。③责任。对于存在主义而言,自由和责任是一枚硬币的两面。人们必须为自己的生命、行动负全部的责任。当事人自己去决定"为什么""对何事""向何人"负起责任。

当然,人本主义心理学理论尚有许多缺陷,如研究方法缺乏科学性和可操作性、理念多于技术、对来访者问题的判断缺乏科学的准确性和客观性等。马斯洛也意识到了这一点,但他认为,"人本主义心理学并不是一个学派,不是心理学的终极,而是过渡的心理学",是为"更高层次的心理学做准备"。

第四节 认知心理学理论

一、认知心理学的产生背景及影响

(一)认知心理学的产生

认知心理学(cognitive psychology)是20世纪50年代中后期在西方兴起的一种新的心理

学思潮和研究方向。认知心理学发展至今，已经成为国际心理学研究的主流。广义的认知心理学包括建构主义心理学、心理主义学派和信息加工心理学。建构主义心理学起源于欧洲大陆，主要代表人物是瑞士著名心理学家皮亚杰（J. Piaget），他提出不同年龄发展阶段的儿童具有其独特的心理构造。心理主义学派是指在行为主义盛行的时候，一些坚持研究意识现象的心理学家，他们认为行为主义心理学从实用主义立场出发，只研究人的外显行为，拒绝研究人的心理意识。心理主义学派主要代表人物是勒温（K. Lewin）。狭义的认知心理学特指信息加工心理学，主张把人看成信息加工系统，认为认知就是信息加工，包括信息的获取、编码、存储、操作、提取和利用的过程，具体包括了感知觉、注意、记忆、表象、思维和言语等。

（二）认知心理学的影响

认知心理学打破了行为主义的统治地位，重视内在心理影响的作用，重新恢复了意识在心理学中的地位，将意识和行为统一起来作为完整的心理学研究对象，强调人的主动性和意识能动性，为当代心理学研究提出了新的取向和方法。随着心理过程的研究领域不断扩大，其思想扩展到了发展心理学、教育心理学、社会心理学、医学心理学、工程心理学等心理学研究的各个领域。对于医学心理学而言，在当今生物-心理-社会医学的大环境下，认知心理学中对于知觉、注意、记忆、思维和言语等认知过程的探讨，有助于更好地对各种认知和情绪障碍进行诊断、分析和治疗。

二、现代认知心理学的基本理论

从20世纪60年代至今，现代认知心理学的发展可以分为三个阶段：① 20世纪60—80年代，以信息加工取向认知心理学为主导；② 20世纪80—90年代，以联结主义取向认知心理学为主导；③ 20世纪90年代开始，开启了认知神经科学新领域的研究。本节将主要阐述信息加工心理学。

信息加工心理学创立之初就存在两种研究取向，一种是符号主义认知心理学，另一种是联结主义认知心理学。但到了20世纪60年代后期，符号主义认知心理学占据了主导地位，因此，也被直接称为"信息加工心理学"。

信息加工心理学的主要代表人物有美国的纽厄尔（A. Newell）和西蒙（H. Simon）等。他们把人脑看作类似于计算机的信息加工系统，认为物理系统内有一组符号及相应的生成和使用符号的程序；人脑和计算机都是加工符号的物理系统；人脑的活动和计算机的信息加工功能都是符号操作过程。基于该假设，信息加工心理学以符号为基本表征单位，用计算机类比人的大脑；将人类大脑内部的认知过程看作类似于计算机的信息加工过程，对信息进行输入、编码、存储、转换、输出（图3-7）。

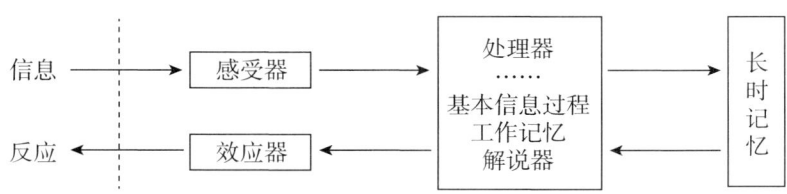

图3-7　信息加工系统架构

如图3-7所示，人脑作为信息加工系统，主要有以下四个组成部分。

(1) 感受器，负责接收外界的信息，即感觉系统。

(2) 处理器，又称控制系统，是整个信息加工系统中最核心的部分。它具有三个成分：①一组基本的信息过程，负责符号及符号结构的制作、删除、识别、复制、转变、对比和表征，以及依据符号结构确定反应等一系列加工；②工作记忆，对即时基本信息过程中输入和输出的符号进行保持；③解说器，负责整合基本信息过程和工作记忆，以决定基本信息过程的序列。

(3) 长时记忆，负责存储大量各种可供提取的符号及符号结构。

(4) 效应器，负责信息的输出。

信息加工心理学强调对认知过程内部机制的揭示，提出信息系统中已有的知识对认知活动有决定性作用。在认知活动中，当外界信息进入知觉系统，只有激活了头脑中存储的和该信息有关的图式（已经内化知识单元或心理认知结构），才能进而产生内部知觉期望，指导感觉器官对外部信息进行有目的的搜索和接收。内在的认知结构和过程又具有整体性。人的认知活动是信息从低级的感知到高级的记忆、思维的流动过程，各种认知结构和过程相互联系、相互作用，任何一项认知活动的开展都需要感觉器官、中枢控制系统等多个部分的参与合作才能得以实现。

三、认知治疗理论

现代认知心理学的理论已逐步广泛地应用于教育、医疗、生产、管理等各个实践领域之中。在认知心理学的影响下，产生了认知疗法（cognitive therapy），它将来访者的不适宜的情绪和行为看成不良认知和思维方式的结果。治疗的方式是要改变人的情绪和行为，就要首先改变人的认知，以达到矫正不良行为的目的。其代表有艾利斯（A. Ellis）的理性情绪疗法、贝克（A. T. Beck）的认知疗法、梅肯鲍姆（D. Mei Chenbaum）的认知行为疗法、戈德弗雷特（M. R. Goldfried）的系统性理性矫正等。

（一）艾利斯的观点

艾利斯是把认知心理学运用于临床实践的创始人之一。他认为，人的情绪和行为障碍不是由某一激发事件直接引起，而是由经受这一事件的个体对它不正确的认知和评价所引起的信念，最后导致在特定情景下的情绪和行为后果，这是经典的ABC理论，A指诱发事件（activating event）；B指个体在遇到诱发事件后，对该事件的看法、解释和评价，即信念（belief）；C指诱发事件引起的情绪和行为反应或结果（consequence）。艾利斯用这个理论框架说明人的情绪是由他的思想决定的，合理的观念导致健康的情绪和行为，不合理的观念导致负向的不稳定的情绪和行为。通过改变不合理信念调整自己的认知，是维护心理健康的重要途径。此外，艾利斯概括出了造成人们精神痛苦的10个常见的非理性思维，它们是：①一个人要有价值就必须很有能力，并且在可能的条件下很有成就；②某某人绝对是很坏的，所以他必须受到严厉的责备和惩罚；③逃避生活中的困难和推卸自己的责任要比正视它们更容易；④任何事情的发展都应当和自己期待的一样，任何问题都应该得到合理的解决；⑤人的不幸绝对是外界造成的，人无法控制自己的悲伤、忧愁和不安；⑥一个人过去的历史对现在的行为起决定作用，而且这种影响是永远不可改变的；⑦自己是无能的，必须依赖一个比自己强的人才能生活；⑧其他人的不安和动荡也必须引起自己的不安；⑨和自己接触的人必须喜欢和赞成自己；⑩生活中有大量的事对自己不利，必须终日花大量时间考虑对策。

（二）贝克的观点

贝克提出了情绪障碍认知理论，他认为人的情绪障碍"不一定都是由神秘的、不可抗拒的力量所产生，相反，它可以从平常的事件中产生"。如错误地学习、根据片面或不正确的信息做出错误的推论及不能妥善地区分现实与理想之间的差距。认知产生了情绪及行为，异常的认知产生了异常的情绪及行为。因此，每个人的情感和行为在很大程度上是由其自身认知外部世界、处事方式决定的。也就是说，一个人的思想决定了他的内心体验和反应。错误思想常以"自动思维"的形式出现，即这些错误思想常是不知不觉地、习惯地进行，因而不易被认识到，不同的心理障碍有不同内容的认知歪曲。贝克提出了五种常见的认知歪曲形式。①任意推断：在证据缺乏或不充分时便草率地下结论；②选择性概括，在不了解全部情况时，仅根据个别细节对整个事件做出结论；③过度引申：在单一事件的基础上做出关于能力、操作或价值的普遍性结论；④夸大或缩小：对客观事件的意义做出歪曲的评价；⑤全或无思维：把生活看成非黑即白的单色世界，要么全对，要么全错，没有中间过渡状态。贝克认为人的情绪障碍及不良行为正是这些不良认知作用的产物。

> **知识拓展**
>
> **认知行为治疗之父亚伦·贝克**
>
> 亚伦·贝克（A. T. Beck）出生于罗德岛普罗维登斯，是来自俄罗斯的犹太籍移民。他儿时曾经在医院住院，当他发现自己会因为乙醚的气味头晕眼花时，他试图通过转移注意力的方式来克服对乙醚的反应。他称这是他第一次尝试认知行为疗法，这或许是他从事心理学研究的开端。
>
> 贝克的认知行为疗法在当时产生了重大影响，他不仅成功利用这一疗法治愈了抑郁症患者，还将学界的注意力转移到个体内在的心理特点上，倡导通过调节认知过程来改变个体行为。在此之后，认知行为疗法作为一个全新临床诊疗手段被不断开拓，发展出了各种以认知行为疗法的理念为基础的全新学派和疗法。
>
> 1982年《美国心理学家》杂志将贝克评为有史以来最具影响力的10位心理治疗师之一，以嘉奖他在认知行为疗法领域做出的成就和贡献。

第五节　心理生理学理论

心理生理学（psychophysiology）研究心理或行为如何与生理学的变化相互作用。例如，研究心理刺激条件下人体生理功能的改变过程，放松训练对生理功能的影响。心理生理学研究成果为医学心理学的心身中介机制提供了许多基本理论依据，是医学心理学重点基础分支学科之一。其代表人物有坎农（W. B. Cannon）、塞里（H. Selye）、巴甫洛夫（I. Pavlov）、沃尔夫（H. G. Wolff）、恩格尔（G. L. Engel）等。

一、坎农－巴德情绪理论

该学派最早的代表人物——哈佛大学的坎农教授通过实验证明，情绪不能用生理变化的知觉来解释，他认为控制情绪的是中枢神经系统而非周围神经系统。坎农根据以下事实提出了情绪的丘脑学说：切去大脑皮质（丘脑保留）后的动物表现出过分的愤怒反应，丘脑切除后，其反应消失；丘脑如果受到单侧的伤害，会增加来自身体该方面的负性情绪成分；轻度的麻醉引起大脑皮质对下级中枢控制的短暂减弱，实验对象会表现出自由而时常持久的流泪与哭的表情。他认为当丘脑神经被激活时，复杂的情绪才附加到简单的感觉上，因此丘脑是情绪的控制中心，来自外界刺激而产生的知觉被传送到丘脑，丘脑对其进行加工后传送到大脑皮质产生情绪体验，同时丘脑又通过激活内脏和骨骼肌产生外围的一切生理变化。坎农的学说是1927年提出的，其中一部分由其弟子巴德（P.Bard）支持和扩充，故称坎农-巴德情绪学说。

二、塞里应激理论

加拿大学者塞里认为，不论是什么外界刺激（物理的、化学的、生物的或社会心理的刺激），机体总是出现一种非特异性的反应，他称之为"全身适应综合征"，此时体内垂体前叶与肾上腺皮质激素分泌增加。塞里认为垂体-肾上腺轴以激素变化的形式使躯体对各种精神应激起反应，并可能由此产生心身疾病。塞里将应激反应分成三个阶段。①警觉期（唤醒期）：在这一时期机体开始觉察到外界应激源的刺激，开始唤醒机体的生理、心理功能来准备对抗应激源的刺激，如果此时应激源消失，机体可以恢复到正常，如果此时应激源不消失或者强度增加，就会进入下一个阶段。②抵抗期：这一时期机体充分调动各种生理和心理功能，以对抗应激源的刺激，如果应激源强度较弱或者很快消失，机体可以恢复到正常水平，但是如果应激源强度很大或持续时间过长，就会进入衰竭期。③衰竭期：持续的应激已经超出了机体适应的范围，机体就会表现出适应不良的情况，从而导致心理问题甚至心身疾病。巴甫洛夫的高级神经活动学说和皮质内脏相关学说则认为环境、语言、文字、心理活动都可成为条件刺激物，通过条件反射影响体内器官的活动。心理活动障碍可成为病理刺激物，产生神经症和心身疾病。心身疾病是躯体在企图适应各种应激时所带来的后果，大都属于全身性适应综合征中衰竭阶段的表现。

三、巴甫洛夫的条件反射理论

早在20世纪30年代，巴甫洛夫与同事贝科夫等已对动物的多种内脏活动建立了条件反射，包括胃肠不同质与量的消化液分泌、胃肠蠕动、胆汁与胰液分泌、脾收缩、肾泌尿、心律、呼吸节律、血管舒缩、血液成分、体温调节、新陈代谢率等。实验动物的活动随外界信号的刺激而发生变化，在超强刺激、精细分化、刺激性质变换、过度紧张等情况下，实验动物会出现大脑皮质生理功能失调。出现实验性神经症时，动物有时也有一系列的自主性神经功能与内脏活动的失调。例如，使用条件刺激时，实验动物出现号叫、狂吠、呼吸急促、明显的消化道活动障碍和拒食，以及吞咽空气的动作，并伴有腹肌痉挛与呕吐。巴甫洛夫条件反射学说的一个组成部分是一方面把情绪和"本能"并提，认为情绪激动乃是在皮质控制力减弱的条件下极其复杂的非条件反射的优势和暴乱，另一方面把情绪与大脑皮质神经活动的动力定型的建立联系在一起。他认为动力定型的建立过程、建立的完成过程、定型的维持和它的破坏，在主观上就构成了人们各种积极和消极的情感。他认为在习惯的生活方式发生改变时，如在失业或亲人死亡时，还有在心理恐慌和信仰粉碎发生时，人经验到沮丧的情感，其生理基础就是旧的动力定型受到破坏，新的动力定型又难以建立起来。人的环境及因它而产生的某种变化对人所具有的意义越大,情感体验就越深刻,由此而产生的暂时性神经联系系统的改造便引起了兴奋过程。巴甫洛夫把条件反射视为机体与外部世界相互作用的要素,主张采用条件反射这一客观的实验方法来科学地研究主观心理现象,强调一切主观活动都是由客观外界所决定的,坚持机体与环境、心理与生理、主观与客观的辩证统一。

四、沃尔夫的心理应激理论

康奈尔大学的沃尔夫经过长期精心设计的科学实验来研究心理因素在疾病中的作用。他重视有意识的心理因素的影响,对精神紧张或情绪负荷之下的各种内脏活动变化特别是消化道的反应做过系统的观察。他发现胃瘘患者在长期愤恨情绪作用之下,胃黏膜会出现充血,最终出现点状糜烂、出血;在严重灾害、恐惧、悲哀、失望情绪之下,胃的功能降低,甚至运动与分泌停止;在郁郁寡欢、灰心的状态下或身处激烈的运动比赛时,肠蠕动会出现抑制并导致便秘。与此同时,他观察到一个对婚姻不满的妇女,谈论中出现愤怒与流泪时,她的鼻黏膜出现发红、肿胀、潮湿并大量分泌黏液,从而造成通道阻塞。在此种生理变化的基础上,容易引起细菌感染和鼻炎。这个现象证明鼻黏膜也参与了精神紧张与情绪冲突的过程。他认为这些生理和病理变化是心身疾病结构性改变的前驱。他支持不同的心理刺激能激发全身性非特异性心理应激反应的理论。他以精心设计的科学实验去研究心理因素和情绪对健康和疾病的影响,并以数据形式表示研究中所观察到变化。他采用流行病学的方法证实社会因素和心理因素对健康和疾病的影响的可靠性,他还提出情绪对生理活动的作用还受遗传性器官罹患性和人格特征的影响。

心理生理学使用严格的实验设计、客观的计量方法和数理统计,因而能准确揭示心身的奥妙。目前,由于物理、化学、数学等基础学科的发展,特别是微电极、电子计算机、脑组织化学和脑影像学等技术的推广应用,使心理生理学研究有了长足的发展。值得注意的是,以心理生理学的研究结果(其中许多来自动物实验)来解释人的心理现象和心身关系存在明显的局限性。为了克服这一弱点,要注意结合其他方法,如结合传统心理学分析方法,以避免将人的心理活动完全归为生物和生理的现象,避免用比较低级和局部的规律来解释高级和复杂的心身现象。由于方法学的进步,人们对心身疾病的研究更加深入,更注意环境刺激、心理社会刺激等因素的作用,研究也更加精细,不但涉及宏观群体流行病学,也注意到致病中介机制等微观研究。在应对方式、社会支持系统、生活事件及生存质量等方面的研究也为心身医学开辟了新的研究领域。随着近年来无创伤性记录技术的广泛应用和连续记录装置的出现,上述学说在临床实践中越来越受到重视。此外也有研究考察日常生活中的应激事件等应激源对免疫功能的影响。目前,心理生理学与神经内分泌学、心理免疫学等共同构成了近代心理学的重要研究方向,即心理生物学方向。

以上这些理论尽管都有不尽如人意的地方,但是它们对心理学和医学心理学的发展起到了重要的指导作用。随着社会的进步、学科的发展,一定还会有更多、更科学的理论不断涌现,指引人们更加深入、细致地去探索内心世界。

(张 辉 彭 娟)

思 考 题

1. 简述弗洛伊德的人格结构学说。

2. 简述斯金纳操作性条件反射理论的主要观点。
3. 简述艾利斯的认知 ABC 理论。
4. 贝克认为常见的认知歪曲形式有哪些?
5. 简述罗杰斯的人本主义心理学理论的主要观点。

第四章 心理健康

我国老一辈心理学家潘菽教授曾提出:"我们因注意身体的健康,故研究生理卫生;我们若要使心理得到健全的发展,则必须注重心理健康。"心理健康问题已经成为当今社会极为重视的健康问题,不论社会、家庭还是个人,都应该树立心理健康的观念,并在实际生活中加以维护,以保证大多数人能够以良好的心身状态投身到各项生活内容中。

第四章数字资源

第一节 心理健康概述

心理健康是当今健康观念中很重要的组成部分,随着医学模式从单纯的生物医学模式向综合的现代医学模式的转变,不论现实生活还是医疗活动,人们对它的重视程度都在不断地提高。

案例 4-1

某高中生,学习成绩突出,常处于年级前三名,体育成绩也很优秀。该学生家庭贫穷,靠父母打工收入勉强维持基本生活,他十分嫉妒别人,也十分讨厌父母,认为父母十分无用。在学校看见别人有什么自己非常喜欢的东西,就喜欢借来用,很长时间才会还给人家,直至东西被他用旧、弄脏、玩坏了。后来同学们都不借给他了,他就开始偷,而且越偷越多……最后面临可能被学校勒令退学的情形。

问题:
1. 该学生是否健康?
2. 请说明其健康或不健康的理由。
3. 勒令退学是解决该学生问题的较好方式吗?

一、健康和心理健康的概念

(一)健康的概念

古往今来,人人都希望健康,并把健康作为生活是否幸福的标准之一。那么,什么是健康?传统观念对健康的概念界定局限于躯体有无疾病,即没有疾病就是健康。但是,因为人既

是一个生物性的个体，也是一个社会性的个体，人的健康不仅受生物因素的制约，也受心理因素和社会因素的影响。所以，随着现代科学技术的进步和医学模式的不断发展，人们对疾病和健康的认识水平也在不断提升。

健康的内涵十分广泛，从不同学科或不同的角度出发，会对健康作出不同的定义。1948年，世界卫生组织（WHO）在其宪章中指出："健康（health）乃是一种身体上、心理上和社会适应功能上的完满状态，而不仅仅是没有疾病和虚弱的状态。"由此可见，完整的健康概念不仅指生理健康，还应该包括心理健康和社会适应能力良好的状态。衡量一个人是否健康，必须从生理、心理、社会功能三个方面加以分析，其中心理因素包含行为表现，社会适应功能的评价包含道德品质是否良好。具体而言，评价一个人健康与否不仅要考虑他有没有器质性或功能性异常，还要考虑他是否有主观不适感和社会公认的不健康行为。1989年，WHO对健康作出了新的定义："健康不仅指没有疾病，还包括生理、心理、社会适应和道德品质的良好状态。"半个多世纪以来，WHO向全世界的医务工作者不断提出新的挑战，即在医治患者躯体方面健康问题的同时，还要关注他们的社会功能适应是否良好、心理是否健康等问题，只有这样做，患者的健康才能得到真正的维护。

（二）心理健康的概念

对于心理健康的概念，当前学术界仍然存在争议。由于国内外学者各自所处的社会文化背景不同，研究问题的立场、观点和方法相异，迄今心理健康尚无统一标准的概念。美国精神病学家麦灵格（K. Menninger）认为，心理健康是指人们与环境相互之间最高效率即快乐的适应情况。《简明不列颠百科全书》中指出，心理健康是指个体心理在本身及环境条件许可范围内所能达到的最佳功能状态，但不是指十全十美的绝对状态。

综合上述观点，可以将心理健康（mental health）定义为：一种持续高效而满意的心理状态，个体在这种状态下能够与环境有良好的适应，其生命具有活力并且能充分发挥其潜能。具体表现为：心理健康的个体，其身体、智力、情绪十分协调；积极调节自己的心理状态以适应环境；有幸福感；在学习和工作中能够充分发挥自己的能力。

二、心理健康的研究角度及其应用

对于心理健康的研究有其基本的方法和研究角度，而不同的角度所关注的关键点有所不同，因而其理论说法也存在较大差异。一般来说，心理健康的人就是属于常态的，是为大多数人所认可的、正常的个体；而心理不健康的人则是变态的，被大多数人认为存在着不正常的心理。

心理学家们研究心理健康与否，常常从以下几个方面进行观察。

1. 病理学角度　患者存在某些病理改变，造成神经中枢或身体某些部分出现形态或功能的变化，从而出现一些异常的心理活动。例如，某人表现有幻觉、妄想等症状，这就可以认定他有心理异常存在，也就说明他有心理健康问题的表现。这个角度是把个体当作患者来看待的，而实际上在他身上也存在着某些疾病作为心理健康问题产生的基础。

2. 统计学角度　统计学角度认为人群中各种心理表现都是正态分布的，也就是大多数人处于中间状态，只有少部分人是高于或低于大多数人的正态分布的。许多在变态心理学看来属于异常的现象，在正常人身上也会或多或少地有所表现，他与心理异常者之间的差别只是程度上的差异而已。

3. 文化学角度　任何人都要生活在一定形态的社会中，也都会受这个社会文化的熏陶和影响，那么的他的心理和行为就必然符合这种社会文化的基本要求，否则就会被这种文化排斥，也就不可能顺利生存下去。因此，心理健康与否可以从人的心理和行为是否符合其生活环境所提出的要求，是否符合社会文化所形成的行为规范、道德准则等方面来判断。

这几种心理健康的研究角度当然也是仁者见仁、智者见智，说法各异，观念不同。

病理学角度是客观的、现实的，认为不管哪种疾病都有其病理基础，在实际诊疗过程中必须重视这种因素的作用，并从疾病入手进行诊疗方可产生较好的效果。但毫无疑问这种角度存在着片面化、绝对化的问题，尤其把心理健康完全划归病理改变的范畴，有可能出现偏颇。

统计学角度的研究使人们能够较明确地认识心理健康问题，并且可以量化地进行区分和诊断，在实际治疗过程中还可以随时掌握其发展状况和矫正程度，不失为一种较为有效的、实用的理论。

文化学的角度则比较客观、灵活，特别强调人在不同文化中的心理和行为会存在不同，因而不能用某种文化中的标准去评价或判定其他文化中的人，也就是说在进行心理健康问题的筛查和诊断、治疗时，必须考虑到个体所处文化的一般要求。

三、心理健康的标准及其应用

什么样的心理状态是属于健康的？对于不健康的心理怎么去判定？这是心理健康的研究者们较为头疼的事情，也就是说，要想非常明确地提出一个"放之四海而皆准"的心理健康标准并不是一件简单的事情。

（一）心理健康的标准

关于心理健康，至今还没有公认的统一标准，以下列举两个影响较大的标准供大家参考。

1．马斯洛与米特尔曼提出的标准

（1）充分的安全感。安全感是人的基本需要之一。如果惶惶不可终日，人便会产生抑郁、焦虑等心理，继而引起消化系统、心血管系统等的功能失调，甚至会导致病变。

（2）充分了解自己，对自己的能力做出恰如其分的判断。如果勉强去做超越自己能力的工作，就会显得力不从心，于身心健康大为不利。近几年常出现一些个体由于超负荷的工作而造成"过劳死"的令人惋惜的情况。

（3）生活目标切合实际。由于社会生产发展水平与物质生活条件有一定限度，如果生活目标定得太高，必然会产生挫败感，不利于身心健康。

（4）与外界环境保持接触。人的精神需要是多层次的。与外界接触，一方面可以丰富精神生活，另一方面可以及时调整自己的行为，以便更好地适应环境。

（5）保持人格的完整与和谐。当人格中的能力、兴趣、性格与气质等各种心理特征和谐而统一时，个体方能得到最大的施展。

（6）具有从经验中学习的能力。现代社会知识更新很快，为了适应新的形势，就必须不断学习新的东西，使生活和工作能得心应手，少走弯路，以取得更多的成功。

（7）保持良好的人际关系。人际关系中，有正向积极的关系，也有负向消极的关系。人际关系的协调与否对人的心理健康有很大的影响。

（8）能适度地表达和控制自己的情绪。人有喜怒哀乐等不同的情绪体验，必须释放不愉快的情绪以实现心理上的平衡。但情绪的表达要适度，否则既影响自己的生活，又加剧了人际间的矛盾，这于身心健康毫无益处。

（9）在不违背集体意志的前提下能有限度地发挥自己的才能与兴趣爱好。人的才能和兴趣

爱好应该充分发挥出来，但不能妨碍他人利益，不能损害团体利益，否则会引起人际纠纷，徒增烦恼，无益于身心健康。

（10）在不违背社会道德规范的前提条件下，个人的基本需要能得到恰当的满足。个体的基本需要得到满足才能达到心理健康，但前提是必须符合社会规范，否则将受到良心谴责、舆论压力乃至法律制裁，自然毫无心理健康可言。

2. 中国学者研究归纳提出的标准

（1）智力发展正常。智力正常是个体正常生活最基本的心理条件，是心理健康的首要标准。凡是在智力正态分布曲线内及能对日常生活做出正常反应的智力超常者，都属于心理健康的人。

（2）情绪乐观稳定，意志品质健全。心理健康者能经常保持愉快、开朗、自信的心情，行动目的明确，独立性强；善于从生活中寻求乐趣，对生活充满希望；在任何条件下从不动摇对既定目标的执着追求，克服困难，坚持到底；心理健康者一旦有了负性情绪，能主动进行调控以适应外界环境，具有良好的心理承受力。

（3）人际关系和谐。和谐的人际关系是心理健康必不可少的条件，也是增进心理健康的重要途径。人际关系和谐主要表现在：乐于与人交往，有稳定而广泛的人际关系和自己的朋友；在交往中保持独立而完整的人格，有自知之明，不卑不亢；能客观评价别人，取人之长、补己之短，宽以待人；在交往中能以尊重、信任、友爱、宽容和理解的态度与人友好相处；与他人同心协力、合作共事，并乐于助人等。

（4）人格健全完整。个体人格形成的标志是自我意识的形成和社会化。人格健全完整是心理健康的最终目标，其表现为：人格的各个结构要素不存在明显的缺陷与偏差；具有清醒的自我意识，了解自己，接受自己，客观评价自己，既不妄自尊大，也不妄自菲薄，生活目标与理想切合实际，不产生自我同一性混乱；以积极进取的人生观、价值观作为人格的核心，有相对完整的心理特征。

（5）适应社会环境。能否适应变化着的社会环境，是判断个体心理健康与否的重要基础。能够适应社会环境主要指：有积极的处世态度，与社会接触广泛，对社会现状有较清晰正确的认识，其心理行为能顺应社会变化的进步趋势，勇于改造现实环境以达到自我实现与社会奉献的协调统一。在行为方面，行为方式与年龄特点、社会角色相一致，行为反应强度与刺激程度相一致。

（二）界定心理健康标准应注意的问题

首先，心理健康是一个文化的、发展的概念。不同地域、不同民族和国家之间因社会文化背景差异，心理健康标准可能不同。

其次，从心理健康到心理不健康是一个连续带。每个人的心理健康水平可处于不同的等级，健康心理与不健康的心理之间难以分出明确的界限。现代社会中很多人可能处于非疾病又非健康的"亚健康状态"或称"第三状态"中。

最后，要区分个体的心理是否健康和是否有不健康的心理及行为。判断一个人的心理健康状态，不能简单地根据一时一事下结论。心理健康是较长时间内持续的状态，一个人偶然出现一些不健康的心理和行为，并不意味着此人一定心理不健康。例如，某人在公交车上发现自己的手机丢失后开始大喊大叫，并怀疑是身边的人偷走了自己的手机。他此时此刻的心理和行为是丢东西后的正常反应，但不能说他的心理是不健康的。

第二节 不同年龄阶段的心理健康

关于个体心理发展阶段的划分,不同的理论有不同的说法,这里从心理健康角度做了简要划分,并有针对性地探讨了不同年龄阶段的常见问题与对策。

一、儿童阶段心理健康

(一)胎儿期的心理健康

胎儿期指从受孕成胎到出生的时期,通常以40孕周(280天左右)为孕期,可分为胚肿期(0—2周)、胚胎期(3—8周)、胎儿期(9—40周)三个时期。胚胎期是胎儿人体器官系统形成的关键时期,在这一期间胎儿的器官、四肢和其他生理系统分化和形成,神经系统发育迅速。胎儿期骨细胞开始发育,毛发、指甲和外生殖器发育分化,已有器官结构进一步发展,躯体比例及各部分功能趋于正常,同时胎动和反射活动形成。孕期20周末时多数孕妇都能感到胎动,孕期28—30周是胎动最活跃的时期。

胎儿的发育主要受遗传及生物因素的控制,但胎儿发育的内外环境及母亲自身状况也会对胎儿的健康产生影响。神经解剖学和神经生理学的研究表明:孕期第4周时,受精卵能对直接和间接的刺激做出反应;第8周时,胎儿对母亲传来的信息较为敏感,第10周时,压觉、触觉感受器已形成;第20周时,胎儿对外界声音有反应;第23周时,胎儿大脑皮质结构形成,沟回逐渐增多;到出生前,胎儿脑细胞分裂基本完成,脑发育基本定型。

胎儿心理活动的形成以神经元、神经系统及反射功能的形成和发育为主要物质基础。胎儿在第17周时可由大脑控制行为反应和活动。胎儿发育中的主要异常受遗传、母体及胎盘因素等的影响,辐射、噪声、超声波、高温、电磁场等物理因素可影响胎儿的智力和器官发育。生殖道支原体感染、风疹病毒感染、巨细胞病毒感染、弓形体感染等生物因素可导致胎儿畸形。除此之外,含有汞、铅及其化合物等的化学物质的使用,以及香烟、酒精、咖啡、毒品、药物等的使用均可导致胎儿畸形。做好孕期的心理健康工作,保障胎儿的健康发育对人的一生有着重要的意义。

1. 创造良好的胎儿发育环境 孕妇要注意饮食健康,预防各种疾病。胎儿期如果孕妇摄入重金属过多,会影响新生儿的神经行为发育,其中饮食和装修污染是脐血中重金属的主要来源。此外,孕妇的身体健康状况对胎儿的发育至关重要。孕妇前3个月内感染风疹后,病毒可通过胎盘,使胎儿发生先天性风疹,重者可导致死产或早产,轻者可导致先天性心脏畸形、白内障、耳聋和发育障碍等。严重缺碘的孕妇会影响胎儿智力和体格的发育。

孕妇要保持良好的情绪状态。孕妇长期处于忧郁的心理状态,易造成胎盘血液循环不良,影响胎儿发育;恐惧、紧张情绪易使血管痉挛,引起胎儿出现唇裂、腭裂等畸形情况,以及诱发孕妇妊娠高血压综合征的发生。孕妇应尽量避免情绪激动或精神紧张,并保持良好的心态。

2. 进行科学的胎教 胎教是根据胎儿各感觉功能发育的实际情况,有针对性地、积极主动地给予适当合理的刺激,使胎儿建立起条件反射,进而促进其大脑功能、躯体运动功能、感觉功能及神经系统功能的成熟,为出生后的早期教育奠定基础的一种方法。研究发现,胎儿有丰富的自发情绪及行为,并对外界刺激有即时反应,这为胎教存在的客观性提供了直接依据。胎教可以刺激胎儿的感觉器官,促进胎儿神经系统的发育,可使婴幼儿发育商(DQ)得到提高,并且能够提高婴幼儿的听敏度。目前常用的胎教方法有音乐胎教、语言胎教、抚摸胎教、

光照胎教等。

（二）婴儿期的心理健康

婴儿期是指个体 0~1 岁的时期。从成胎到出生，新生儿的生活环境经历了从恒温、比较安静、黑暗、寄生的胎内环境到变温、有声响、明亮、可以独立进行生命活动的胎外环境的变化。

婴儿期是身体生长最迅速的时期之一，同时神经系统迅速发育，神经系统的发育为反射的形成提供了物质基础，反射指的是对刺激的一种自发和自动的反应。新生儿突出的能力之一是具有一整套有用的先天反射系统。足月产新生儿所表现出来的主要反射分为生存反射和原始反射两大部分。其中生存反射包括呼吸反射、眨眼反射、瞳孔反射、觅食反射（在出生的前几个星期消失）、吮吸反射、吞咽反射；原始反射包括巴宾斯基反射（8 个月到 1 年时消失）、手掌抓握反射（3~4 个月时消失）、摩罗反射（在无惊吓的情况下 4~6 个月时消失）、游泳反射（4~6 个月时消失）、行走反射（不锻炼的情况下出生 8 周消失）。

生存反射能保护婴儿免受不良刺激的伤害，帮助婴儿满足基本需要，而且有助于婴儿获得成人的喜爱，促使成人关注其需求。原始反射被看作是人类进化的遗迹。早产儿的生存反射较弱，原始反射的发生和结束都较正常产期出生的新生儿要晚。

新生儿每天有 70% 的时间处于睡眠状态，只有 2~3 h 处于警觉、安静状态，且睡眠和啼哭模式呈现有规律的变化。后期总的睡眠时间缓慢减少。婴儿的啼哭具有先天性，最初的啼哭是一种对身体不适的自发性反应，这种痛苦信号也促使养护者关注其需要，儿科医生和护士能通过婴儿的哭声来分辨一些先天性问题，这使得啼哭同时具有了诊断意义。

孩子在刚出生后的一段时间（大概为时 2 个月）处在"正常自闭期"，此期孩子对外界反应很少，生命的基本活动就是吃和睡。孩子感觉世界和自己是一体的，就像还在子宫里一样，母亲的积极关注和陪伴，有效维持了孩子的这种"全能自恋"，即世界与我一体，哭声控制，无所不能。母亲以婴儿的感受为中心，及时给予积极的回应与关注，能形成婴儿长大后与人友善、捍卫自我权益、对生命充满热情和创造力的人格特征。

该阶段要做好的心理健康工作主要有以下几点。

1. 父母应多与婴儿进行交流与接触　父母可有意识地为孩子提供适量的视觉、听觉刺激，促进婴儿感觉器官的发育；多与婴儿交流和接触，有利于彼此间建立亲密持久的情绪联络。

2. 培养婴儿良好的睡眠习惯　在保证婴儿一定的睡眠时间外，要注意培养婴儿在任何情况下都能入睡的习惯，如不怕吵、不用抱、不用摇而自行入睡，这有利于训练婴儿的环境适应能力。

（三）幼儿前期的心理健康

1~3 岁的个体属于幼儿前期个体。此阶段是口头语言开始发生、发展的关键期，幼儿能够运用语言与人交往，并通过语言调节自己的行为；运动技能从躺卧状态发展到独立行走和随意运用双手操纵物体；同时自我意识也在此阶段开始发展并出现了比较复杂的情绪体验，各种心理活动开始逐渐齐全。

1~3 岁的幼儿和 1 岁前相比，最明显的特点是动作增多、熟练和复杂化，其中明显的成就是能够独立行走，初步学会使用工具。1 岁左右，幼儿开始学习独立行走。动作特点表现为头向前，前脚掌着地，步伐僵硬，迈步快。1 岁左右的幼儿走路不稳，经常跌跤。造成这种状况的原因有三个：第一，幼儿身体各部分比例与成人不同，头重脚轻，导致走路时难以保持平衡。第二，幼儿骨骼、肌肉发育比较嫩弱，骨组织不坚硬，肌肉力量较差，还不能有力地支撑身体直立行走的姿势。第三，幼儿神经系统协调动作的能力尚未发育完善，全身动作不能协调

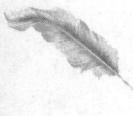

一致。1岁半的幼儿可以走上楼梯，2岁左右的幼儿能够双脚原地跳和原地站立踢球、跑和攀登，3岁的幼儿可以独脚跳。这些动作的发展，使幼儿可以自由地进行活动，从而得以开阔视野、扩大认知范围、促进心理发展。

该阶段要做好的心理健康工作主要有以下几点。

1．适时断奶 孩子对母亲的乳房有较强的依恋，这是因为孩子从母亲的乳房那里得到了最基础和最重要的生理满足，体验到母亲的爱，建立对世界的安全感。随着认知能力和运动能力的发展，幼儿从一岁半开始发展自己的独立意识，并且此时母乳已不能完全满足幼儿生长发育的需要，此时应有计划地断奶并添加辅食，以有利于幼儿心理和生理的健康发展。

2．加强口头言语训练和感觉统合训练 研究发现，对幼儿越加以注意，他听到周围的声音越多，第二信号系统的暂时联系发展得越快，因此，家长应多与幼儿交谈，通过唱儿歌、讲故事等鼓励幼儿多说话，以有效地促进孩子语言的发展。此时幼儿不仅能理解成人对他说的话，而且能运用口语比较清楚地表达自己的思想，还能根据成人的言语指示调节自己的行为。感觉统合训练是指同时刺激多种感官的游戏或运动，如爬行、玩滑梯、荡秋千，它能使幼儿感觉统合正确，身体各部位能得到和谐有效的锻炼，避免感觉统合失调的出现。

3．培养幼儿健康的卫生习惯 注重训练幼儿对排便、排尿的控制和排泄的卫生习惯，应耐心地用和蔼的态度帮助幼儿养成健康的卫生习惯，若采用埋怨、呵斥、不加理睬的态度进行训练会对幼儿心理健康造成不良影响。

4．保护幼儿的自我意识 自我意识的萌芽在2岁左右产生，其突出表现为开始要求让其自己吃饭、穿衣等，拒绝父母帮助。自我意识出现是幼儿心理发展非常重要的一步，父母对幼儿的生活不能大包大揽，应适度满足幼儿独立行动的要求，给予其一定独立行动的自由，有利于幼儿长大后形成独立自主、自尊、自信的人格。

（四）幼儿期的心理健康

案例 4-2

5岁的小亮，常常脾气暴躁，甚至有极端行为。一天吃过午饭，幼儿园的小朋友秩序井然地到游戏区活动，玩得正开心，小亮忽然发出了几声尖叫，老师急忙走到他身边，搂着他说："小亮，慢慢说发生了什么事？"他的反应很强烈，使劲儿跳着脚，哇哇大哭，把手里拿着的玩具扔出很远。老师问了其他小朋友才知道，小亮喜欢的一个积木被另一个小朋友先选走了。老师找到了一个形状差不多的积木递给他："你看，这个和那个差不多，老师跟你一块儿摆吧。"小亮虽然还是不停地哭，但逐渐开始平静下来……

问题：
1. 小亮的情绪表现属于正常吗？
2. 这种情况可能的原因有哪些？
3. 针对这种情况可以采取的措施有哪些？

3～6岁的个体属于幼儿期个体。此时个体的脑重已接近1.3 kg，词汇量和语法结构也发生了质变。幼儿出现了简单的逻辑思维，并出现了独立的愿望，表现为对事物的评价常带有极大的主观性并有逆反行为出现。社会性情感发展较快，个体在幼儿期间有了基本的道德感和理智感。幼儿的活动，主要包括对物的活动（操作和摆弄物体）和与人交往的活动。

该阶段幼儿心理发展的特征如下：

第一，认知活动的具体形象性。幼儿主要通过事物的具体形象来形成对事物的认知，同时知觉印象对思维活动产生影响。

第二，心理活动及行为的无意性。幼儿控制和调节自己心理活动和行为的能力仍然较差，很容易受其他事物的影响而改变自己的活动方向，因而行为表现出很大的不稳定性。

第三，形成最初的人格倾向性。幼儿时期的人格倾向性较之后发展阶段依然具有改变性，但已成为一生人格的基础或雏形。在兴趣爱好、行为习惯、才能表现及对人对己的态度方面，都开始表现出自己独特的倾向，而且人格表现的范围比以前广阔，内容也较之前深刻。

幼儿期的心理健康工作可从以下几点做起。

1. 重视家庭环境熏陶 家庭环境对幼儿的健康发展具有深远的影响，家长言传身教的作用和家庭环境对人的影响很大。家庭气氛的和睦融洽及民主平等有利于幼儿形成良好的德行，在民主性教养方式下成长的儿童，性格更多地显示出独立、积极、态度友善、情绪稳定等特征。

2. 以"慈而有度，严而有格"的方式正确对待幼儿"不听话"的行为 幼儿在成长过程中可能会表现出情绪不稳、爱发脾气、任性、多动、以自我为中心、破坏性行为的特征。针对这种"不听话"行为，家长不应采取粗暴的方式进行严惩，也不能用溺爱的方式去盲目地顺从孩子的要求，应以心平气和的方式去关注孩子的需要，理解孩子的感受，并且细致地给予孩子指导和教育。

（五）童年期的心理健康

童年期指7~12岁的时期，处于此期的儿童为学龄儿童。童年期的个体神经系统成熟度已经达到97%，生活方面则从以游戏为主过渡到校园生活为主。

学习是童年期儿童的主导活动，能促进儿童心理的积极发展。童年期的学习有三个特征：学习内容以学习间接经验为主；学习方式依靠教师指导，是教师主导活动的过程；学习过程具有一定程度的被动性和强制性。儿童学习兴趣的发展也有三个特征：在整个童年期内，儿童从最初的对学习过程和学习外部活动感兴趣转变为对学习的内容、需要独立思考的作业内容感兴趣；儿童的学习兴趣从不分化转变为逐渐分化；随着儿童年龄的增长，游戏因素在儿童学习兴趣上的作用逐渐降低。

童年期儿童数字记忆的广度与成人水平相当，记忆容量的模块增加到7±2。记忆策略主要为复述（背诵）和组织策略（归类、系列化、类比），在不同年龄阶段的应用方面体现为5岁前不采用策略，5~7岁为过渡阶段，10岁以后主动采用记忆策略。

童年期儿童思维从具体形象思维发展为抽象逻辑思维，但仍不能摆脱事物具体形象的支持，甚至需要借助直观事物来理解抽象概念，10岁左右是形象思维向抽象逻辑思维过渡的转折期，是儿童思维发展产生质变的关键年龄。

童年期儿童自我中心现象逐步减弱，4~7岁个体依然存在自我中心的认知情况，9岁以后正确认知结果占主导地位，并基本摆脱了自我中心的影响。在自我评价方面，评价内容逐渐扩大和深化，评价结果主要受父母和同学影响，并与情感密切相关，表现为自我评价高的儿童情绪更快乐。小学儿童的自我评价与学业、社交、自信心密切相关。

童年期友谊的发展体现在四个阶段：阶段一为短期游戏伙伴关系（3~5岁），这时还未形成友谊的概念，同伴就是朋友，一起玩就是友谊；阶段二为单向帮助关系（6~9岁），要求朋友听从自己的愿望和要求，顺从自己的同伴就是朋友；阶段三为双向帮助关系（9~12岁），对友谊的互动性有了一定了解，但有明显的功利性，还不是患难与共的合作；阶段四为亲密而相对持久的共享关系（约12岁以后），逐渐懂得忠诚、理解、共同兴趣是友谊的基础，互相倾

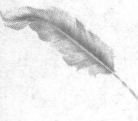

诉秘密、互相帮助、解决问题，但这时的友谊有强烈的排他性。

童年期的心理健康工作可从以下几点做起。

1. 培养学校适应能力 学龄期儿童刚入学时由于要面对陌生的环境、同学和老师，可能会出现适应困难的现象，如出现焦虑、恐惧、抑郁的情绪和拒绝上学的行为。因此家长可在入学前提前改变孩子的饮食、起居规律，使之与学校的要求相一致。老师与家长也给予具体指导和帮助，重视教育的直观性和趣味性，营造温馨快乐的学校生活氛围。

2. 激发学习动机，培养学习兴趣 注意安排好儿童的学习活动，激发其学习兴趣，培养科学的学习方法，帮助儿童养成自学的良好习惯。家长和老师要注意引导孩子对考试名次、分数形成正确的认识，培养正确的学习动机。如果孩子出现逃学、上课注意力差、不按时完成作业等行为，家长和老师应注意循循善诱、正确引导，不要武断惩罚，以免造成不良的后果。

3. 建立良好的同伴关系 童年期儿童的交往对象从以父母为主转移到以同龄伙伴为主，因此，同伴关系对其心理发展有重要的影响。在与同伴的交往中儿童形成了对他人观点的敏感性，掌握了人际交往过程中的规则，学习了社会适应行为，并学会建立和发展亲密关系。同伴关系良好的儿童对学校态度更为积极，反之则对学校的态度较为消极，而这会对其整个学校生活的质量产生重大影响。

二、青少年期心理健康

青少年期一般指的是青春期之后到35岁，这是一个人从儿童进入成年的关键阶段，其心理的发展变化是从剧烈起伏到逐渐平稳，最终达到完全成熟。

（一）少年期心理健康

案例 4-3

> 张某上小学六年级，独生女，看起来是个大姑娘了。她的家庭条件较为优越，父母对她也比较溺爱，原本成绩中等偏上，近期考试成绩却出现下滑，作业经常完不成，上课经常不在状态，处于自我幻想和自我陶醉之中；在家里总会莫名其妙地生气，经常顶撞爸爸和妈妈；与同学相处也时时情绪偏激，争吵不断；对老师的批评教育表面上好像接受，实际上并不服气。慢慢地她变得独来独往，表现越来越不合群，课间也基本不出去，坐在座位上发呆。
>
> 问题：
> 1. 青春期的心理发展有哪些特点？
> 2. 常见的青春期心理问题有哪些？
> 3. 家长在进行青春期教育时应注意什么？

少年期又称青春期，一般指11、12岁到17、18岁，这一时期体质发育快，生理功能不断成熟，是以生殖器官发育成熟、第二性征发育为标志的时期，认知功能全面和均衡发展，由儿童逐渐发育过渡为成年人，但在情绪方面存在情绪体验敏感而不稳定、情绪反应快而强烈但不够持久的现象。

少年期的身心发展具有以下特点：

身高增长进入第二生长高峰期。男生在13岁左右身高迅速增长，在14岁左右达到高峰，女生的这一过程要比男生早大约2年，大多从9岁左右开始进入身高生长加速期，在12岁左右达到生长高峰。

性意识觉悟产生。少年期是性器官、性功能、性意识发育发展的关键期，并出现了性体验。男性第二性征为喉结突出、嗓音低沉、体格高大、肌肉发达、唇部出现胡须、周身出现多而密的汗毛，出现遗精；女性第二性征为嗓音细润、乳房隆起、骨盆宽大、皮下脂肪较多、臀部变大、体态丰满、出现了腋毛和阴毛，出现月经。

认知功能发展完善。大脑发育完整，兴奋过程与抑制过程逐渐平衡，特别是内抑制功能逐渐发育完善，第二信号系统占据优势地位。

少年期是容易出现心理和行为异常的高峰期。在这一时期，违法犯罪率逐年增高，心理疾病的发病率也逐年增高，心理生物性紊乱、焦虑症、恐惧症、强迫症、抑郁症、自杀、青春期精神分裂症等问题成为少年期最常见的问题，此外网络成瘾现象严重。

少年期的心理健康工作要注重以下几点。

1. 学会控制和调节情绪　少年对外部的压力和变化心理承受能力弱，因而外界刺激常常使他们陷入焦虑、抑郁等情绪不稳的境地。抑郁正成为当前中学生普遍的心理健康问题。原因主要是少年期自我意识发展具有矛盾性，当理想自我和现实自我发生矛盾时，常感到一种"挫败感"，对自我的认识缺乏客观性，自我体验丰富而敏感，常因为小事引起强烈的情绪反应，老师和家长应引导少年不断认识自己的长处和优点，并正视自己的缺点并加以改正，提高自我控制情绪的能力。

2. 处理好学业问题　课程任务重，难度增加，升学压力较大，导致一些学生自卑、压抑、焦虑、抑郁、厌学等。出现较多的学业问题是学习困难和考试焦虑。

学习困难是指智力正常但效率低下，达不到国家大纲要求的水平，最显著特征是缺乏自信，自我评价和自我调节能力低，对学习的兴趣和自信降低，进而选择逃避、自暴自弃，严重的会逃学、休学等。干预方法主要有行为矫正、认知行为干预等。

考试焦虑在情绪上表现为担忧、焦虑、注意力不集中及记忆力下降，行为上表现为坐立不安、手足无措并伴随着头痛、食欲下降、恶心、心悸等。考试焦虑会对学生的心理健康产生消极影响，导致其自我评价偏低，情绪难以稳定，人际关系紧张，社会适应力明显降低，形成易退缩、过于胆怯或富有一定攻击性等特点。干预的方法一般有放松训练、系统脱敏训练、认知技能训练、催眠等。

3. 解决人际关系问题　少年时期的人际交往方面主要表现在同伴、师生和亲子这三方面。

（1）建立亲密的同伴关系：少年期友谊关系的亲密水平更高，和同伴一起更多的是交流思想或倾诉自己的情感，个体也能表现出理解、忠诚、敏感、可靠等行为特征。同伴关系的状况会不同程度影响到学习、生活和健康心理的维护。

（2）培养民主的师生关系：由于认知和身心的发展，自我意识和独立性的增强，少年期学生开始品评老师，甚至对某些老师的说教产生逆反；而部分老师对一些学生的不理睬或不信任会产生对抗心理等情况，使得学生出现了心理压抑、富有攻击性行为等问题。学生希望得到老师的关心、理解和支持，老师应以理解的态度用爱心和耐心去面对，建立一种民主的师生关系，促进青少年的健康成长。

（3）处理好亲子间的沟通问题：在少年期，父母榜样的作用会逐渐弱化，少年逐渐形成自己的价值观、人生观，开始重新审视现有的观念，不再愿意墨守成规、原封不动地接受父母的观点，对父母的依赖和依恋逐渐被同伴所削弱，并在行为上抗拒父母的干涉和控制。因而要更加理性地看待和处理亲子关系。父母应学会与孩子平等交谈，只做顾问不做指导员，给孩子足够的自由天地，培养其独立坚强的意志品质。

4．加强性健康教育　对少年期学生及时开展性科学知识教育，学校可通过健康讲座、知识普及活动等形式开展以性生理健康、性心理健康、性道德和法治等为主要内容的教育，引导他们对性有正确的认知态度，正确理解性冲动，接受其自然性与合理性，并能积极参加有益的集体活动，将心理活动的指向从性转向学习、生活中，减少对性的关心，并逐渐适应性功能成熟状态的各种生理表现，如女生出现月经初潮、男生出现遗精。

（二）青年期的心理健康

青年期年龄界定为18～35岁，是个体毕生发展过程中从儿童走向成人的第一个时期。个体心理发展的主要特点是自我意识迅速发展，自我同一性确立，人生观、价值观趋于稳固，进入相对平静、相对成熟的发展时期；基本社会化过程已完成，个体成为真正意义上的社会人；职业选择与事业发展的困惑，恋爱、婚姻、家庭的确立过程中的调适等是主要面对的问题。

1．青年期的认知发展

（1）智力发展：青年期以前流体智力和晶体智力都随年龄增长而提高，青年期后流体智力呈缓慢下降的趋势，晶体智力则一直保持相对稳定，并呈上升趋势。

（2）思维发展：分三个阶段。①二元论阶段，个体对问题的看法为非此即彼、非黑即白；②相对性阶段，个体通过对知识和真理相对性的认知及比较来审视不同的观点，找出解释现实问题的有效理论；③约定性阶段，个体能坚持用约定俗成的立场和观点来认识问题，又能具体问题具体分析，从不同观点的立场调整认识。三个阶段逐步推进，个体思维自我监控能力已接近成人水平，会把思维本身作为意识对象，不断对其进行积极主动的监视、控制和调节，个体思维的发展进入高峰期。

2．青年期的社会性发展

（1）自我意识发展：个体的自我中心倾向减弱，客观性增强，并将注意力集中到发现自我、关心自我的存在上来。

（2）人生观和价值观的发展：受到个体成熟因素、社会背景和文化条件以及个体的自我调节因素的制约。

知识拓展

心理发展过程中的自我同一性

自我同一性又称自我认同，是埃里克森人格发展理论中的一个专业术语，是指青少年对自己的本质、信仰和一生中重要方面前后一致及较完善的意识，也就是个人的内部状态与外部环境的整合和协调一致。

自我同一性是个体在特定环境中的自我整合和适应之感，是寻求内在一致性和连续性的能力；也是指人格发展的连续性、成熟性和统合感，个体尝试着把与自己有关的各方面结合起来，形成一个自我决定、协调一致、不同于他人的独具"同一风格"的自我。

自我同一性其实包含两层意义：一是个体的内部达到自我整合的和谐状态；二是个体对自身的认识与个体感觉到的外界对他的认识达成一致，而第一层是第二层的前提和基础。

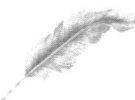

青年期的心理健康工作要注重以下几点。

1. 建立正确的职业价值观，做好职业选择　要做好职业选择，个体必须认清自我，了解自己的兴趣、能力和人格特征，选择适合自己特点的职业；建立正确的职业价值观，理性降低对金钱的期望值，尽可能将自我成长和自我实现作为职业选择首选的价值观，明确目标和追求，把主要精力放在自己最看重的事情上，主动舍弃难以达到或无法达到的目标。

2. 建立正确的婚恋观　爱情是人际关系发展中随着感情加深而发展的历程，在此基础上恋爱、结婚。当今社会婚恋价值观呈现多元化。研究发现，学历水平越低越趋向于贪图性欲和现实功利取向；金钱因素在婚恋观中的地位也在上升，经济基础成为婚恋双方考虑的重要因素。正确的婚恋观能使青年男女理性、认真地择偶，正确对待婚恋关系，认识到婚姻不仅是共同生活的需要，更多的是情感交流和关怀的需要，从而维护爱情的长久和婚恋关系的稳固。

3. 做好从为人子女到为人父母的角色转换　孩子使年轻夫妇在社交活动、家务负担、经济开支、住房条件和夫妻感情方面都受到不同程度的影响。有了孩子使多数年轻夫妇得到了最大愉悦和满足，觉得自己更有责任感、更成熟，人生更加充实；而照顾孩子会增加婚姻压力，使夫妇单独相处的时间减少，婚姻失去浪漫，从而影响婚姻质量。年轻夫妇要做好角色的转化，可寻求长辈的帮助，双方多做沟通，共同做好家务，多了解育儿知识，正确认识自己的责任和义务。

三、中年期心理健康

案例 4-4

王某，女，53岁，与儿子、儿媳同住。据儿子讲，王某自儿媳生完孩子就变得很敏感，经常因为一点小事就发生情绪波动，如儿媳下班回来先去看看宝宝，没跟她打招呼她就特别生气，虽然没跟儿媳吵，但等儿子回来后却开始唠唠叨叨，说起尽力帮儿子和儿媳，天天忙着做饭，没什么对不住儿子和儿媳的等，觉得儿子和儿媳故意不尊重她，看不起她。此外她还经常失眠，经常后半夜起来在房间边溜达边叹气，还总说心里发慌。儿子非常担心，想带她去医院看看。

问题：
1. 该案例中王某的情况属于更年期表现吗？
2. 更年期综合征一般怎样治疗？
3. 中年期的心理调节应重点做好哪些方面？

中年期一般指35～60岁这段时期，是个体一生中最成熟、精力最充沛、工作能力最强的阶段。

个体知识的积累和思维能力都达到了较高水平，情绪、情感趋于稳定，更善于控制自己的情绪，较少出现冲动，人格也已稳定，并具有稳定的社会关系。40岁以后，视敏度和视觉感受性逐渐下降，听觉阈限也随年龄增长而逐步提高。记忆加工不再重视简单的细节，而更关注有关事物本质的结论性的信息。流体智力下降、晶体智力上升。辩证逻辑思维大量使用并得到进一步发展，思维发展更加现实、灵活和具有智慧性。

自我意识的发展呈现对自我更满意的状态。人格结构稳定性进一步增强，人格发展更加成熟：内省日趋明显、心理防御机制日趋成熟、为人处世日趋圆通，且性别角色日趋整合，"男女同化"的人格被认为是一种"完美人格"。

中年期人际关系呈现复杂性：与同事和领导是竞争与合作共存，在合作中体现其优势竞争力，以便赢得升迁或加薪的机会。中年期朋友的数量少于青年期，但亲密程度要高。

中年期个体职业发展达到了一生中满意度的最高峰，获得职业成功的人对自己感到满意，不太成功的人也不再抱有幻想，对自己的期望值进行了调整，对工作也感到相当满意。依靠体力和反应速度的工作效率开始下降，而依靠认知技能的工作在整个中年期一直保持在很高的水准。

中年期个体存在着渴望健康与追求成就的矛盾、人际关系错综复杂、家庭与事业双趋冲突等的问题，心理压力普遍超负荷。如不能正确对待和妥善处理这些问题，会严重影响身心健康。因此，中年期的心理健康工作要注重以下几点。

1．做好身心健康和追求成就的平衡工作　首先，应科学认识自己的生理、心理特点，协调好智力和体力之间的关系，不要超负荷工作，做到尽力而为、量力而行。其次，要学会以积极的态度面对生活中的变化，正确看待成功和失败、淡化名利地位，提高对挫折的承受能力。最后，加强体育锻炼，加强中枢神经和内分泌系统的功能，改善循环和呼吸，促进新陈代谢，提高大脑的工作效率。

2．营造良好的家庭氛围　夫妻关系和谐是家庭良好氛围的关键，夫妻间建立相互信任、在情感和行为上表现出较高的同一性，才能在处理家庭问题上达成共识，取得一致的意见。亲子关系也是中年人常遇到的困惑之一，要注意良好的子女教育方式，了解孩子的心理特点，尊重孩子的人格，并根据孩子的能力适当设立期望值。

3．做好更年期心理健康工作　女性更年期一般为45～50岁，男性55～65岁，部分人生理功能失调的反应、自主神经功能紊乱的症状及不良的精神症状严重影响了工作和生活，称为更年期综合征。要主动学习有关更年期的科学知识，认识到可能出现的身心症状是生理正常的变化。出现症状时不要害怕，要提高自己的调节和控制能力，必要时可寻求医生的帮助，避免出现心理问题。

四、老年期心理健康

老年期指60岁至死亡，此期个体记忆能力下降，概念学习能力、推理能力和解决问题的能力都出现不同程度下降，情绪趋向不稳定。因为生理和心理衰老而带来的一些问题影响着老年人晚年的生活质量。

个体进入老年期后感知觉发生显著的退行性变化，这是衰退最早、变化最明显的心理活动，视觉、听觉、味觉、嗅觉和触觉的功能都在减退。

记忆衰退主要体现在提取信息时比较困难，需较长时间，特点有：机械记忆衰退明显，意义记忆较机械记忆衰退较慢；再认能力逐渐减退，但再认比记忆回忆保持较好；识记和回忆"姓氏"最难。

人格特征呈现一定的稳定性，同时在某些方面也有变化。不安全感（身体健康、经济保障）、孤独感增强，适应能力变差，拘泥刻板并趋于保守，经常回忆往事。造成老年人人格变化的因素可能有：生物学的衰老（大脑、视力、听力的衰退）；心理上的老化（强烈地意识到自己老了之后就会对生活丧失希望，疑病和对死亡的恐惧）；社会文化因素的影响（社会关系逐渐减弱：社会疏远老人，老人退出社会）。

老年期的心理健康工作要注重以下几点。

1. 加强身体锻炼，正确看待衰老、疾病和死亡 应客观看待自身功能的老化，坚持适量、不间断的体力和脑力活动，如看报、写作、散步、慢跑、打太极拳，可延缓脑功能和躯体功能的衰退。当患有疾病和面临死亡时，应以积极的态度去接受，以乐观的行动去面对，从而减少因恐惧和焦虑带来的痛苦体验。

2. 培养业余爱好，发挥余热，避免出现"退休综合征" 将要退休的老年人应提前计划好退休后的生活、工作安排，摆正自己的位置，了解自己体力和精力的变化及相应的责任和义务的变化，重新调整自己的心态。要培养多种爱好，充实自己的生活，并在身体和精神尚好的情况下尽可能回到社会活动中发挥余热，做力所能及的事，争取对他人有所帮助，对社会有所贡献。

3. 社会和家庭应给予关注和照顾，发挥社会支持系统作用 相关机构应做好老年人的心身保健工作，尤其要多关注独居的老年人。家庭中晚辈要认识到老年人的心理发展特点，充分理解和体谅老年人的衰老现象，多给予尊重、体贴、关心和照顾。对于思维方式、价值观念和生活方式的差异及经济问题引起的两代人间的不和谐，要及时调适并寻求相应社会机构的帮助。

（王炳元　吉宇波）

思 考 题

1. 怎样理解心理健康的概念？
2. 在判定一个人心理是否健康时需要注意哪些方面？
3. 心理健康的标准有哪些？
4. 青年期心理健康工作的重点有哪些？
5. 影响心理健康的因素是什么？

第五章 心理评估

第五章数字资源

中国是较早使用心理评估的国家之一，早在 2000 多年前就通过各种评估手段进行人才的鉴别和选拔。但是现代科学的心理测量学却诞生于西方，世界上第一个科学量化的心理测验产生于 20 世纪初的法国。随着医学模式从单纯的生物医学模式向现代生物 - 心理 - 社会医学模式的转变，心理评估在临床领域的重要性越来越受到人们的广泛重视。通过心理评估可以对临床患者的各种心理活动与行为进行客观或量化的评价，从而为临床的诊断治疗和护理提供科学的依据，目前已逐渐成为临床诊治的有效辅助手段。

第一节 心理评估概述

案例 5-1

李某，女，已婚，32 岁，博士毕业后在国内一所知名高校任教。李某从小在一个偏远的小山村长大，家庭经济非常贫困。但是李某从小有种不服输精神，下定决心通过自己的努力走出农村，终于经过多年努力，李某如愿考上大学，并读了硕士和博士。李其工作半年后结婚，2 年后剖宫产一个 3.25 kg 男婴，母子平安。同事和同学们都羡慕她家庭幸福、事业有成。不料，一向活泼开朗、温柔有加的李某却在产后半个月出现莫名的情绪低落、伤心落泪，动不动就对周围人乱发脾气或大吼大叫，甚至有抱着孩子跳楼的念头，后被家人带到医院。医生在了解李某本人的感受及听取家属的描述后，怀疑李某为"产后抑郁"。

问题：
1. 医生需要为李某做哪些方面的心理评估？
2. 临床心理评估中常用方法有哪些？

一、心理评估的概念

心理评估（psychological assessment）是指运用心理学的理论与方法对个体或团体的心理现象及其水平进行系统评定的过程。心理评估被广泛应用于社会生活各个行业，包括医学、教育学、航空航天、公安、司法、管理、人力资源等领域。当心理评估被应用到临床领域服务于

患者心理问题或心理障碍的诊断与疗效判定时，通常被称为心理诊断。

二、心理评估发展史

（一）中国心理评估发展史

中国古代虽然没有科学的心理测量学，但几千年的文明发展史却处处蕴含着丰富的心理评估思想。孔子曾根据人与人之间心理和能力的差别，把人分成上智、中人、下愚三种，认为："中人以上，可以语上也；中人以下，不可以语上也。"《孟子·梁惠王上》中记载："权，然后知轻重；度，然后知长短。物皆然，心为甚。"说明古人很早就意识到既然万事万物是可以丈量的，人的心理也是可以进行评估的。《黄帝内经》中的阴阳平衡说曾采用阴阳观念对人的气质类型进行分类，阴代表消极、保守、压抑、退缩、柔弱等，阳代表积极、兴奋、张扬、进取、刚强等。由于每个人所具备的阴阳特质和内涵各不相同，因此可将人的气质类型划分为太阴、少阴、太阳、少阳、阴阳和平五种类型。这比西方希波克拉底的"胆汁质、多血质、黏液质、抑郁质"四种气质类型说更为丰富和深刻。

近代中国学者开始借鉴西方现代测量学的理论与方法，广泛开展了一系列现代心理评估的探索工作，近代心理测量学在中国得以快速兴起。20世纪80年代中期之前，我国近代心理测量学主要以翻译和修订国外已有的心理量表为主；从20世纪80年代中期以后，逐渐重视本土化问卷的自主编制。心理评估的应用也从教育领域扩展到了军事、人力资源、临床诊疗和管理等多个领域。近年来，随着计算机网络和人工智能技术的蓬勃发展，许多传统的纸笔测验逐渐被情境测验和计算机模拟测验所取代。

（二）西方心理评估发展史

1879年，德国心理学家冯特（W. Wundt）建立了世界上第一所心理实验室，利用开发的测评工具对不同个体的思维敏捷性进行评定，发现并证实不同个体在许多心理能力方面存在差异。1884年，英国心理学家高尔顿（F. Galton）建立了人类测量实验室，测试了近万人的生理和心理指标，他将自己所创立的皮尔逊积差相关统计学技术应用到心理测验中，证实人的智力存在个体差异及代际遗传性。1890年，美国心理学家卡特尔（J. M. Cattell）应用高尔顿创立的相关统计学技术进一步证实了反应时、记忆力等心理指标的个体差异性，先后编制了50个左右的心理测验项目，首次创立"心理测验"专业术语，并发表了世界上第一篇心理测验方面的专业心理学论文。1905年，法国比奈（A. Binet）和他的助手西蒙（T. Simon）编制了世界上第一个智力测验量表——比奈-西蒙量表，又称1905量表。继比奈之后，各种智力测验如雨后春笋蓬勃发展，但是基本原理都还是基于比奈所奠定的研究基础。

现代西方测量学除了在智力测验领域的兴盛外，在人格特质和职业兴趣等领域的心理评估也同步推进。1909年瑞士心理学家荣格（C. G. Jung）编制了标准化的词语联想刺激表，由此推断被试者的情绪、情感等特点。美国心理学家斯特朗（E. K. Strong）于1927年编制出全球第一个职业兴趣调查表，不仅对个人职业选择提供了非常有效的参考，也为企业的人才选拔提供了非常有价值的信息。1942年，美国哈撒韦（S. R. Hathaway）和麦金利（J. C. McKinley）编制的明尼苏达多相人格问卷为临床精神病诊断提供了切实的帮助。

三、心理评估的任务

心理评估的任务是对个体或团体的认知、情绪、行为、能力、人格等心理现象进行评定和等级划分,服务于临床或其他领域,并在实际生活中得到广泛的应用,具有多样化功能。

(一)人才选拔与分类安置

当今社会,教育、工业、军事、艺术、体育等部门经常面临人才选拔,尤其是一些特殊人才的选拔问题。因此,仅靠"伯乐相马"式经验选拔人才无法满足社会基本需求。心理评估的出现为人才选拔提供了科学的量化手段,通过对不同职业岗位或职务工作所需求的心理特征进行汇总分析,然后根据这些特征设计出各种心理量表,借此识别适合从事这项工作的人,从而显著提高人才选拔的效率。所谓分类安置即借助心理评估手段,做好人与事的最佳匹配。人才选拔和分类安置结合起来,既能提高个人的工作兴趣和绩效,又能激发员工的内在潜能,在现代职业领域中日益发挥着重大的作用。

(二)临床诊断与治疗评价

随着现代社会竞争和生存压力的增加,精神类疾病患者数量越来越多。精神类疾病不同于传统的躯体疾病,它主要依赖症状学指标进行临床诊断与治疗评价。因此,心理评估在临床各种精神病和神经症的诊治过程中具有重要的价值。除了精神科患者外,等待进行外科手术的患者在手术之前会出现不同程度的焦虑情绪,也需要通过心理评估判断患者能否如期进行手术。健全的心理离不开健康的脑神经系统,临床神经内科和脑外科患者通常存在不同程度的脑功能受损,也离不开心理评估来评判其认知功能受损和恢复情况。

(三)健康评定与教育指导

目前全国正在大力提倡素质教育,《中国教育改革和发展纲要》明确指出心理素质是学生素质培养的重要构成内容。心理评估可以帮助教师更加全面、客观、准确地了解学生心理发展状况,如每年新生入学的心理健康普查和定期的心理调查,有助于教师及时了解学生的心理健康动态,及早识别有异常心理行为的学生,有助于指导学校和教师有针对性地开展教育工作,对促进和维护学生的心理素养具有重要的价值。

(四)心理咨询与治疗服务

在进行心理咨询时,了解与来访者相关的家庭背景、人格特征、过往经历等是一个非常复杂的工作,咨询师要通过对来访者的心理评估,才能对这些碎片化信息和关键问题进行全面分析和把握,为心理咨询与治疗提供必要的前提和保证。标准化的心理测验有助于当事人发现自己潜意识中不曾感知的情绪困扰和人格缺陷,有助于当事人的自我行为矫正,也有利于为心理咨询与治疗工作提供充分的依据。

(五)科学研究的辅助手段

首先,心理评估是科学研究过程中收集资料的有效手段。许多科研工作,都需要通过心理评估或心理测验来获得第一手资料。其次,心理评估有助于建立和检验理论假说。心理学中的许多理论是在对评估资料进行深入系统分析的基础上提出来的,并通过实证研究来进一步进行检验,即从实践中来,又通过实践来验证。最后,科学研究中的均衡分组实验设计也需要通过心理评估完成。

四、心理评估的流程

（一）确定评估目的

心理评估是一个有计划、有准备的过程，要先明确评估对象是个体还是群体。如果是临床个体评估，需要确定评估目的是辅助诊断还是判别疗效。心理评估对门诊初诊患者通常是辅助诊断，而对复诊或住院患者更多属于动态评定或判别疗效。如果是群体评估，首先明确是筛查当下有某种风险行为或心理问题的人群，还是预测未来有某种风险行为或心理问题的人群，抑或预测未来做出更大职业成就的人群等。

（二）准备评估资料

心理评估对象和目的一旦确定，就需要明确选用哪些评估方法，准备相应的评估资料和工具。如果是辅助诊断目的，需要了解来访者存在哪些问题，首要问题是什么，根据首要问题和预期诊断假设选取内容较为翔实且效度较高的测评工具。辅助诊断测评工具有自评和他评两种，需要结合评估对象的年龄、文化教育程度和身体健康状况等酌情而定。如果是筛查评估，适合选取内容较为短小的测评量表，保证被试者的依从性。如果是预测目的，需要结合纵向追踪时段和预测目标灵活调整。无论是个体还是团体，也无论是什么目的，尽可能选择标准化程度高的测评工具。

（三）实施评估内容

如果采用观察法或访谈法实施临床心理评估，需要根据事先确定的观察目标行为或访谈内容提纲进行，既要灵活沟通，不给对方造成压力感，又要谨记评估目的，不能因主题太散而耗费时间过长。无论采取哪种方法实施个体评估，注意打消对方觉得自己"心理异常"的顾虑和焦虑，尽可能让对方在平和的心态下完成评估内容。如果是选用测验法进行群体心理评估，要严格按照测验工具所规定的统一指导语尽可能在同一环境下完成实施，保证测验过程的同质性。无论是哪种评估方法与目的，除了基本的心理评估内容外，通常还需要有翔实的人口学资料信息，如年龄、性别、民族、文化程度。

（四）报告评估结果

对心理评估所测查的结果需要进行分析和处理，给出评估报告，进行科学解释。首先要报告被评估个体或团体的基本人口学资料信息情况，其次报告本次评估的具体结果，最后给出对应的建议和对策。例如，如果是门诊个体抑郁评估结果，需要报告个体具体的性别、年龄等基本信息，目前抑郁量表得分情况、等级程度如何，是否建议心理咨询或专业治疗。如果是某个特殊群体抑郁状况筛查，需要报告总体抑郁量表得分的分布情况，不同程度抑郁问题个体的构成比，并给出健康管理对策建议等。

五、心理评估的方法

心理评估是一种测量过程，其使用特定的专业技术，来帮助形成对个体的心理现象和行为的整体评估，是评估个体社会适应、临床心理诊断和预后的重要手段。心理评估有多种方法，联合应用这些方法有助于对个体心理问题有更加全面、深入的了解。

（一）观察法

观察法主要是通过肉眼直接观察个体的外在行为表现，又称行为观察法。观察法分为直接观察和间接观察。例如，直接观察一个人的外在言语行为是否与他的身份及所处环境相符，观察一个人在群体中的人际互动风格，这些均属于直接观察法；间接观察法一般通过回放录像实现，如了解父母对子女的真实教养风格。观察法又分为自然观察法和控制观察法。自然观察法中个体呈现的是生活中最真实的行为表现，被观察者浑然没有感觉到被他人观察，如观察安装在家庭或教室里的回放录像；控制观察法是人为设置的、有各种限定条件的观察，如在实验室环境下的观察。观察法直观简单，眼见为实，但是容易受到观察者的主观因素影响，多次观察结果一致性略有不同。

（二）会谈法

会谈法又称访谈法，其基本形式是评估者与被试者通过沟通交流，获得评估信息，这也是个体咨询或临床诊治过程中最常见的一种心理评估方法。会谈法包括自由式会谈和结构式会谈。前者较为轻松，比较开放，所以内容会比较松散，容易出现偏题跑题，影响评估的效率；而后者优点在于高效快捷，可以节约时间，但有时候会让被评估人员产生刻板生硬、不够亲和的感觉。半结构式访谈介于二者之间，既兼备二者优点，又很好地克服二者的不足，实际应用较多。

会谈过程中，评估者需要注意问候和关心被试者，与对方建立良好的人际关系。评估者讲话的声调要温和亲切，善用开放性提问和鼓励式提问。评估者不仅要关注对方的言语回答信息，也要留意和记录对方伴随的非言语行为反应。例如，对方回答问题的过程中突然出现沉默不语或声音极小时，需要耐心配合。访谈法直接灵活，获得信息翔实，但是耗时多、对环境要求高，因此在大面积调查中这种方法的使用容易受到限制。

（三）调查法

有时候心理评估过程中有些资料不能从当事人那里直接获取，需要从相关的人、机构或资料那里获取，此时所用的心理评估方法即为调查法。因此，调查法所获得的评估信息为间接信息，需要确保调查来源资料的真实可靠性。例如，对年龄较小的儿童进行心理问题评估时，通常需要对其同学、老师或父母进行调查，从而全面获得信息。调查法包括横断面调查和纵向调查。横断面调查是在同一个时间点调查不同方面的评估信息，内容全面、省时省力；纵向调查法是针对某一种或几种特殊心理行为，从当下开始在未来一段时间内连续多次进行调查，费时费力，但有助于因果关系的判定。

（四）测验法

测验法是指通过客观、量化的手段对个体或群体的心理现象或行为进行评估的方法。最常采用的就是以量表的形式，将一些常见心理问题编制成题目，让被试者判定自己是否存在对应问题及等级程度。最后根据量表得分之和，评定个体是否存在相应的心理问题，或评定某种心理能力发展水平等。测验法操作简便、省时省力，标准化程度高，在心理评估中占有十分重要的地位。但是，编制一个科学的测验量表却是一件比较费心费力的事情。

（五）生理评估法

生理评估是评估个体与心理事件有关联的生理反应。人的情绪反应与生理活动关系密切，当个体感到压力或情绪紧张时，会通过蓝斑-交感-肾上腺髓质系统，引发心率加快、血压升

高、呼吸急促、皮肤电阻下降等一系列的生理变化。因此，通过心率、血压、呼吸、皮肤电阻等指标变化，可以反映个体内心的情绪体验。常用的生理评估仪器有多导生理记录仪、脑电图仪、脑计算机体层成像仪、磁共振成像仪和正电子发射体层成像仪等。由于生理评估需要借助仪器设备和场地，通常多用于心理现象的脑功能机制科研工作中。

总之，观察法和会谈法直观简单，但获得的信息多为定性信息，容易受到评估者主观影响。调查法内容翔实，同观察法和会谈法存在的共同优点是评估信息具体深入，但共同缺陷是不易精确量化。测验法省时省力，便于精准量化，科学性强，适合大面积人群的筛查和预测。实际工作中，需要结合评估目的将多种方法穿插结合使用。

六、心理评估者的要求

（一）专业知识要求

心理评估常见的内容有智力评估、人格评估、心理健康评估、精神症状评估等，服务于学校、人力资源部、医疗机构等领域的筛查、选拔和诊疗过程。因此，心理评估者应该具备基本的发展心理学、心理测量学、心理统计学、异常心理学和基础精神病学知识等。

（二）专业技能培训

心理评估者从业前应接受过基本的心理评估实训，熟练掌握相应的心理测验工具的基本知识原理和基本技能，经过系统、规范的心理测验专业学习和技能训练，对一些常见的心理评估量表，熟悉它们的适用对象、施测条件、标准分转换方法及划界标准。实践表明，在部分测验中能否达到预期目的在很大程度上取决于心理评估者的专业技能。

（三）心理素养要求

心理评估者需要具备良好的沟通能力、表达能力和共情能力，待人诚恳、热情而积极主动。同时，心理评估者还需具备敏锐的观察能力，能够及时从被评估者的非言语行为中识别出重要的情绪信息。除此之外，心理评估者还需要具备良好的自我认知能力，特别是进行观察法或访谈法评估时，良好的自我意识可以避免评估者主观因素对评估结果所带来的偏倚。

（四）职业伦理要求

心理评估内容通常涉及个体隐私，因此心理评估者需要保护被试者的个人信息，评估资料要有专人保管，不得将评估信息随意借用或泄露给第三人。很多心理评估量表涉及专利，可能是某个团队专业人员多年呕心沥血研究成果的结晶，因此，评估者不可以随意将测评工具发布到网络上或泄露给第三方。

第二节　心理测验

一、心理测验的概念

心理测验（psychological test）是依据一定的心理学理论和技术，在规定的标准化程序下，对人的心理过程、人格特征或行为表现进行客观量化评估的一种方法。此处的标准化程序是保证测验结果科学有效的一个重要条件，主要指测验内容、施测条件、计分规则和测验常模的标准化。具体而言，测验内容标准化是指所有被试者所测评的内容完全相同或等值，这样不同个体的测验结果才具有可比性；施测条件标准化是指所有被试者在相同的环境和相同的指导语下，用相同的时限完成心理测验；计分规则标准化是指不同心理评估者对同一个测验评分结果保持最大限度的一致性；测验常模标准化是指心理测验提供的常模参照具有良好的代表性。

二、心理测验的性质

（一）间接性

心理测验有别于医学检验，人的心理活动具有内在特性，目前人们还无法对个体的心理活动进行直接测量，但是根据人的言行举止与外显行为都是在心理调控下进行活动的原理，可以通过个体对测验项目的反应间接地推论出其内在的心理特质。

（二）相对性

在比较不同个体之间的行为或心理特征时，没有绝对的标准，有的只是一个连续的行为序列，而这一连续序列是由一群人的某类行为或心理特征所构成。所谓心理测量就是看每个人处在这个序列的什么位置上，由此评估一个人的智力高低、情绪水平、兴趣大小等。每一个人的测验结果都是与所在团体中大多数人的测验结果相比较而言的。

（三）客观性

为了准确测量人的心理行为，心理测验的编制、实施、计分和解释等必须遵循一定的标准程序，确保施测环境和计分方式的高度一致性。

三、心理测验的分类

（一）根据测验内容分类

1. 能力测验　能力是指人顺利完成某种活动所必须具备的心理特征，可分为一般能力和特殊能力。一般能力包括观察能力、记忆能力、思维能力、想象能力等，智力测验是针对一般能力的心理测验。特殊能力是指个人在绘画、音乐、美术、舞蹈、体育、机械操作等方面的特殊才能，常见的有梅尔美术判断测验、西肖尔音乐才能测验、霍恩美术能力问卷等。

2. 人格测验　人格反映一个人总体的精神风貌，是个体稳定的、具有一定倾向性的心理特征的总和。因此，人格测验主要用于测量个体的性格、气质、兴趣、态度、品德、情绪、动机、信念、价值观等方面的特征，即人格中除了能力以外的部分。常见的人格测验有艾森克人格问卷、明尼苏达多项人格问卷、罗夏墨迹测验图等。

3. 临床症状评定量表　临床症状评定量表是将某种心理问题或心理障碍常见的临床症状编制成问卷题目，用于评价临床患者有无心理障碍及其严重程度，在临床诊治过程中具有重要的辅助作用。常见的临床症状评定量表有90项症状自评量表（SCL-90）、焦虑自评量表、抑郁自评量表、汉密尔顿抑郁量表、汉密尔顿焦虑量表等，这些量表除了用于服务临床患者，也

常被学者应用于健康人群的研究与咨询工作中。

4. 心理健康量表 心理健康的人表现为智力正常、情绪良好、人际和谐、适应环境和人格完整。因此，心理健康测验量表种类繁多，包括一系列涉及情绪情感、人际关系、认知评价、应对方式、自我意识、社会支持等的心理量表，如常见的自尊量表、一般健康问卷、社交焦虑问卷、社会联结量表、生活事件量表。

5. 神经心理测验 神经心理测验是对个体的认知功能是否受损及其严重程度的评定，常应用于临床神经科、精神科和老年科的患者诊治过程。神经心理测验包括各种感知功能和高级认知功能测验，既包括简易的定性筛查工具如迷你认知测验，也包括系统复杂的神经心理成套测验如霍尔斯泰德-瑞坦神经心理成套测验、鲁利亚-内布拉斯加神经心理成套测验。

6. 职业咨询测验 职业咨询测验是根据个人的能力、兴趣、爱好、人格特征等选出最适合个体的职业。在现代竞争日益加剧的社会，能够将自己的兴趣爱好和长处能力与自己所选择专业和职业相结合，是令每个人最向往的一件事，也对发挥个体最大潜能和取得未来职业成就具有事半功倍的效果。

（二）根据测验用途分类

1. 描述性测验 描述性测验的主要用途是呈现一个人的智力、人格、压力、情绪等水平或特点，或者呈现一个团体某种心理变量的平均水平和整体分布状况。

2. 预测性测验 预测性测验通常被应用在人力资源管理或教育教学实践中，目的是用来选拔优秀人才，预测哪些人在未来工作中能表现出更高的工作成就。在医学心理学研究中，通常是预测哪类人更容易罹患心身疾病，如 A 型行为类型对冠状动脉粥样硬化性心脏病（简称冠心病）具有较高的预测价值。

3. 诊断性测验 诊断性测验在临床神经科、精神科和心理咨询与治疗机构中应用较多，用以辨别个体是否存在异常心理。临床上常用的明尼苏达多相人格问卷对精神病的诊断具有重要的辅助价值。

（三）根据测验人数分类

1. 个别测验 评估者和被试者是一对一形式，一次只对一个人进行测评，如罗夏墨迹测验、主题统觉测验。评估者需要有较高的心理素养和职业素养，一般人不容易掌握评分准则。

2. 团体测验 是由一个或几个评估者对一群人同时实施心理测验。团体测验主要用于军队、学校、公司等心理健康调查。评估者不必接受严格的专业训练，短时间内可获得大量调查数据信息。但缺点是对被试者的行为不能进行切实的控制，容易产生无效数据。

（四）根据测验方法分类

1. 问卷法 问卷法是事先将测验的内容和题目编排好，个体或团体在规定指导语下进行作答，可以是纸笔形式，也可以是在电脑上或网络上进行作答。

2. 作业法 作业法即操作试验，需要被试者完成一些实际操作。作业法常见于三种情境：第一种是年龄较小的婴幼儿智力测验，通常通过一些行为大动作或精细动作来测量。第二种是脑功能受损患者的认知功能评定，如威斯康星卡片分类任务、Iowa 赌博任务。第三种是特殊能力测验，需要被试者完成特定操作任务。

3. 投射法 在投射法测验中，评估者呈现的刺激多为没有明确主题意义的图片或问题，让被试者在不受限制的情境下，自由表现反应。投射法测验可降低被试者的防御心理，测验结果更为真实有效。常见的投射测验有罗夏墨迹测验和主题统觉测验等。

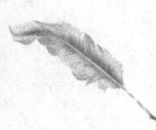

四、心理测验的标准化

心理测验的标准化是指测验内容的编制、实施、计分和测验分数的解释均按照一定的程序或标准进行，尽可能控制不被与测验无关的因素干扰，确保测验结果的客观性和准确性。并非所有的心理测验都是标准化测验，只有通过一套标准程序建立测验内容，制定评分标准，固定实施流程，而且具备主要的心理测量学技术指标，并达到了国际上公认的水平，才能称为标准化测验。心理测验的标准化过程包括下列四个步骤。

（一）测验内容标准化

测验内容标准化是指在确定测验题目和内容、测验维度和项目分析、测验信度和效度分析等方面严格按照规定程序进行，且对所有接受测验的个人实施相同的或等值的测验内容，它是标准化的首要前提。

（二）施测条件标准化

施测条件标准化指所有接受测验的个人，必须在相同的施测条件下接受测验。例如，在相同的时间、相同的地点、统一时限和相同的指导语条件下进行测验，控制影响测验的无关因素干扰或保持均衡处理。

（三）评分规则标准化

所谓评分规则标准化，是指测验计分要尽可能客观量化，有明确的赋分标准，不同评估者对相同被试者的结果计分保持最大程度的一致。

（四）分数解释标准化

对测验分数进行解释要以常模或规定标准为参照。常模参照是指将个体的测验结果与所在团体中的总体结果比较，反映个体测验结果在总体中所处的位次。因此，常模参照测验关心的是个体在群体中的相对表现，而不是个体的绝对表现水平。例如，智力测验、人格测验都是典型的常模参照测验。标准参照是指事先制定好标准，所有个体的测验结果都根据事先制定的标准来评判是否达标。例如，事先规定某行为测验得分70分为及格，每个人的测验结果都以70分为界判定其是否及格，无须考虑整个团体的测验均分高低程度如何。

五、标准化心理测验的技术指标

在现实生活中，有些人将一些通俗读物或报刊上的心理小测验自行对照，误解为自己患了抑郁症或精神病，因而终日惶恐不安。实际上这些测验大多不符合心理测量学的要求，可信度不大，因为它不具备标准化心理测验的基本条件，缺乏科学性。判断一个心理测验是否是标准化心理测验或标准化程度如何，主要依据三个技术指标：常模、信度和效度。

（一）常模

1. 常模的概念 常模（norm）是指某种心理测验在某一人群中测查结果的标准量数，即可比较的标准。以常模为参照系，可反映个体测验分数在团体中相对所处位置，从而做出合理评估和解释。

2．常模团体概念　常模团体是指由具有某种共同特征的人组成的群体或该群体的样本，其分数分布是解释测验分数的基础。常模团体数量要大小适当，过小缺乏代表性，容易造成结果偏差；过大则造成没必要的人力物力资源浪费。例如，总体只有几十个人时，需要抽取全部人数组成常模样本；总体人数较大时，一般常模样本人数不低于100人；如果是全国性总体，常模样本人数通常不低于2000～3000人。在一些大型调查研究中，可通过总体数量、置信度和置信区间，精确计算常模样本数量。很显然，所谓代表性就是指从总体中抽取部分样本，用这些样本的测验结果来代表总体人群的测验水平。这些被抽取制定常模的样本也被称为常模的行为样本或常模团体，通常需明确常模样本的年龄、性别、民族、城乡等基本人口学构成。

3．常模团体的抽样方法　常模团体必须是所测群体的一个代表性样本，当所要测量的群体较小时，将所有的被试者逐一测量以得到常模。在群体较大时，则不可能全部测量，只能选取一部分人作为群体的代表去测量，即常模团体或常模样本。为确保常模样本的代表性，需要采用统计抽样方法。

（1）单纯随机抽样：单纯随机抽样是在总体中以完全随机的方法抽取一部分个体组成样本，即每个观察个体都有同等的概率被选入样本。常用的办法是先对总体中全部观察单位编号，然后用抽签、随机数字表或计算机产生随机数字等方法从中抽取一部分个体组成样本。其优点是简单直观，计算简便，缺点是当总人群太大时，难以对总体中的个体一一进行编号抽取，且抽到的样本分散，不易组织实施。

（2）分层随机抽样：分层随机抽样是将抽取单位按某种特征或某种规则划分为不同的层，然后从不同的层中独立、随机地抽取样本。例如，按照年龄、性别、民族等因素进行分层，通常是根据对测验结果影响较大的某种特征进行分层。分层随机抽样的优点是样本具有较好的代表性，抽样误差较小；缺点是组织实施程序复杂。

（3）整群随机抽样：整群随机抽样是先将总体划分为若干个"群"，再从中随机抽取几个群，抽中的几个群的所有人构成常模样本。例如，想了解某个县的农民幸福感水平，将该县的1236个村作为"群"单元，随机选取其中10个村进行调查。这10个村所有村民的幸福感水平就代表全县农民的幸福程度。整群随机抽样的优点是操作简单，节省经费；缺点是抽样误差较大。

（4）系统随机抽样：系统随机抽样又称等距抽样，即先将总体中的全部个体按与测验变量无关的特征进行排序编号。然后随机抽取一个人作为初始者，根据样本含量大小，规定抽样间隔K；每隔K个人抽取一个个体，再将抽取的个体组成样本。系统抽样的优点是简便易行，误差最小；缺点是容易因排序规律产生抽样偏倚。

4．常模的表现形式

（1）均数：指常模样本心理测验结果的平均值。例如，小学生王某智力测验为88分，全年级228人的智力测验平均分为108分，王某智力明显低于全年级平均水平。用均数表达常模，简单直观便于理解，但应用范围有限，不能比较两个不同单位的测验结果。

（2）标准分：标准分是将个体原始测验得分与团体平均数的差值以标准差为单位表示出来的量数。标准分是以标准差为单位反映个体得分与均分之间的偏差情况，通常用符号Z来表示，又称Z分数。需要注意的是，采用标准分常模的基本条件是测验的分数在常模样本中要呈正态分布。标准分的计算公式如下：

$$Z = (X - \bar{X})/SD$$

式中，X指个体在测验中的原始分，$\bar{X}$指常模样本在测验中原始分的平均分，SD指常模样本在测验中原始分的标准差。

Z的绝对值表示某一原始分数与平均分数的间隔距离。Z的正负号则表示原始分数偏离平均分数的位置方向，正号表示位于平均分数之上，负号表示位于平均分数之下。假如原始分数的分布是正态分布，Z 的分布形状与原始分数分布形状也完全相同，Z 的分布范围大致是从 −3 到 +3。

(3) 百分位数：百分位数又称百分等级，是指在常模样本中，低于该分数的人数百分比。也就是说百分等级反映个体在常模团体中所处的位置，百分等级越低，个体所处的位置就越低。百分位数的优点是无需复杂的统计学概念，简单直观、容易理解；但缺点是不适合进行后续复杂的统计分析和处理。

(4) 划界分：对一些特殊人群的临床量表，由于其样本通常不符合正态分布，不具备标准分常模的条件，多采用划界分。划界分是指用一个具体量数，对评定结果进行划界。例如，教育领域测验 100 分制时，以 60 分作为划界分，判断个体是否及格。临床心理评估或心理健康筛查时，也倾向于采用划界分将被试者分为阳性群体和阴性群体。例如，临床常用的阿森斯失眠量表以 6 分为划界分，超过 6 分代表患者有失眠障碍，4～6 分为疑似有睡眠障碍，低于 4 分代表患者无睡眠问题。

(5) 比率：比率又称商数，是指划入少数特殊群体中的人数占被试者所有人数的百分比。例如，大数据调查发现初中生中 24% 的人存在抑郁问题，17% 的人存在睡眠问题。神经心理测验中的损伤指数就是一种比率常模形式，即划入异常的测验人数除以被试者的总人数。

(二) 信度

1. 信度概念　信度（reliability）是指测验工具的可靠性和稳定性。信度是衡量测验结果质量好坏的一个非常重要的指标，一个好的测验必须稳定可靠，即多次测验的结果要保持一致，否则便不可信。以上说的是信度的操作定义，而信度的理论定义是指一组测验分数中真分数方差与实得分数方差的比率。由于抽样误差、时空误差、评分者误差等这些测量误差的存在，多次测验的结果可能不会完全一致，有一定的波动。因此，多次测验结果的波动范围越小，真分数方差与实得分数方差的比率就越小，信度就越高。由于真分数方差无法直接测量，因此信度的评定都是根据它的操作性定义来进行估计的。

2. 信度的评估方法

(1) 重测信度：重测信度又称再测信度、复测信度，是指用同一个测验对同一组被试者前后两次施测，所得的两次测验结果的相关系数，反映测验跨时间的一致稳定性，因而又称稳定性系数。重测信度系数越高，反映测验结果越稳定，受两次测验中场所、天气、个人心情、身体状况等变化因素的影响越小。因此，重测信度使用时应注意两次测验的间隔时间要适当。间隔太短，记忆犹新，容易出现练习效应，夸大稳定性，造成信度过高的假象。间隔太长，可能受其他物理因素和个人心身变化的干扰较多，降低稳定性，导致信度系数过低。一般根据测验目的、测验内容及被试者的特点决定两次间隔时间，通常间隔 2～4 周为宜，最好不超过 6～12 个月。

重测信度的优点是能提供测验结果是否随时间而变化的资料，可作为预测被试者未来行为的依据；缺点是容易受练习效应和记忆痕迹的影响。

(2) 复本信度：两个平行或等值的测验称为复本。复本信度系数是指对同一组被试者用两个复本（平行测验）施测，两次测验所得分数之间的相关系数。因为它反映的是两个测验之间的等值程度，因此又称等值性系数。复本信度使用时应注意两个测验必须在内容、形式、数量、难易、时限、指导语等方面相同或相似。

复本信度的优点是尽可能避免了练习效应和记忆痕迹对测验结果的影响，广泛应用于教育领域。但其本身也存在一定的缺陷。缺陷一是只能减少而不能完全排除练习和记忆所带来的迁移影响；缺陷二是编制真正的等值性测验极其困难，很多测验其实都没有复本。

(3)分半信度：分半信度是指用一个测验对一组被试者施测，之后将测验分为等值的两半，这两半测验的相关系数即为分半信度系数。分半信度相当于复本信度系数的特例，唯一不同之处是分半在测评之后进行。分半信度评估时需要注意的是，大部分测验中由于练习、疲劳、厌倦等因素影响具有时间渐变性，不宜按照前半部分和后半部分进行分半，最好按照题目的奇偶序号进行分半。

分半信度的优点是可以作为复本信度系数的替代，特别是当测验复本难以构建时。分半信度的缺点是两半的内容不对等时容易低估信度。另外，当测验中存在任选题或为速度测验时，不宜采用分半方法评估信度。

(4)同质性信度：同质性信度又称内部一致性系数，指的是测验内部所有题目间分数的一致性程度。分半信度实际上是对测验内部一致性的一个粗略估计，对于同一个测验，不同分半方法计算的信度系数不尽相同。因此，分半信度不是最好的内部一致性估计。而同质性信度是对测验内部所有项目间一致性的最好估计，最科学的计算公式当属克伦巴哈系数（又称α系数）。

(5)评分者信度：评分者信度是指两个或多个评分者给同一批被试者的测验结果打分的一致性程度。不同的评分者由于在个人经验、学识、喜好、习惯、性格等之间存在差异性，对测验结果的打分可能也带来不同程度的影响。评分者系数最简单的计算方法就是随机抽取若干份测验结果，由两位或多位评分者按照计分规则给每份测验结果打分，然后根据每份测验结果的两个或多个评分者分数计算其相关系数，即评分者信度。评分者信度常用于教育测评中的主观题测验，人格测评中的罗夏墨迹图和主题统觉测验等，通常要求评分者信度达0.9以上方可。

（三）效度

1. 效度概念　效度（validity）是指一个测验实际能够测出其所要测的心理特质的实际程度。效度要回答的基本问题有两个，其一是测验结果是否测查到了所要测查的内容，其二是测验结果的准确性。心理测验具有间接性，是通过一个人的外在行为表现推断其内在的心理特质。因此，心理测验不可能达到百分之百的准确性，只能达到某种程度的准确性。

2. 效度的评估方法　评估效度的方法有很多，每种方法关注的视角有所不同，主要有内容效度、效标效度和结构效度三种。

(1)内容效度：内容效度是指一个测验实际测到的内容与想要测量的内容相一致的程度。确定内容效度的方法主要有专家判断法和统计分析法。专家判断法是由一些非常熟悉测验内容领域的资深专家根据个人经验来判断内容效度如何。显然该方法受专家个人主观影响较大，专家不同的学识、观念均影响内容效度的判断。统计分析法常用的有复本信度计算法和重测计算法两种。复本信度计算法是从相同内容范围中抽取题目组成两个独立测验，然后计算两个独立测验的复本信度。如果高相关，说明测验内容效度高；如果低相关，说明其中一个测验内容效度低。重测计算法常用于教育领域，先给被试者进行一次测验，然后对其中测验内容知识进行学习和练习，之后相同测验内容再次施测。前后两次测验得分相关性越高，说明讲授学习内容与测验内容一致性越高，即内容效度较高。

(2)效标效度：效标即效度标准，是衡量测验有效性的参照标准，是指独立于测验结果、反映测验预测目的并可以直接测量的外在行为。例如，工作业绩作为一种外在行为，是检验人才选拔测验效度好坏的一个效标。效标效度是衡量测验预测性好坏的一种效度，是以测验分数和效标之间的相关系数来反映测验预测性的有效程度，又称实证效度。

(3)结构效度：结构效度是指心理测验结果能够验证某种心理特质理论构想的程度，也就是说一个心理测验实际能够测到的理论构想与其想要测量的理论构想相一致的程度。心理学的很多概念构想都是非常抽象的，而且由于人们所秉持的理论观点不同，对这些概念构想的解释

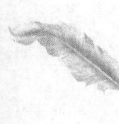

也存在差异。例如，大五人格结构理论认为人格由外倾性、宜人性、尽责性、神经质和开放性五个基本特质构成；卡特尔认为人格结构由 16 种基本的根源特质构成。心理学家基于每一种构想理论会编制对应的测验工具，通过收集数据和统计分析去验证理论构想的成立程度。

六、心理测验的使用原则

心理测验如若使用得当，会在很多领域指导人们的实践服务。但如若使用不当，可能会导致严重后果甚至伤害被试者。在发达国家，心理测验作为一种测量工具，对其使用者的资格及道德标准都有明文规定。在应用心理测验时，需要遵守下列一些基本原则。

（一）符合目的原则

无论是智力测验、人格测验还是各种情绪测验等，每一种测验都同时有很多种测验量表，每一种测验量表都有不同的优点、缺点和功能性质，适用于不同的特征人群。因此，评估者需要事先了解同类各种测验的适用条件，并结合自己的测量目的和实际需要选择最适合的心理测验。例如，同样是人格测验，明尼苏达多相人格问卷更适合辅助临床精神疾病的诊治，大五和卡特尔人格问卷更适合服务于人才选拔、甄选、分类和安置。因此，评估者应根据测量目的，结合测验对象的年龄、文化程度、身体状况、语言表述能力等特点，尽可能选择符合自己目的、标准化程度高的心理测验。

（二）标准化原则

实施过程要坚持标准化原则。标准化原则的第一步是使用心理测验所规定的统一指导语，避免不同指导语所带来的测验误差。标准化原则的第二步是测验环境中的光线、温度、颜色、噪声和通风等物理条件都应当事先考虑并统一安排。标准化原则的第三步是明确测验时限要求，如果是能力或成就类测验，需要明确规定统一时限；如果是人格测验，需要给予充裕的作答时间。具体而言，要结合测量目的内容和心理测验指导手册灵活掌握。标准化原则的第四步是计分标准化，要求评估者严格按照测验开发者所规定的评分等级标准进行计分。

（三）保密原则

对测验的保密主要包括两个方面：一是对测验内容的保密；二是对测验结果及个人隐私的保密。对大多数心理测验来说，泄露测验内容，可能会使测验失效。因此，对测验的出版发行必须严加限制。对测验结果及个人隐私的保密，指在整个测验过程中得到的资料，应由有资格的专业人员妥善保管，不得随意泄露给其他人或机构部门。除非测验结果对个人或社会带来严重危害时，才能告知有关人员或部门。

（四）科学态度原则

科学态度原则体现在四个方面：其一是评估者应具备疾病的理论知识和操作技能，有能力在综合考虑测量目的和被试者各种特征与同类各种心理测验工具的测量学特征前提下，选出最佳心理测验工具。其二是评估者需要有接受资深测量学专家的测验技能督导经历，避免误用与测量目的不符的测验工具。其三是评估者对测验结果的科学态度，既要反对"测验万能论"，过分高估测验功效，又要反对"测验无用论"，测量过程完全敷衍行事。其四是态度严谨认真，测验前做好充分准备工作，对测验程序做到事先熟悉并了然于胸。

（五）合理解释原则

一个人在任何一个测验上的分数，都是他的遗传基因、测验前的学习教育、生活经验及测验情景多种因素交互作用、综合影响的结果。因此，评估者不能单纯根据测验分数武断下结论，要结合被试者的具体情况合理解释。评估者报告测验结果时，书写的格式应当规范化，不贴诊断标签，最好用"提示……的可能"。总之，评估者要学会共情，结合被试者的外显行为、情感态度和身体特征表现，尽力让被试者完全理解测验分数的科学意义。

第三节 智力测验

智力作为一种综合能力倾向，包括辨别、记忆、推理、抽象概括、加工信息、解决问题、适应新环境等多方面的能力表现。智力测验是根据有关智力概念和智力理论按照标准化过程编制而成的测验，用来评估个体的智力水平。智力测验已被广泛应用于临床、心理学和教育领域等，是不可或缺的重要工具。

智商（intelligence quotient，IQ）是智力测验结果的量化单位，用来衡量个体智力发展水平的一种指标，通常包括比率智商（Ratio IQ，RIQ）和离差智商（Deviation IQ，DIQ）两种计算公式。比率智商最早是美国心理学家推孟（L. M. Terman）等于1916年提出的，仅适用于16岁以下的儿童，可用于不同儿童之间的智商比较。离差智商表示被试者的智商得分偏离同龄人平均智商得分的距离，此处的距离是以标准差为单位，即以同龄人的平均智商作为参照，反映被试者在同龄人群中的智力等级位置。因此，离差智商适用于各种年龄群体。

比率智商计算公式：

$$IQ = MA/CA \times 100$$

式中，MA 指智龄（mental age，即智力年龄），CA 指实际生理年龄（chronological age）。

离差智商计算公式：

$$IQ = 100 + 15(X - \bar{X})/SD$$

式中，X 指个体实际智商得分，$\bar{X}$ 指个体所在年龄组智商的平均分数，SD 指个体所在年龄组智商分的标准差。

一、韦氏智力测验

20世纪30年代，美国医学心理学家韦克斯勒（D. Wechsler）在临床工作中发现，已有的斯坦福-比奈智力量表主要测量儿童智力，缺少用来测量成人智力的量表。于是，他在1934年开始研究和编制成人智力测验量表，之后经过不断修订和完善，使韦氏智力量表成为目前全球公认的最权威的智力测验量表，先后被翻译成100多种文字广泛应用于多个国家。许多学者研究的新型智力量表均以韦氏智力量表作为其效度检验的效标，因此韦氏智力量表又被称作智力测验"金标准"。韦氏智力量表主要包含三个年龄段量表，分别是成人版、儿童版和幼儿版。

（一）韦氏成人智力量表

1. 英文版韦氏成人智力量表 韦克斯勒于1955年发表初版韦氏成人智力量表（Wechsler Adult Intelligence Scale，WAIS）。WAIS 包括言语量表和操作量表两部分，其中言语量表有

6个分测验，操作量表有 5 个分测验。1981 年，韦氏成人智力量表修订版（WAIS-R）发表；1997 年，韦氏成人智力量表第三版（WAIS-Ⅲ）发表；2008 年形成韦氏成人智力量表第四版（WAIS-Ⅳ）。WAIS-Ⅳ更新了常模、改进了设计理念和计分方法，并对内容做了大幅度的调整。WAIS-Ⅳ量表共包括 15 个分测验，其中 5 个作为备选。

WAIS-Ⅳ的 10 个核心分测验分别是积木、类同、背数、词汇、算术、常识、矩阵推理、符号搜索、译码、视觉拼图；5 个备选分测验分别为字母-数字、图形质量、理解、划消、填图。WAIS-Ⅳ的计分方式完全摒弃言语智商和操作智商的传统智商构架模式，通过合并各分测验结果，可获得言语理解指数（VCI）、知觉推理指数（PSI）、工作记忆指数（WMI）和加工速度指数（PSI）四个方面智商。VCI 和 PSI 合并成一般能力指数（general ability index，GAI），WMI 和 PSI 合并成认知效率指数（cognitive proficiency index，CPI）。WAIS-Ⅳ量表的所有分测验内部一致性系数均达 0.9 以上，重测信度为 0.7～0.9。WAIS-Ⅳ全量表智商得分介于 40～160，适用于 16～90 岁成人。

2. 韦氏成人智力量表中国修订本 20 世纪 80 年代，龚耀先教授等将 WAIS 进行本土化，命名为中国修订韦氏成人智力量表（WAIS-RC）。2012 年，北京回龙观医院对 WAIS-Ⅳ进行本土化修订，修订后的中文版 WAIS-Ⅳ全量表重测信度为 0.91，各分测验内部一致性系数为 0.82～0.94。中文版 WAIS-Ⅳ沿袭了原英文版的理论架构（图 5-1）。2017 年最新中文版 WAIS-Ⅳ全国常模建立，常模样本年龄介于 16～90 岁，分 9 个年龄组，并将计算机技术引入测试中。

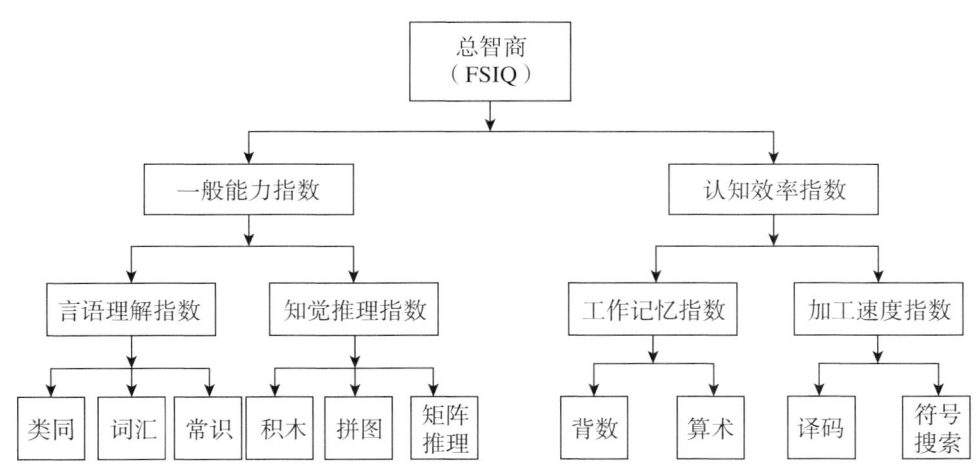

图 5-1 韦氏成人智力量表 WAIS-Ⅳ内容结构

（二）韦氏儿童智力量表

1. 英文版韦氏儿童智力量表 韦克斯勒于 1949 年出版韦氏儿童智力量表（Wechsler Intelligence Scale for Children，WISC），适用于 5～15 岁儿童。1974 年，对 WISC 进行第一次修订形成韦氏儿童智力量表第二版（WISC-Ⅱ），1991 年再次修订形成韦氏儿童智力量表第三版（WISC-Ⅲ），前三版内容结构没有实质性改变，均包括言语智商和操作智商。2003 年进行理论结构大幅调整，引入智力指数，形成韦氏儿童智力量表第四版（WISC-Ⅳ）。2014 年再次修订内容结构，形成韦氏儿童智力量表第五版（WISC-Ⅴ）。WISC-Ⅴ适用于 6～16 岁儿童，各分测验内部一致性系数均在 0.8 以上，各指数内部一致性系数均在 0.9 以上。

WISC-Ⅴ共包括 10 个核心分测验，10 个分测验可合并为 5 个智力指数：言语理解指数（VCI）、视觉空间指数（VSI）、流体推理指数（FSI）、工作记忆指数（WMI）和加工速度指数

(PSI)。5个智力指数汇总为总智商（图5-2）。另外，WISC-V还提供了3个补充指数和5个辅助指数，极大丰富和拓展了智力测评的信息。3个补充指数分别为命名速度指数、符号翻译指数、储存与提取指数。5个辅助指数来自10个核心分测验的不同重组合并，分别为量化推理指数、听觉工作记忆指数、非言语能力指数、一般能力指数和认知效率指数。

2. 韦氏儿童智力量表中国修订本 1981年，WISC-R被林传鼎、张厚粲等引入国内并完成本土化修订。1993年，龚耀先等根据WSIC-R修订了中国韦氏儿童智力量表（China-WISC，C-WISC），并制定了农村和城市儿童两套全国常模。2008年张厚粲等对WSIC-Ⅳ进行本土化修订，并制定了中国常模。中文版WSIC-Ⅳ包括14个分测验，分别合并成4个智力指数（言语理解指数、流体推理指数、工作记忆指数、加工速度指数），最后合并成总智商。其中言语理解指数和知觉推理指数可分别作为言语智商和操作智商的粗略替代。中文版WSIC-Ⅳ适合6～16岁儿童，被证实具有良好的信度和效度，已在国内得到广泛应用。

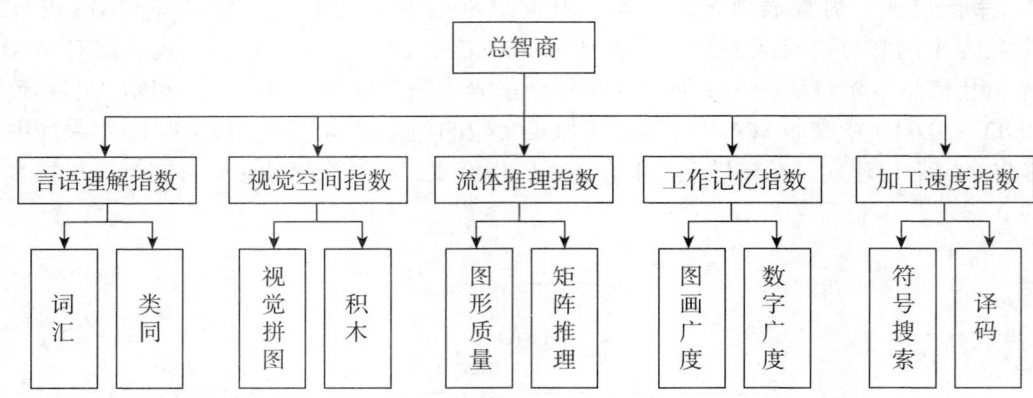

图5-2 韦氏儿童智力量表第五版（WCIS-V）的内容结构

（三）韦氏幼儿智力量表

1. 英文版韦氏幼儿智力量表 韦氏幼儿智力量表（Wechsler Preschool and Primary Scale of Intelligence，WPPSI）最早发行时间是1967年，适用于4～6.5岁幼儿。1989年WPPSI进行了第一次修订，形成韦氏幼儿智力量表修订版（WPPSI-R），适用于3～7岁幼儿。2003年，WPPSI-R得到再次修订，形成韦氏幼儿智力量表第三版（WPPSI-Ⅲ）。2012年进行第四次修订，形成韦氏幼儿智力量表第四版（WPPSI-Ⅳ）。WPPSI-Ⅳ在内容结构上进行了大幅改进，除了提供全量表总智商外，对2.5岁至3岁11个月幼儿还提供了言语理解、工作记忆、视觉空间3个合成智力指数，对4～7.5岁幼儿提供了言语理解、工作记忆、知觉推理、流体推理和加工速度5个合成智力指数。WPPSI-Ⅳ优点是全方位多视角评定幼儿认知能力的发展水平，为临床诊治工作提供更为丰富的信息。

2. 韦氏幼儿智力量表中国修订本 1984年，龚耀先等对韦氏幼儿智力量表进行本土化修订，编制了长沙-韦氏幼儿智力量表。但是，由于长沙-韦氏幼儿智力量表存在部分测验信度太低、常模样本代表性不够等问题，1988年又在原来量表基础上编制了新的中国-韦氏幼儿智力量表（C-WYCSI）。C-WYCSI适用于4～6.5岁儿童，包括言语和操作两个分量表：前者由图片词汇、知识、领悟、图片概括和算术5个分测验组成；后者由迷津、木块图案、动物下蛋、几何图形、视觉分析和填图6个分测验组成。操作量表中实际参与计分的只有5个分测验，视觉分析和几何图形两个分测验任选一个。2013年李毓秋等完成了WPPSI-Ⅳ中文版的修订。WPPSI-Ⅳ中文版分为两组测验，一组适用于2岁半至3岁11个月幼儿，另一组适用于

4岁至6岁11个月幼儿。WPPSI-Ⅳ中文版提供三个层次的智商得分：总智商分、各类智力指数分和分测验分。WPPSI-Ⅳ中文版能客观地反映学龄前儿童智力水平，为幼儿入学前的教学管理和临床诊断提供重要参考。

（四）韦氏智力水平等级划分

韦氏智力测验均采用离差智商呈现智力测验得分，便于不同年龄个体之间相互进行比较。因此，国际上常用的智力测验结果等级划分标准是以离差智商的均数100分为起点，以1个标准差15为间距，进行9个等级划分（表5-1）。

表5-1 国际智力水平等级划分

序号	智力等级	智商范围	标准差范围
1	天才	145～160	+3～+4 SD
2	极超常	130～144	+2～+3 SD
3	超常	115～129	+1～+2 SD
4	平常	85～114	±1 SD
5	边界	70～84	-1～-2 SD
6	轻度智力低下	55～69	-2～-3 SD
7	中度智力低下	40～54	-3～-4 SD
8	重度智力低下	25～39	-4～-5 SD
9	极重度智力低下	＜25	-5 SD 以下

二、斯坦福-比奈智力量表

（一）英文版斯坦福-比奈智力量表

1905年，法国比奈和助手西蒙编制了全球第一个智力测验量表——比奈-西蒙智力量表。1916年斯坦福大学推孟及其同事对比奈-西蒙智力量表进行了第一次修订，形成第一版斯坦福-比奈智力量表（Stanford-Binet Intelligence Scale，SB1）。SB1首次采用比率智商评估个体智力水平，适用于3～13岁儿童。1937年推孟对SB1进行修订，形成第二版斯坦福-比奈智力量表（SB2）。SB2适用年龄范围拓展到1.5～18岁。1960年，心理学家梅瑞尔（M. A. Merrill）修订了SB2，形成第三版斯坦福-比奈智力量表（SB3）。SB3首次采用离差智商（均数为100，标准差为16）替代比率智商，适用年龄为2～18岁。1986年，桑代克（E. L. Thorndike）等对SB3进行大幅修改，形成第四版斯坦福-比奈智力量表（SB4），强调智力表现的多元性和层级性。SB4量表中的离差智商同SB3，仍然是平均数为100，标准差为16。

2003年，洛伊德（G. H. Roid）等修订SB4形成第五版斯坦福-比奈智力量表（SB5）。SB5无论在内容结构、呈现形式还是计分方式上，都进行了全新改进。SB5将总智商分为5个能区：言语理解、视觉空间、流体推理、工作记忆和加工速度，每个能区均包括非言语和言语两种形式的分测验（图5-3）。SB5中的10个分测验均为：均数为10标准差为3的标准20分；所有分量表（言语智商、非言语智商）及总智商均为：均数为100标准差为15的标准分。不同于SB4中的黑白图片，SB5中采用了大量的彩色图片，适用于2～85岁年龄群体。

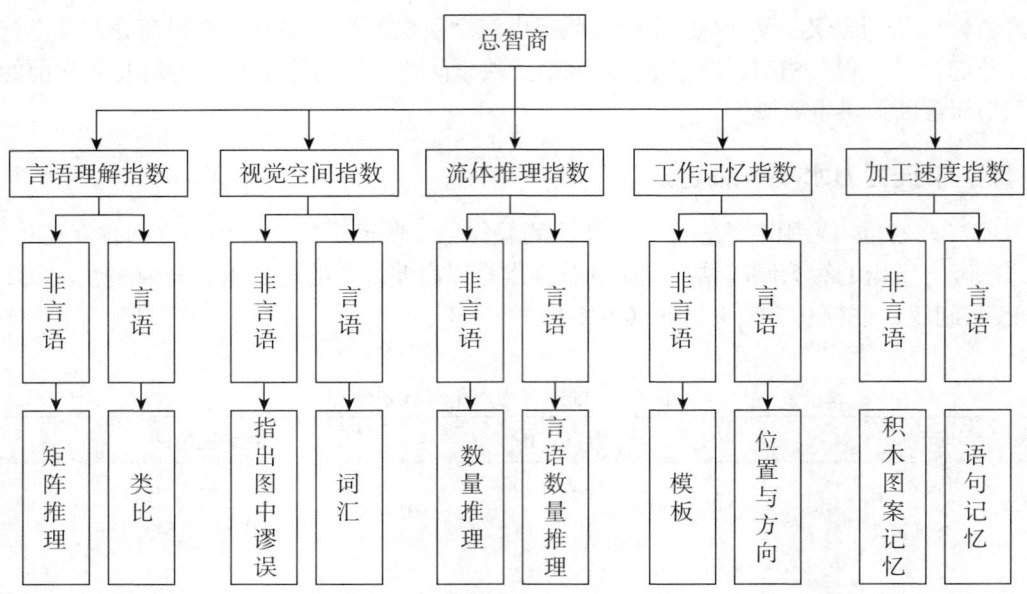

图 5-3　第五版斯坦福 - 比奈智力量表（SB5）内容结构

（二）中国 - 比奈智力量表修订本

1924 年，我国心理学家陆志韦对 1916 年版的 SB1 进行了本土化修订，并制定了江浙地区常模。1936 年，陆志韦和吴天敏结合国情变化，共同完成第二次修订，常模样本代表性扩大到京津地区。1982 年，吴天敏对其进行了第三次修订，形成中国 - 比奈智力量表，适用年龄为 2～18 岁。每个年龄段包含 3 道题目，最后测验计分结果是离差智商。1992 年，范存仁教授对此量表进行了第四次修订，原有题目数量增加到 120 个，分 20 个年龄组，每个年龄组 6 道题目，内容包括语言、记忆、概念思考、推理、数目推理、视觉动作和社会性智慧七个方面。中国 - 比奈智力量表第四次修订本仍采用比率智商反映被试者的智力水平，并制定了国内城市儿童常模。

三、瑞文推理测验

（一）英文版瑞文推理测验

英国心理学家瑞文（J. C. Raven）基于斯皮尔曼（C. E. Spearman）的智力二因素理论基础，于 1938 年设计了非文字的智力测验，即瑞文推理测验（Raven Progressive Matrices，RPM）。RPM 题目由一张抽象图案或一系列无意义的图案组成一个方阵，方阵内的右下位置缺失一块，要求被试者从图下方的备选图形中选取一个填补缺失部位（图 5-4）。因此，RPM 不受语言和文化背景影响，适合 5 岁以上儿童直至老年人的所有人群。RPM 题目按照从易到难的顺序排列，因此又名瑞文渐进矩阵测验。前面内容简单，主要评定空间感知觉和分析能力；后面内容较难，主要评定个体的抽象思维和逻辑推理能力。

最初编制的瑞文推理测验又称瑞文标准推理测验（Raven Standard Progressive Matrices），瑞文标准推理测验对于低龄群体和高智商群体的区分度较差。因此，瑞文于 1947 年又相继推出了针对低龄儿童的瑞文彩色测验和适用于高智力水平者的瑞文高级测验。2000 年，瑞文又

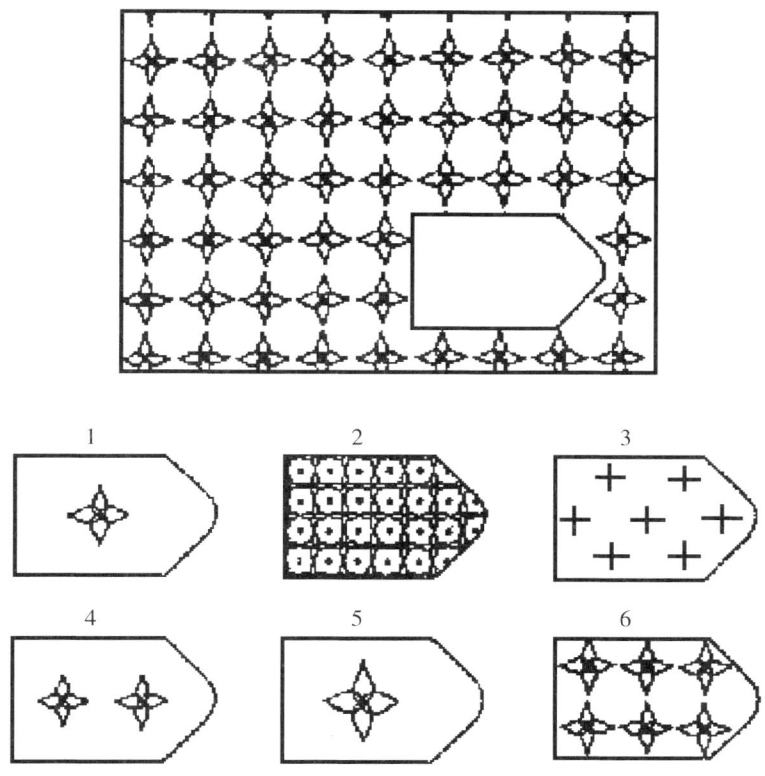

图 5-4 瑞文推理测验示例

进一步编制了难度更高的瑞文标准推理测验增强版（Standard Progressive Matrices Plus），2004年进一步拓展了测验的题目数量和难度。

（二）中文版瑞文推理测验

1989年，张厚粲和李丹等将瑞文推理测验引入国内，题目内容未作改变。张厚粲建立了中国常模，李丹等分别建立了中国城市和农村儿童常模。李丹将瑞文彩色测验和瑞文标准推理测验的C、D、E三个单元组成合并本，适用于5~70岁的儿童和成年人。

（三）瑞文推理测验智商等级划分

一级：测验标准分等于或超过同年龄常模组的95%，为高水平智力。
二级：测验标准分在75%至95%之间，智力水平良好。
三级：测验标准分在25%至75%之间，智力水平中等。
四级：测验标准分在5%至25%之间，智力水平中下。
五级：测验标准分低于5%，为智力缺陷。

四、其他智力测验量表

（一）发展量表

智力是一种高级心理能力，依赖于健全的大脑神经系统。因此，3岁以下的婴幼儿智力测验量表通常称为发展量表、发育量表或行为评定量表。国外开发的发展量表包括：盖塞尔发育诊断量表，适用年龄为4周～16岁；贝利婴幼儿发育量表，适用年龄为0～3.5岁；丹佛发育筛查测验，适用年龄为0～6岁。国内有中国科学院心理所和中国儿童发展中心联合开发的"婴幼儿发育量表"，适用年龄为0～3岁。

（二）适应行为量表

适应行为量表主要适用于精神发育迟滞的人群，测评内容包括两个方面：其一是个体自己独立生活和维持自己的能力程度；其二是对个人和社会所提出的文化要求所能满足的程度。国外常见的适应行为评定量表有美国精神发育迟滞协会制定的适应行为评定量表和道尔（E. A. Doll）编制的Vineland适应行为评定量表：前者适用于3～69岁智力低下、精神发育障碍的人群；后者适用于0～19岁情绪适应不良、智力落后人群。国内常见的适应行为量表为婴儿～初中学生社会生活能力量表和儿童适应行为评定量表：前者适用于0.5～14岁儿童，并已建立全国常模；后者适用于3～12岁儿童，也有全国常模。

智力测验的临床应用

临床上有关儿童的智力测验通常包括以下几种用途：第一种是了解儿童的智商水平，或者是了解儿童的智力强项与弱项分布特点。第二种是了解儿童存在的行为问题是否与智力有关，如学习成绩低下、严重偏科，需要注意的是不能简单把智商水平视作儿童学习成绩的"金标准"。第三种是了解年龄更小的婴幼儿发育水平，如是否存在发育障碍。

临床上对神经内科患者的智力测验通常具有以下几种目的：第一种是检测患者大脑的一般功能状态，属于常规例行检查。第二种是对脑损伤患者的受损或恢复情况进行评定，辅助临床诊治，如对肝性脑病患者的智力测验有助于早期诊断。第三种是对老年患者的智力测验，有助于阿尔茨海默病的早期发现和诊治。

对精神科患者的智力测验通常有助于判断患者是否存在精神发育迟滞，同时也可作为药物治疗或心理训练效果判别的辅助指标。

第四节　人格测验

人格测验是指通过一定的方法，对在人的行为中起稳定调节作用的心理特质和行为倾向进行定量分析，以便进一步预测个人未来的行为。已有的心理测验有上千种，其中人格测验所占比例最大。

第一次世界大战期间，美国心理学家伍德沃斯（R. S. Woodworth）于1918年编制了世界上第一个自陈式人格问卷，开创了人格问卷测量之先河。但是这些早期的人格测验都局限于人格的某单一维度，随后几十年发展出许多人格测验，可用来测量多种人格特质。20世纪30—40年代，人格测量出现了两个新的发展趋势：一个是渐趋成熟的问卷测验，最具影响力的是明尼苏达多相人格问卷、艾森克人格问卷和卡特尔16种人格因素问卷；另一个是蓬勃发展的投射测验，其中最为有名的是罗夏墨迹测验和主题统觉测验。20世纪40年代以后，人格测验

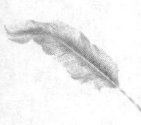

虽在方法上有所增加，如情境法、行为观察法，但总体上并没有什么特殊的发展趋势，人们更感兴趣的是对已建立的人格测验不断修正和完善。

一、自陈式人格问卷

所谓自陈式人格问卷，是以是非判断或选择题的形式，对拟测量的人格特质编制大量的题目，要求被试者做出符合自己实际情况的回答。自陈式人格问卷具有客观性强、计分方便、信息量大、可团体施测等优点，所以在人格测验中应用最为广泛。

（一）明尼苏达多相人格问卷

1．概述 明尼苏达多相人格问卷（Minnesota Multiphasic Personality Inventory，MMPI）是20世纪40年代由美国明尼苏达大学教授哈撒韦（S. R. Hathaway）和麦金利（T. C. Mackinley）编制而成。MMPI的问世是自陈式人格测验发展史上的一个重要里程碑，对人格测验的研究进程产生了巨大影响。到目前为止，它已经被翻译成100多种语言，是世界上最常引证的人格自陈量表。

第一版MMPI共566道题目（其中的16道题目是重复的，用于检验施测对象反应结果的一致性，实际上是550道题目），包含10个临床量表与4个效度量表，临床诊断通常只用到前399道题目。MMPI内容涉及范围十分广泛，包含生理、运动、婚姻、家庭、职业、教育、社会、政治、法律、宗教、精神与性等26种主题，适用于小学以上文化水平，16岁及16岁以上的人群。

2．MMPI的临床量表和效度量表

（1）MMPI的10个临床量表都是以所采用的效标组命名的，具体如下。

1）疑病症（hypochondriasis，Hs）：共包含33道题目，反映对身体功能的过分关心。例如："我时常觉得头昏脑涨、鼻子不通。"

2）抑郁症（depression，D）：共包含60道题目，来源于过分无望、悲伤、思维和行动迟缓的患者。例如："我深深相信生活对我是残酷的。"

3）癔症（hysteria，Hy）：共包含60道题目，反映个体用转换反应（躯体化或心理症状）回避责任与困难，甚至出现歇斯底里反应。例如："我身体上有些地方经常有像虫爬、火烧、刺痛、麻木的感觉"。

4）精神病态（psychopathic deviate，Pd）：共包含50道题目，反映性格偏离常人。例如："我喜欢折磨我爱的人。"

5）男子气-女子气（masculinity-feminity，Mf）：共包含60道题目，来源于具有同性恋倾向的人，主要反映性别色彩。

6）妄想狂（paranoia，Pa）：共包含40道题目，来源于诊断为偏执狂症候的患者。高分者往往具有敏感、多疑、敌意、夸大、妄想等性格特征。

7）精神衰弱（psychasthenia，Pt）：共包含48道题目，来源于诊断为神经症的患者。例如："当我站在高的地方时，我就很想跳下去。"

8）精神分裂（schizophrenia，Sc）：共包含78道题目，来源于诊断为精神分裂症的患者，即思维、情感、行为均混乱，思想稀奇、行为退缩和出现幻觉的患者。例如："我独自待在一个地方时，能听到奇奇怪怪的声音。"

9）轻躁狂（hypomania，Ma）：共包含46道题目，来源于诊断为躁狂症的患者。例如："有时候，我会兴奋得难以入睡。"

10）社会内向（social introversion，Si）：共包含70道题目，来源于对社会责任和社会性接触存在退避和回避倾向的人。例如："在社会交往的场合中，我大多数时候都是独自坐着，或者只和一个人一起坐，但是不会到人群中去。"

从以上10个临床量表中，可以获得10个分数，并以此分别评估受测对象在10个人格特质上的情况。需要说明的是，10个临床量表中有8个是根据患者组和健康组确定的题目。而男子气-女子气量表是根据男女被试者反应选择的题目，社会内向量表是根据大学生内向和外向人群确定的题目。因此，男子气-女子气量表和社会内向量表得分只能反映人格的态度倾向性，与心理异常或精神疾病没有关系。

（2）MMPI的四个效度量表主要用来识别被试者的作答态度倾向，若这些量表的分数出现异常，则表示问卷测评结果的有效性值得商榷，具体如下。

1）疑问量表（Question Scale，? 或Q）：该量表并未确定题目，表示漏答、无法答或"是""否"均作回答的题目数，超过30题提示该答卷无效。

2）说谎量表（Lie Scale，L）：共包含15道题目，主要包括一些一般人都不可避免的人性弱点。如果在此量表上得分偏高，说明有装好态度倾向。

3）诈病量表（Validity Scale，F）：共包含64道题目，又称效度量表，由正常人一般均不作肯定回答的问题组成。

4）校正量表（Correction Scale，K）：共包含30道题目，高K分表示有装好的企图，低K分表示过分坦率、自我批评或装坏的企图。

3. MMPI的计分及结果解释

1）统计出各量表原始分后，其中Hs、Pd、Pt、Sc、Ma量表的原始分数需要进一步校正。

2）将各量表的原始分转化成均数50、标准差10的标准T分，T分在临界分（中国常模60分，美国常模70分）以上，便视为可能有病理性异常表现或某种心理偏离现象。

3）将各量表的T分数登记在剖析图上，各点相连即成被试者MMPI剖面图。

4）把量表中的T分超过55分的最高分点，与其次高的分数点组成两点编码系统，参照有关两点分数解释标准，即可对被试者的人格做较为标准化的解释（图5-5）。

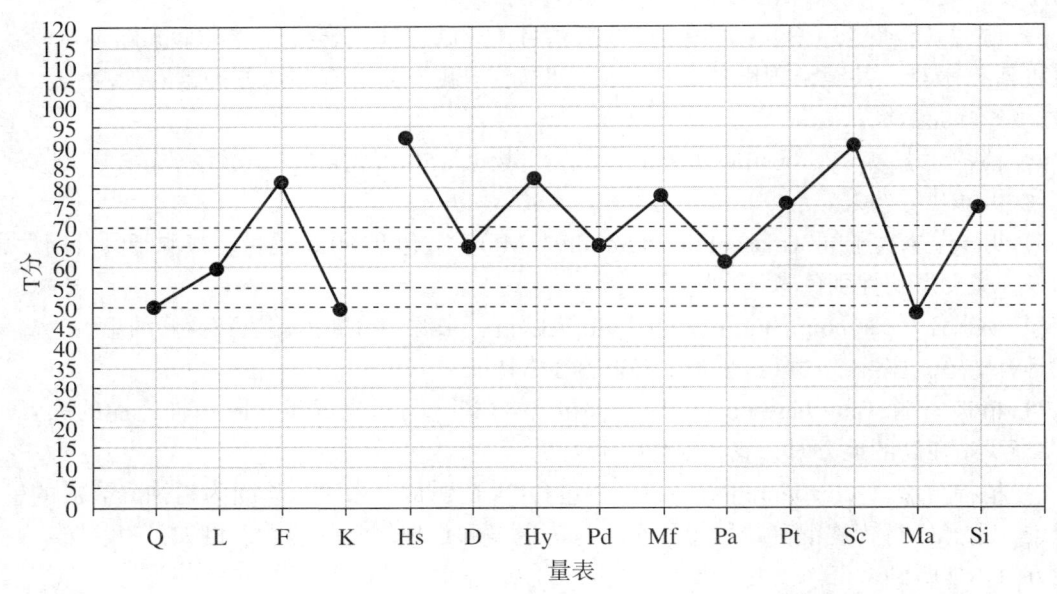

图5-5 明尼苏达多相人格问卷剖面图

4. MMPI 的中国修订本　中国科学院心理研究所宋维真等 1980 年开始 MMPI 的修订工作，于 1984 年完成本土化修订，并建立中国常模。1992 年，以宋维真为负责人的全国协作组，对 MMPI-2 完成本土化修订，并制定全国常模，前后两次修订的问卷常模 T 分临界点均为 60 分。另外，国内研究者还将正常人的每道题目得分进一步统计分析，筛选出区分度好的 168 道题目组成心理健康测查表（Psychological Health Inventory，PHI）。PHI 包括 7 个临床量表：焦虑、抑郁、疑心、躯体失调、兴奋状态、脱离现实和病态人格。PHI 的优点是基本覆盖了原 MMPI-2 中常用的临床分量表的功能，并且题目少、耗时短，信度和效度高，更适合中国人的心理特点。

（二）艾森克人格问卷

1. 概述　英国伦敦大学心理系和精神病学研究所艾森克教授（H. J. Eysenck）夫妇在 1975 年共同编制和出版了艾森克人格问卷（Eysenck Personality Questionnaire，EPQ），问卷分为儿童版（7～15 岁）和成人版（16 岁以上）。最初的 EPQ 问卷成人版有 101 道题目，儿童版有 97 道题目。EPQ 共包括四个分量表：外倾性（extraversion，E）、神经质（neuroticism，N）、精神质（psychoticism，P）和掩饰性（lie，L）量表。

1985 年，艾森克对成人版问卷内容再次进行修订，形成了修订版 EPQ（EPQ-R）。EPQ-R 共 100 道题目，其中 P 量表 32 道题目，E 量表 23 道题目，N 量表 24 道题目，L 量表 21 道题目。同年，艾森克又修订了简版 EPQ（EPQ-RS），EPQ-RS 共 48 道题目，每个分量表各 12 道题目。各版本均适用于 16 岁以上成年人。

2. EPQ 中文修订版　20 世纪 80 年代初，陈仲庚和龚耀先等学者先后分别进行了 EPQ 中国版的修订，陈仲庚修订的成人版共 85 道题目，并建立北京市常模。龚耀先教授修订的成人版有 88 道题目，儿童版有 74 道题目，并建立中国成人常模。2000 年，国内学者钱铭怡等对简版 EPQ（EPQ-RS）进行了翻译和修订，证实在大学生人群中的信度好和效度良好，适用于 16 岁以上成年人。

3. EPQ 问卷各维度功能

（1）E 量表：外倾性。高分表示性格外向，健谈、好交际，渴望刺激和冒险，情感外露，易于冲动。低分表示性格内向，如好静，富于内省，不喜欢刺激冒险，喜欢有秩序的生活方式，踏实可靠，有悲观倾向。

（2）N 量表：神经质，即情绪稳定性。高分表示焦虑、忧心忡忡，常郁郁不乐，有强烈情绪反应，甚至出现不够理智的行为。低分表示情绪反应微弱且缓慢，情绪过后很容易恢复平静，性情温和，善于自控，表现稳重。

（3）P 量表：精神质。高分可能是孤独、不关心他人，难以适应外部环境，不近人情，与别人不友好，喜欢做一些离奇古怪的事情，并且不顾自己行为的安危。低分者态度温和，与人为善，能很好地适应环境。

（4）L 量表：掩饰性。测定被试者的掩饰、装好倾向与防御心理，或者反映个体的朴实、幼稚水平。在国外，高分表明掩饰、隐瞒，但在我国 L 分高的意义仍未明了。

4. EPQ 测评结果解释　EPQ 各维度原始分需转换为标准 T 分，根据各维度 T 分高低判断人格倾向和特征。根据正态分布曲线下的面积比例，可划分五种等级类型：中间型（43.3～56.7），低分倾向型（38.5～43.3），高分倾向型（56.7～61.5），低分典型型（＜38.5），高分典型型（＞61.5）。

（三）卡特尔 16 种人格因素问卷

1. 概述　美国心理学家卡特尔（R. B. Cattell）认为特质是构成人格的基本要素，并将人的特质从个体差异上分为个别特质和共同特质，从结构层次上分为表面特质和根源特质。有些特质是每个人都具有的，称为共同特质；有的特质则是某个人特有的，称为个别特质。所谓表面特质是指一个人经常发生的、从外部可以直接观察到的行为表现；而根源特质是隐蔽在表面特质深处并制约着表面特质的特质，是个人行为的最终根源，是人格结构的最重要部分。

卡特尔对最初选出的4504个描述行为的形容词进行大量的分析和实验，最终确定42组反映人格特质的表面特质。随后和同事花费数年时间对不同年龄、职业和文化背景的人进行大量测试，采用因素分析法确定隐藏在表面特质背后的16种根源特质，继而编制了16种人格因素问卷（Sixteen Personality Factor Questionnaire，16PF）。16种人格因素的名称和符号分别是：乐群性（A）、聪慧性（B）、稳定性（C）、持强性（E）、兴奋性（F）、有恒性（G）、敢为性（H）、敏感性（I）、怀疑性（L）、幻想性（M）、世故性（N）、忧虑性（O）、实验性（Q1）、独立性（Q2）、自律性（Q3）、紧张性（Q4）。它们各自高分、低分所代表的意义见图5-6。16PF适用对象是16岁以上有初中以上文化程度的青年和成人，有A、B、C、D、E五种版本：A、B为齐全本，每卷各有187道题；C、D为缩略本，各有106道题；E是专门为文化水平较低的被试者编制的，有128道题目。

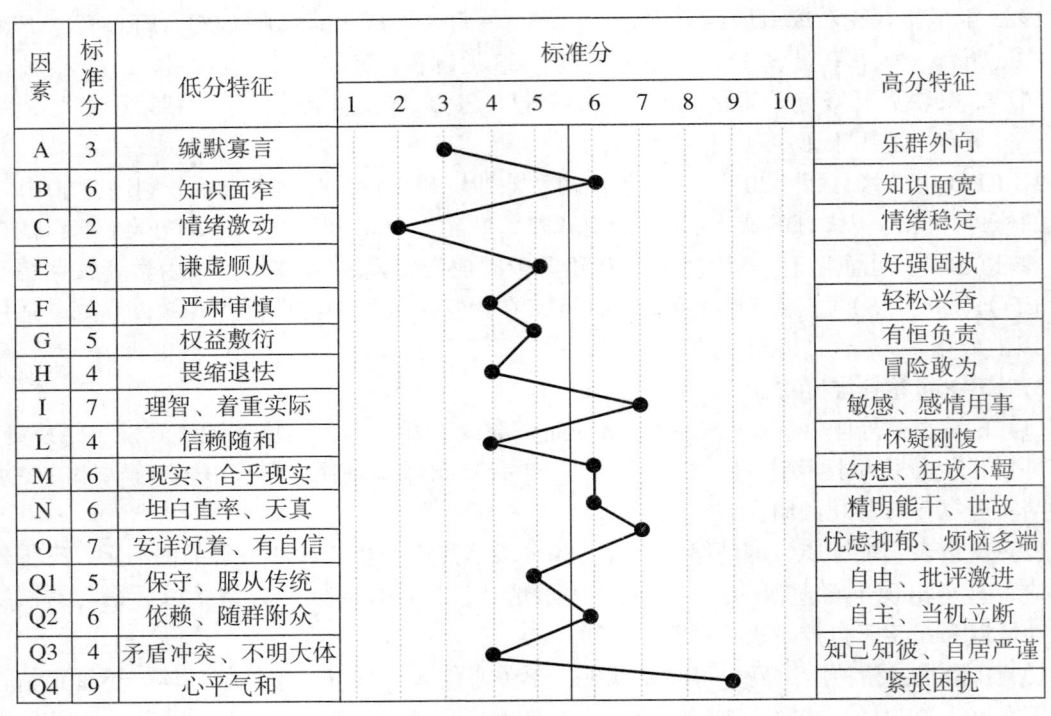

图5-6　16PF问卷的人格剖面图示例

2. 16PF的中文修订版　1979年，学者刘永和与梅吉瑞（G. M. Meredith）将原测验A、B两个版本合并后引入国内。1988年，国内学者祝蓓里教授等再次对其进行修订，并建立了中国大学生和成人各种常模参照。

3. 16PF结果解释　整个问卷的测试时间大约需要40 min，测试结束后，需将16种人格因素的原始分转换成标准分，并绘制成人格剖面图。通常认为标准分小于4分（1～3分）为低分，大于7分（8～10分）为高分，高、低分均有相应的人格特征解释（图5-6）。

二、投射测验

投射（project）是指个体把自己的思想、动机、情感、态度、兴趣愿望等人格特征无意识地反映于外界刺激的心理倾向。投射测验的基本假设是：人们对外界刺激的反应都是有原因且可以预测的，而不是偶然发生的，使用没有固定意义的刺激材料引起被试者反应，借以考察其所投射的人格特征和深层心理机制。常见的投射测验依据被试者的反应方式可以分成联想法、构造法、表露法、完成法和排选法五种。

（一）罗夏墨迹测验

罗夏墨迹测验（Rorschach Inkblot Test，RIT）最早由瑞士精神病学家罗夏（H. Rorschach）于1921年编制而成，主要用于临床精神病患者的鉴别诊断。

1．测验材料内容 罗夏墨迹测验由10张墨迹图构成，其中有5张是黑白的，每张的墨色深浅不一；另有2张是黑白和鲜红的；其余3张是淡彩色的。每张图片中的墨迹都是形状对称的，而且内容都毫无意义（图5-7）。

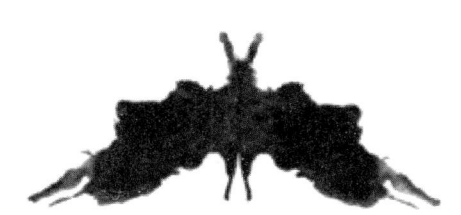
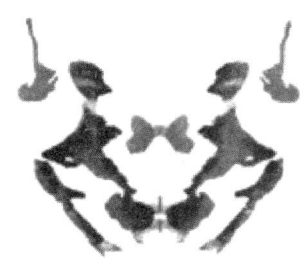

图5-7 罗夏墨迹测验图示例

2．施测过程 施测在宽松、自由的气氛及安静、采光良好的房间中进行，测验时间为45～55 min，分以下四个阶段进行。

（1）自由联想阶段：测验开始时评估者将图片按顺序逐次地展示给被试者，并要求被试者说出该墨迹看起来像什么或它使被试者联想到了什么，被试者的回答没有时间限制。

（2）提问阶段：看完10张图片后，评估者需要按照原来呈现的次序再次将图片交给被试者，并要求被试者解释如何形成第一阶段的反应，是对整体还是局部做出的反应等。

（3）类比阶段：在这个阶段主要确认被试者做出某个反应的决定因子是什么，这个决定因子是否也用于其他反应等。这是对第二阶段没完全明白的问题的补充。

（4）极限测试：当被试者对某一图片的回答与一般人的反应有明显差异时，评估者对其反应及决定因子存在疑问，想进一步确认被试者究竟能否看到某个画面等。

3．评分与解释

（1）反应部位：引发被试者联想的部位是整体部位、大局部、小局部还是空白部分。

（2）决定因素：被试者以墨迹图中的什么内容作为反应的依据，是形状、色彩还是运动或阴影？以阴影作为反应的依据被认为是一种焦虑不安的指标。

（3）反应内容及意义：指被试者知觉到的具体内容所代表的意义。例如，一般知觉到3～4个人物是适量，太少是缺乏对他人的理解，没有则是缺乏温暖的人际关系。

4．对罗夏墨迹测验的评价 罗夏墨迹测验是一种典型的联想法投射测验，具有文化公平性和文化独立性。从效度来看，罗夏墨迹测验对自杀、抑郁、精神分裂症、警觉过度、强迫风格等异常心理的临床诊断具有较高的准确性和预测性,准确率达80%以上。同时,在人力资源管理活动中,不管是招聘、选拔人才还是分类安置人选,罗夏墨迹测验也具有重要的辅助价值。但罗夏墨迹测验的评分和解释难度较大,需要训练有素、经验丰富的人才能掌握这种方法。

(二)主题统觉测验

主题统觉测验(Thematic Apperception Test,TAT)是一种借助被试者的想象活动来研究个体潜在人格结构和人格内容的投射性测定技术,属于典型的构造法投射测验,由美国哈佛大学默里(H. A. Murray)与摩尔根(C. D. Morgan)等于1938年编制而成。主题统觉测验更加关注"此时此地"的心理活动,比罗夏墨迹测验更加结构化。

1. 测验材料内容 现在广为使用的主题统觉测验是经默里(H. A. Murray)修订过的第三版,全套测验材料由30张图片和1张空白卡片组成,图片中的内容多为人物,也有部分景物,都是含义隐晦的情景。根据被试者的年龄和性别可以把图片组合为四套,分别用于14岁以上男子(M)组和女子(F)组,以及14岁以下的男孩(B)组和女孩(G)组。每套测验材料包括图片20张(必须包含空白卡),分两个系列进行测验,所以每个系列实际上只用10张图片(图5-8)。

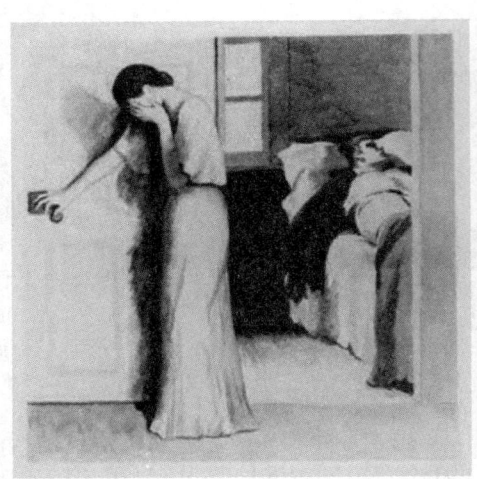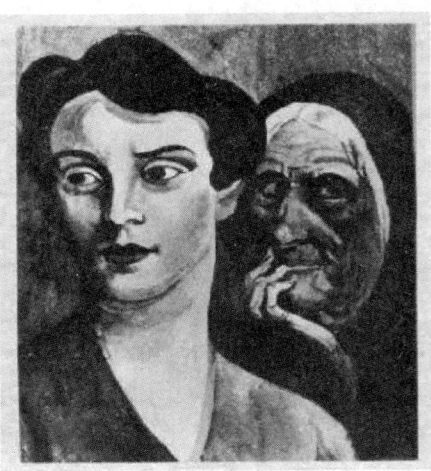

图 5-8 主题统觉测验图示例

2. 施测过程

(1)测验的环境要安静、舒适:评估者要制造出轻松、友好的氛围,使被试者能充分发挥自己的想象力。

(2)开始第一次系列图片测评:施测时每次给予被试者一张图片,让其根据图片内容编制一个300字左右的故事,说明图片中发生了什么事情,事情发生的可能原因是什么,事情发展下去可能的结局是什么,以及在整个事情先后发生全程中主人公的情感、态度和内心感受等发生了哪些变化。对空白的卡片,要求被试者面对它先在内心勾勒出一幅图画,然后根据内心图画编制一个故事,要求越生动、离奇越好。

(3)开始第二次系列图片测评:第二次比第一次系列图片设计得更为独特,时间也更为宽松。两次测验至少间隔一天。

(4)测验完毕后:评估者要及时和被试者进行一次谈话,以求深入了解和澄清故事的内容。

主题统觉测验可个别进行,也可团体施测。

3. 评分与解释

（1）主题分析：对主题统觉测验中的一个个故事，要明确其中心主题和内容，分析被试者最主要的问题是环境、人际还是自身方面的，有时还要进一步分析故事的次要主题。

（2）主人公分析：故事中的主人公往往就代表被试者自己，尤其是被试者情感色彩强烈的动机被投射的时候，故事中主人公所表现出的情况就是被试者人格的真实面目。

（3）主人公的环境压力分析：分析故事中主人公具有什么样的欲求，故事情节中哪些人物、哪些环境对其影响最大。根据影响程度不同，可分为五级压力。

（4）主人公的情感动机分析：故事中主人公的情绪体验如成功、失败、羞辱、焦虑等往往代表被试者自己的心境，应关注主人公的行为方式特别是异常行为持续的时间、重复的次数。

（5）故事的结局分析：故事的结局反映主人公自身力量与环境力量抗衡的结果。

（6）兴趣与情操分析：同样一个人物图片，有的被试者将其描述为一个善良的人，有的将其描述为一个阴险邪恶的人。

4. 对主题统觉测验的评价 作为一种经典的投射测验，主题统觉测验具有投射测验的天然优势。它不受文化背景的影响，也较少依赖被试者的自我意识，以"讲故事"的方式直接展现被试者内心真实的想法，反映被试者的思维、情感和行为特征。与罗夏墨迹测验相比，主题统觉测验结构性更强，更易于操作。然而，与大部分投射测验一样主题统觉测验缺乏充分的常模资料，对测验结果的科学解释难度较大。

（三）语句完成测验

语句完成测验（Sentence Completion Test，SCT）是评估者呈现一系列未完成的句子，由被试者完成句子的一种投射测验。语句完成测验因为施测方便，在临床诊断和研究上应用非常广泛。在所有语句完成测验中，罗特（J. B. Rotter）所编制的未完成句子测验，因其题干简洁、信效度高而得到广泛应用。例如："我恨＿＿＿＿＿＿。""读书＿＿＿＿＿＿。""我喜欢＿＿＿＿＿＿。"

（四）绘画测验

绘画测验属于经典的表露法投射测验，常见的有画人测验和画树测验。该测验的基本假设是：绘画本身是一个自我表露的活动，画面上表达出的人物或树木，基本上反映的是绘画者的自我现实像，包括他们在心理上和躯体上的各种感受和信息。相对于画人物，画树木更加容易联想，并且自我防卫意识较低。

第五节 评定量表

心理评定量表通常包含临床症状评定量表、心理健康评定量表和精神病评定量表等。这一类型量表的用法和评分方法相对比较简便，多用于测查健康人群或临床患者某一方面的情绪状态和心理障碍的存在与否及其程度和发生原因，同时也可反映患者病情的演变。

一、临床症状评定量表

（一）90项症状自评量表

1. 量表概述 90项症状自评量表（Symptom Checklist 90，SCL-90）由90个反映常见的

心理健康状况的项目组成，现版由德若伽提斯（L. R. Derogatis）于 1973 年编制而成，1984 年被王征宇引入国内，1986 年由吴文源等牵头的协作组制定了国内 18～60 岁精神病患者常模，2004 年中国科学院刘恒等建立了全国中学生常模，2020 年广东医科大学建立了全国大学生常模，2022 年晋争等制定了河南省 15～29 的青少年常模。量表在每个题目后设"没有、很轻、中等、偏重、严重"五等级（1～5 级）选项，要求被试者根据自己最近 1 周（可以是其他特定时间）实际感受进行作答。SCL-90 共 90 个项目，10 个因子，测评时间为 15～20 min，适用于初中及初中以上文化水平的人群。

2. SCL-90 各因子功能意义

（1）躯体化：共 12 项，主要反映主观的身体不适感，包括心血管、呼吸、消化系统主诉的不适，以及头痛、背痛、肌肉酸痛和焦虑的其他躯体表现。

（2）强迫症状：共 10 项，主要指那些明知没有必要，但又无法摆脱的无意义的思想、冲动和行为等表现，还有一些一般的感知障碍也在这一因子中反映。

（3）人际关系敏感：共 9 项，主要指某些个人不自在感，尤其是在与其他人相比较时更突出。自卑、懊丧及人际关系紧张的人，往往在这一因子得分较高。

（4）抑郁：共 13 项，反映忧郁苦闷的情感和心境，包括对生活兴趣减退、缺乏活动愿望、丧失活动力等，还包括失望、悲叹及与忧郁相关联的其他感知及躯体方面的问题。

（5）焦虑：共 10 项，包括一些通常在临床上明显与焦虑症状相关联的症状与体验，一般指那些无法静息、神经过敏、紧张及由此产生的躯体征象（震颤）。游离不定的焦虑及惊恐发作是这个因子的主要内容，它还包括一个反映"解体"的项目。

（6）敌对：共 6 项，主要从思想、情感及行为三方面来反映患者的敌对表现。其项目包括从厌烦、争论、摔物，直至争斗和不可抑制的冲动暴发等各个方面。

（7）恐惧：共 7 项，它与传统的恐惧状态或广场恐惧症所反映的内容基本一致，恐惧的对象包括出门旅行、空旷场地、人群或公共场合、交通工具及反映社交恐惧的项目。

（9）偏执：共 6 项，偏执是一个十分复杂的概念，此因子只是包括了它的一些基本内容，主要是指思维方面，如投射性思维、敌对、猜疑、关系妄想、被动体验和夸大等。

（10）精神病性：共 10 项，其中有幻听、思维扩散、情感控制、思维插入等反映精神分裂症的有关项目。

（11）附加项：共 7 项，反映睡眠及饮食情况。

3. 计分方法及结果解释 SCL-90 的统计指标主要为两项，即总分和因子分。

（1）单项分：90 个项目的单项评分值。

（2）总分：90 个项目的单项分相加之和，能反映其病情严重程度。

（3）总均分：总分 /90，表示从总体情况看，该被试者的自我感觉位于 1 至 5 级间的哪一个分值程度上。

（4）阳性项目数：单项分 ≥ 2 的项目数，表示被试者在多少项目上呈有"病状"。

（5）阴性项目数：单项分 =1 的项目数，表示被试者"无症状"的项目有多少。

（6）阳性症状均分：（总分 - 阴性项目数）/ 阳性项目数，表示被试者在"有症状"项目中的平均得分。反映被试者自我感觉不佳的项目，其严重程度究竟介于哪个范围。

（7）因子均分：因子得分和 / 因子项目数。每一因子反映被试者某一方面的情况，因而通过因子均分可以了解被试者的症状分布特点，并可进行廓图（profile）分析。

（二）焦虑自评量表

1. 量表概述 焦虑自评量表（Self-rating Anxiety Scale，SAS）由 W. K. Zung 于 1971 年编制，1984 年被王征宇等引入国内，1990 年国内量表协作组建立了全国常模。

2. 计分方法及结果解释 焦虑自评量表包括有 20 个条目，所有条目按照主观感受频度，均采用"没有或极少"到"绝大部分时间或所有时间"的 1～4 级计分。SAS 的主要统计指标为总分。评定结束后，将 20 个项目的得分相加，注意部分条目反向计分，即获得粗分（raw score）。经过下式换算，$Y = \text{int}(1.25x)$，即用粗分乘以 1.25 以后取整数部分，就得到标准分（index score），或者可以查表进行转换。

如果 $Y < 50$ 分：没有焦虑。如果 $Y = 50～59$ 分：轻度焦虑。如果 $Y = 60～69$ 分：中度焦虑。如果 $Y > 69$ 分，重度焦虑。

3. 量表内容 见表 5-2。

表 5-2 焦虑自评量表（SAS）条目内容一览表

序号	内容	序号	内容
1	我觉得比平时容易紧张和着急	11	我因为一阵阵头晕而苦恼
2	我无缘无故地感到害怕	12	我有晕倒发作，或觉得要晕倒似的
3	我容易心里烦乱或觉得惊恐	13	我呼气、吸气都感到很容易
4	我觉得我可能将要发疯	14	我的手脚麻木和刺痛
5	我觉得一切都很好，也不会发生什么不幸	15	我因为胃痛和消化不良而苦恼
6	我手脚发抖、打战	16	我常常要小便
7	我因为头痛、头颈痛和背痛而苦恼	17	我的手常常是干燥温暖的
8	我感觉容易衰弱和疲乏	18	我脸红发热
9	我觉得心平气和，并且容易安静坐着	19	我容易入睡，并且一夜睡得很好
10	我觉得心跳得很快	20	我做噩梦

（三）汉密尔顿焦虑量表

1. 量表概述 汉密尔顿焦虑量表（Hamilton anxiety scale，HAMA）由汉密尔顿（M. Hamilton）于 1959 年编制，是临床上评焦虑障碍严重程度的半结构化访谈量表。HAMA 共有 14 个条目，2 个因子：躯体性焦虑（7 个条目）和精神性焦虑（7 个条目）。HAMA 应由经过训练的 2 名评定人员进行联合检查，一般采用交谈和观察的方法，待检查结束后，由 2 名评定人员独立评分。评定时间为 10～15 min。

2. 计分方法及结果解释 HAMA 所有条目采用 0～4 级计分，计算条目总分。根据国内精神科量表协作组的常模资料，14 分为划界分：无焦虑（< 7 分），可能焦虑（7～13 分），确定焦虑（14～20 分），明显焦虑（21～28 分），严重焦虑（≥ 29 分）。

3. 量表内容 ①焦虑心境；②紧张；③害怕；④失眠；⑤认知功能；⑥抑郁心境；⑦肌肉系统症状；⑧感觉系统症状；⑨心血管系统症状；⑩呼吸系统症状；⑪胃肠道症状；⑫生殖泌尿系统症状；⑬自主神经系统症状；⑭会谈时被试者的面部表情和行为表现。

（四）抑郁自评量表

1. 量表概述 抑郁自评量表（Self-rating Depression Scale，SDS）是 W. K. Zung 于 1965 年编制的，用于衡量个体近一周内抑郁状态的轻重程度，1984 年被引入国内，1986 年国内量表协作组建立全国常模。抑郁自评量表共有 20 个条目，4 个因子：精神性-情感症状（2 个条目）、躯体性障碍（8 个条目）、精神运动性障碍（2 个条目）、抑郁性心理障碍（8 个条目）。

2. 计分方法及结果解释 所有条目按照主观感受频度，均采用"没有或极少"到"绝大

部分时间或所有时间"的 1～4 级计分。抑郁自评量表的主要统计指标为总分,将 20 个项目的得分相加,即获得粗分。经过下式换算,$Y = \text{int}(1.25x)$,即用粗分乘以 1.25 以后取整数部分,就得到标准分。另外,还可以计算抑郁严重指数(DSI):DSI = 粗分 /80。

(1) 根据粗分判断:没有抑郁($Y < 53$ 分);可能有抑郁($Y \geq 53$ 分)。

(2) 根据抑郁严重指数(DSI):无抑郁(DSI < 0.5),轻度抑郁(DSI = 0.5～0.59),中度抑郁(DSI = 0.6～0.69),重度抑郁(DSI ≥ 0.7)。

3. 量表内容 见表 5-3。

表 5-3 抑郁自评量表(SDS)条目内容一览表

序号	内容	序号	内容
1	我觉得闷闷不乐,情绪低沉	11	我的头脑跟平常一样清楚
2	我觉得一天之中早晨最好	12	我觉得经常做的事情并没有困难
3	我一阵阵哭出来或觉得想哭	13	我觉得不安而平静不下来
4	我晚上睡眠不好	14	我对将来抱有希望
5	我吃得跟平常一样多	15	我比平常容易生气激动
6	我与异性密切接触时和以往一样感到愉快	16	我觉得做出决定是容易的
7	我发觉我的体重在下降	17	我觉得自己是个有用的人,有人需要我
8	我有便秘的苦恼	18	我的生活过得很有意思
9	我心跳比平常快	19	我认为如果我死了,别人会生活得好些
10	我无缘无故地感到疲乏	20	平常感兴趣的事我仍然照样感兴趣

(五)汉密尔顿抑郁量表

1. 量表概述 汉密尔顿抑郁量表(Hamilton Depression Scale,HAMD)由汉密尔顿(M. Hamilton)于 1960 年编制,是临床上评定抑郁状态时用得最普遍的量表,后又经过多次修订,版本有 17 项、21 项和 24 项三种。HAMD 应由经过训练的 2 名评定人员进行联合检查,一般采用交谈和观察的方法,待检查结束后,2 名评定人员独立评分。评定时间为 15～20 min。

2. 计分方法及结果解释 HAMD 大部分条目采取 0～4 级计分,主要统计指标为条目总分。以 24 项 HAMD 为例,根据国内精神科量表协作组的常模资料,20 分为划界分:无抑郁(< 8 分),可能抑郁(8～19 分),确定抑郁分(20～35 分),重度抑郁(> 35 分)。

3. 量表内容 ①抑郁情绪;②有罪感;③自杀;④入睡困难;⑤睡眠不深;⑥早醒;⑦工作和兴趣;⑧迟缓;⑨激越;⑩精神性焦虑;⑪躯体性焦虑(指焦虑的生理症状);⑫胃肠道症状;⑬全身症状;⑭性症状;⑮疑病;⑯体重减轻;⑰自知力;⑱日夜变化;⑲人格解体或现实解体;⑳偏执症状;㉑强迫症状;㉒能力减退感;㉓绝望感;㉔自卑感。

(六)阿森斯失眠量表

1. 问卷概述 失眠通常指患者对睡眠时间或质量不满足并影响白天社会功能的一种主观体验。阿森斯失眠量表(Athens Insomnia Scale,AIS)又称亚森失眠量表,由 WHO 首席专家所编制,为国际公认的睡眠质量自评量表,既可服务临床诊断,又可进行人群筛查。

2. 计分方法及结果解释 阿森斯失眠量表共 8 个条目,每个条目采取 0～4 级(从无到严重)计分,主要统计指标为条目总分。总分 < 4 分:无睡眠障碍;总分 4～6 分:疑似有失眠问题;总分 > 6 分:有失眠问题。以 6 分为划界分,其对失眠障碍诊断灵敏度为 93%,特异度为85%，一致准确度为90%。

3. 问卷条目内容

（1）入睡时间（关灯后到睡着的时间，正常不超过30 min）。

（2）夜间苏醒。

（3）比期望的时间早醒。

（4）总睡眠时间。

（5）总睡眠质量（无论睡多长）。

（6）白天情绪。

（7）白天身体功能（体力或精神，如记忆力、认知力和注意力）。

（8）白天思睡。

二、心理健康评定量表

（一）生活事件量表

1. 量表概述 生活事件量表（Life Event Scale，LES）是测量社会生活事件对人们心理影响刺激强度的量表。1986年，国内杨德森、张亚林等在参考前人量表的基础上，编制了适合我国文化的生活事件量表，在国内临床和心理健康领域评估上得到广泛应用。生活事件量表主要应用于神经症、各种躯体疾病及重性精神病的病因学研究，也可用于指导心理危机干预、了解自身精神负荷、维护心身健康和提高生活质量的预防。生活事件量表适用于16岁以上人群，测评时间为8~10 min。

生活事件量表共48条常见事件，包含家庭生活（28条）、工作学习（13条）和社交（7条）三个方面的内容，另设有2条空白项目，供填写被试者已经经历而表中并未列出的某些事件。主要记录的是过去1年内的事件，有的事件虽然是1年之前发生，但影响深远并延续至今，也可作为长期性事件记录。要求被试者根据自身的实际感受而去判断那些经历过的事件对本人来说是好事或是坏事、影响程度如何、影响持续的时间有多久，一过性的事件（如流产、失窃）要记录发生次数，长期性事件（如住房拥挤、夫妻分居）不到半年记为1次，超过半年记为2次。

2. 计分方法及结果解释 根据生活事件影响程度采取0~4级（从毫无影响到影响极重）计分。影响持续时间分3个月内、半年内、1年内、1年以上共4个等级，分别记1、2、3、4分。生活事件刺激量的计算方法如下。

（1）某事件刺激量 = 该事件影响程度分 × 该事件持续时间分 × 该事件发生次数。

（2）正性事件刺激量 = 全部正性事件刺激量之和。

（3）负性事件刺激量 = 全部负性事件刺激量之和。

（4）生活事件总刺激量 = 正性事件刺激量 + 负性事件刺激量。

另外，还可以根据研究需要，按家庭生活问题、工作学习问题和社交问题分类统计。

生活事件量表总分越高，反映个体承受的精神压力越大；负性事件的分值越高，对心身健康的影响越大。

3. 量表内容 见表5-4。

表 5-4　生活事件量表（LES）条目内容一览表

序号	内容	序号	内容	序号	内容
1	恋爱或订婚	17	离婚	33	突出的个人成就
2	恋爱失败、破裂	18	子女升学（就业）失败	34	晋升、提级
3	结婚	19	子女管教困难	35	对现职工作不满意
4	本人（爱人）怀孕	20	子女长期离家	36	工作学习中压力大（如成绩不好）
5	本人（爱人）流产	21	父母不和	37	与上级关系紧张
6	家庭增添新成员	22	家庭经济困难	38	与同事邻居不和
7	与爱人父母不和	23	欠债 500 元以上	39	第一次远走他乡异国
8	夫妻感情不好	24	经济情况显著改善	40	生活规律重大变动（饮食、睡眠规律改变）
9	夫妻分居（因不和）	25	家庭成员重病、重伤	41	本人退休、离休或未安排具体工作
10	夫妻两地分居（工作需要）	26	家庭成员死亡	42	好友重病或重伤
11	性生活不满意或独身	27	本人重病或重伤	43	好友死亡
12	配偶一方有外遇	28	住房紧张	44	被人误会、错怪、诬告、议论
13	夫妻重归于好	29	待业、无业	45	介入民事法律纠纷
14	超指标生育	30	开始就业	46	被拘留、受审
15	本人（爱人）做绝育手术	31	高考失败	47	失窃、财产损失
16	配偶死亡	32	扣发奖金或罚款	48	意外惊吓、发生事故、自然灾害

（二）医学应对问卷

1. 问卷概述　医学应对问卷（Medical Coping Modes Questionnaire，MCMQ）最初是菲费尔（H. Feifel）等 1987 年编制而成的 19 条目问卷，主要应用于临床患者面对疾病时的应对策略评定。2000 年，国内沈晓红、姜乾金等对其进行本土化修订，中文版的医学应对问卷共有 20 个条目，3 个因子，包括面对（8 个条目）、回避（7 个条目）和屈服（5 个条目）。

2. 计分方法及结果解释　医学应对问卷所有条目均采用 1~4 级计分。测评结束后，计算各因子均分、问卷总分后进行分析研究或临床解释。因子均分越高表示患者更趋向于该应对方式的选择。

3. 问卷内容　见表 5-5。

表 5-5　医学应对问卷（MCMQ）条目内容一览表

序号	内容
1	你在多大程度上希望自己参与做出各种治疗决定？
2	你是否经常想与亲戚朋友谈论你的疾病？
3	在讨论你的疾病的时候，你是否经常发现自己却在考虑别的事情？
4	你是否经常觉得自己要完全恢复健康是没有希望的？
5	近期你从医生、护士等懂行的人那里得到多少有关疾病的知识？
6	你是否经常觉得，因为疾病自己对今后各方面的事不关心了？
7	你在多大程度上愿意与亲友谈别的事，因为你不想总是考虑自己患病的事？

续表

序号	内容
8	在多大程度上你的疾病使你以更积极的态度去考虑生活中的其他事？
9	当想到自己的疾病时，你是否会做些别的事情来分散自己的注意力？
10	你是否经常向医生询问，对于你的疾病你该如何去做？
11	当亲戚朋友与你谈起你的疾病时，你是否经常试图转换话题？
12	近几个月，你从书本、杂志、报纸上了解多少有关你的疾病的信息？
13	你是否经常觉得自己要向疾病屈服了？
14	在多大程度上你想忘掉你的疾病？
15	关于疾病，你向医生问了多少问题？
16	遇到患有同样疾病的人，通常你会与他谈论多少有关疾病的细节？
17	你是否经常以看电影、电视等方式来分散自己对疾病的注意力？
18	你是否经常觉得自己对疾病无能为力？
19	亲朋好友向你询问病情时，你是否经常告诉他们许多病情细节？
20	对于你的疾病，你是否经常感到自己只能听天由命了？

（三）自尊量表

1．量表概述 自尊量表（Self-esteem Scale，SES）最初是美国心理学家罗森博格（M. Rosenberg）等1965年编制而成的10条目问卷，主要测量个体的整体自尊水平，能反映个体稳定的心理健康水平。

2．计分方法及结果解释 自尊量表主要包括自我肯定和自我贬低两个维度，所有条目均采用1～4级计分。其中条目8由于文化歧义，通常不计入总分，或者进行负性表述转化处理后纳入自我贬低维度。得分越高表示自尊感越高，得分越低则表示自尊感越低。

3．量表内容 见表5-6。

表5-6 自尊量表（SES）条目内容一览表

序号	内容
1	我认为自己是个有价值的人，至少与别人不相上下
2	我觉得我有许多优点
3	归根结底，我倾向于认为自己是一个失败者
4	我做事可以做得与大多数人一样好
5	我觉得自己没有什么值得自豪的地方
6	我对自己持有一种肯定的态度
7	整体而言，我对自己感到满意
8	我希望能为自己赢得更多尊重
9	有时候我的确感到自己很没用
10	我时常认为自己一无是处

（四）领悟社会支持量表

1. 量表概述　领悟社会支持量表（Perceived Social Support Scale，PSSS）最初是美国杜克大学津巴布韦（G. D. Zimet）博士编制而成的12条目问卷，主要测量个体主观感受到的社会支持水平。国内姜乾金等最早对领悟社会支持量表进行翻译和本土化修订，并证实在临床患者中具有良好的心理测量学特性。大量研究证实，领悟社会支持可明显减轻临床冠心病和癌症等各类患者的心理症状。

2. 计分方法及结果解释　领悟社会支持量表主要包括家庭支持、朋友支持和他人支持三个维度，所有条目均采用1～7级计分。得分越高反应个体实际感受到的支持越多。

3. 量表内容　见表5-7。

表5-7　领悟社会支持量表（PSSS）条目内容一览表

序号	内容
1	在我遇到问题时，有些人（老师、同学、亲戚）会出现在我的身旁
2	我能够与有些人（老师、同学、亲戚）共享快乐与忧伤
3	我的家庭能够切实具体地给我帮助
4	在需要时我能够从家庭获得感情上的帮助和支持
5	当我有困难时，有些人（老师、同学、亲戚）是安慰我的真正源泉
6	我的朋友们能真正地帮助我
7	在遇到困难时，我可以依靠我的朋友们
8	我能与自己的家庭谈论我的难题
9	我的朋友们能与我分享快乐与忧伤
10	在我的生活中有些人（老师、同学、亲戚）关心着我的感情
11	我的家庭能心甘情愿协助我做出各种决定
12	我能与朋友们讨论自己的难处和问题

三、精神病评定量表

（一）简明精神病量表

1. 量表概述　简明精神病量表（Brief Psychiatric Rating Scale，BPRS）是临床精神科医生阿芙拉乐（J. E. Overall）和戈勒姆（D. R. Gorham）于1962年编制而成的，最初有16个项目，1967年增加为18个项目。简明精神病量表是一个评定精神病性症状严重程度的他评量表，适用于具有精神病性症状的大多数重性精神病患者，尤其适用于精神分裂症患者。评定人员须由经过训练的精神科专业人员担任，一次评定大约需做20 min的会谈和观察，评定的信息内容为近1周的情况。20世纪80年代，简明精神病量表被上海市精神卫生研究所张明园等引入国内，全国精神科量表协作组在原量表基础上，又增加了"自制力障碍"和"工作不能"2个条目，并制定了一份详细的评分参考指导。

2. 计分方法及结果解释　简明精神病量表共包括5个因子，分别是焦虑忧郁、缺乏活力、思维障碍、激活性、敌对猜疑。所有项目均采用1～7级评分：①无症状；②可疑或很轻；③轻度；④中度；⑤偏重；⑥重度；⑦极重。其中11个项目根据检查时患者的回答内容进行评分;其他7个项目则依据评定者对患者的观察结果进行评分。

简明精神病量表主要统计各项目分、因子均分及量表总分。解释如下:

(1) 总分(18～126分),反映疾病严重性。总分越高,病情越重。治疗前后总分值的变化反映疗效的好坏,差值越大疗效越好。

(2) 单项分(0～7分),反映症状的分布和主要症状的严重程度。

(3) 因子均分(0～7分),反映症状群的分布和疾病的临床特点,并可据此画出症状群廓图。

3. 量表内容 见表5-8。

表5-8 简明精神病量表(BPRS)条目内容一览表

序号	内容	序号	内容	序号	内容	序号	内容
1	关心身体健康	6	紧张	11	猜疑	16	情感平淡
2	焦虑	7	装相和作态	12	幻觉	17	兴奋
3	情感交流障碍	8	夸大	13	动作迟缓	18	定向障碍
4	概念混乱	9	心境抑郁	14	不合作	19	自知力障碍
5	罪恶观念	10	敌对性	15	异常思维内容	20	不能工作

(二)阳性与阴性症状量表

1. 量表概述 阳性与阴性症状量表(Positive and Negative Syndrome Scale,PANSS)是美国精神医学家凯氏(S. R. Kay)等于1987年编制的,是用来评定被试者精神病性症状的他评量表。阳性与阴性症状量表主要用于评定精神症状的有无及各项症状的严重程度,区分以阳性症状为主的Ⅰ型和以阴性症状为主的Ⅱ型精神分裂症。与经典的简明精神病量表相比,阳性与阴性症状量表兼顾了精神分裂症的阳性症状和阴性症状及一般精神病理症状,较全面地反映了精神病理全貌。

阳性与阴性症状量表量表共30项,由阳性量表7项、阴性量表7项和一般精神病理量表16项组成,还有3个补充项目评定攻击危险性,由经量表使用训练的精神科医生对患者做精神检查,综合临床检查和知情人提供的有关信息进行评定。评定的时间范围通常指定为评定前1周内的全部信息,整个评定需时30～50 min,主要适用于成年人。2012年,沃尔沃克(R. S. Wallwork)等将原量表精简为20条目的简版阳性与阴性症状量表,简版阳性与阴性症状量表包括5个因子:阳性因子(P1、P3、P5、G9)、阴性因子(N1、N2、N3、N4、N6、G7)、兴奋敌意因子(P4、P7、G8、G14)、抑郁焦虑因子(G2、G3、G6)和认知损害因子(P2、N5、G11)。

20世纪90年代末,上海市精神卫生研究生张明园等将阳性与阴性症状量表引入国内,制定了中国精神分裂症患者常模,并验证了量表的信度和效度。2015年,北京回龙观医院肖春玲等对20个条目的简版阳性与阴性症状量表进行本土化修订,除了阳性因子中的P5调整为P6,其他各因子内容结构均保持不变,信度和效度非常理想。

2. 计分方法及结果解释 阳性与阴性症状量表的每个项目都有定义和具体的7级操作性评分标准,按照精神病理水平递增的顺序进行7级评分:1级(无);2级(很轻);3级(轻度);4级(中度);5级(偏重);6级(重度);7级(极重度)。

(1) 阳性量表分:组成阳性量表的项目得分总和。

(2) 阴性量表分:组成阴性量表的项目得分总和。

(3) 一般精神病理量表分:组成一般精神病理量表的项目得分总和。

(4) 复合量表分：阳性量表分减去阴性量表分。

(5) 总分（粗分）：所有项目得分总和。3 个补充项目一般不计入总分。

(6) 标准分（T 分）：根据粗分查常模表获得。

(7) 症状群分：为组成症状群的项目得分之和。量表作者归纳了 6 组症状群：

1) 反应缺乏，由 N1、N2、G7、G10 组成；
2) 思维障碍，由 P2、P3、P5、G9 组成；
3) 激活性，由 P4、G4、G5 组成；
4) 偏执，由 P6、P7、G8 组成；
5) 抑郁，由 G1、G2、G3、G6 组成；
6) 补充（攻击性），由 P4、P7、G6、S1、S2、S3 组成。

(8) 因子分：为组成各因子项目的得分之和。

其中，常用的指标为阳性量表分、阴性量表分、一般精神病理量表分和总分。

3．量表内容 见表 5-9。

表 5-9 阳性与阴性症状量表（PANSS）条目内容一览表

阳性量表	阴性量表	一般精神病理量表		补充项目
P1 妄想	N1 情感迟钝	G1 关注身体健康	G9 不寻常思维内容	S1 愤怒
P2 联想散漫	N2 情绪退缩	G2 焦虑	G10 定向障碍	S2 延迟满足困难
P3 幻觉行为	N3 情感交流障碍	G3 自罪感	G11 注意障碍	S3 情感不稳
P4 兴奋	N4 被动淡漠社交退缩	G4 紧张	G12 缺乏判断自知力	
P5 夸大	N5 抽象思维困难	G5 装相和作态	G13 意志障碍	
P6 猜疑/被害	N6 交谈缺乏自发性和流畅性	G6 抑郁	G14 冲动缺乏控制	
P7 敌对性	N7 刻板思维	G7 动作迟缓	G15 先占观念	
		G8 不合作	G16 主动回避社交	

第六节　神经心理测验

一、神经心理测验的概念

神经心理学是一门心理学与神经科学之间的交叉边缘学科，主要研究脑及其与心理或行为的关系。神经心理学采用各种技术和方法来研究脑与心理或行为的关系，包括实验法、临床观察法和心理测验法等。神经心理测验是在一定的理论框架指导下，通过测量脑损伤被试者对实验刺激反应的正确率和反应时，测查脑损伤个体行为的改变，推论人脑结构和功能的关系。神经心理测验评估的心理或行为的范围非常广泛，包括感觉、知觉、言语、记忆、运动、注意、思维、情绪和人格等，涉及脑功能的各个方面。

二、神经心理测验的用途

神经心理测验是在现代心理测验基础上发展起来的，用于脑功能评估的一类心理测验方法，是神经心理学研究与临床实践的重要手段。具体而言，主要有以下几方面用途。

1．辅助诊断　神经心理测验最初主要用于脑损伤定位诊断，多用于神经外科；现在多用于了解不同脑损伤时所引起的行为改变和功能障碍，从而了解脑功能与行为相互之间的关系，在临床精神科和神经内科的应用也非常广泛。

2．疗效评定　神经心理测验能比较精准、敏感地查出脑损伤患者神经心理功能的变化。

3．康复治疗　脑损伤患者的认知功能恢复是一个漫长的过程，需要借助神经心理测验结果，科学制订和调整康复治疗计划。

4．预后推断　神经心理测验有助于预测心理功能可能改善的程度和质量。

5．医学研究　神经心理测验作为一种重要技术手段，除了研究各种脑损伤对心理或行为的影响，也可用来研究正常人脑与行为之间的关系。

三、常用神经心理测验

神经心理学测验根据功能组成可以分为单项测验和成套测验。单项测验是根据患者所表现出的行为缺陷，一次只测查一种神经心理功能。单项测验针对性强、节省时间，但容易出现遗漏。成套测验是无论患者的行为表现如何，一律用相同的一套测验，同时测定多项神经心理功能。成套测验优点是全面了解患者心理功能；缺点是时间长，患者容易疲劳。

常用的神经心理单项测验包括四类：记忆功能测验、注意功能测验、执行功能测验和知觉功能测验，每一类功能下又包含很多具体测验（表5-10）。常用的神经心理成套测验有：霍尔斯特德-瑞坦神经心理成套测验（Halstead-Reitan Neuropsychological Battery，HRNB）、幼儿版霍尔斯特德-瑞坦神经心理成套测验、卢里亚-内布拉斯加神经心理成套测验（Luria-Nebraska Neuropsychological Battery，LNNB）、精神分裂症认知功能成套测验、国内学者编制的神经心理成套测验（HKU-AHMU Battery）、韦克斯编制的系列记忆量表和国内中国科学院编制的系列临床记忆量表。

表5-10　临床常用神经心理单项测验

功能分类	神经心理测验项目
记忆功能	1．数字广度记忆（Digit Spans）测验注意和短时记忆功能
	2．听觉词汇学习测验（Auditory Verbal Learning Test，AVLT）测验记忆和线索回忆功能
	3．选择提醒测验（Selection Reminding Test，SRT）测验识记、保持和再现记忆功能
	4．本顿视觉保持测验（Benton Visual Retention Test，BVRT）测验视觉忽视和记忆广度
注意功能	1．倒行掩蔽（Backward Masking）检测注意力
	2．连续作业测验（Continue Performance Test）检测注意的分配和维持功能
	3．符号-数字模式测验（Symbol-Digit Modalities Test，SDMT）测验注意切换功能、应变能力等
	4．连线测验（Trial Making Test，TMT）测验手眼协调、注意转换功能
	5．划消测验（Cancellation Test，CT）测验选择注意、反应抑制等功能
知觉功能	1．Hooper视觉组织测验（Hooper Visual Organization Test，HVOT）测验视觉空间知觉功能
	2．线段方向判定测验（Judgement of Line Orientation Test，JLOT）测验空间感知和定向能力
执行功能	1．词汇流畅性测验（Verbal Fluency Test，VF）测验额叶皮质的认知功能
	2．Stroop色词干扰测验（Stroop Test）测验执行功能，包括注意、工作记忆、抑制控制及认知灵活
	3．威斯康辛卡片分类测验（Wsiconsin Card Sorting Test，WCST）测验个体抽象思维能力

（薛朝霞）

思 考 题

1. 简述心理评估的任务。
2. 简述心理评估的常用方法。
3. 简述常模的表现形式有哪些。
4. 简述心理测验的特点。
5. 王某，女，大学生，平时性格孤僻内向，胆小害羞，在集体活动中从不敢主动发言、提出要求或表现自己。王某除了读书学习，没有其他兴趣爱好，也不善社交，从不与同学主动沟通联系。大学一年级时王某和比自己高两届的学兄谈了恋爱。读大学的前2年，每天有男友的关爱和陪伴，王某感到非常幸福。自从1个多月前男朋友毕业后突然提出分手，王某感到非常伤心难过、痛不欲生，同时觉得被男友甩掉是一件很失败很丢人的事情，觉得自己一文不值，不愿意和任何人谈及此事。王某每日心情低落，无心学业，做什么事情都感到心烦意乱，提不起兴趣，渐渐睡眠也变得不太好，白天感觉头昏脑涨，上课好像什么也听不懂、记不住，对同学变得特别没耐心，经常对舍友莫名发火，导致被舍友逐渐嫌弃疏远。王某内心愈发感到孤独绝望、痛不欲生，甚至多次有自杀的念头。

请回答：

(1) 王某可能存在什么样的心理问题？如何通过心理评估帮助进行初步诊断？

(2) 如何通过心理评估初步识别王某可能的气质类型？结合王某的人格气质类型，咨询师在心理咨询过程中需要注意哪些方面的引导？

第六章 心理应激

现实工作生活中，人们总会遇到各种各样的突发生活事件，严重时甚至会威胁人们的健康状况。这些心理社会因素导致的紧张、压力、适应不良等与人的健康和疾病存在紧密的联系。掌握心理应激与心身疾病的相关知识，有助于人们认识心理社会因素在疾病的发生、发展过程中的作用，对建立有效的应对方式，维护心身健康，预防心身疾病有重要的理论与实践意义。

第一节 心理应激概述

一、应激的概念

应激（stress）又称压力，是个体面临或觉察环境变化对机体存在威胁时做出的适应性和应对性反应过程。应激所引起的反应可能是适应或适应不良。对于心理社会性刺激来说，在经过个体的认知评价产生"环境要求与个体应对能力"不平衡时就会产生应激反应。因此，心理应激是个体在生活适应过程中产生的对于环境要求与自身应对能力不平衡的认知所引起的一种心身紧张状态，这种紧张状态倾向于通过非特异的心理和生理反应表现出来。应激并不总是有害的，健康的生活方式中包含着应激，著名的加拿大生理学家塞里（H. Selye）曾指出："没有应激就会死亡。"下面介绍应激研究领域中的代表性学者对应激的界定。

（一）坎农的稳态与应激

20世纪20年代，美国生理心理学家沃尔特·坎农（W. Cannon）提出了稳态学说和应激概念，成为应激研究的起点。人体每一部分（细胞、器官、系统）的功能活动都是在一定范围内波动，并通过各种自我调节机制，在变化着的内、外环境中保持动态平衡。坎农将这种机体在面对环境变化时保持内环境稳定的过程称为内稳态或自稳态。当个体遇到严重的内外环境干扰时，自稳态被打破，个体的生理机制会出现以下变化：①交感-肾上腺髓质系统激活，交感神经兴奋性增高；②心率加快，血压升高，心肌收缩力增强，心输出量增加；③呼吸频率加快，潮气量增加；④脑和骨骼肌血流量增加，而皮肤、黏膜和消化道血流量减少；⑤脂肪动员，肝糖原分解；⑥凝血时间缩短。坎农将这种面对严重刺激时机体出现的整体反应称为应激。

坎农的稳态学说和应激概念涉及内外环境刺激与机体功能反应的稳定问题，这对后来的应激研究有重要意义。

（二）塞里的一般适应综合征与应激

在坎农稳态学说的影响下，加拿大心理学家塞里（H. Seyle）在1936年提出一般适应综合征和应激的概念，标志着现代应激研究的开始。从 20 世纪初开始，塞里就一直研究各种刺激因素对人体的影响，他发现不同性质的外部刺激，如冷、热、缺氧、感染等引起的机体反应都是非特异性的，即不同刺激因素都可以产生相同的应激症状群，称为一般适应综合征（general adaptation syndrome，GAS），其作用在于维持机体功能的完整，包括警戒期、抵抗期和衰竭期三个阶段（图 6-1）。

1. 警戒期 机体为了应对有害的环境刺激而唤起体内整体防御能力的动员阶段。此时机体的主要生理变化为肾上腺素分泌增加、血压升高、呼吸和心率加快，全身的血液集中供应到心、脑、肺和骨骼肌系统，使机体处于最好的准备阶段（准备战斗或逃跑）。如果应激源非常严重，可以直接引起动物死亡。

2. 抵抗期 如果持续暴露在有害环境之中，机体就会转入抵抗或适应阶段，通过增加合成代谢以增强对应激源的耐受性。这个阶段某些警戒期的反应发生改变甚至逆转，表现为体重恢复正常，肾上腺皮质变小，淋巴结恢复正常，激素水平稳定，这时机体对应激源表现出一定的适应，对其抵抗能力增强。

3. 衰竭期 若继续处在有害刺激下或刺激过于严重，机体会丧失所获得的抵抗力而进入衰竭期。此时警戒期的症状会再次出现，表现为体重再次减轻、肾上腺增大，最终耗竭，淋巴系统功能紊乱，激素水平再次升高后降低。当个体抵抗应激源的能力衰竭时，副交感神经异常兴奋，可引起抑郁等疾病，甚至死亡。

塞里的主要贡献在于探索了应激导致的肾上腺皮质的反应，是 20 世纪生物学与医学上的重大进展，但由于塞里过分强调了人体对有害刺激的生理反应，而忽略了心理社会因素在应激中的中介作用，其研究具有一定局限性。

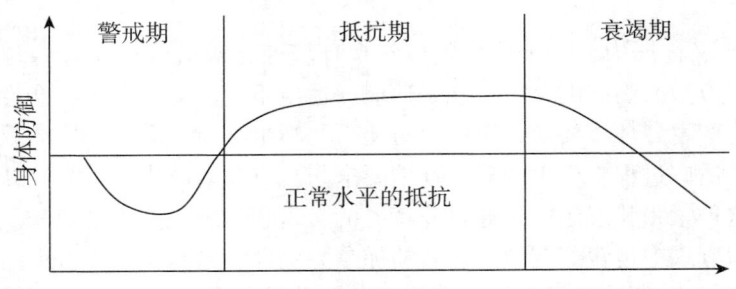

图 6-1 一般适应综合征的时间阶段

（三）拉扎勒斯的应激、认知评价与应对

20 世纪 60—80 年代，以拉扎勒斯（R. Lazarus）为代表的心理学家提出认知评价及应对方式在应激中的重要中介作用。拉扎勒斯认为，应激刺激或生活事件虽然是应激源，但应激反应是否出现及如何出现，决定于当事人对事件的认知。此后，拉扎勒斯等进一步研究应对方式在应激中的中介作用，从而将应激研究逐渐引向应激、认知评价和应对方式等多因素的关系方面。

二、应激的理论模型

应激的理论模型是解释应激发生、发展过程的理论体系，通过应激的理论模型，可以更好地理解应激。下面介绍三种主要的应激理论模型。

（一）应激的认知评价模型

塞里和拉扎勒斯均认为，引起应激反应的事件多种多样，但不同的个体对其认知评价不同。1979 年，武尔福克和理查德森（R. L. Woolofolk，F. C. Richardson）正式提出了应激的认知评价模型，认为应激反应不是环境因素的直接结果，许多环境因素本来是中性的、无关紧要的，它们之所以引起一些人的应激反应，是由于这些人将其视为"至关重要的""必须慎重应对的"。因此，该模型认为应激反应是个体对情境或事件认知评价的结果，人们感受和评价事物的方式、对应激源赋予的意义决定着应激反应的发生和程度。

（二）应激过程模型

该模型认为应激是由应激源到应激反应的多因素作用的过程（图 6-2）。根据应激过程模型，应激是个体对环境威胁或挑战的一种适应过程；应激的原因是生活事件；应激的结果是适应或适应不良的心身反应；从生活事件到应激反应的过程受个体的社会支持、应对方式、认知评价、人格特征等多种因素的影响。应激过程模型基本上还是单维的，只是反映应激各有关因素之间的部分关系，其中心点指向应激反应。

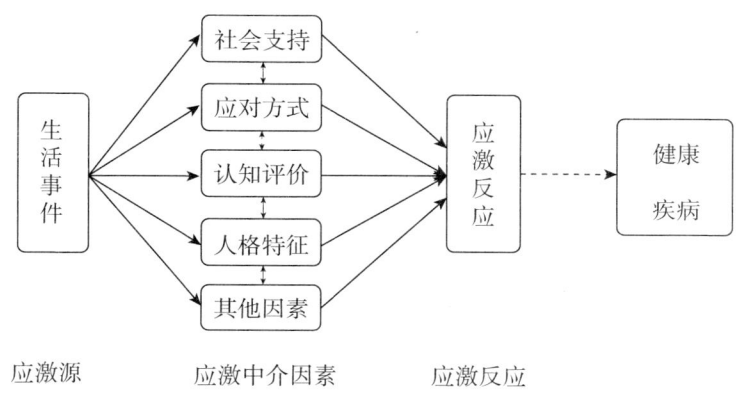

图 6-2　应激过程模型示意图

（三）应激系统模型

该模型认为应激有关因素之间不仅仅是单向的、从因到果或从刺激到反应的过程，而是多因素相互作用的系统（图 6-3）。应激系统模型具有以下特征：①应激是多因素作用的系统；②各因素相互影响，可互为因果；③各因素之间动态的平衡或失衡，决定个体的健康或疾病；

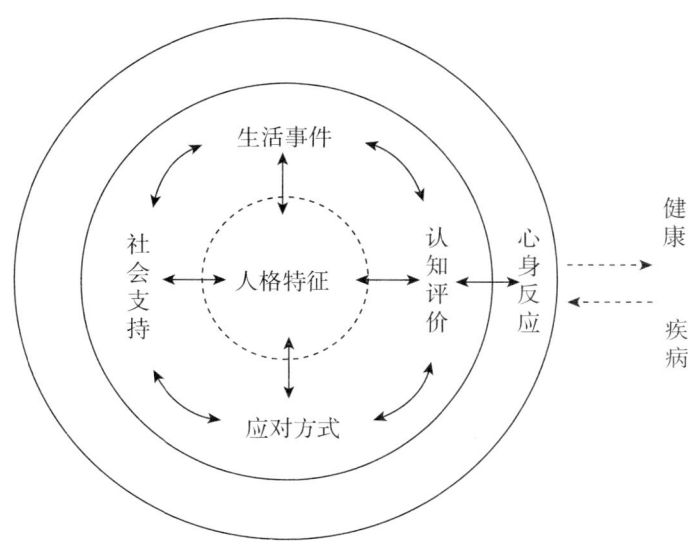

图 6-3　应激系统模型示意图

④认知因素在平衡和失衡中起关键作用；⑤人格因素起核心作用。

根据应激系统模型，个体可以对刺激做出不同的认知评价，从而采用不同的应对方式或利用不同的社会支持，导致不同的应激反应；反过来，应激反应也影响社会支持、应对方式、认知评价，甚至生活事件；同样，认知评价、应对方式、社会支持、人格特征等也分别各自或共同影响其他因素或者反受其他因素的影响。它们各自既可以是因，也可以是果。

第二节 应 激 源

生活中，人们时常感觉有压力，压力的来源有时来自外部，如父母的要求过高、人际关系导致的恐慌；也可能来自内部，如动机与目标没有实现。压力事件常常导致人们的心理困扰和内心冲突。常见的压力事件也就是应激源，本节介绍应激源的概念和分类。

案例 6-1

患者，女，35岁，因心前区刀割样疼痛入院。患者既往体健，最近正值评定职称，按科研成果和工作表现排名第三位，她认为有把握能评上副高级职称，但投票结果是她没有评上，这使她感到不公平，所以整日闷闷不乐，此时正在住院的父亲因肺癌转移抢救无效而死亡。她虽然已有心理准备，但还是难以承受，强打精神为父亲办理身后事。她虽感有些支撑不住，但事后仍坚持上班。然而又有噩耗传来，她的丈夫不幸在车祸中丧生。这一连续的打击使她再也支撑不住，出现心前区疼痛，并伴大汗淋漓及濒死感，立即入院抢救。经相关检查，诊断为广泛前壁急性心肌梗死。医院立即组织专家进行全力抢救，患者终于脱险。然而这一连续事件使她心理不平衡，心绞痛频繁发作，痛苦不堪。

问题：
1. 该患者患病的主要应激源是什么？
2. 该患者出现了哪些应激反应？

一、应激源的概念

应激源（stressor）是指能够引起应激反应的各种刺激因素。例如，在动物实验中，常用的应激刺激有电击、水浸、捆绑、拥挤、夹尾、恐吓等；对于人类，应激源就是指各种生活事件，包括来自生物的、心理的、社会的、文化的各种事件。一切潜在的应激源成为现实性应激源的前提是这种刺激因素能被人所察觉，即认知评价，并判断为会对自身构成威胁。人们特别容易认为那些无法预测或无法控制的环境是威胁情境。在现代心理应激研究领域，往往将生活事件（life event）和应激源作为同义词来看待。

二、应激源的分类

（一）根据应激源的生物、心理、社会、文化属性分类

1. 躯体性应激源 指直接作用于躯体而产生应激的刺激物，包括理化因素、生物因素和

疾病因素等。如气候、噪声、外伤、细菌、病毒、放射性物质等引起人们应激生理反应的应激源。

2．心理性应激源　指导致个体产生焦虑、恐惧和抑郁等情绪反应的各种心理冲突和心理挫折。

（1）心理冲突（mental conflict）：指存在着两个或两个以上相互排斥的动机时所产生的一种矛盾心理状态。常见的动机冲突有四类形式：双趋冲突即"鱼与熊掌不可兼得"、双避冲突即"左右为难"、趋避冲突即"进退两难"和多重趋避冲突。心理冲突经常造成人们在行为上犹豫不决，在动机的确立上没有主见，导致内心的冲突与矛盾。

（2）心理挫折（mental frustration）：指个体在从事有目的的活动中，遇到无法克服的障碍或干扰，导致个人动机无法实现、个人需要不能满足的一种情绪状态。日常生活中，人们总会遇到挫折情境，如因患病不能正常工作或学习，婚姻遭到父母反对。重复不断的挫折会产生累积效应，并可因为一次小挫折而爆发，导致个体意外的攻击行为。造成心理挫折的原因主要有两方面，即外部挫折和内部挫折。

1）外部挫折：是由个人以外的因素造成的挫折。外部挫折可以来自社会环境和自然环境或其他因素。前者包括不良的人际关系或管理方式、角色冲突、父母管教方式不当、种族或性别歧视等；后者包括交通堵塞、工作条件差、路途遥远、气候恶劣、噪声等。

2）内部挫折：是与个人心身特征有关的挫折。如个体的能力及对目标的理解与评价的程度、对情绪的控制能力。

3．社会性应激源　指能造成个人生活方式变化，并要求对其做出调整或适应的事件。社会性应激源范围极广，包括亲人去世、天灾人祸、动乱、战争等重大的应激性生活事件和处理家务、子女教育、挤车上下班、经济困难等日常生活困扰。这一类应激源是人类生活中最为普遍的，它与人类的许多疾病有着密切的联系。

1967年，美国精神病学家霍尔姆斯（T. Holmes）和雷赫（R. Rahe）根据对5000多人的病史分析及实验室研究所获得的资料，编制了社会再适应评定量表（Social Readjustment Rating Scale，SRRS），为生活事件与疾病关系的研究提供了量化工具。霍尔姆斯用生活变化单位（life change unit，LCU）来表示生活事件的作用强度（表6-1），并通过追踪观察发现，第一年的LCU累积分与第二年患病存在相关性。如果第一年LCU累积分达到300，第二年有86%的人患病；若第一年LCU累积分为150~300，则有50%的人可能在第二年患病；若第一年LCU累积分小于150，这些人第二年可能平安无事、身体健康。

表6-1　社会再适应评定量表（SRRS）

等级	生活事件	LCU	等级	生活事件	LCU
1	配偶死亡	100	11	家庭成员健康变化	44
2	离婚	73	12	妊娠	40
3	夫妻分居	65	13	性方面的困难	39
4	坐牢	63	14	家庭增加新成员	39
5	家庭成员死亡	63	15	业务上的再调整	39
6	个人受伤或患病	53	16	经济状况的变化	38
7	结婚	50	17	好友死亡	37
8	被解雇	47	18	工作性质变化	36
9	复婚	45	19	夫妻不睦	35
10	退休	45	20	抵押或贷款超过1万元	31

续表

等级	生活事件	LCU	等级	生活事件	LCU
21	抵押品赎回权被取消	30	33	转学	20
22	工作职责上的变化	29	34	娱乐方式改变	19
23	儿女离家	29	35	宗教活动变化	19
24	姻亲纠纷	29	36	社交活动变化	18
25	杰出的个人成就	28	37	抵押或贷款少于1万元	17
26	配偶开始或停止工作	26	38	睡眠习惯的变化	16
27	上学或毕业	26	39	家人相聚次数变化	15
28	生活条件的变化	25	40	饮食习惯改变	15
29	个人习惯的改变	24	41	休假	13
30	与上司的矛盾	23	42	圣诞节	12
31	工作时间或条件变化	20	43	轻微违法行为	11
32	搬迁	20			

4. 文化性应激源 指个体从熟悉的环境到陌生的环境，由于生活方式、语言环境、价值观念、风俗习惯的改变所引起的冲突和挑战。文化性应激源对个体的影响持久而且深刻。每个人都受自己生活环境中社会文化背景的影响，小到社区、城市，大到民族、种族、国家文化环境的影响，当迁居到其他地区生活时，会面临适应生疏环境的挑战。

知识拓展

生活事件与疾病

生活事件作为应激源，是引发人们心理和躯体疾病的重要原因。国外研究结果显示，伴有心理上丧失感的生活事件，如配偶死亡，对健康危害最大。有学者对新近配偶死亡的男性做了6年的追踪观察，结果发现居丧第一年对健康的影响最大，其死亡率为对照组的12倍。

我国学者也在生活事件与疾病关系方面进行了多项研究，结果发现有3种刺激因素对疾病产生的影响最大，分别为：①在学习和工作中伴随负性情绪；②人际关系不协调；③亲人的意外死亡或者突然的意外事故。

另外，不同年龄阶段引起应激的生活事件也各不相同：青年人主要是学习、婚姻恋爱、人际关系、工作与经济问题；中年人主要是夫妻关系和家庭关系；而老年人主要是健康问题和经济问题。

（二）根据生活事件的现象学分类

最常见的应激源是生活事件，从现象学角度对生活事件进行归类如下。

1. 职业问题 很多现代化的工作环境或工作本身就具有极强的紧张性和刺激性，易使人产生不同程度的应激。①长期处于高温、低温、噪声、矿井等环境中的工作；②高科技、需要高度集中注意力和消耗脑力的工作；③长期远离人群（如远洋、高山、沙漠）或高度消耗体力及威胁生命安全的工作；④经常改变生活节律的工作、长期从事单调重复的流水线工作，或是

社会要求和个人愿望超出本人实际能力限度的工作。这些都可成为心理应激的来源。

2. 恋爱、婚姻和家庭问题　这是日常生活中最多见的应激源。多次恋爱不成功，夫妻关系不和、两地分居、有外遇被发现、情感破裂、离婚、爱人患病、配偶死亡、本人患病、外伤、分娩、手术、子女管教困难，住房拥挤，有长期需要照顾的老年人、残疾人、瘫痪患者或是家庭成员之间关系紧张，都可成为长期慢性的应激事件。

3. 人际关系问题　包括与领导、同事、朋友之间的意见分歧和矛盾冲突等。

4. 经济事件　包括家庭经济困难、负债、失窃、经营亏损和失业下岗等。

5. 环境问题　每个人都生活在特定的自然环境和社会环境当中，自然环境和社会环境的变化，包括各种自然灾害、战争和动乱；社会政治经济制度变革所带来的各种环境污染；交通住房的拥挤、人口过度集中；下岗待业、生活节奏变快、知识更新、竞争加剧，以及物质滥用、酗酒、偷盗等犯罪行为所造成的人为事件，都会成为应激源。

6. 个人健康问题　指疾病或健康变故给个人造成的心理威胁，如癌症诊断、健康恶化、心身不适。

7. 自我实现和自尊方面的问题　指个人在事业和学业上的失败或挫折，以及涉及案件、被审查、被判罚等。

8. 喜庆事件　指结婚、立功受奖、晋升晋级等，需要个体做出相应的心理调整。

（三）根据生活事件的主客观属性分类

1. 客观事件　某些生活事件的发生是不以人的主观意志为转移的，是无法预测与控制的，多为突发的灾难，如地震、洪水、滑坡、火灾、车祸。灾难事件或者创伤性事件可以引起强烈的急性精神创伤或延缓应激反应、创伤后应激障碍。

2. 主观事件　如家庭关系、同事关系紧张，晋升提级受到挫折，工作学习负担过重，对职业不满意而又无法改变。但这些事件是相对可以预料和可以被个人所控制的，并具有一定的主观属性。

此外，根据生活事件对当事人的影响性质，可分为正性生活事件和负性生活事件，以当事人的体验作为判断依据。

第三节　心理应激的中介因素

在刺激与应激的心理生理反应之间，以及在心理应激同疾病之间存在着密切的关系，同时在这种关系中有许多因素起着重要的调节作用，这些因素被称为"中介因素"，如应激源的性质与特点、认知评价、应对方式、社会支持、防御机制、人格特征、可控性与可预测性，还有应激持续时间、应激强度、个体经验、生理特点等。本节重点介绍认知评价、应对方式、社会支持、人格特征。

一、认知评价

（一）认知评价的概念

认知评价（cognitive appraisal）是指个体对遇到的应激源的性质、程度和可能的危害情况做出的评估，同时也评估面临应激源时个体可动用的应对资源。个体在评价事件的应对要求和自己应对资源（社会支持、能力）不平衡时才产生紧张或压力。事件具有威胁性，但未被觉察，或理解为积极意义时，则不会产生现实性威胁的判断，不会进入应激状态；事件不具有威胁性或有积极意义，但由于错误判断为有伤害性时也会引起紧张。这说明扰乱人精神的，与其说是事件，不如说是人对事件的判断。

心理学对应激的研究侧重于在同一种生活事件、心理和社会文化因素影响下，由于不同的认知模式产生的明显个体差异。认知模式会受个体人格特征的影响。特质性焦虑者常有杯弓蛇影之感，容易错误地将没有威胁性的事物理解为具有威胁性；具有乐观、外向性格的人，在遇到有威胁性生活事件时，则会从积极的角度看待困境。

美国应激理论的代表人物拉扎勒斯（A. Lazarus）强调认知评价在心理应激中的核心作用，他将个体对生活事件的认知评价过程分为初级评价、次级评价和认知性再评价（图6-4）。

1. 初级评价（primary appraisal） 是个体在某一事件发生时立即通过认知活动判断其是否与自己有利害关系，即对自己是否受到事件威胁做出判断。如果判断事件与自己无关，就会忽视它；如果认为事件具有积极性质，则会引起肯定的情绪体验，并企望接近刺激物；如果评价事件具有威胁性，个体就会产生紧张、焦虑等否定的情绪体验，并试图躲避刺激物。如学生通过对考试重要性的认识，判断考试是否对自己构成威胁。

2. 次级评价（secondary appraisal） 个体判断事件与自己有关，立即会对事件的性质（如是否可以改变）、属性（如是丧失、威胁还是挑战）和个人能力做出估计。在次级评价中，要判断自己能够利用的人力、物质和社会资源，以及能够消除应激的各种应对方式。如果次级评价事件是可以改变的，往往采用问题应对；如果次级评价事件是不可改变的，则往往采用情绪应对。初级评价和次级评价是相互依存、不可分割的。人们经过次级评价过程，认识到有某种应对策略能够成功地控制威胁、经受挑战，那么初级评价的结果就会改变。相反，如果次级评价所获得的信息使人们觉得自己毫无办法，那么威胁感就会极大地增强。

3. 认知性再评价（cognitive reappraisal） 随着事件的发展，人与环境之间的关系会发生一些变化，人们从这些变化中会获得一些信息反馈，通过认知再评价可能会使应激源的性质与强度发生变化；或者通过防御性再评价，使初级评价中的威胁性事件变成没有威胁性的事件。

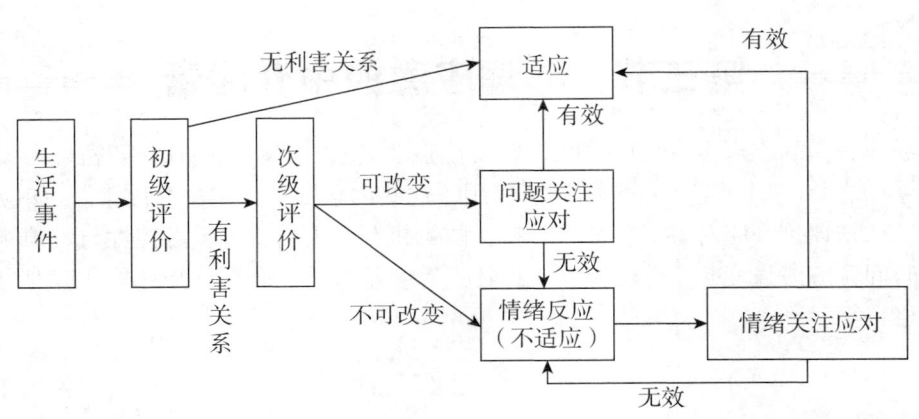

图6-4 事件、评价、应对与应激过程

（二）认知评价的研究

1. 认知因素在应激中的作用 对生活事件的认知评价直接影响个体的应对活动和心身反应，因而是生活事件到应激反应的关键中介因素之一。拉扎勒斯早期曾认为，应激发生于个体察觉或评估一种有威胁的情景之时，对威胁刺激的应对能力的评估，甚至认为应激不决定于具体的刺激和反应。

认知评价本身也受其他各种应激有关因素的影响,如社会支持在一定程度上可以改变个体的认知过程,人格特征也间接影响个体对某些事件的认知,而生活事件本身的属性也不能说与认知评价无关。所以,在近年的许多病因学研究工作中,虽然仍将认知因素作为应激的关键性中介变量来对待,但仍需考虑其他有关应激因素的综合作用。

2. 认知因素的量化　认知评价在应激过程和心理病因学中的重要性与其量化研究程度之间并不相称。虽然福克曼(S. Folkman)曾对认知评价活动进行过定量研究,但至今尚缺乏经典的用于对生活事件做出认知评价的测量工具。不过目前有一些自我评估的生活事件量表,已部分结合了个人认知评价因素。在临床心理研究工作中,也可以采用问卷或访谈的方法,让被试者对有关事件的认知特点做出等级评估。近年,国内学者有不少研究就是采用这样的方法,结果都证明认知评价在生活事件与疾病的联系中确实起着重要的中介作用。

二、应对方式

(一)应对方式的概念

应对(coping)是个体对生活事件及因生活事件而出现的自身不平稳状态所采取的认知和行为措施。应对可被理解为个体解决生活事件或减轻事件对自身影响的各种策略,故又称应对策略。应对一词最早由精神分析学派提出,被认为是解决心理冲突的自我防御机制。需要指出的是,心理防御机制与应对含义比较相近,但两者的理论基础不同。前者是精神分析理论的概念,是潜意识的;后者是应激理论的概念,主要是意识的和行为的。但两者也存在着一定联系,如两者都属于自我心理调节与保护。

从应对的指向性看,有的应对策略是针对事件或问题本身的,有的则是针对个体的情绪反应的,前者为问题关注应对,后者为情绪关注应对。从应对是否有利于缓冲应激的作用从而对健康产生有利或有害的影响来看,有积极应对和消极应对。从应对策略与人格特征的关系来看,可能存在一些与人格特质有关的、相对稳定的和习惯化了的应对风格。例如,日常生活中有些人习惯于运动来缓解焦虑,而有些人习惯于回避、物质滥用(借酒消愁)。同时,个体的认知评价、社会支持、人格特征和生活经验等许多因素都会影响个体的应对特点。

(二)应对方式的研究

1. 应对方式在应激中的作用　在应对研究领域,有许多是围绕应对在心理病因学中的意义而进行的。以癌症研究为例,许多资料证明癌症的发生、发展明显受到包括应对因素在内的心理社会因素的影响。由于癌症本身作为一种严重的生活事件,对癌症患者又起着心理应激源的作用,使患者往往采用更多的应对策略;癌症的转归与预后、患者生活质量和康复等也都明显受到各种应对策略的影响。因此,通过对癌症患者应对特点和作用规律的研究,可以为癌症患者进行应对策略的指导。此外,也可从临床实际研究的角度揭示应对和应激过程之间的关系。

许多研究证明,应对与各种应激有关因素存在相互影响和相互制约的关系。应对与生活事件、认知评价、社会支持、人格特征、应激反应等各种应激因素相关,还与性别、年龄、文化、职业、身体素质等有关(图6-5)。

2. 应对的量化研究　对于应对的分类尚无统一的认识,故应对的测定方法也多种多样。福克曼和拉扎勒斯的应对量表将应对方式分为8种:对抗、淡化、自控、求助、自责、逃避、

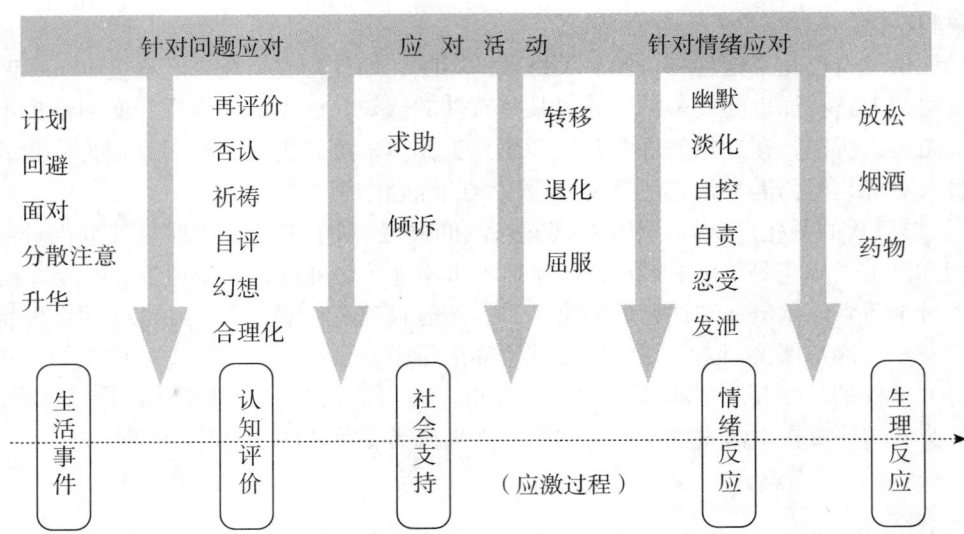

图 6-5 应对与应激过程的关系

计划和自评,分别被划归为问题关注应对和情绪关注应对两大类,这是经典的应对过程研究问卷。国内肖计划等(1995年)筛选出包括解决问题、自责、求助、幻想、退避和合理化6种应对方式的问卷;卢抗生等(2000年)修订了福克曼等的老年应对问卷,最终包含5种应对方式:面对、淡化、探索、幻想、回避,分别被划归为积极应对和消极应对两类;姜乾金等以应对特质为研究思路,采用因素筛选与效标考察相结合的办法,将应对条目分成消极应对和积极应对,最后形成特质应对方式问卷(Trait Coping Style Questionnaire,TCSQ);沈晓红等(2000年)修订的法伊费尔(Feifel)医学应对量表包含患者的3种疾病应对策略:面对、回避和屈服,这三种应对方式代表了人们在遇到疾病威胁时的基本行为方式。

三、社会支持

(一)社会支持的概念

社会支持(social support)主要是指来自家庭、亲友和社会各界(同事、组织、团体和社区等)的精神上和物质上的帮助和支持。有支持性社会关系的人,能较好地处理应激,避免孤独和寂寞,降低总体应激水平。在应激研究领域,一般认为社会支持具有减轻应激的作用,是应激作用过程中个体"可利用的外部资源"。

社会支持所包含的内容相当广泛,可从多个维度进行分类,如客观支持和主观支持。客观支持是指一个人与社会所发生的客观或实际的联系程度,如得到物质上的直接援助和社会网络的支持。这里的社会网络是指稳定的(家庭、婚姻、朋友、同事等)或不稳定的(非正式团体、暂时性的交际等)社会联系。主观支持是指个体体验到在社会中被尊重、被支持、被理解的满意程度,即个体通过对支持的主观感知这一心理感受影响人的行为和发展,这更可能表现出对个体心理健康的增益功能。

(二)社会支持的研究

1. 社会支持在应激中的作用　研究证明,社会支持与应激事件引起的心身反应呈负相关,说明社会支持对健康具有保护作用,可降低心身疾病的发生,促进疾病的康复。有证据表明,幼年严重的情感剥夺，可产生某些神经内分泌的变化，如促肾上腺皮质激素及生长激素不足。托马斯（P. D. Thomas）等以 256 名成人为研究对象，发现应激会使血胆固醇水平升高、血尿酸水平升高、免疫功能降低，他们发现，社会相互关系调查表中的密友关系部分社会支持得分越高，血胆固醇水平及血尿酸水平越低，免疫反应水平越高。

动物实验也证明社会支持与心身健康相关。有研究表明，在实验应激情境下，如果有同窝的动物或动物母亲存在，或有实验人员安抚时，可以减少小白鼠胃溃疡、地鼠高血压和兔子动脉粥样硬化性心脏病的发生；相反，扰乱动物的社会关系，如模拟的"社会隔离"可导致动物行为明显异常。

社会支持保护个体心理健康的机制存在两种解释。①缓冲作用假说：该假说认为社会支持通过提高个体对日常生活中伤害性刺激的应对能力和顺应性而削减应激反应，起到缓冲生活事件的作用，提供问题解决的策略，从而保持与提高个体的心身健康；②独立作用假说：该假说认为社会支持具有普遍的增益效果，无论个体是否面对压力情境，好的社会支持总会伴随良好的心身状况。个体的社会支持程度与各种应激因素存在交互关系。例如，认知因素影响社会支持的获得，特别是影响主观支持的质量；社会支持的数量、满意度与人格特征也存在联系。

2．社会支持的量化研究 肖水源（1987 年）将社会支持分为"主观支持、客观支持和支持利用度"三类，并形成社会支持量表。布卢门撒尔（J. A. Blumenthal，1987 年）等在领悟社会支持量表（Perceived Social Support Scale，PSSS）中，将社会支持分为家庭支持、朋友支持和其他人支持三类，该量表已由姜乾金等引进国内。在威尔科克斯（B. L. Wilcox，1982 年）的社会支持调查表（Social Support Inventory，SSI）中，社会支持分为情绪支持、归属支持和实质支持。萨拉森（I. G. Sarason，1981 年）的社会支持问卷（Social Support Questionnaire，SSQ）有两个维度：社会支持数量和支持满意度。

四、人格特征

（一）人格的概念

人格（personality）是指一个人在其素质基础上和社会化过程中形成的独特的、稳定的行为模式和心理特征。人格决定了个体的行为方式、生活方式和习惯倾向，影响个体对心理社会应激源的认知评价、情绪的产生和生理反应。在应激作用过程中，人格特征通过与应激各因素间的交互作用，最终影响应激心身反应的性质和程度。人格特征既可以作为疾病的非特异性因素，在各种疾病中均起作用，也可以成为某种疾病的重要条件（如 A 型行为类型与冠心病），而且与心理健康、心身疾病有密切关系。

（二）应激相关人格的研究

1．人格特征在应激反应中的作用 人格特征作为应激反应过程中的中介因素之一，与生活事件、认知评价、应对方式、社会支持和应激反应等因素之间存在密切联系。"人格-情绪-疾病"之间存在关联。人格特征影响应激反应的程度，特定的人格容易导致特定的负性情绪反应，进而与心身症状发生联系。概括起来，在应激和心身疾病发病过程中，人格特征可通过下述途径起作用：①人格决定个体的行为类型、生活方式和生活习惯。具有易感应激人格特征的 A 型行为类型、C 型行为类型，以及吸烟、酗酒、缺乏运动、摄食习惯不良等行为与心血管疾病、癌症的发生和发展关系密切。②人格影响对生活事件的认知评价，甚至决定生活事件的形成。具有应激易感人格的个体，其主观事件的频度和负性事件的自评分明显增高。③人格影响

一个人对环境刺激、挑战、竞争的应对方式、适应能力及其效果。不同人格类型的个体在面临应激时表现出不同的应对策略。④人格影响人际关系，从而决定社会支持的数量和质量。人格特征间接影响客观社会支持的形成，也直接影响主观社会支持和社会支持利用度的水平。人际关系是人与人之间相互作用的过程，表现为孤僻不合群、敌意倾向、敏感多疑、消极逃避的应激易感人格的个体很难得到和充分利用社会支持。⑤人格与应激反应的形成和程度相关，不同人格类型的个体对同样的生活事件可以出现程度不同的心身反应。

2. 应激相关的人格类型研究　按人格对应激源的易感或抵抗倾向，可分为应激易感人格和抗应激人格。A型行为类型、C型行为类型属于应激易感人格，B型行为类型、坚韧人格则属于抗应激人格。

（1）A、B、C行为类型：传统上将A型行为类型（type A behavior pattern）的特征形容为"时间紧迫感和竞争敌意倾向"，是冠心病发病的主要心理危险因素。B型行为类型是与A型行为类型相反的一种人格特征，是减少冠心病发生的抗应激人格。C型行为类型的主要特征为压抑、愤怒不能发泄、抑郁、焦虑、克制等，具有C型行为类型的人容易发生恶性肿瘤。

（2）坚韧人格：具有以下行为特点。①奉献：意识到生活和人际关系都具有一定目的和意义，能做出奉献，能积极地参与生活，精力充沛而富有生机；②控制：这是主宰自己生活的一种心理活动，能控制情绪，是生活中的主动者，而不为生活所驱使；③转变：指将转变察觉为挑战，具有转变能力的人能积极迎接变化，并将挑战视为正常生活的一部分。坚韧人格者能认识到生活中的变化是没有人能回避的，他们还能灵活地适应生活的变化。

（3）非理性非逻辑的人格：这是以负性思维或不合逻辑的观念看待人或事物的一类人格特征。持有非理性观念的人，具有"全或无、以偏概全、灾难化"的思维倾向，他们不能正确地评价潜在的应激源，看不见事物的积极之处，自我重复应激事件的负性信息，容易将轻微的刺激视为应激源。

第四节　应激反应

案例 6-2

2014年8月26日，马来西亚航空公司（简称马航）发表声明称，因受MH370失联及MH17在乌克兰被击落两大悲剧事件影响，马航已有186名机组人员离开，很多人的辞职理由是家庭压力和对自身安全的担心。报道称，此前一架从吉隆坡飞往北京的马航航班（MH370）在2014年3月8日离奇失踪，机上载有227名乘客和12名机组人员；而另一架载有298名乘客和机组人员的客机（MH17）在同年7月17日飞越乌克兰民间武装控制的乌领土时，被导弹击落。

马航工会秘书长在接受当地 *The Edge Financial Daily* 采访时称，空乘人员现在害怕飞行。他代表公司指出，客舱乘务员数量不足导致空乘人员每天的工作时间要长达12 h，马航表示会给员工提供心理疏导。

问题：
MH17和MH370的悲剧发生后，马航机组人员有哪些心理反应？

当个体经过认知评价察觉到应激源威胁后，将会引起个体生理、心理和行为方面的变化，这些变化就是应激反应（stress reaction），它们是作为一个整体而出现的。

一、应激的生理反应

应激状态下,个体为了应对紧张和压力,会发生生理适应性反应。这些生理反应累及机体各个系统所有器官,影响遍及全身。美国生理心理学家坎农在其应激理论中描述了"战斗或逃跑"状态所出现的一系列内脏生理变化。塞里的一般适应综合征本质上就是应激的生理反应。近些年来,应激与神经、内分泌和免疫系统关系的研究取得大量成果。心理神经免疫学(psychoneuroimmunology)一词将心理社会因素、神经内分泌系统和免疫系统连接在一起,表明神经、内分泌、免疫三个系统之间通过相互调节,构成人体的神经 - 内分泌 - 免疫网络(neuro-endocrine-immune network)。分子生物学技术的发展揭示了许多神经内分泌的递质、激素,免疫系统的细胞因子及细胞表面的受体特征,从而加深了对神经系统、内分泌系统和免疫系统相互调节机制的认识。

1. 下丘脑 - 垂体 - 靶腺轴　中枢神经系统接收应激性刺激信号后,对信号进行加工和整合,经心理中介因素的评价和选择,然后将整合后构成应激的信号在大脑皮质形成神经冲动作用于下丘脑。一旦进入应激状态,即可激活下丘脑 - 垂体 - 靶腺轴(靶腺为肾上腺皮质、胰腺、性腺和甲状腺等)作用于肾上腺。神经冲动作用于下丘脑,分泌促肾上腺皮质激素释放激素(CRH),CRH 通过脑垂体门脉系统作用于腺垂体,释放促肾上腺皮质激素,从而促进肾上腺皮质激素(包括糖皮质激素和盐皮质激素等)的合成与分泌,从而引起一系列的生理变化,如糖异生过程加强、血糖升高、抑制炎症和抑制蛋白质合成等。

2. 交感 - 肾上腺髓质系统　当机体处于强烈应激状态时,神经冲动作用于下丘脑,激活交感 - 肾上腺髓质系统,使交感神经活动增强,同时肾上腺髓质分泌儿茶酚胺增加。生理学家赫斯与菲尔莱认为,应激性刺激在神经系统的调控下,通过两个对立而又相互作用的神经生物系统的动态平衡来实现调节自主神经系统及躯体内脏功能。他们将其称为非特异性反应系统和特异性反应系统。这两个系统的兴奋效应明显不同(表6-2)。通常这两个反应系统在生理范围内相互协调,保持一种动态平衡,以维持机体正常的生理功能。但在应激状态下,非特异性反应系统的兴奋性增强,表现为交感神经活动亢进,引起一系列的生理变化,如心率加快、血压升高、肌张力增强、汗液分泌增多;而特异性反应系统活动相对减弱。

表 6-2　非特异性反应系统和特异性反应系统不同的兴奋效应

效应	非特异性反应系统(递质:NE、DA)	特异性反应系统(递质:5-HT、ACh)
自主神经效应	交感神经活动加强,表现为心率加快、心输出量增加、血压升高、汗腺分泌增多、瞳孔扩大、胃肠运动减弱和消化腺分泌减少等	副交感神经活动加强,表现为心率减慢、血压降低、汗腺分泌减少、瞳孔缩小、胃肠运动增强和消化腺分泌增多等
躯体效应	EEG 去同步、肌张力增强、促进分解代谢与有关的激素分泌(肾上腺素、去甲肾上腺素、肾上腺皮质激素、甲状腺激素、生长激素、抗利尿激素等)	EEG 同步、肌张力降低、促进合成代谢及有关的激素分泌(胰岛素、性激素等)
行为效应	觉醒、警戒、情绪反应和活动加强等	活动减少、困倦、嗜睡等

NE:去甲肾上腺素(norepinephrine);DA:多巴胺(dopamine);5-HT:5- 羟色胺(5-hydroxytryptamine);ACh:乙酰胆碱(acetylcholine);EEG:脑电图(electroencephalogram)。

3. 免疫调节机制　免疫学的研究成果表明,应激状态下会发生机体免疫系统的变化。应激通过激活下丘脑 - 垂体 - 肾上腺轴过量分泌糖皮质激素而抑制免疫系统功能。这种激素几乎对所有的免疫细胞都有抑制作用,包括淋巴细胞、巨噬细胞、中性粒细胞和肥大细胞等。这是

急性应激对免疫功能产生抑制作用的主要途径之一。持久或强烈的应激造成肾上腺皮质激素分泌过多，致使机体内环境紊乱，从而导致胸腺和淋巴组织退化或萎缩，影响 T 细胞的成熟，减弱其免疫能力；同时，糖皮质激素会降低巨噬细胞的吞噬能力，使许多免疫活性细胞的免疫应答失效，致使机体对疾病的易感性增强。

另外，神经内分泌系统在应激状态下释放的激素或神经递质，如促肾上腺皮质激素、阿片肽（包括内啡肽、脑啡肽和强啡肽）、去甲肾上腺素、5-羟色胺等，可直接作用于淋巴细胞受体，对淋巴细胞转化、自然杀伤（NK）细胞的活性、多形核粒细胞及巨噬细胞功能、干扰素（interferon，IFN）的生成等都具有抑制作用。

被激活的免疫细胞一方面与上述生理反应共同作用，另一方面又通过活性免疫细胞释放的信使性物质（干扰素、白介素-1等）向大脑传递信息，影响中枢神经系统功能；还可通过分泌细胞因子、刺激促肾上腺皮质激素分泌等机制，影响内分泌系统功能。通过上述调节机制，使应激的生理反应控制在正常的生理范围内。如果应激事件和威胁持续存在，或出现新的应激事件，机体会始终处于应激调节中，造成反应减弱或过度，进而导致各种疾病。

二、应激的心理反应

应激涉及大脑的多个脑区，可引起众多心理现象。大脑对应激的心理反应存在积极和消极两个方面。积极的心理反应会刺激大脑皮质，使觉醒水平提高、感觉灵敏、思维敏捷、注意力集中、行动果断；消极的心理反应表现为过度紧张、焦虑不安、认知水平降低、思维混乱、行动犹豫不决、判断力与决策能力降低。

（一）认知反应

应激时唤起注意和认知过程，以适应和应对外界环境的变化，但应激较强烈时，应激源通过情绪反应干扰和影响逻辑思维，造成认知能力下降。认知能力下降又会促使个体产生动机冲突，并使挫折增多，产生不良情绪，形成不良情绪与认知能力下降的恶性循环。常见应激的认知反应表现主要有意识障碍，如意识朦胧、意识范围狭小；注意力受损，表现为注意力集中困难、注意范围狭窄等；记忆、思维、想象力减退等。认知能力下降的解释是应激状态下，唤醒水平超过了最适当水平，影响了认知功能。此外，情绪性应激反应如焦虑、抑郁，也会影响注意、记忆、思维等认知过程。这些负面的认知性应激反应包括以下几方面。

1. 偏执（paranoid） 个体在应激后出现认知狭窄、偏激、钻牛角尖，平日非常理智的人变得固执、蛮不讲理，也可表现为过分自我关注，即注意自身的感受、想法、信念等内部世界而非外部世界。

2. 灾难化（catastrophizing） 个体经历应激事件后，表现为过度强调应激事件潜在的消极后果，引发整日惴惴不安的消极情绪和行为反应。

3. 反复沉思（rumination） 个体对应激事件反复自动加工，阻碍了适应性应对策略，如升华、宽恕等机制的出现，使适应受阻。这种反复沉思常带有强迫症状的性质。

4. 闪回与闯入性思维（flashbacks and intrusive thinking） 个体经历严重的灾难性事件后，生活中常不由自主地闪回灾难事件，生动形象，就好像重新经历一样；或者是脑海中突然闯入一些灾难性痛苦情境或思维内容，表现为挥之不去。此为创伤后应激障碍的主要症状之一。

5. 自我评价丧失（loss of self-evaluation） 个体在各种活动中都有自我评价，对于应激源的刺激如失业、离婚、患重病，均可使其感到悲伤、忧郁，降低自我价值感；面对应激情

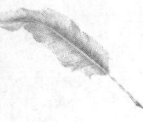

境，丧失自信心，总是在怀疑和担心，对生活和工作产生不良影响，缺乏自我控制，损害了自主感。

6. 否认、投射、选择性遗忘（denial, projection, selective forgetting） 这些是心理防御机制的表现形式，在某些重大应激事件后出现，具有一定的保护作用，但过度使用有负面影响。

（二）情绪反应

焦虑、恐惧、愤怒和抑郁是应激情境下的主要情绪反应，这些情绪反应又称情绪应激（emotional stress）。

1. 焦虑（anxiety） 是最常见的情绪性应激反应，是个体预期将要发生危险或不良后果时所表现出的紧张和担心等情绪状态。在心理应激下，适度的焦虑可提高个体的警觉水平，提高个体对环境的适应和应对能力，是一种保护性反应，但过度焦虑对心身健康则会造成损害。

2. 恐惧（fear） 是面临危险或即将受到伤害时，个体企图摆脱已经明确的有特定危险对象和情景的情绪反应，多发生于安全、个人价值或信念受到威胁的情境。威胁来自躯体性、社会性等刺激物，并有厌恶情绪，伴随着回避或逃避行为。过度或持久的恐惧会对个体产生严重不利影响。

3. 愤怒（angry） 是一种与挫折和威胁有关的情绪反应。由于有目的的活动受到阻碍，自尊心受到伤害，常可激起愤怒。过度的愤怒可能会丧失理智、自我控制能力下降而导致不良后果，因此需要及时、适当的疏导。

4. 抑郁（depression） 表现为悲哀、寂寞、孤独、丧失感和厌世等消极情绪状态，伴有失眠、食欲减退、性欲降低等，常由亲人丧亡、失恋、遭受重大挫折或长期病痛等引起。严重抑郁会导致自杀，故对抑郁情绪反应的个体，应该深入了解其有无消极厌世情绪，并采取适当的防范措施。

三、应激的行为反应

当个体经历应激刺激后，常自觉或不自觉地在行为上发生改变，以摆脱烦恼，减轻内在不安，恢复与环境的稳定性。积极的行为反应可减少压力，甚至可以激发个体的能动性，激励个体克服困难，战胜挫折；而消极的行为反应则会使个体出现回避、退缩等行为。

（一）积极的行为反应

积极的行为反应包括问题解决策略与情绪缓解策略，前者发挥主观能动性改变不利环境，后者改变个体对事件的情绪反应强度。

1. 问题解决策略 ①寻求社会支持，拥有良好的社会支持会给个体带来应对问题的资源和能量；②获得问题解决所需要的信息，全面了解应激源，正确认识压力，思考问题解决的方法，获得更多的选择；③制订问题解决需要的计划并实施；④直面问题，能动地适应并改造境遇。

2. 情绪缓解策略 ①宣泄情绪，向他人倾诉自己的情绪；②改善认知，评估事件，思考哪些是可以改变的、哪些是需要接受的，改变对事件的预期；③行为放松训练，通过运动、呼吸训练等活动进行放松；④远离应激情景，在条件允许的情况下，可以避开引起痛苦回忆的人或事，远离引发负性情绪反应的情景。

(二)消极的行为反应

1. 逃避与回避　这是一种常见的消极的应激反应。逃避是指已经接触应激源后远离应激源的行为；回避是指预先知道应激源会出现而提前远离（闭门不出、离家出走、离校等）。

2. 退化与依赖　退化是个体受到挫折或遭遇应激时，放弃成年人的应对方式而使用幼儿的方式应对环境变化或满足自己的欲望。退化行为主要是为了获得别人的同情和支持，以减轻心理上的压力和痛苦。退化行为必然会伴随产生依赖心理和行为。退化与依赖多见于病情危重经抢救后脱离危险的患者及慢性病患者。

3. 敌对与攻击　敌对是内心有攻击的欲望，表现出不友好、谩骂、憎恨或羞辱别人。攻击是在应激刺激下，个体以攻击方式做出反应，攻击对象可能是人（自我或他人）或物体，两者共同的心理基础是愤怒。

4. 无助与自怜　无助表现为消极被动、无所适从和无能为力。无助通常在经过反复应对不能奏效，对应激情境无法控制时产生，其心理基础包含了一定的抑郁成分。自怜即对自己怜悯惋惜，其心理基础包含对自身的焦虑和愤怒等成分。自怜多见于独居、对外界环境缺乏兴趣者，当他们遭遇应激时常独自哀叹，缺乏安全感和自尊。

5. 物质滥用　个体在经历应激事件后会选择通过饮酒、吸烟或服用某些药物的行为方式来转移痛苦，这些不良的行为方式通过负强化机制逐渐成为个体的习惯。物质滥用对心身健康有害，部分个体常通过此种方式来摆脱烦恼，缓解心理紧张和困境。

四、心理应激与健康

心理应激影响个体的健康状态。历史上有"伍子胥过昭关，一夜愁白头"的故事，而司马昭作为胜利者，一笑走到人生尽头。心理应激的作用有时是消极的，有时是积极的。

(一)心理应激对健康的积极作用

适度的心理应激对人的健康和功能活动有促进作用，这类应激为良性应激。

1. 适度应激是人成长和发展的必要条件　早年的心理应激经历可以丰富个体的应对资源，促进个体提高在后来生活中的应对和适应能力，更好地耐受各种紧张性刺激和致病因素的影响。这就是为什么小时候受到"过度保护"的孩子进入社会后，往往会发生适应问题，甚至因长期、剧烈的心理应激而中断学业或患病。

2. 适度应激是维持正常心身功能活动的必要条件　有机体离不开刺激，适当的刺激和心理应激有助于维持人的生理、心理和社会功能。缺乏适当的环境刺激会损害人的心身功能，如感觉剥夺和单调状态实验中的个体将会出现脑电图的改变、错觉、幻觉和智力功能障碍。心理学家主张在学习和工作中，要有点"精神压力"和"紧迫感"，竞赛和考试等可引起适度心理应激，平时掌握不了的知识有时在考试前却能掌握，也说明了心理应激的作用。

(二)心理应激对健康的消极作用

1. 急性心理应激　精神刺激引起的急性心理应激常有比较强烈的心理和生理反应，可以引起焦虑、恐惧、愤怒等情绪反应，以及肾上腺皮质激素分泌增多、交感神经功能亢进，产生一系列生理变化。在临床工作中，医生应熟悉这些临床表现，以免做出错误的诊断。

2. 慢性心理应激　处于慢性心理应激下的人常常有疲劳、头痛、失眠、消瘦等表现，可以产生各种各样的躯体症状和体征。慢性心理应激典型综合征是"神经血管性虚弱"。患者感到呼吸困难、易疲劳、心悸和胸痛，胸痛常局限于心尖区，也常出现焦虑的情绪反应和交感-

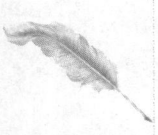

肾上腺髓质系统活动增强的征象，如心率加快、血压升高、脉压增大和心脏收缩期杂音等心血管功能活动加强的体征。

3. 对已有疾病的影响 心理应激下的心理和生理反应，特别是较强烈的消极应激反应，可使已有的疾病加重或复发。例如，一位高血压患者处于家庭纠纷之时，病情变得更加严重；一位冠心病患者在观看紧张的世界杯足球比赛后，突发心肌梗死。心理应激还会对已有的精神疾病造成不良影响。有调查发现，门诊神经症患者的心理应激程度同疾病的严重程度呈线性关系。

4. 应激的综合反应 应激反应是一个整体、综合性的反应，可表现为以下几种形式。

（1）亚健康状态：指个体处于健康与疾病之间的一种状态，表现为一种心身疲惫状态。此状态的发展包括三个阶段：①应激唤醒阶段，表现为失眠、焦虑；②能量储备阶段，表现为慢性的懒散、疲乏和淡漠；③耗损阶段，表现为抑郁、心身疲惫、社会孤独等。

（2）崩溃：是由强烈的心理应激带来的一种无助、绝望的情感体验，表现为体力和精神的极度损耗。

（3）延缓性应激反应：应激除对健康造成即时损害外，还会产生余波效应，又称创伤后应激障碍，指在应激事件以后一段时间才体验到的反应，主要表现为病程迁延，严重影响患者的心理和社会功能，多见于突发的自然灾害及残酷的社会事件之后。

第五节　应激管理与应对

应激管理包括群体和个体两个层面，这两个层面是结合在一起的。无论是群体层面还是个体层面的管理，其应激管理方案应该包括针对应激各影响因素的管理，如应激源的管理、应激反应的管理、认知评价的管理，全面涵盖应激系统模型的生理、心理和社会层面。具体操作步骤包括应激反应的评定、实施干预管理、干预后评估三个阶段。应对（coping）是指个体处理应激的策略与方法。在日常生活中，有些应对方法是无效的，甚至是有害的。正确的应对方法是增加应对资源，如通过学习培训提高技能，掌握人际沟通技巧，有效应对应激情境。

一、应激管理

（一）应激反应的评定

应激反应的评定有多种方法，可以根据应激反应的症状表现选择相应的评定方法与指标。

1. 心理测量 是常用而方便的应激反应测量方法，即利用量表评定个体应激反应的程度。例如，明尼苏达多相人格问卷（MMPI）、90项症状自评量表（SCL-90）、焦虑自评量表（SAS）、抑郁自评量表（SDS）对临床干预的指导有很好的参考价值。

2. 行为测量 由于应激可以引起个体的行为反应，因此个体行为的发生或改变可以作为应激反应大小的行为指标。例如，问题解决能力或任务完成水平的改变均可作为行为测量的指标。

3. 生理和生化测量 目前常用于测量应激反应的生理和生化指标有心率、血压、心率变异度、手掌皮肤电阻、尿肾上腺皮质激素和儿茶酚胺水平、血脂水平及疼痛敏感性等。

需要说明的是，由于应激产生的过程和反应都是非常复杂的，因而仅仅通过一种方法来测量难以保证测量的效度。因此，在条件允许的情况下，采用多种测量方法相结合是一条非常有效的途径。例如,在实验条件下诱发被试者愤怒,经明尼苏达多项人格测试,结果提示敌对因子分高的被试者,白昼尿儿茶酚胺水平较高,β受体下调,交感神经介导的心血管反应更加强烈,表明他们在日常生活中交感神经活动水平较高。

(二)应激影响因素的管理

应激是一个连续的动态过程,它既非简单刺激,也非简单反应,而是受多种中介因素影响的动态过程。该过程既包括作为应激源的刺激物,也包括应激反应,更重要的是还包括机体与刺激物或环境之间的互动作用。因此,根据应激系统模型,针对各因素的应激管理具有可操作性,同时也可促使应激各因素的互动关系向良性的动态平衡发展。

1. 应激源的管理 虽然适当的应激对个体适应环境是有益的,但是过强或长期慢性应激会对个体身心功能造成伤害,因此针对应激源的管理是十分必要的。日常生活中常见生活事件有疾病问题、职业问题、家庭问题、人际关系问题和经济问题等。有研究提示,生活事件在时间上的累积效应对健康是有害的,如一个人长期处于不良的工作或婚姻状态中,可能会发生适应不良或心身障碍等。所以根据应激的系统模型,对个体的应激源进行管理,需要对他的生活现状有系统全面的了解,将个体置于大的生活框架中,获得包括家庭生活、工作情况、人际关系、经济状况、健康状况等方面的详细信息。

应激源管理的目标是通过分析和具体指导,帮助当事人解决、缓冲或者回避某些生活事件。根据评估获得的生活事件的性质、程度和影响,针对其中的关键事件,采取以下管理策略。①解决问题:指导当事人解决生活事件,如夫妻之间的冲突与误会,晋级失败;②缓冲:指导当事人暂时回避压力事件现场,以利其内部转机的出现,如劝导当事人离开剧烈争吵现场。③回避:让当事人与压力事件隔离,如引导某些受难者离开灾难现场;④重视主观性生活事件:大量事实证明,生活事件往往与个体的主观评价密切有关,如事业不遂,婚姻不理想,没有升入理想的大学,对于这些主观事件,往往需要进行认知性的心理健康教育或咨询。

2. 认知评价的管理 对生活事件的认知评价直接影响个体的应对活动和最终心身反应的性质和程度,是生活事件到应激反应的关键中间因素之一。应激易感者往往持有绝对化的思维倾向:"非黑即白、追求完美、愤世嫉俗",如这个世界对我不公平;"以偏概全",如世上没有好人。可通过问卷或访谈的方法,让个体对相关事件的认知特点做出等级评估,进而实施针对性的认知干预,如采用认知行为疗法。

认知评价管理的目标是帮助个体改变消极的认知评价即"认知偏差"。可采用的管理策略如下。①一般性认知指导:认知活动是建立在个人的知识、经验和逻辑思维习惯的基础之上的,因此在应激管理过程中的认知管理方面,可以采用各种影响认知过程的技巧,如暗示、安慰、鼓励、提问、调整观念等方法来改变当事人的认知。②带有"认知治疗"成分的认知指导:有时个体的"认知偏差"是很顽固的,这并不一定是当事人缺乏知识或不讲道理,而是由于人格等方面的原因,包括浅层的"负性自动性思维"和深层的"功能不良性假设"。这时需要采用使当事人"识别自动性思维和矫正认知偏差"的管理策略与方法。

3. 应对方式的管理 应对是多维度的,应对活动实际上涉及应激过程的各个环节,包括生理反应、认知评价、情绪反应、社会支持等层面。从应对策略与人格的关系来看,可能存在一些与人格特质有关的、相对稳定的和习惯化了的应对风格或特质应对。有些应对方式是建设性的,如获得社会支持、寻求意义、使用幽默、与他人比较(向下比较)、转移注意力、正念冥想及宽恕;有些应对方式是破坏性的,如反复沉思、过度自我关注、拖延、敌对体验。如果某个体的应对风格是破坏性的,那么应激对其可能会带来更严重的影响。

应对方式管理的意义在于,虽然应对方式作为一种特质或习惯是不易改变的,但是个体的应对风格是可以改变的。利用特质应对问卷这一类的量化工具筛选出习惯于破坏性应对方式的个体，通过有针对性的干预使他们用建设性的应对方式代替破坏性的应对方式，能够降低个体的应激易感性，达到预防应激相关心身疾病的目的。

应对策略是一个人应付压力事件及其带来的情绪反应的一项重要生存能力，应对策略的指导是临床工作中对个体实施压力管理的重要手段，其目的是通过指导转移、发泄、升华、放松、转换环境等帮助个体提高应对效能。例如，不同的应对方式，在特定的压力条件下，都可以成为应激管理的策略，包括升华（指导参加更有意义的活动）、再评价（从不同的角度认识事物）、合理化（如自圆其说）、祈祷（如对于特定的弥留患者）、发泄（如运动）、放松（指导呼吸放松技术）等。

4．社会支持的管理　社会支持是个体与社会各方面的联系程度，是应激作用过程中个体可利用的外部资源。有支持性社会关系的人，能较好地处理应激，避免孤独和寂寞，降低总体应激水平。一方面，社会支持具有减轻应激的作用；另一方面，社会隔离、缺少社会联系或社会规范控制本身可以成为非常强大的应激源。莫斯（G. E. Moss, 1973 年）强调了小组对个体的社会支持作用，在小组中个体能获得归属感、被接纳感、被需要感，这些主观感觉对减轻紧张症状是至关重要的，有助于减少应激带来的心身疾病和问题。

根据社会支持的管理，筛选缺少社会支持的应激易感者作为重点干预对象，架构针对特定应激刺激的社会支持平台，可以有效帮助个体处理应激。例如，对于职业倦怠个体，通过建立支持小组的方法可以缓解工作倦怠，小组内部成员之间可以相互交流情感，谈论问题和压力，相互支持；乳腺癌患者自助／互助小组、特定职业相关应激自助／互助小组的形成和运行可以有效提高心理咨询服务的可获得性等；侧重于社会技能技巧训练的团体治疗（如应用于大学中缺少社会技能和社会支持的个体）、针对特定危机事件的团体治疗（如应用于自杀者自杀后周围相关小群体的团体治疗）等，也可以成为应激管理中的重要管理策略。

应激管理的目标是通过提供客观支持、改变主观支持和加强家庭支持，帮助个体改善社会支持水平。在多种压力因素中，社会支持是唯一被认为具有单向减轻压力作用的因素。对于家庭内或家庭外社会支持过低、社会支持利用度不足或主观社会支持贫乏的个体，都应给予相应的管理和控制，包括多种支持手段和途径。

（1）急性应激：面对灾难现场和受难人员，可采取以下一些针对社会支持的应激管理措施。①及时联络难民的亲友到现场，可以起到家庭社会支持的作用。②调动更多的人到现场，可以增强客观社会支持。③对于急性事件中处于精神崩溃的人，温暖地握着他（她）的手也是一种社会支持，传递着一种人际关爱。

（2）慢性应激：面对某些慢性压力下的当事人，如体弱多病、贫穷、家庭矛盾、社交困难者，可采取以下一些管理措施。①指导其积极与人交往，可以提高家庭外社会支持程度；增加亲友联络，有利于拓展家庭内支持。②通过人际沟通技能的指导，有助于改善家庭内支持程度。③通过组织定期不定期的团体活动，可以增强成员之间的主观支持程度。④某些团体心理训练或者心理治疗活动，可产生伴随的社会支持效应。⑤指导个体充分利用社会支持，以提高家庭内、外社会支持的利用率。

5．人格特征的管理　人格特征是应激系统模型中的核心因素，是个体层面的应激管理需要考虑的重要内容。例如，神经质倾向的人常表现出情绪不稳、容易体验到负性情绪，如焦虑、抑郁、易激惹，在认知特点上倾向于把模糊的中性信息理解为负性信息。这样的人格特点将自身置于更多的应激刺激之中，常常经历或"感受到"更多的人际冲突；在面临"相同"的应激时由于对应激刺激的认知评价特点等原因而比一般人体验到更多的负性情绪；从应对的角度看，社会支持资源可能不够。

因此针对人格特征的管理，应使个体领悟到自身人格在应激中的核心作用，并在平时生活中重视对自己人格中的某些成分（如完美观念）的修正，通过认知调控以改变观念，如指导患

者：①某些人格特征（如价值观、爱情观、人生观方面的问题）在其心理问题的产生和发展中起着核心的作用；②在行为上所表现的"求全完美"倾向，就来源于自身的人格特征；③这种人格特征违背压力系统模型的"接纳差异"和"快乐竞争"的适应原则。通过讲解和指导，使个体产生认识上的"领悟"，出现"减压"效果。其效果虽持续时间不长（因为人格具有稳定性，难以改变），但反复做这样的"领悟"，却有利于某些人格弱点的矫正。

6. 应激反应的管理 莫斯（G. E. Moss，1973 年）指出，处理应激性信息的过程能够带来中枢神经系统、自主神经系统和神经内分泌系统的改变，这些改变使部分人对疾病的易感性增加，而最脆弱的是那些生理反应很容易被唤起并且反应较强烈和持久的个体。从生理层面的易感性入手，可利用客观的测量，如测量心率、血压、尿 17-羟皮质酮水平，为干预提供指导。临床观察提示，在系统的应激管理方案中，记录常见心身疾病的病情变化，对于监测和评价应激管理的干预效果可能是一个有应用价值的变量。

应激反应管理的目的是采用心理学和医学的各种技术，帮助个体降低或消除各种心身症状。根据应激的心身反应特点，可以从多种干预方法中选择合适的控制手段。①宣泄：引导个体通过倾诉、移情等途径，将焦虑、愤怒、悲伤等消极情绪发泄出来；②转移：从事活动、转移注意，以运动、音乐等形式转移消极情绪反应；③放松训练：通过专业指导下的放松训练可缓解压力的心身反应症状；④药物：在压力反应严重的某些具体情况下，需要合理用药。

（三）群体与个体层面的应激管理

1. 群体层面的应激管理 群体层面的应激管理包括识别特定问题和需要干预的特定群体并进行有针对性的干预，以及从物理环境、制度环境、资源环境等途径进行的可以看作"健康促进"的宏观干预，如灾后应激干预、慢性病患者支持性干预与健康管理。群体层面的应激管理作为一个系统工程，超出精神卫生和心理治疗工作者的常规工作范围，参与者应包括政策制定者、其他医学工作者、社会工作者等多领域的工作人员。

2. 个体层面的应激管理 个体层面的应激管理包括医学干预和自我调节。医学干预是对个体的处理，如症状识别、评估诊断、药物治疗、个体心理治疗、小组治疗。自我调节是个体自己进行的压力自我管理。应激相关的自我调节方法有很多，如合理休息，通过运动缓解焦虑、抑郁，搭建社会支持平台。应激相关的自我调节对于非精神障碍和处于稳定期和康复期的精神障碍患者的身心健康有重要意义。

二、应激的应对

应对（coping）是指个体处理应激的策略与方法，这里也可以指上面提及的个体层面的应激管理部分的"自我调节"。

（一）个体应对的资源与策略

个体处理应激的方法涉及可利用资源及处理策略（图6-6）。

1. 资源 指用以处理应激的基本材料，包括个体资源、社会资源和物质资源。个体资源包括一些有助于个体处理应激的人格特点或态度，如自尊、自信、自谦、信念、价值、控制感和自我效能等人格特点，都是影响应激反应的重要因素。社会资源指个体的密切关系和扩展网络，即通常所说的社会支持，它具有屏障作用，可有效防止个体受到应激的消极影响，也是最重要的应对资源和缓解应激反应的中介因素。物质资源包括满意的健康状况、足够的体力，还包括实际的资源，如住房和金钱。

2. 策略　包括问题处理策略和情绪处理策略。

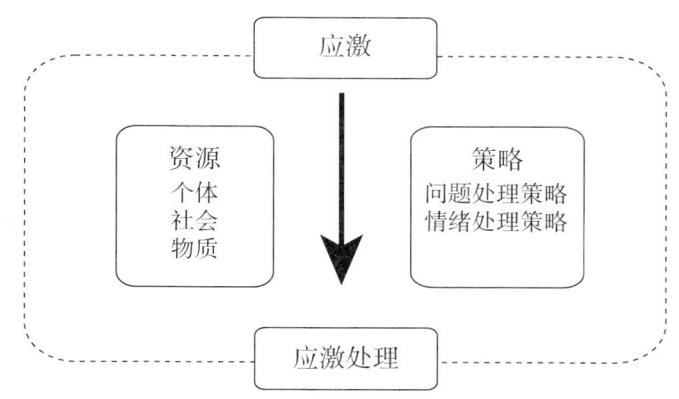

图6-6　应激处理示意图

（二）减少无效应对行为

压力会由于人们做出了不适当的反应而变得更严重，如为自己设置完成任务的时限、做事追求过分完美、不会拒绝别人的要求、放弃社会支持。下列建议有助于人们更有效地处理应激问题。

1. 压力适度　有时压力是自己造成的，如使自己的工作、生活节奏长期处于加速状态。要放慢节奏，安稳地去做事情。告诉自己最终的目标是到达目的地，而不要理会是否是第一个到达；或者告诉自己："我的目标是距离，而不是速度。"

2. 改变生活和工作节奏　工作、生活中有很多重要的事情要做。人们应该以追求生活质量为最大目标，放慢生活的节奏，让生活、工作有张有弛，才能有益于身心健康。

3. 承认并接受自己的极限　许多人有不切实际的期望，或过于追求完美，不管做得怎样好，对自己都不满意，这种观念不利于心理健康。要为自己设置合理的目标，把大目标分解成小目标，逐渐实现。应该学会对额外的要求或责任说"不"。

4. 寻求社会支持　最近的研究表明，同别人建立亲密、积极的关系，会有利于健康。因为来自亲属和朋友的支持会成为一种缓冲器，减轻应激性事件的伤害。通过与朋友深入地讨论问题、倾诉紧张和内心的苦闷，常会获得出乎意料的益处。如果事情真得变坏，还可以在咨询师那里寻求帮助。

（三）积极应对挫折

在处理挫折时，要懂得什么时候应该放弃无效的方法，建立新的行为方式处理问题。下列建议会帮助你避免不必要的挫折：①努力去识别挫折的根源，是外部原因还是内部原因？②如能找出挫折的原因，改变它难吗？能完全控制这个因素吗？③如果挫折的根源能被消除或被改变，值得努力去做吗？对这些问题的解答，会帮助人们决定坚持原来的方法是否有益，促进建立新的行为方式。学习接受那些不能被改变的事情是很有意义的。人们常常给自己创造出想象中的障碍，因此，要学会区别障碍是否是现实存在的。

（四）有效处理冲突

生活中人们常面临着各种各样的心理冲突，如独立与依赖、亲近与疏远、合作与竞争、冲动表达与社会道德准则。心理冲突若不能获得解决，便会造成挫折、心理应激。在解决冲突时，可尝试下列办法：①做重要决定时，不要草率。花时间收集信息，从正、反两方面权衡。匆忙做决定经常会导致懊悔。②寻找可操作的妥协，得到全部可利用的信息很重要。如果只想到一两种选择，或者这些选择不合适，或者无法忍受，那么就去寻求朋友、同事、咨询师、部门领导的帮助或向社会服务代理机构咨询，他们可能有被忽略的替代方法。③当所有的尝试都失败时，要下决心与压力共同生活。优柔寡断和心理冲突会使人付出高昂的代价。有时最好是选择行动，坚持下去，除非这种选择存在非常明显的错误。

（曹建琴）

思 考 题

1. 简述一般适应综合征的三个阶段及相应表现。
2. 简述应激的三个主要理论模型。
3. 什么是应激源？应激源的分类有哪些？
4. 应激的心理社会中介因素有哪些？
5. 应激的生理心理反应有哪些？
6. 张先生患2型糖尿病已经有一段时间了。他是在10年前，也就是他41岁时被确诊的。他一直注意饮食，进行足够强度的锻炼，并服用口服药物来控制血糖。可最近的几个月，张先生的糖尿病开始恶化，尽管他依然控制饮食并坚持锻炼。当他向医生咨询时，医生问他的生活习惯在最近的几个月里是否有所改变，他说单位领导又给他增加了几项新的工作，使他的工作压力比以前大多了。压力增大很可能是疾病恶化的原因，医生在调整治疗方案之前，建议他先去和单位领导商量一下能否减轻一些工作压力。幸运的是，张先生的领导很理解他的处境，允许他与另一名员工分担一些工作。几个星期后，他的病情有了改善。

请回答：
(1) 本案例中患者面临的主要应激源是什么？
(2) 患者会出现的应激反应有哪些？
(3) 试分析心理应激与血糖控制的关系。

第七章 心身疾病

第七章数字资源

随着社会经济的快速发展、人们生活节奏的加快,心身健康问题日益突出。对疾病死亡谱的分析表明,心身疾病在临床医学各科疾病中占据了重要地位,越来越受到医学界的重视。2008年卫生部发布的第三次全国死因调查结果显示,我国城乡居民主要的死亡原因依次为脑血管病、恶性肿瘤、呼吸系统疾病和心脏病。2020年12月世界卫生组织公布了《2019年全球卫生估计报告》,报告涵盖了2000年至2019年的数据,报告中指出,在当前全球十大死因中,有7个是非传染性疾病。非传染性疾病已成为重要的死亡原因,这些疾病的发生、发展与心理社会因素密切相关。

第一节 心身疾病的概念

以往在人们的认知中,疾病只有两大类,一类是躯体疾病,另一类是精神疾病。如今,随着心身关系的深入研究和临床实践,以及医学模式的转变,人们对心身疾病的认识日渐深入,确认心理社会因素在某些躯体疾病的发生、发展中起着重要作用。美国心身医学研究所于1980年将这类躯体疾病命名为心身疾病。从此,心身疾病作为第三类疾病并列于躯体疾病和精神疾病。

案例 7-1

李某,女,22岁,大学生,主诉心情烦躁,暴饮暴食,反复性大量进食,在明确知道不饿的情况下会控制不住地吃东西。具体表现为午饭后1.5 h左右,会在校内的小吃店吃麻辣烫或馄饨,能感受到腹胀,胃很难受,但不能控制进食。晚饭时正常用餐,进食量往往是同龄人的2倍。晚饭后必须准备一些甜点、零食和方便面用于晚上在宿舍吃。李某很担心发胖,频繁地照镜子,非常关注自己的体重和体型,为避免体重增加,会进行自我诱发呕吐,偶尔禁食,在暴饮暴食和禁食间循环。

问题:
1. 李某的情况是否属于心身疾病?
2. 心身疾病有哪些特征?

一、心身疾病的定义

心身疾病(psychosomatic disease),又称心理生理疾病(psychophysiological disease),其

发病与心理社会因素有关。心身疾病有广义和狭义之分。狭义的心身疾病是指心理社会因素在疾病的发生、发展过程中起重要作用的躯体器质性疾病，如原发性高血压、冠心病、消化性溃疡。广义的心身疾病是指心理社会因素在疾病的发生、发展、治疗和转归中起重要作用的躯体器质性疾病和躯体功能性障碍。人们通常将心身关系分为以下三类：①心身反应（psychosomatic response），指机体处于应激状态下出现的生理反应，如心率加快、呼吸急促、血压上升，若刺激作用或威胁消失，反应随之恢复正常。②心身障碍（psychosomatic disorder），指因心理应激过强或作用持久而出现的躯体功能性障碍，但无器质性改变，如神经性呕吐、偏头痛。③心身疾病（psychosomatic disease），指由心理应激源引起的器质性病变。显然，广义的心身疾病包括了狭义的心身疾病和心身障碍。

二、心身疾病的流行病学

目前心身疾病遍及临床各科，已成为影响现代人健康的常见病和多发病，对人类健康构成严重威胁。关于心身疾病的发病率，由于界定的范围不同，所以报道数据差异甚大，国外调查人群中为10%～60%；国内的门诊与住院调查为1/3左右。

当今社会发病率较高、临床较常见的心身疾病是内科慢性病。上海医科大学徐俊冕等专家曾对复旦大学附属中山医院内科、心血管科、呼吸科和复旦大学附属华山医院内分泌科、皮肤科的1108例门诊患者进行心身疾病调查，结果发现心身疾病患者有368例（33.2%），其中，呼吸科心身疾病患者占该科门诊调查人数的55.6%，心血管科心身疾病患者占该科门诊调查人数的60.3%，内分泌科心身疾病患者占该门诊调查人数的75.4%。

综合国内外有关心身疾病的流行病学资料，临床各科心身疾病占调查人数的22%～35%。内科领域中心身疾病比例为32.2%～35.1%，而内科循环系统住院患者中心身疾病比例在50%以上。

总体上，心身疾病患病率女性高于男性；儿童较少见，中年期达到高峰；脑力劳动者高于体力劳动者；城市高于农村；工业化水平高的国家高于发展中国家。近年来，心身疾病发病率呈上升趋势。

三、心身疾病概念的演变

"心身的（psychosomatisch或psychosomatic）"一词最早见于德国精神病学家海因洛特（O. Heinroth）于1918年发表的一篇关于失眠的文章中，他首次将失眠症作为心身疾病来描述。"心身医学（psychosomatic medicine）"是由多伊奇（F. Deutsch）在1922年提出的，而"心身疾病"的提出应归功于哈利迪（J. L. Halliday）和亚历山大（F. Alexander）的出色工作，使"心身疾病"一词得以推广。亚历山大（1934年）把溃疡、原发性高血压、甲状腺功能亢进、溃疡性结肠炎、类风湿性关节炎、支气管哮喘和局限性肠炎七种疾病称为"神圣七病"（holy seven），也就是后人所称的七种经典心身疾病。1935年，美国精神病学家邓巴（H. F. Dunbar）发表了《情绪与身体变化》一书，自此心身医学和心身疾病开始广泛流传开来。1948年，邓巴在其《心身诊断和治疗纲要》一书中又对心身概念进行了系统的论述。20世纪50—60年代以后，心身医学开始转向研究健康与疾病中的心理状态与躯体功能间作用的生理机制，研究对个体有意义的生活事件造成的心理生理反应及与生理疾病的关系。1980年，美国心身医学研究所将心身疾病定义为："由环境心理应激引起或加重躯体病变的疾病称为心身疾病。"

《美国精神疾病诊断与统计手册》(Diagnostic and Statistical Manual of Mental Disorders, DSM)影响广泛,目前已经修订至第五版。"心身疾病"一词仅在 DSM-1(1952 年)中出现过。DSM-2(1968 年)中被"心理生理性自主神经与内脏反应"取代。DSM-3(1980 年)和 DSM-3-R 中将心身疾病列入"心理因素影响的躯体状况"。DSM-4(1994 年)将心身疾病相关内容列入"不良影响的心理或行为因素造成的医学疾患"。这些因素会引起或加重疾患,干扰治疗和康复,或促使发病率和死亡率提高,心理因素本身可能构成疾病的危险因素,或者产生放大非心理危险因素的效应。这一分类一直沿用至今(DSM-5,2013),反映了心身相互作用的关系,要求人们同时兼顾心、身两个方面。

《国际疾病分类》(International Classification of Diseases,ICD)是由世界卫生组织(WHO)制订的一种疾病分类体系,早期的版本曾有过"心理生理障碍"及"精神因素引起生理功能"的分类。ICD-11 分类体系中将传统的"心身疾病"分别纳入不同分类,归为"心理或行为因素影响分类于他处的疾患或疾病",还有一些内容分散在"躯体不适或躯体体验障碍"及其他分类中。

《中华医学会精神病分类——1981》将精神性疾病分为 13 类,"心身疾病"位列最后。1995 年出版的《中国精神疾病分类方案与诊断标准》(第 2 版修订版)(CCMD-2-R)虽然取消了心身疾病分类,但把相关内容放进了"与心理因素有关的生理障碍"(分类 5)和"神经症及与心理因素有关的精神障碍"(分类 4)中,另有一些放在"儿童少年期精神障碍"中。

总之,心身疾病概念在目前的权威性心理障碍分类体系中已经消失,被其他概念所取代,但其"精髓"已融入医学临床。

四、心身疾病的特征

心身疾病主要有以下特征:①以躯体症状为主,有明确的病理生理过程。②某种人格特征是疾病发生的易患素质。③疾病的发生、发展、治疗和预后与心理社会应激和情绪反应有关。④生物或躯体因素是某些心身疾病的发病基础,心理社会因素往往起"扳机"作用。⑤心身疾病通常发生在自主神经系统支配的系统或器官。⑥心身综合治疗比单用生物学治疗效果好。

五、心身疾病的分类

在早期,关于心身疾病的分类比较有影响的是亚历山大提出的七种经典心身疾病。随着人们对心身疾病认识的不断深入,心身疾病涉及的范围越来越广,目前较公认的是按器官系统进行分类。

1. 消化系统　包括胃十二指肠溃疡、溃疡性结肠炎、肠道易激综合征、神经性厌食、神经性呕吐等。

2. 呼吸系统　包括支气管哮喘、过度换气综合征、神经性咳嗽等。

3. 心血管系统　包括原发性高血压、原发性低血压、冠状动脉粥样硬化性心脏病、心律失常、阵发性心动过速、雷诺病等。

4. 神经系统　包括血管神经性头痛、紧张性头痛、偏头痛、睡眠障碍等。

5. 内分泌系统　包括甲状腺功能亢进、糖尿病、低血糖、肥胖症等。

6. 骨骼和肌肉系统　包括类风湿关节炎、肌肉疼痛、痉挛性斜颈、书写痉挛等。

7. 泌尿和生殖系统　包括遗尿症、神经性尿频、早泄、性欲减退、经前期紧张症、月经紊乱、功能性不孕症等。

8. 其他　恶性肿瘤和学科系统下的分类，如皮肤科的神经性皮炎、荨麻疹，口腔科的口腔溃疡，儿科的遗尿症。

第二节　心身疾病发病机制理论

心身疾病的发病机制比较复杂，相关研究途径主要涉及精神分析理论、心理生理学理论和行为主义学习理论。

案例 7-2

患者李某，女，21岁，大二学生，因反复发作性喘息、咳嗽多次就诊于呼吸科，后因学习心理学，了解到自己的情况可能与心理因素有关，主动到心理科就诊。主诉：初二时，开始出现反复性咳嗽，曾到多家医院就诊，诊断为支气管哮喘。一直用止咳药物，起初觉得有效，后因反复发作，已持续6年多，认为药物作用不明显。具体表现为控制不住的咳嗽，干咳，与季节变化无关。无吸烟史，无家族遗传史。上课时咳嗽李某会很紧张，担心周围同学讨厌自己，可是又控制不住，非常苦恼，到心理科就诊目的是想改变咳嗽的现状。个人史：李某上初二时，母亲突然离家出走1个月，从那时开始出现咳嗽、喘息症状，目前困扰为与母亲有距离感，不知道如何与母亲亲近。

问题：
1. 试分析李某为什么会出现哮喘发作？
2. 如何缓解患者的哮喘发作？

一、精神分析理论

精神分析理论重视潜意识心理冲突在心身疾病发生过程中的作用，认为由个体特异的潜意识特征决定的心理冲突引起了特定的心身疾病。著名学者亚历山大（F. Alexander）提出了心身疾病发病的三个要素：①未解决的心理冲突；②身体器官的脆弱易感倾向；③自主神经系统的过度活动性。心理冲突多出现于童年时代，常常被压抑到潜意识之中，在个体成长过程中受到生活变故或社会因素的刺激，这些冲突会重新出现。如果这些复现的心理冲突找不到恰当的途径疏泄，就会由过度活动的自主神经系统引起相应的功能障碍，造成所支配的脆弱器官的损伤。

目前认为，潜意识心理冲突是通过自主神经系统功能活动的改变，造成某些脆弱器官的病变而致病。例如，心理冲突在迷走神经功能亢进的基础上，可造成哮喘、溃疡等；在交感神经功能亢进的基础上可造成原发性高血压、甲状腺功能亢进等。因而只要查明致病的潜意识心理冲突，就可以弄清发病机制。精神分析理论对心身疾病发病机制的解释强调了潜意识冲突的致病作用，难以用实验方法证实。

二、心理生理学理论

心理生理学理论侧重于说明哪些心理社会因素,通过何种生物学机制,作用于何种状态的个体,导致何种疾病的发生。心理生理学理论的代表人物有沃尔夫(H. G. Wolff)、马森(J. W. Mason)和恩格尔(G. L. Engle)等。以坎农(W. B. Cannon)的生理学(主要是躯体内稳态理论)、塞里(H. Selye)的应激学说,以及巴甫洛夫(I. P. Pavlov)、贝柯夫(K. M. Bykov)和谢切诺夫(I. M. Sechenov)的条件反射研究及"皮质内脏相关学说"为基础,通过心理生理学的实验,探讨有意识的心理活动与身体的生理生化变化间的关系,揭示心理因素导致心身疾病的心理生理机制。

在《疼痛、饥饿、恐惧和愤怒时的身体变化》一书中,坎农根据实验研究结果,提出"特定的情绪伴随着特定的生理变化",并阐述了应激反应下发生的系统生理反应。马森和塞里强调,心理因素在应激的生理反应中起重要的调节作用,心理社会刺激也能引起生理的应激反应。恩格尔将机体对紧张性刺激的反应分成两大类,即"战斗或逃跑反应"和"保存-退缩反应",并进一步探讨了这些反应下的生理变化。

心理生理学主要的研究成果反映在心理神经内分泌及免疫学领域。心理社会因素通过免疫系统与躯体健康和疾病的联系,可能涉及三条途径。①下丘脑-垂体-肾上腺轴:交感神经的刺激和皮质醇的作用可以促进肾上腺髓质合成和分泌肾上腺素和去甲肾上腺素,出现心率加快、血压升高,血中胆固醇和游离脂肪酸增加,可以诱发冠心病。应激造成暂时性皮质醇水平升高,皮质醇水平升高可以损伤细胞免疫,但持久应激与短期应激对免疫系统的影响效果不同,短期应激可使细胞免疫功能增强(图7-1)。②自主神经系统:应激导致交感神经活动失调与原发性高血压、偏头痛有关。副交感神经活动失调与消化性溃疡、溃疡性结肠炎、支气管哮喘有关。交感神经释放儿茶酚胺类物质,与淋巴细胞膜上的β受体结合,影响淋巴细胞的功能。③中枢神经:中枢神经与免疫系统有直接的联系,免疫抑制可形成条件反射改变免疫功能。应激状态下免疫受到抑制或干扰,机体感染的概率增加,导致肿瘤的发病率升高。

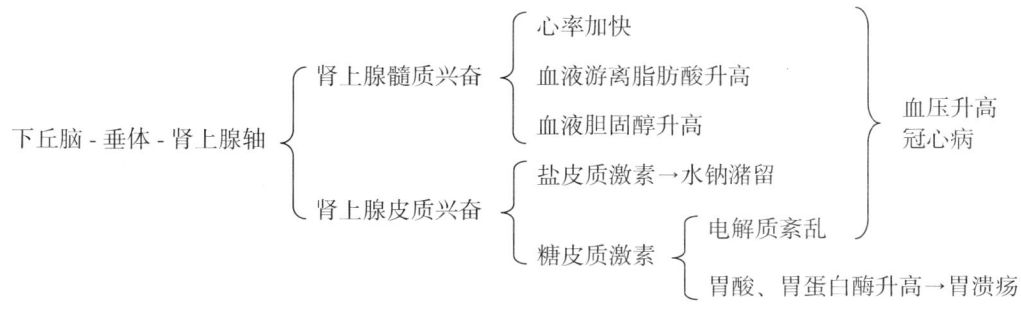

图 7-1　内分泌系统中介机制

心理生理学研究也重视不同种类的心理社会因素(如紧张劳动和抑郁情绪可能产生不同的心身反应),以及心理社会因素在不同遗传素质个体上的致病性差异。

三、行为主义学习理论

行为主义学习理论认为,某些社会环境刺激引发了个体习得性心理和生理反应,表现为情绪紧张、呼吸加快、血压升高等，由于个体素质的问题、特殊环境因素的强化或通过泛化作用，使得这些习得性心理和生理反应可被固定下来，而演变为症状和疾病。

心身疾病中的一部分可以用条件反射性学习加以解释，如哮喘儿童可因哮喘发作会获得父母的额外照顾而被强化；也有的是通过其他的学习机制而习得，包括观察或模仿学习，如儿童的有些习惯会因模仿大人习惯而获得。在医学生中常见一种现象，学生学习了某种疾病后，有的学生会出现该疾病的症状或体征，这属于认知后的自我暗示，是本能性强化。

行为主义学者米勒（G. A. Miller）等通过"自主性反应的操作性条件反射性控制"实验说明人类的某些具有方向性改变的疾病可以通过学习的方式而获得，如血压的升高或降低、腺体分泌能力的增强或减弱、肌肉的收缩。基于此原理提出的生物反馈疗法和其他行为治疗技术被广泛地应用于心身疾病的治疗中。

无论是巴甫洛夫的经典条件反射理论，还是斯金纳（B. F. Skinner）的操作性条件反射理论，都将强化作为学习过程的一个重要机制。此外，人类心身疾病的形成，还包括社会学习理论中的观察学习及模仿。

四、心身疾病发病的主要过程

目前心身疾病研究不再拘泥于某一学派，而是综合精神分析、心理生理学和行为主义的学习理论，互相补充。心身疾病的发病机制是目前医学心理学领域亟待深入研究的中心课题之一，发病机制涉及心理、社会和生理等许多方面。关于心身疾病的发病机制与过程涉及以下几个方面。

1. 心理、社会刺激物传入大脑　心理、社会刺激物在大脑皮质被接受，并得到加工处理和储存，使现实刺激加工转换成抽象观念。该过程的关键是认知评价、人格特征、社会支持、应对资源等中介因素的作用。其中认知评价的作用特别受到关注，因为心理、社会刺激物不经认知评价而引起应激反应的情况很罕见（图7-2）。

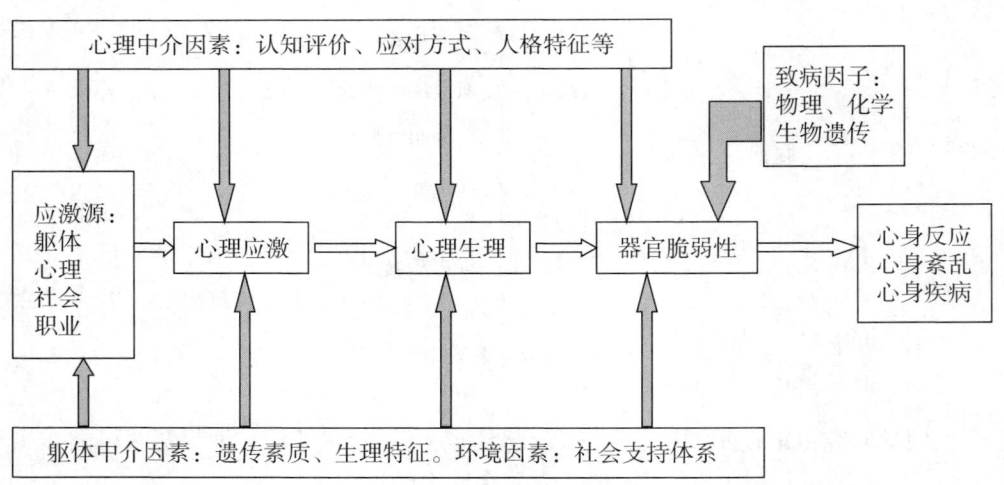

图 7-2　心身疾病的应激机制

2. 大脑皮质联合区的信息加工　联合区将传入的信息通过与边缘系统的联络转化为带情绪色彩的内脏活动，通过与运动前区的联络，构成随意行动传出。

3. 传出信息触发应激系统引起生理反应　包括促肾上腺皮质激素释放激素的释放（CRH）、

蓝斑 - 去甲肾上腺素（LC-NE）/ 自主神经系统变化，进而影响垂体 - 肾上腺轴及自主神经支配的组织，表现为神经 - 内分泌 - 免疫的整体变化。

4. 心身疾病的发生　身体器官的脆弱易感倾向由遗传和环境因素决定，机体适应应激需求的能量储存有限，过度使用就会导致耗竭，在强烈、持久的心理社会刺激物的作用下就会产生心身疾病。

五、心理社会因素与心身疾病的关系

1. 情绪与心身疾病　我国早期医学家提出"怒伤肝，喜伤心，思伤脾，忧伤肺，恐伤肾"等，描述了情绪与健康的关系。积极的情绪对人体的生命活动起着良好的促进作用，而愤怒、怨恨、焦虑和忧郁等消极情绪，如果强度过度或者持续过久，可能会对某些器官或系统造成损害。

2. 性格与心身疾病　邓巴（F. Dunbar，1935 年）提出某些疾病与性格特点和生活方式密切相关的理论。1959 年弗里德曼（M. Friedman）与罗森曼（R. H. Rosenman）率先提出 A 型行为类型的人容易发生冠心病，他们具有雄心勃勃、竞争性强、比较急躁和难于克制等性格特点。此外，还有研究发现消化性溃疡患者大多比较被动、顺从、依赖性强、不好交际等。

3. 生活事件与心身疾病　霍尔姆斯（T. H. Holmes）和雷赫（R. H. Rahe）采用数量化方法（1967 年）对社会环境和各种生活事件进行了大样本人群的对照研究发现，疾病的发生不仅取决于生活事件的严重性及频度，更为重要的是个体对生活事件的认知和评价，以及可利用的应对机制和社会支持系统。

第三节　心身疾病的诊断与防治原则

按照生物 - 心理 - 社会医学模式，人类的任何疾病都受到生物因素和心理社会因素的影响。心身疾病的诊断和预防原则应综合考虑个体的生理、心理和社会多方面因素。

一、心身疾病的诊断原则与诊断程序

目前，学术界对心身疾病的诊断已达成共识，认为临床上应从躯体、心理及社会因素进行多方面、多层次、多维度分析，以进行生物躯体的"器质性疾病"与社会心理"适应不良"的双向诊断。

（一）心身疾病的诊断原则

心身疾病的诊断原则包括：①疾病的发生与心理社会因素有关，这些心理社会因素与躯体症状有明确的时间关系。②有明确的器质性病理改变，或存在已知的病理生理学变化。③排除神经症或精神病。

（二）心身疾病的诊断程序

心身疾病的躯体诊断与医学诊断相同，这里只介绍心理诊断部分。

1. 病史采集　对疑有心身疾病的病例，应该特别注意收集患者心理、社会方面的有关资料，如个体心理发展情况、人格特征或行为特点、社会生活事件及人际关系状况、家庭或社会支持资源、个体的认知评价模式，并分析心理社会因素与疾病发生、发展的相互关系。

2. 体格检查　注意观察体格检查时患者的心理行为反应方式、患者对待体格检查和治疗的特殊反应方式，判断患者的心理特征，如是否过分敏感、拘谨、不遵守医嘱或是否有激烈的情绪反应。

3. 心理行为检查　采用会谈、行为观察、心理测试或必要的心理生物学检查方法，采用适当的评定测验分析患者的心理应激源、应对能力、社会支持等。评估结果有助于确定心理社会因素的性质、内容，评价它们在疾病发生、发展中的作用。

4. 综合分析　根据收集到的资料，结合心身疾病的基本理论，对是否是心身疾病、为何种心身疾病、哪些心理社会因素起主要作用、可能的作用机制等问题做出恰当的估计。

心理诊断往往伴随心身疾病治疗的全过程。在治疗过程中，患者原有的心理问题解决了，新的问题又会出现，这就要求医生针对变化了的情况重新评估并采取新的干预措施。

二、心身疾病的治疗和预防

（一）心身疾病的治疗

1. 心理干预目标　心理干预目标是消除或减弱心理、社会刺激因素的影响，改善情绪状态，提高治疗依从性和生活质量，帮助患者建立有效的社会支持体系。对心身疾病实施心理干预主要围绕以下三个方面进行。

（1）消除心理社会刺激因素：主要是改变情绪和消除其他心理社会刺激因素。例如，患者因某一事件引起焦虑，继而导致紧张性头痛发作，可通过心理支持、安慰、认知治疗、调整信念等，使其对这一事件的认知发生改变，减轻焦虑情绪，并结合药物的共同作用缓解头痛的发作。这属于治标，相对容易一些。

（2）消除心理学病因：主要是重视人格的完善和行为矫正，提高患者的抗应激能力。例如，对冠心病患者，在其病情基本稳定后指导其对A型行为和其他冠心病危险因素进行综合行为矫正，帮助其改变认知模式，改变生活环境以减少心理刺激，提高其适应生活或工作环境的能力，从而从根本上消除心理学因素，逆转心身疾病的病理心理过程，使之向健康方面发展。这属于治本，但不容易。

（3）消除生物学症状：主要是通过心理学技术直接改变患者的生物学过程，提高身体素质，促进疾病的康复，如采用长期松弛训练或生物反馈疗法治疗高血压患者。

2. 心身同治原则　心身疾病应采取心身相结合的治疗原则。对于急性发病、躯体症状严重的患者应以躯体对症治疗为主，辅之以心理干预，心理干预主要围绕情绪控制方面。对于以心理症状为主、辅以躯体症状，或虽然以躯体症状为主但已呈慢性化的心身疾病患者，则可在躯体治疗的同时侧重安排心理治疗。例如，对于更年期综合征和慢性消化性溃疡患者，除了给予适当的药物治疗外，应重点做好心理和行为指导等各项工作。

（二）心身疾病的预防

心身疾病是心理、社会和生物因素相互作用的结果。因此，心身疾病的预防需同时兼顾身心两方面。具体的预防工作包括：对于有生理脆弱性的个体，如具有心身疾病遗传倾向（高血压家族史）或已有心身疾病先兆征象（如血压偏高）的患者，应注意加强心理预防工作；对于具有某些明显疾病易感性的人格特征的人，如易怒、抑郁、A型行为类型、C型行为类型者应及早通过心理指导健全其人格；对于有明显不健康行为者，如吸烟、酗酒、多食及缺乏运动的人，应给予健康行为指导；对于工作和生活环境中存在明显应激源的人，要及时指导其进行适当的调整，减少或消除心理刺激。总之，对于心身疾病的预防是多层次、多维度的。

第四节　临床常见的心身疾病

心身疾病的范围很广，可累及人体各个系统，涉及临床各科，本节主要介绍一些常见的、典型的心身疾病。

一、冠状动脉粥样硬化性心脏病

冠状动脉粥样硬化心脏病是指冠状动脉粥样硬化使血管腔狭窄或阻塞，或因冠状动脉功能性改变导致心肌缺血、缺氧或坏死而引起的心脏病，简称冠心病。冠心病在许多国家是造成人们死亡的主要原因。全球疾病负担的一项研究提示，1990—2017年，全球增加的冠心病（缺血性心脏病）死亡病例中，中国占了约38.2%。2017年，中国冠心病死亡人数较1990年增加了111.7万，增幅达184.1%。单纯用遗传、高血压、高血脂等生物因素不能完全解释冠心病。大量研究表明，冠心病的发病、发展与心理、社会等诸多因素有关。

（一）心理社会因素

1. 情绪因素

（1）精神紧张：精神紧张是导致冠心病的一种重要心理因素。社会环境引起的紧张刺激，以及人们对此产生的心理或行为反应与心脏病的发病率和死亡率增高有一定关系。紧张情绪会激起交感神经兴奋，通过下丘脑使肾上腺髓质释放去甲肾上腺素和肾上腺素至血液中。这些儿茶酚胺会使大量游离脂肪酸从脂肪组织释放进入血液中，如果这些脂肪酸不能为身体活动或机体代谢所消耗，就会转为三酰甘油沉积在血管壁上，造成动脉粥样硬化或冠心病。这些儿茶酚胺也有加速血液凝固的倾向，易形成血块而阻塞动脉。大量的儿茶酚胺还会使血小板聚集，造成小动脉阻塞。因此，精神紧张可以使有冠心病素质或原有心肌供血不足者产生冠心病的症状。

（2）抑郁与焦虑：抑郁是冠心病的一种独立预测性危险因素，同时也影响冠心病的预后。有研究结果显示，抑郁症患者患心血管疾病的危险性增加2~4倍。冠心病与抑郁相关联的可能机制为：动脉粥样硬化是一种慢性炎症性过程，而抑郁可以促发炎症过程从而诱发冠心病。有研究对1250例冠心病患者随访19.4年，发现伴有中度到重度抑郁情绪的病例发生心肌梗死的概率增加了69%。可见，抑郁在冠心病的发生、发展过程中均起重要作用。同时抑郁症也是冠心病预后、病死率、再发病率及生存质量的危险因素。除抑郁情绪外，焦虑与心脏猝死有高度的相关性。焦虑可以引起心率变异性下降，使室性心律失常和其他恶性心律失常的发生阈值降低，从而增加猝死的发生率。研究还发现，在无器质性心脏病患者中，不明原因的室性期前收缩、心室颤动和心搏骤停都与焦虑、抑郁情绪有关。

2. 慢性压力

（1）工作压力：英国伦敦大学的一项荟萃分析，纳入了1985—2006年在欧洲开展的13项队列研究中基线评估无冠心病的被试者（共197 473名）数据。荟萃分析显示，30 214（15%）名被试者报告了工作压力，在平均7.5年的随访中共发生2358次冠心病事件。在对性别和年龄校正后，有工作压力与无工作压力发生冠心病的风险比为1.23。

（2）婚姻、家庭压力：患有冠心病的女性面对婚姻压力可使冠心病预后恶化。瑞士的一项研究显示,同时伴有家庭和工作压力的女性,患冠心病的危险性是不存在两种压力女性的 5 倍。54 岁以上男子在配偶死亡 6 个月之内本人死于缺血性心脏病的发生率要比无丧偶的对照组高 67%。

(3) 社会经济状况:研究证实,社会经济状况与冠心病呈负相关,这一现象在女性中表现得更明显。

(4)社会支持:文献荟萃研究揭示了社会支持与心血管疾病发生的相关性,缺乏社会支持可以使冠心病发生的相对危险度增加 2~3 倍。

3. 不良的生活方式 吸烟、过度饮酒、缺乏运动、高糖高脂饮食、过食等因素是冠心病重要的危险因素。这些因素往往是在特定的社会环境和心理环境条件下形成的,如特定的工作性质可能造成运动的缺乏。

(二) 冠心病患者的人格特征

大量研究指出,A 型行为类型与冠心病的发生有密切关系。1977 年国际心肺血液病学会确定 A 型行为类型是引起冠心病的一个重要危险因素。A 型行为类型人格特征包括:过高的抱负和雄心壮志,争强好胜,竞争性强;情绪易波动,易恼怒、愤怒、不耐烦,缺乏耐心,并有敌意倾向;常有时间紧迫感与匆忙感;言语与动作的节奏快;习惯做艰苦紧张的工作,持续从事繁重工作而不感到疲劳,即使休息时也难以松弛下来。相对而言,B 型行为类型以性情温和、言语与动作节奏较慢、耐心沉着、不好激动、缺少竞争性为特征。对各种职业的人格类型与冠心病相关性调查发现,A 型行为类型冠心病患病率为 B 型行为类型的 2 倍以上。

(三) 冠心病患者患病后的心理特征表现

1. 患病后的情绪反应 一旦被诊断为冠心病,倾向于悲观归因思维模式的患者常常感到紧张、焦虑不安,过于担心病情发作,甚至会继发抑郁。当发生心肌梗死或恶性心律失常时,将直接威胁患者的生命,常伴随焦虑、恐惧或抑郁反应。当得知病情危重时,患者易产生沮丧、绝望等情绪反应,并伴随一系列自主神经系统功能紊乱。欧洲心脏病学会 2019 年发布的一份关于抑郁和冠心病的立场文件中指出,冠心病患者的抑郁发病率是普通人群的 2~3 倍。在冠心病患者中,抑郁患病率为 15%~30%,女性患病率约为男性的 2 倍,对急性心肌梗死后的年轻女性影响更大。2021 年《中国心血管健康与疾病报告》概要指出中国急性心肌梗死患者抑郁患病率为 21.7%。一项基于 23 项研究的荟萃分析发现,中国住院冠心病患者抑郁患病率为 51%,0.5%~25.44% 为重度抑郁。《2020 冠心病患者生存质量调查报告》显示,约有 43% 的冠心病患者面临焦虑的困扰;在整体调研人群中,44% 的患者患有重度抑郁。焦虑抑郁程度越高,风险越大。有研究表明,不稳定型心绞痛及急性心肌梗死患者,因焦虑状态持续存在,在住院期间严重并发症发生率增加 5 倍。2014 年,美国心脏病协会正式将抑郁列入不稳定型心绞痛和急性心肌梗死患者预后不良的独立危险因素。

2. 患病后的认知、行为特点 多次心前区疼痛发作可严重影响患者的处事能力。频繁的躯体症状(心绞痛、心悸及胸闷)扰乱了内环境并使心理失去平衡。错综复杂的治疗、陌生的病房和新的人际关系致使患者心理活动发生紊乱。患者出现以下认知、行为表现。

(1) 认知能力下降:如注意力不集中、记忆受损、推理能力下降、词语流畅性下降。研究人员以 7888 名平均年龄 62.1 岁的中老年为被试者,每隔一段时间通过专业测试评估被试者的认知功能,进行了平均时间长达 12 年的随访观察。结果发现,在发生冠心病后,患者的认知能力和语言表达能力迅速下降,而且,这种认知功能的迅速衰退与性别、体重、受教育程度等都没有关系,基本可以肯定是冠心病带来的。

(2) 行为能力受限或退缩:如全身紧张状态、行为迟缓、幼稚、反应迟钝、交际能力下降。《2020 冠心病患者生存质量调查报告》显示，约 40% 的患者表示剧烈运动（如游泳或打球）会受到影响，约 37% 的患者表示在提起或移动重物时会受到影响。总体有 82% 以上的患者表示日常生活受到影响。

3. 患病后的心理防御反应 患者常采取否认和合理化的心理防御机制，否认自己患有疾病，由于恐惧冠心病，希望自己不得这种病，竭力寻找不可能患冠心病的理由，不相信也不承认自己会患冠心病而拒绝就诊，有的忽视自身疾病而继续工作。此外，有的患者存在药物依赖心理，过度用药或用贵重的药品以寻求心理安慰。

4. 病程与心理反应 通常患者在发病第 1～2 天表现为焦虑、疑病、否认；第 3～5 天由于心绞痛、特别治疗和不习惯病房生活而出现失眠，承认患病，自尊心受损，产生抑郁情绪等反应。

（四）冠心病的心理干预

冠心病是由多种危险因素共同作用而导致的疾病，对于这些危险因素进行有效预防与治疗可以避免冠心病的发生。及时了解冠心病患者可能存在的心理社会方面的风险因素，消除或减少心理社会刺激因素；对于伴随强烈消极情绪的患者，帮助其及时疏导，调整情绪状态，改变认知，增强战胜疾病的信心；对于 A 型行为模式的冠心病患者，对其进行相关知识教育，进行松弛训练；对于有明显不良生活方式的患者，帮助其逐渐改变不良行为习惯，建立健康的生活方式。

二、原发性高血压

原发性高血压是以慢性血压升高为特征的临床综合征。根据国家心血管病中心发布的《中国心血管病健康和疾病报告 2019》，我国成人高血压患者已达 2.45 亿，是患病率最高的慢性病。原发性高血压的病因及发病机制是多元的，遗传因素、饮食中钠盐含量过高、超重等都是高危因素。此外，心理社会因素在原发性高血压的发病中也有重要作用。

（一）心理社会因素

1. 情绪因素 各种引起精神紧张的情绪因素，特别是愤怒、恐惧、焦虑均可引起血压升高；而沮丧或失望时血压的变化相对较弱。焦虑时，血压升高以收缩压为主，伴皮肤和肌肉电阻、电位值升高；愤怒和敌意时，则以舒张压升高为主，皮肤电阻和电位值也升高。研究表明，若焦虑或愤怒情绪外露时，血内去甲肾上腺素浓度可有升高，若有敌意情绪而强制阻抑，血内去甲肾上腺素及肾上腺素水平则明显升高。因此，被压抑的敌视情绪可能是导致原发性高血压的重要心理原因。其生理机制被认为是大脑皮质、丘脑下部和交感 - 肾上腺髓质系统的激活现象。开始是精神紧张状态下的阵发性血压升高，经过数月乃至数年的血压反复波动，最终形成持续性高血压。

2. 社会环境因素 社会结构变化、生活事件、社会环境及生活方式的变化均与高血压的发生有关。高血压发病率总的趋势为城市高于农村，发达国家高于发展中国家，脑力劳动者高于体力劳动者。社会因素与高血压的发展、预后也有关系。例如，早年丧亲者一旦发生高血压，病情常呈持续进行性发展，日后发生脑卒中及蛛网膜下腔出血的概率增大。实验证明，即使切除肾的交感神经节，在较重的心理社会压力作用下，患者的血压仍不会下降，而一旦去除心理社会压力，血压会明显下降。有些报告认为，精神紧张的应激职业、长期警觉，以及高标准、严要求的从业人员高血压发病率较高。有学者用付出 - 回报失衡模式研究职业应激与高血压的关系，认为工作中的高付出和低回报与高血压的发生显著相关。

3．人格特征 很多研究表明，原发性高血压与病前性格有关。邓巴（H. F. Dunbar）曾提出原发性高血压患者的人格特征是怕羞、追求完善、沉默和自我控制，但当与权威发生冲突时，会出现"火山爆发式"的情绪。也有学者认为，焦虑求全、强迫性、反对权威、求全责备是原发性高血压患者的人格特征。不少研究认为，A 型行为、敌意、神经质、过度焦虑和抑郁及缺乏应对能力可能都与高血压发病有关，焦虑情绪反应和抑制性敌意是高血压患者发病的主要心理因素。对时间紧迫感或急躁、进取心或竞争性、敌视态度、抑郁和焦虑这五种心理因素的前瞻性人群观察研究发现，年轻时的时间紧迫感和敌视态度与 15 年后高血压发病危险增加显著相关，且时间紧迫感和敌视态度越强烈，高血压发病危险增加越明显。沃尔夫（H. G. Wolff）发现原发性高血压患者虽然不具有某一种基本人格类型，但却有趋向好斗和过分谨慎的特征。杨菊贤等通过对 200 名原发性高血压患者及对照组调查发现，原发性高血压患者组中具有 A 型行为的占 79.5%，而对照组中具有 A 型行为者仅占 42%。但有些学者持相反意见，弗里德曼等观察了 283 名轻度高血压患者，发现他们与健康对照组之间在 A 型行为特征、心理社会应激、焦虑、归因模式等方面并无差别。总之，关于原发性高血压患者的人格特征尚未确定。

4．不良生活方式 流行病学调查发现，高血压发病率与高盐饮食、缺乏运动、吸烟及大量饮酒等因素有关。

（二）原发性高血压患者患病后的心理特征表现

1．认知紊乱 部分患者有紧张、易怒、记忆力减退、注意力不集中、怀疑、否认、不在乎或拒绝服药等心态。智力研究发现，高血压患者智能水平低于正常人，高血压合并脑动脉硬化患者智能较单纯高血压患者降低更显著，病情越重，智能减退越明显，认知障碍越重。

2．焦虑、抑郁状态 韦铁民等调查发现中老年高血压患者焦虑症的患病率为 11.6%，抑郁症的患病率为 15.6%，均高于正常人群。焦虑、抑郁是高血压的促发因素，高血压也易使焦虑、抑郁加重，尤其是疾病导致机体代偿能力下降而产生症状时，患者会出现紧张焦虑。国内学者采用 SCL-90 调查发现，原发性高血压患者抑郁、焦虑因子得分比正常人群高。

（三）原发性高血压的心理干预

松弛训练和生物反馈疗法是治疗高血压常用的基础治疗。研究表明，长期的松弛训练可降低外周交感神经活动的张力，达到降低血压的目的。运动疗法适用于轻型高血压患者。研究指出，耐力性运动训练或有氧运动训练具有较好的降压作用，如快走、跑步、游泳。运动训练结合不良生活习惯的改变，如减轻体重、戒烟、控制饮酒等，会产生更好的降压效果。

三、糖尿病

糖尿病是一组以高血糖为特征的多因性内分泌 - 代谢障碍，是由胰岛素缺乏或靶细胞对胰岛素敏感性降低所引起的。国际糖尿病者联合会（IDF）发布的《2021 IDF 全球糖尿病地图（第 10 版）》指出，2021 年全球成年糖尿病患者（20～79 岁）人数达到 5.37 亿（10.5%），相比 2019 年，糖尿病患者增加了 7400 万，增幅达 16%。我国是成人患者数最多的国家，达 1.164 亿。2 型糖尿病是由遗传和环境因素相互作用引起的慢性病，其发生、发展、转归与心理社会因素密切相关。情绪、生活事件、人格特征、心理应激、生活方式等不良心理社会因素可以促发和加剧糖尿病。

(一)心理社会因素

1. 负性生活事件 流行病学和回顾性研究均发现,糖尿病的发生与生活事件应激有一定关系,急性应激可使正常人的饱餐后血糖反应峰值延迟,心理应激后糖尿病患者和正常人可出现短暂性血糖增高反应。有研究发现,在地震、重大火灾后,糖尿病的发生率较灾前明显增加。也有研究使用生活事件量表调查胰岛细胞抗体(ICA)阳性家庭成员1型糖尿病患者的心理社会因素,结果发现,ICA阳性成员的家庭与对照组家庭比较,有一半成员在诊断糖尿病前5年经历过严重的生活事件,同时这些家庭经历了长期严重的困难。在对2型糖尿病的调查中也得出类似的结果。精力高度集中的工作、夫妻关系不和、家庭成员患病等都可能造成情绪的改变,如出现愤怒、焦虑、紧张、抑郁等不良的状态,可降低胰岛素的分泌,使血糖升高、诱发或加重糖尿病。

2. 负性情绪 研究发现,抑郁情绪是糖尿病发病的重要危险因素,患有抑郁症状的人群其2型糖尿病发病率增加。抑郁时患者处于应激状态,皮质醇分泌增加,降低葡萄糖的利用,同时拮抗胰岛素,导致胰岛素抵抗,使血糖升高。此外,情绪障碍本身可直接引起免疫功能异常,导致发生糖尿病的概率增加。情绪应激可使糖尿病患者的血糖浓度迅速升高,从而导致病情恶化。乐观稳定的情绪有利于维持糖尿病患者身体内环境的稳定,而焦虑的情绪会引起一些应激激素如肾上腺素、肾上腺皮质激素及胰高血糖素的分泌,从而拮抗胰岛素,引起血糖升高,使病情加重。

3. 人格特征 邓巴(H. F. Dunbar)将糖尿病看作是一种经典的心身疾病,她认为大多数糖尿病患者性格不成熟,具有被动依赖、做事优柔寡断、缺乏自信、常有不安全感等特点。这些人格特征被称为"糖尿病患者人格"。糖尿病患者的人格特征较少具有攻击性,不易感情冲动,大多缺乏自主性,多趋向抱怨更多的生理不适,他们需要更多的社会交往,有并发症的患者上述人格特点更加突出。此外,糖尿病患者具有过分掩饰自我,缺乏对紧张和压力的忍耐性,倾向于用否认和压抑来处理外来压力的特征,他们对自身健康过分关注,表现为躯体不适主诉多、自我中心、不愉快、常企图博得同情等。

4. 不良生活方式 不良生活方式也会促进糖尿病的发生,如烟酒过度,经常摄入高脂、高糖食物而致肥胖,以及缺乏运动或运动过少。过多进食、体力活动减少导致的肥胖是2型糖尿病最主要的环境因素,使具有2型糖尿病遗传易感性的个体容易发病。

(二)糖尿病患者患病后的心理特征表现

1. 神经衰弱综合征 表现为疲倦、乏力、失眠、烦闷、疑病、注意力不集中、记忆力减退等。

2. 抑郁情绪 糖尿病是一种易复发的慢性病,病情迁延,容易导致心情抑郁。国内外研究均显示,约30%的糖尿病患者合并有抑郁症状。糖尿病患者患抑郁症的风险是非糖尿病人群的2倍。具体来讲,患者对自己不能像正常人一样生活而感到悲观失望,产生抑郁心理,甚至有人产生轻生念头,尤其青少年患者往往更难以适应糖尿病所带来的变化,漫长的治疗和严格的控制饮食影响他们与同龄人的交往,妨碍了他们的心理发展,所以他们的抑郁、愤怒、激动较成人重。此外,对于患者来说,疾病发展的最终趋势多会引起其他重要脏器组织的并发症,因此患者常会背负沉重的精神压力,从而产生负性情绪。

3. 焦虑状态 有些人患了糖尿病后,由于情绪紧张、抑郁焦虑、急躁易怒,对周围事物和环境感到烦躁,做事无耐心,加之糖尿病造成代谢紊乱而出现情绪不稳,这就给患者的人际关系带来困难,也给患者周围的同事和家人提出了更高的要求。紧张、恐惧心理一般出现在疾病早期,此期糖尿病并不严重,有的患者甚至无自觉症状,但由于患者对糖尿病缺乏认知,更

多的是一知半解，有的甚至从街头小报、广告上得知糖尿病的严重并发症，因此感到紧张、恐惧，担心并发心脏病、肾病等。

总之，糖尿病对于患者的心理伤害是极大的，属于终生性心身疾病，使患者易产生悲观、急躁甚至抑郁的情绪状态。患者焦虑、沮丧、抑郁、暴躁的心理状态可加重糖尿病，两者之间相互影响，形成恶性循环。

（三）糖尿病患者的心理干预

糖尿病患者的心理干预目标主要是改善患者的情绪反应，提高他们对糖尿病医疗计划的依从性。例如，让糖尿病患者及家属了解这一疾病的基本知识，注意事项；学会科学安排生活方式，合理饮食、适当运动；改变认知，完善人格，进行情绪调节训练，增强抗应激能力等。

四、支气管哮喘

支气管哮喘是由多种细胞和细胞组分参与的气道慢性炎症性疾病，简称哮喘。哮喘是一种常见的慢性呼吸道疾病，严重威胁人们健康。哮喘的病因和发生机制非常复杂，受到遗传和环境因素的双重影响。据有关资料统计，约有 40% 的哮喘患者有家族遗传史。此外，心理社会因素对哮喘的发病也起了重要的作用。

（一）心理社会因素

1. 应激性生活事件　目前认为心理因素是哮喘发作的重要促发因素，焦虑在哮喘发作中起着特别重要的作用。人际冲突、精神紧张，如焦虑、失望、困扰、恐惧、沮丧，可产生消极的心理反应，导致垂体 - 肾上腺皮质功能紊乱、β 受体功能低下、迷走神经功能亢进，引起支气管平滑肌痉挛。哮喘发作时的痛苦所造成的强烈恐惧和焦虑可促进形成哮喘的条件反射。生活中的负性事件及重大事件均会造成一定程度的焦虑，如人际关系冲突、家庭不和、亲人去世、弟弟妹妹出生、进入幼儿园带来的环境变化、意外事件、社会变动、战争、自然灾害。

2. 家庭教养方式　母亲过分溺爱与患儿哮喘发作有关，由于哮喘发作时患儿可得到母亲更多关心和爱护（奖励）而得到强化。精神分析学家认为，这类儿童往往有强烈的乞求他人保护的潜意识和愿望，对与父母的分离特别敏感，一旦儿童的需求得不到满足，就有可能出现哮喘发作。精神分析的这一观点尚需进一步研究证实。

3. 人格特征　哮喘患者在人格特征上表现为过度依赖、敏感和过于被动。研究表明，具有内向型性格、缺乏表达力、期待被他人接纳、社会交往少、不合群、情绪不稳定、有强烈的不安全感、易发生情绪冲突、自我中心、强迫倾向、易受暗示等人格特征的个体更容易发生哮喘。

（二）支气管哮喘患者患病后的心理特征表现

哮喘发作时的呼吸困难使患者产生濒死感，伴随的情绪状态是紧张、恐惧和焦虑，这种情绪状态又会加重哮喘发作，形成"发作 - 恐惧 - 发作"的恶性循环。长期反复发作的哮喘会引起患者的抑郁、情绪不安、害羞、悲观、失望、脆弱、易于冲动、过于敏感和关注自己，这会进一步阻碍哮喘患者的人际关系与社会适应，使患者社会功能下降，增加心理社会刺激产生的机会。对于儿童哮喘患者，有调查发现，哮喘患儿母亲因担心孩子发病而对孩子采取过分溺爱、迁就等态度，会导致孩子出现任性、胆怯、依赖、易激惹等性格。

(三)支气管哮喘的心理干预

通过综合的心理治疗,帮助患者保持积极的心态,减轻焦虑、紧张等不良反应,保持情绪稳定,注重完善自己人格,学习放松技术,加强自我保护意识。由于家庭因素是导致儿童情绪变化的重要原因,不良气氛会触发或加剧儿童哮喘,因此,可采取家庭心理治疗,重建父母-子女关系,辅导父母建立良好的教养方式和调节情绪的方法。

五、消化系统的心身疾病

(一)消化性溃疡

消化性溃疡主要指发生在胃和十二指肠的慢性溃疡,即胃溃疡和十二指肠溃疡。消化性溃疡可发生在任何年龄,但以中年最为常见。

1. 心理社会因素

(1)心理应激:大量研究表明,长期精神紧张、过劳可增加消化性溃疡的发病率。由于不良的心理应激反应能造成大脑功能紊乱,进而影响自主神经功能,使局部组织可能因血管痉挛而引起缺血,加上胃酸及胃蛋白酶分泌增加,从而促使溃疡形成。此外,应激引起的肾上腺皮质激素分泌增加,也会加速溃疡的形成。

(2)人格特征:邓巴(H. F. Dunbar)总结的消化性溃疡患者的易感人格是工作认真负责,强烈的依赖愿望,较强的进取心,易怨恨不满,常常压抑愤怒。

2. 消化性溃疡患者患病后的心理特征表现　消化性溃疡患者常伴有焦虑和抑郁情绪,这些情绪可能是造成患者溃疡的原因,也可能是长期受疾病折磨而出现的情绪问题。

> **知识拓展**
>
> **布雷迪的猴子**
>
> 1958年,心理学家布雷迪(J. V. Brady)设计了一个实验,开创了压力与躯体疾病研究的先河。实验中,实验人员将两只猴子分别固定在椅子上,再设置好电击装置,使猴子每隔20 s就会遭受一次电击。实验人员在椅子上安装了一个开关,如果猴子能在快要放电的时候准确地按下开关,那么两只猴子就可以同时避免遭受电击。否则,两只猴子便一起遭受同样的电击。所不同的是,一只猴子的椅子上有开关,称这只猴子为"执行猴",另一只猴子的椅子没有开关。"执行猴"很快学会了适时触碰开关,以免遭受电击。实验最终结果是"执行猴"得了胃溃疡,另一只安然无恙。"执行猴"担负起了按压开关的责任,不得不一直估计着时间,在电击来临前触碰机关,久而久之,因为心理压力,便患上了胃溃疡。

(二)神经性厌食症

神经性厌食症患者以体重减轻为特征。此疾病多发生于青少年期(约85%发病于13~20岁),女性患病率是男性的10倍,患病期可长达几个月至数年不等。神经性厌食症的病因学复杂,为多因素疾病,涉及社会文化、心理学和生物学等多方面。

1. 心理社会因素

（1）认知因素：追求身材苗条是当今青少年女性厌食症病态心理的核心。近年来，在社会上广泛流行着"以瘦为美"的审美标准，若将这种观念灌输给儿童，如儿童有意识地为了保持"苗条"或达到"苗条"而产生节食行为，可导致儿童神经性厌食。

（2）家庭因素：有的儿童边吃饭边看电视或边玩儿，家长一味迁就孩子，对孩子百般娇惯，一顿饭常常可以喂 1～2 h，孩子注意力分散，影响食欲。孩子不定时进食，或吃零食、挑食、偏食，日久可导致厌食。还有些家长以威胁恐吓的手段强迫孩子进食，从而降低了食物中枢的兴奋性，导致孩子出现厌食行为。有时父母过于关注饮食，或错误地认为吃得越多越健康，因此无节制地反复诱导孩子进食，甚至强迫喂食等，从而使孩子产生逆反心理，害怕进食，进而产生厌食和呕吐。此外，父母不和睦，经常吵闹，或斥责、惩罚儿童，使儿童心理处于紧张状态，也会产生厌食。

（3）心理应激：当儿童因生活环境发生重大变化，如入托、入学、离开亲人等导致突然改变已习惯的生活方式和规律时可产生应激紧张，自觉难以应对，容易出现食欲降低，甚至拒绝进食等现象。

（4）人格特征：任榕娜（2000年）等研究发现，神经性厌食症患者的人格特征为内向不稳定型，具体特点表现为易受不良心理因素干扰，进而影响食欲。儿童神经性厌食症的形成与其人格特征有密切关系，内向不稳定型人格特征是小儿神经性厌食症的基础。神经性厌食症患者具有明显的神经质倾向，如性格孤僻、孤独、抑郁、幼稚和不成熟、内向、多幻想、完美主义、易焦虑，并有强迫性倾向。

2. 神经性厌食症患者患病后的心理特征表现　　神经性厌食症患者对自身体像认知歪曲，往往过度关注自己的体型和体重。患者长期能量摄入不足，导致机体出现各种功能障碍，如睡眠质量下降、疲乏无力、眩晕、心悸等。此外，患者可伴有抑郁心境、情绪不稳定、不合群、社交退缩、敏感、幻想、强迫症状等。

六、神经系统的心身疾病

神经系统疾病是常见的临床病症之一。其中，脑血管病的危害性很大，具有发病率高、致残率高及死亡率高的特点，是导致死亡的主要原因之一。心理社会因素对神经系统某些疾病的发生、发展及转归、预后具有重要的作用。

目前认为偏头痛、紧张性头痛、自主神经失调症、书写痉挛等疾病的发生与心理社会因素密切相关，脑血管病、癫痫等疾病的诱发、转归与预后与心理社会因素更是关系密切。

（一）偏头痛

偏头痛是以发作性搏动性头痛为主要特征、反复发作的一侧或两侧头部跳痛，伴有恶心、呕吐等自主神经症状。偏头痛首次发病多在青少年时期，女性发病率高，占60%以上，常与月经有关，在怀孕期或更年期后发作缓解。偏头痛的病因尚不明确，大多数患者有阳性家族史，心理社会因素也可诱发偏头痛。

1. 心理社会因素

（1）应对方式：温盛林等对偏头痛患者采用应对方式情况的研究发现，偏头痛组自责、幻想及合理化三个因子得分显著高于对照组。研究表明，使用不成熟应对方式者患偏头痛的相对危险度是不常使用不成熟应对方式者的 3～7 倍，表明常使用不成熟应对方式可能是偏头痛发生的危险因素。许多研究发现，自责、幻想会损害心身健康。他们认为，使用不成熟应对方式

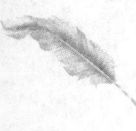

者，不良的心理社会因素在性格缺陷的基础上所造成的心理压力不能及时宣泄，就可能引起体内平衡调节系统的崩溃，导致神经血管功能紊乱。

（2）生活事件：对我国 6 个城市的流行病学调查表明，精神因素如情绪紧张、焦虑、抑郁、疲劳、行为冲突等是引起和加重偏头痛的重要心理因素。早期生活中的紧张因素，如家庭、环境的压力，学龄儿童过度的负荷，人际关系及家庭的心理社会应激都可诱发偏头痛。偏头痛患者习惯于把愤怒或敌意压在心里，这种内心的冲突往往激发偏头痛的发作。

心理应激因素首先影响交感神经功能，在偏头痛发作前期先是颅内血管收缩，接着颅外血管扩张，头痛发作期出现搏动性头痛，同时颅内血管也扩张，脑血流量减少，从而产生神经功能及高级神经功能障碍等症状，包括烦躁、恐惧、愤怒、悲观失望和注意力不集中等情绪改变，后者又影响交感神经功能。由于血管扩张，血管通透性增强，严重时形成脑水肿和持续性头痛。心理应激、中枢神经系统功能紊乱和交感神经系统紧张还导致肾上腺素、去甲肾上腺素分泌增多，影响 β 受体，提高腺苷酸环化酶的活性，从而使血浆中游离脂肪酸及肾上腺素、腺苷二磷酸、胶原蛋白、凝血酶、5-羟色胺（5-HT）等增加。5-HT 释放过多可引起颅内血管收缩而出现先兆期症状。随即 5-HT 因迅速降解而下降，又导致颅内、外血管扩张，引起偏头痛发作。此外，应激情况下的缓激肽、前列腺素、催乳素等升高及血小板聚集和释放，都产生强烈的扩张血管作用，进一步增强痛觉纤维的敏感性，并引起脑水肿，促使偏头痛的发作进入血管扩张期（搏动性头痛期）和水肿期（持续性疼痛期），从而产生持续性剧烈头痛。

（3）认知功能：有研究发现，偏头痛患者在神经及心理方面有高级神经功能障碍。有人还证实，严重偏头痛患者反应时间减慢，信息加工处理低效和语词记忆成绩差。偏头痛患者在发作期及发作前后期可有视觉、体感、运动、反射、语言、意识、记忆等多种神经功能障碍。

（4）人格特征：调查显示，偏头痛患者的人格特征表现如下。在儿童时期表现为害羞、驯服、好洁、忠实，有些时候表现为倔强，成年后表现为追求完美、固执、好争斗、嫉妒心强、情绪不稳定、过分刻板，缺乏独创性思维，对问题处理欠灵活，缺乏对付紧张和心理压力的能力，极端关心身体，偏于抑郁、悲观，易于不满、缺乏自信、过低评价自己等。

2. 偏头痛患者患病后的心理特征表现 病前的不良情绪交织使患者坐卧不安、呻吟不止，产生"头痛 - 焦虑 - 头痛"的恶性循环，甚至形成偏头痛持续状态。间歇期患者每遇不顺利的事情时，总想努力克制自己不为之所恼，但其人格特征又使之不能自控，因而形成心理冲突，常再次诱发此病。

（二）紧张性头痛

紧张性头痛又称肌收缩性头痛、神经性头痛、心因性头痛，是双侧枕部或全头部紧缩性或压迫性头痛。紧张性头痛多因精神紧张、焦虑、抑郁或姿势不良、局部缺血引起，多在 20 岁左右起病，随年龄增长患病率也增加，女性较多见。

1. 心理社会因素

（1）社会因素：当出现地震、山洪等自然灾害，或者裁员、下岗等生活事件时，紧张性头痛的患病率随之增高。

（2）生活习惯：长期处于不良工作姿势，生活不规律，使头、颈、肩部肌肉持续收缩，也可出现紧张性头痛，因而养成良好的生活习惯、适当进行体育锻炼是非常必要的。

（3）情绪：工作挫折、学业失败、人际关系紧张、夫妻关系不和、失恋、生活节奏加快等容易引起紧张、焦虑、急躁、失望等情绪，易导致紧张性头痛。因为激动和紧张的情绪可以使头部某些动脉，包括供应脑实质的动脉发生痉挛。然后由于动脉不能维持长时间的收缩，最后因平滑肌疲劳而出现扩张，从而引起头痛。

（4）人格特征：有研究采用明尼苏达多项人格调查表（MMPI）调查了 25 例紧张性头痛

患者，其中多数患者有疑病症、抑郁症、癔症。紧张性头痛患者性格常有好强、固执孤僻、谨小慎微、内省力缺乏的特点，对他人的言论过度敏感，这就促使患者处于长期紧张、焦虑和恐惧中，行动上又表现出强力自制，精神上有不安焦虑和抑郁等不协调的心态。

2. 紧张性头痛患者患病后的心理特征表现 头痛的持续、治疗的不当常使患者感到心身疲惫，影响工作和生活，进而使患者感到烦躁、不安、抑郁、焦虑等。

（三）脑血管病

脑血管病在目前有较高的发病率和病死率。根据《中国心血管健康与疾病报告2019》显示，脑血管病是导致我国人口死亡的主要疾病之一，每5位死亡者中至少有1人死于脑卒中，死亡人数约占全球脑血管病死亡人数的1/3。根据《中国卫生健康统计年鉴2018》，2017年我国城市居民脑血管病死亡率为126.58/10万，农村为157.48/10万，分别位居死因顺位城市第3位和农村第1位。脑血管病患者中约3/4的患者有不同程度的劳动力丧失，生活上需要他人照顾，因此防治脑血管病对保护人民健康具有现实意义。

脑血管病的主要病因是高血压、动脉粥样硬化。迄今国内外学者多从生理、生化、遗传、免疫等分子生物学方面进行研究。脑血管病又是多病因、多危险因素相关的疾病。目前对其进行生物-心理-社会医学模式的综合研究很匮乏。脑血管病的防治基本停留在生物医学水平，很少有对脑血管病患者进行心理和行为干预的研究。因此，熟悉和掌握脑血管病患者的心理问题，从而进行心理干预和预防已是势在必行。

1. 心理社会因素

（1）情绪因素：情绪是脑血管病的危险因素已为公认的事实。情绪激动可导致血压升高，常可引起脑血管意外。一般负性情绪与脑血管疾病关系较密切，但大笑、狂喜也可导致脑卒中发生，早在《黄帝内经》就有狂喜中风的记载。临床观察显示，急性脑血管病的发生往往就是由突如其来的愤怒、惊恐、狂喜、兴奋、焦虑等各种情绪的应激而触发。

负性情绪引发脑血管病的机制是多方面的。紧张情绪兴奋交感神经系统，使其末梢释放大量去甲肾上腺素，同时肾上腺素分泌增多，在儿茶酚胺与肾上腺皮质激素的作用下，血压升高，脉搏加快，血糖增多并动员储存的脂肪，大剂量儿茶酚胺使血小板聚集、黏附和释放功能增强，这些都成为脑血管病发生的危险因素。

（2）心理应激：许多研究者都注意到心理应激性事件与脑卒中的关系。日常生活中的失恋、离婚、被盗、失业、晋升、亲人死亡、环境变化等生活事件也可引起过强的反应，这些都与急性脑血管病的发生有一定的相关性。有人报道了395例脑卒中的研究，发现脑卒中患者生活事件总分和负性生活事件得分增高，其中负性生活事件诱发脑卒中的相对危险性是对照组的2.5倍。一些研究表明，脑卒中前的社会心理应激可以损害脑内神经保护机制。卡普兰（L. R. Caplan）总结了由应激而引发的原发脑卒中病例，指出突然的脑血流或血压的改变可以引起血管壁纤维蛋白样坏死和血管破裂，造成脑出血。另有报道认为，由应激促发的应对行为可引起交感神经的兴奋、儿茶酚胺的释放增加，直接或间接地影响心血管系统，然后引起血压波动。

（3）不良生活方式：吸烟和饮酒是脑血管病的重要危险因素。饮酒者在近3年发生脑卒中的概率几乎是不饮酒者的1倍以上。饮酒影响血压和血小板功能，与血小板聚集率呈正相关，使全血黏度增高。吸烟时间＞10年，吸烟量＞10支/日，可导致血压升高。沃尔夫（H. G. Wolff）等认为吸烟可增加血纤维蛋白原和其他凝血因子浓度，增加血小板聚集和血液黏滞度，促进血管收缩。此外，缺乏体育锻炼、业余生活单调、喜咸食、长期便秘等不良生活方式（行为）对脑血管病的发生会产生不良的影响。不正常的心理状态可能直接影响患者的不良行为，不良行为又可强化不正常的心理状态，两者相互作用、相互渗透，其结果必然增加脑血管病的危险性。

（4）人格特征：研究资料表明，脑血管病患者的A型行为类型明显高于正常人。对患脑血管病患者的人格类型研究发现，A型行为类型人数是非A型行为类型的3～4倍，提示脑血管病患者以A型行为类型占优势，即具有敌意竞争和时间紧迫感等特征。有学者采用艾森克人格问卷（Eysenck Personality Questionnaire，EPQ）测查脑血管病患者的人格特征，发现脑血管病患者中胆汁质和抑郁质明显增多，胆汁质易发生出血性损害，抑郁质易发生缺血性疾病，表明脑血管病受情绪、人格和行为方式的影响。人格和行为方式既可作为脑血管病的发病基础，又可以改变脑血管病的过程和转归。因此，如何正确地引导患者去认识自己的人格缺陷，并加以干预、矫正，对脑血管病的防治有着积极的作用。

2．脑血管病患者患病后的心理特征表现

（1）疾病本身的心理症状：脑血管病引起神经中枢病变，不同类型的脑血管病患者除出现相应的躯体症状之外，还可出现某些精神症状。例如，蛛网膜下腔出血时可有欣快、谵妄、畏光、怕声、幻视、幻听、健忘、拒动、定向力障碍等精神症状；腔隙性梗死有时可表现为记忆障碍、意志缺失、强哭、强笑、智能衰退；脑动脉硬化症可产生类似神经衰弱的症状，且可有情绪不稳、消沉烦闷、易烦易怒、哭笑无常，甚至出现淡漠、稚气、话多且重复、行为和人格改变等脑血管性痴呆症状，重者可有智能低下、躁狂、幻觉、妄想、恐惧、抑郁等，称为脑动脉硬化性精神病；脑卒中发作后上述痴呆症状明显加重。

（2）患病后的心理反应：患者早期意识恢复后，最早出现的是激动不安、抑郁或淡漠，并易产生焦虑、易激怒等精神反应，后因脱离工作住进医院，需人护理，又难以适应角色转换，自尊心受损，易产生抑郁、悲伤、忧虑情绪。稳定期则因恢复缓慢，对自身残疾产生抑郁性情绪反应，即"心理残疾"。康复期若留有后遗症，则易有期望过急、过高或悲伤、失望情绪，对自身残疾产生抑郁性情绪反应。长期受他人照料者还容易产生患者角色强化，导致依赖心理和退行性行为。部分后遗症患者由于长期生活不能自理，亲属、子女会产生冷淡甚至厌恶情绪，使患者自尊心受到极大伤害。上述各种病态心理反应均会影响患者的康复。

七、癌症

癌症对人类健康威胁极大。2019年国家癌症中心发布的全国癌症统计数据显示，中国恶性肿瘤每年发病约392.9万人，死亡约233.8万人，每分钟有7.5人被确诊为癌症。世界卫生组织国际癌症研究机构（IARC）发布的全球最新癌症负担数据显示，2020年全球新发癌症病例1929万例，其中中国新发癌症457万人，占全球23.7%。目前，癌症是第二大死亡原因，癌症发病仍然处于逐渐上升的态势。有关癌症的病因及发病机制的研究已取得显著进展，初步认为除了理化因素、生物因素以外，心理社会因素在癌症的发生、发展中起一定作用。

（一）心理社会因素

1．经济文化因素 研究表明，经济状况影响癌症的进程。有研究调查了原发癌症的继续生存者，结果表明，经济条件好的生存者明显多于经济条件差的生存者，可能与营养、医疗照顾、致癌源的暴露和应对水平等有关。英国报告肺癌的发病率与经济收入和教育水平的高低呈负相关，而且低收入阶层的肺癌死亡率是高收入阶层的2倍。

2．环境污染 空气、饮水、食物的污染均会对人类造成严重危害。研究表明，空气污染与肺癌的发生有明显关系，污染越严重的地区肺癌发病率越高，城市的肺癌发病率明显高于农村，达2～3倍。城市发达程度与肺癌的发病率成正比，这是因为越来越多的有害物质出现在城市的空气中。重污染市区、工矿等地为肺癌高发区；长期接触重金属、石棉、镍、铬等金属

及电磁辐射与肺癌发病率有很大相关。

3. 不良行为 由于社会生活中精神紧张、压力的增加，不少人常常试图以大量吸烟、酗酒、过度进食来缓解焦虑，从而增加了消化系统、呼吸系统癌症的发病率；性生活紊乱、性滥交等是各类性器官肿瘤的促发因素；不良饮食习惯，如食管癌、胃癌高发区居民冬季喜吃酸菜、咸菜，其中含有高浓度的亚硝胺类化合物并缺乏维生素C，以及粗、硬、热、快的食物和暴饮暴食的进食方式都是消化系统癌症的促发因素。

4. 情绪因素 研究表明，负性情绪在癌症的发生、发展中起作用。负性情绪如抑郁、绝望和难以宣泄的悲痛易促发癌症，这种负性情绪多来自负性生活事件，如离婚、丧偶、亲人死亡、人际关系紧张、患病。美国格莱斯顿大学对产业工人中的肺癌患者进行了研究，并通过与其他肺病患者进行比较发现，这些人在诊断出癌症之前，不是有绝望情绪，就是受到过极大的压抑。20世纪80年代初，康奈尔大学医学院癌症中心发表的一篇有关癌症心理问题的综述中指出：确信癌症诊断的患者，尽管进行早期治疗，但病情往往迅速恶化致死；反之，怀疑肿瘤诊断者却常常较好；长期存活15～20年突然复发的癌症患者，多在复发前6～18个月内有过严重的情绪应激。

5. 人格特征 20世纪80年代巴楚斯克（H. J. Baltrusch）等共同提出了C型行为类型（type C behavior pattern）或癌症倾向人格（cancer-prone personality）的概念，认为C型行为类型是易患癌症的危险因素。C型行为类型主要表现为过度压抑情绪，尤其是不良的情绪如愤怒、悲伤，过分合作、谦让、自信心不足、过分忍耐、回避冲突、屈从让步、追求完美等。研究发现，具有C型行为类型的人，癌症发生率是非C型行为类型者的3倍。

知识拓展

肿瘤相关抑郁中医诊疗

目前，临床医生更关注肿瘤患者的近期疗效，而忽略了诊治过程中患者可能出现的异常心境。有关资料显示，在国外肿瘤相关抑郁的发病率为3.7%～58%，而在国内其发病率高达25%～75%，但仅有不足10%的患者被明确诊断，5%左右的患者被推荐接受心理咨询或给予相关药物治疗。

中医学认为，肿瘤相关抑郁是以恶性肿瘤病因病机为基础，由郁怒伤肝、思虑伤脾、神劳伤心导致心藏神、肝藏魂、脾藏意等脏腑功能失调及气血逆乱的身心疾病，且抑郁程度与脏腑功能失调密切相关。

肿瘤相关抑郁的治疗目的是帮助患者恢复良好的心境状态，克服抑郁带来的身心痛苦。治疗目标是保护或预防患者出现各种意外事件。建议治疗抑郁与抗肿瘤同时进行。

资料来源：中华中医药学会血液病分会，中国民族医药学会血液病分会，中国中西医结合肿瘤专业委员会，等. 肿瘤相关抑郁中医诊疗专家共识. 北京中医药大学学报，2023，46（01）：12-17.

（二）肿瘤患者患病后的心理特征表现

1. 确诊前的心理反应 确诊前疑为癌症时，患者可能会因潜在的"恐癌"意识而回避事实，就诊时避重就轻，不积极配合检查，将病情合理化，这些均对早期诊断不利。同时患者对诊断结果表现出期待性焦虑、坐卧不安、失眠、食欲下降等。

2. 确诊后的心理反应 一旦确诊，患者会受到极大的心理冲击，出现恐惧、绝望、万念

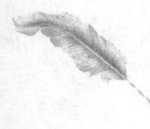

俱灰，甚至出现情绪休克。当确认这是不可更改的事实后，患者表现为焦虑和愤怒、情绪低落、暴躁、悲愤，常向亲友或医务人员发怒，以及有不同程度的抑郁，觉得活着没意思，表面异常平静，内心却波动剧烈，可有自杀倾向。这些心理反应是导致病情迅速恶化、疗效不佳的重要因素。

3．常采用的心理行为对策

（1）否认：刚刚被诊断为癌症时，患者往往怀疑诊断的准确性，四处求医，企图得出否定结果。

（2）接受现实：肿瘤患者在痛苦过后逐渐面对现实，强烈的生存欲望促使其主动求医、遵守医嘱、配合治疗。

（3）消极等待：患者认为身患绝症，不久将告别人世，因而极度哀伤、抑郁，对治疗没有信心，拒绝治疗或被动接受治疗，常影响疗效。

（4）明乐暗悲：表现为开朗、乐观，或四处旅游、尽情享受生活，或急于做未完成的工作，实则内心极度绝望。

总之，心身疾病涉及范围非常广泛，对人类健康构成严重威胁。根据现代医学模式，人们需要充分考虑心理社会因素对健康的综合作用。2020年《中国心血管健康与疾病报告》发布，报告强调坚持"大卫生、大健康"理念，建议应关注环境因素和生活方式对危险因素形成的作用。因此，为了降低心身疾病对人类的影响，无论是心身疾病的预防还是治疗，都需要注重心理社会因素的作用，建议社会各界积极开展精神卫生方面的知识学习，共同创造良好的人文自然环境。

（李宝芬）

思 考 题

1．简述心身疾病的概念。

2．心身疾病的特点包括哪些内容？

3．精神分析理论的代表人物亚历山大认为心身疾病的发病有三个要素，试对其进行概述。

4．心身疾病的心理干预目标有哪些？

5．李女士，56岁，近2年感到胸闷胸痛、气短、心悸，吃了多种治疗冠心病的药物，但效果不理想。心电图检查提示有心肌缺血情况，冠状动脉CT造影检查结果显示冠状动脉只有轻度狭窄，狭窄程度和患者描述的较重症状不符。李女士工作中很要强，1年前退休，退休后有很长一段时间不适应，感到无聊、烦躁，目前从事一份兼职工作。李女士平时性格比较急躁，稍有不满意的事情就生气，如看老伴买的菜不合心意就会生气。目前，李女士睡眠不好，每当感到胸闷、憋气时会担心病情加剧，担心有生命危险。李女士曾多处就医、用药，也试图用过偏方，但效果都不理想。

请回答：

（1）请根据心身疾病发病机制阐述心理社会因素导致冠心病的常见途径。

（2）对于此患者，如何进行心理干预？

第八章

异常心理

第八章数字资源

异常心理又称变态心理,在狭义上等同于心理障碍(mental disorder)。对于这一领域的研究属于心理学学科体系中的异常心理学(abnormal psychology),又称变态心理学或心理病理学。异常心理是相对于正常心理而言,但人的心理现象(认知、情绪、行为等)是一个从正常到异常的连续谱系,二者之间没有绝对的界限,不同社会文化背景、不同心理学流派对此也有不同的观点和看法。本章则是从心理病理学的角度,探讨异常心理的概念、临床判断标准和分类体系,并对常见心理障碍的临床表现、病因、病理机制及心理咨询和治疗的方法加以讨论。

第一节 异常心理概述

案例 8-1

小明8岁了,特别害怕狗,如果遇到狗,他会立刻跑开。每次要出门的时候,他都会不断地问爸爸妈妈会不会遇到狗。他害怕在动物园里看到狗,当电视上出现狗的镜头时候,他会立刻关掉电视。小明的这种情况很严重,已经发展到不敢去上学了,因为害怕在校园里遇到狗。

问题:
1. 小明是否存在异常心理?
2. 如果小明存在异常心理,判断的标准是什么?

一、异常心理的基本界定

对异常心理或心理障碍进行界定并不是一件容易的事情。广义上,异常心理并不等同于心理障碍;狭义上,两个词常混用,异常心理就意味着心理障碍。

异常心理又称变态心理,"异常"是相对于"正常"而言的,"变态"是相对于"正态"而言的。"异常或变态"就是"不同于正常或正态",它并不是负性或贬损的意思。在最一般的意义上,正常和异常不过是统计(至少是常识的统计经验)上的区分。自然界和社会中各种各样的随机现象,如果是一种连续型的随机变量,那么其概率密度分布主要是一种正态分布。也就是说,大量随机现象的分布总是围绕在它的平均数两侧的,越偏离到两个极端的分布越少。可见，"异常"是对平均值区域的偏离，它是极端化和少数化的随机现象。然而，"异常"这种偏离却有两个走向：要么高于平均值，走向极端的少数区域，称为"超常"；要么低于平均值，走向极端的少数区域，称为"低常"。所以，"异常"无非是"低常"和"超常"，"正常"走向"异常"就包括从"正常"到"低常"及从"正常"到"超常"的两个连续维度。

　　心理现象无论将其视作心理学现象、生物学现象还是社会文化学现象或是其他现象，在概率分布上都被认为是呈正态分布的。因此，所谓"异常心理"或"变态心理"最根本上就是对正态常模的偏离。在异常心理学中，这个常模至少包括三个，即心理学常模、生物学常模和社会文化学常模。异常心理对心理学常模的偏离意味着认知、情绪和行为等心理功能的紊乱，对生物学常模的偏离意指异常心理存在大脑器质性或功能性改变及神经生化异常，对社会文化学常模的偏离表明异常心理和行为违反社会习俗和道德规范。对常模的偏离均表现为"与众不同"。"与众不同"是异常，但并不意味着就是心理障碍。少数天才、哲学家、艺术家及超常能力者都是与众不同的，都可以说是异常的，但人们却不认为他们是心理障碍。所以，严格地说，异常心理并不是心理障碍，"异常"既可以是"超常"，也可以是"低常"，心理障碍只是异常心理走向病理方向的一极。"病理"的一极不仅意味着对心理学、生物学、社会文化学常模的偏离，即认知、情绪和行为等心理功能的紊乱，大脑器质性或功能性改变神经生化异常，心理和行为违反社会习俗和道德规范；这个偏离还必须达到一定的程度，一个是主观上难以摆脱的痛苦体验（既可以是自我的痛苦，也可以是使他人痛苦），一个是导致社会功能的损害。本章中，"异常心理"主要是在狭义上也就是在心理障碍的意义上使用的，而且特指个体的异常心理。

　　美国精神医学会编写的《心理障碍诊断与统计手册》第 5 版（DSM-5）将心理障碍界定为："心理障碍是一种综合征，其特征表现为个体的认知、情绪调节或行为方面有临床意义的功能紊乱，它反映了心理功能潜在的心理、生物或发展过程中的异常；心理障碍通常与在社交、职业或其他重要活动中显著的痛苦或功能损害有关。"世界卫生组织编写的《疾病及有关健康问题的国际统计分类》第 11 版（ICD-11）第 6 章关于"心理、行为和神经发育障碍"的界定为："心理、行为和神经发育障碍是一种综合征，其特征是个人认知、情绪调节或行为在临床上的显著紊乱，反映了作为精神和行为功能基础的心理、生物或发育过程中的功能障碍。这些障碍通常与个人、家庭、社会、教育、职业或其他重要功能领域的困扰或损害有关。"两个权威界定都表明心理障碍是对心理学、生物学、社会文化学常模的偏离而导致的异常，同时表明偏离或异常的程度要导致临床意义上的痛苦或社会功能损害。

　　综上可知，所谓异常心理或心理障碍是指个体在遗传和环境（社会环境和自然环境）的相互作用下导致大脑或神经生化的损伤或功能异常，并表现出与个体发育和所处社会文化环境不相符的、不恰当的行为、情感和认知方面的功能失调，主要体现为无法摆脱的内心痛苦或明显的社会功能损害。

二、异常心理的判断标准

　　从异常心理的基本界定中可以看出，要在正常与异常心理之间划一条明确的界限是很困难的，心理学、生物学和社会文化学常模都不是绝对的指标，但要从临床上考察一种心理病理的程度以便进行必要的诊断和治疗，通常可以根据以下几种标准来考察是否存在异常心理。

　　1. 经验标准　一是指个体的主观体验，即个体觉得有焦虑、抑郁、痛苦感或不舒适感，或自己不能适当地控制自己的行为，因而寻求他人的支持和帮助。但是，在某些情况下没有这种不舒适感反而可能表示有心理异常。二是研究者根据自己的经验和体验来鉴别常态和变态，或者根据一般人对正常心理与行为的经验作为出发点来判断正常与否。但是，此标准不能排除所有的异常，即没有痛苦体验的人不一定没有异常。自知力是进行临床判断的重要依据。例如，反社会型人格障碍和一些精神分裂症的患者可能自我感觉良好，缺乏对症状的自知力，而实际上他们早已经达到了严重障碍的程度。这种标准因人而异，主观性较大，不同研究者之间的差异也较大。

2. 医学标准 医学标准主要依据生物学常模来判断一个人是否存在异常心理，又称病因学和症状学标准。这种标准是将异常心理当作躯体疾病一样看待，如果一个人身上表现的某种心理现象或行为可以找到病理解剖或病理生理变化的依据，因为有些心理异常现象或致病因素在正常人身上是绝对没有的，如果出现，就可以判断为心理异常。医学标准使心理障碍纳入了医学范畴，对变态心理学研究做出了重大贡献。这种标准相对客观，但适应范围比较狭窄，对于那些由于心理社会因素起主导作用的心理异常这个标准则无能为力，而这种情况又占异常心理的绝大部分。

3. 社会适应标准 社会适应标准是以社会学常模为标准来衡量一个人是否存在异常心理。所谓社会学常模是指正常人符合社会准则的心理与行为。如果个体的心理与行为表现与社会不相适应，就被认为有心理或者行为异常的存在。必须说明，用社会适应性标准判断心理是否异常，要注意考虑国家、地区、民族、时间、风俗与文化等方面的影响，不能一概而论，因为同一种心理与行为，所处环境不同，其评价结论也不同。

4. 统计学标准 统计学标准确定一个人的心理正常或异常，以其心理特征是否偏离平均值为依据。在普通人群中，对人们的心理特征进行测量的结果常常显示正态分布，居中的大多数人属于心理正常，而远离中间的两端被视为异常。偏离平均值的程度越大，则越不正常。这与许多心理测验方法的判定是相同的。统计学标准提供了心理特征的数量资料，比较客观，也便于比较，操作也简便易行，因此受到很多人欢迎。但这种标准也存在明显的缺陷，有些心理特征和行为也不一定呈正态分布，心理测量的内容还受社会文化的制约，而且这种方法难以把握复杂的心理现象。

综合以上异常心理的判断标准，有学者又提出了临床心理学心理障碍的 4D 判断标准，即痛苦（distress）、功能损害（dysfunction）、反常（deviance）、危险（dangerous）。"痛苦"意味着异常心理给自我或他人带来了痛苦的行为和情绪感受甚至是生理痛苦；"功能损害"囊括心理意义上的认知、情绪、行为功能损害，身体功能损害，以及社交、职业或其他重要功能的损害；"反常"指异常心理和行为对社会文化规范的严重偏离；"危险"着眼于心理危机的角度，表明异常心理和行为潜在的对自我的危险（自伤、自杀）及对他人的危害（如攻击性）。

通过上述对异常心理判断标准的讨论可以看出，每一种标准对异常心理都有一定的判断价值，但又不能适用于全部情况。没有哪一种标准可以单独作为判断所有异常心理的标准，这说明异常心理具有多样性和多变性，在判断时，可以综合地运用多种标准。

三、异常心理的分类诊断体系

关于异常心理的诊断，目前通用的是分类诊断系统。第一种是世界卫生组织（WHO）编写的《疾病及有关健康问题的国际统计分类》（International Statistical Classification of Diseases and Related Health Problems，ICD），2019 年出版了第 11 版（简称 ICD-11），并于 2022 年 1 月 1 日开始在全球范围内投入使用，其中第 6 章"心理、行为和神经发育障碍"主要关涉心理障碍的分类，为欧亚多数国家所采用。第二种是美国精神医学会编写的《心理障碍诊断与统计手册》（Diagnostic and Statistical Manual of Mental Disorders，DSM），2013 年推出了第 5 版

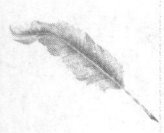

(简称 DSM-5），也颇具特色。第三种是在我国参考了 ICD-10 和 DSM-5，经中华精神科学委员会通过的《中国心理障碍分类及诊断标准》（Chinese Classification and Diagnostic Criteria of Mental Disorders，CCMD），2001 年正式出版了第 3 版（简称 CCMD-3）。这三种分类系统都是结合病因和症状进行分类，并使用描述性原则实现的，在分类中尽量不受学派学说的影响。表 8-1 列出了三种分类系统对心理障碍的分类。

表 8-1　ICD-11、DSM-5、CCMD-3 心理障碍分类一览表

ICD-11（共 20 大类）	DSM-5（共 22 大类）	CCMD-3（共 10 大类）
1．神经发育障碍（L1-6A0）	1．神经发育障碍	0．器质性心理障碍
2．精神分裂症及其他原发性精神病性障碍（L1-6A2）	2．精神分裂症谱系及其他精神病性障碍	1．精神活性物质与非成瘾物质所致精神障碍
3．紧张症（L1-6A4）	3．双相及相关障碍	2．精神分裂症和其他精神病性障碍
4．心境障碍（L1-6A6）	4．抑郁障碍	3．心境障碍
5．焦虑及恐惧相关障碍（L1-6B0）	5．焦虑障碍	4．癔症、应激相关障碍、神经症
6．强迫及相关障碍（L1-6B2）	6．强迫及相关障碍	5．心理因素相关的生理障碍
7．应激相关障碍（L1-6B4）	7．创伤及应激相关障碍	6．人格障碍、习惯与冲动控制障碍和性心理障碍
8．分离障碍（L1-6B6）	8．分离障碍	7．精神发育迟滞与童年和少年期心理发育障碍
9．喂养及进食障碍（L1-6B8）	9．躯体化症状及相关障碍	8．童年和少年期的多动障碍、品行障碍和情绪障碍
10．排泄障碍（L1-6C0）	10．喂食及进食障碍	9．其他心理障碍和心理卫生情况
11．躯体痛苦及躯体体验障碍（L1-6C2）	11．排泄障碍	
12．物质使用及成瘾行为所致障碍（L1-6C4）	12．睡眠 - 觉醒障碍	
13．冲动控制障碍（L1-6C7）	13．性功能失调	
14．破坏性行为及反社会障碍（L1-6C9）	14．性别烦躁	
15．人格障碍及相关人格特征（L1-6D1）	15．破坏性、冲动控制及品行障碍	
16．性欲倒错障碍（L1-6D3）	16．物质相关及成瘾障碍	
17．做作性障碍（L1-6D5）	17．神经认知障碍	
18．神经认知障碍（L1-6D7）	18．人格障碍	
19．与妊娠、分娩和产褥期相关的精神或行为障碍（L1-6E2）	19．性欲倒错障碍	
20．与归于他处的障碍或疾病相关的继发性精神或行为综合征（L1-6E6）	20．其他心理障碍	
	21．药物所致的运动障碍及其他的药物不良反应	
	22．可能成为临床关注焦点的其他情况	

需要指出的是，上述三种分类诊断系统都是从心理病理学的角度出发，以负性的问题和障碍为中心，将某一障碍千差万别的症状浓缩为业内达成共识的若干条诊断标准原型。当代心理学的发展中，很多心理咨询和治疗的流派都质疑这种病理学分类的科学性和有效性，如有人认为病理学分类忽视了来访者的积极性能量和资源、诊断分类几乎不涉及咨询和治疗，更有人怀

疑心理障碍是否像躯体疾病一样有真实的存在。这些质疑不仅促使了分类诊断系统的不断改进和发展，同时也表明心理病理学思维模式只是一种医学式的对"异常心理"的看法，从咨询心理学的角度，"异常心理"或许不是负性的，它很可能是人的正常组成部分（如森田疗法的观点），甚至是正性的（如积极认知行为疗法的观点），或许根本就不存在什么"异常心理"，它不过是社会政治文化权力谱系下的产物（如叙事疗法的观点）。因此，本章对异常心理的介绍仅仅是一种心理病理学视角，并不代表所有心理学派的观点。

分类诊断系统在不断修订的过程中，ICD-11 的工作组与 DSM-5 工作组保持沟通，在许多学术问题上达成一致，使得这两个诊断标准在诊断单元上基本保持一致。需要说明的是，DSM-5 仍然将睡眠-觉醒障碍、性功能失调、性别烦躁（ICD-11 称为性别不一致）纳入心理障碍分类诊断系统；ICD-11 则不将此三类问题单纯视为心理障碍，更突出其公共健康问题的性质，故将它们划出其第 6 章"心理、行为与神经发育障碍"的分类，新增为第 7 章"睡眠-觉醒障碍"，性功能失调与性别不一致纳入新增的第 17 章"性健康相关情况"。ICD-11 目前被全球大多数国家的卫生行政部门采用，也包括我国，因此本章中对心理障碍的介绍，将主要采用 ICD-11 的分类诊断系统，并适当辅以 DSM-5 系统。

知识拓展

异常心理的认识历史

追溯人类对异常心理的认识，大概有三种模式。第一种模式是超自然解释，认为导致异常心理的因素源自超自然的现象，如妖魔鬼怪的附身等，必须实施一些巫术或驱魔术，通过各种特定仪式来赶走附身的恶魔。现在，已经几乎无人再相信这种解释了。第二种模式是生物学解释，强调心理障碍类似于躯体疾病，异常心理本质上是由身体尤其是大脑的器质性或功能性改变所致的，需要进行医学治疗和护理，尤其是药物治疗。生物学解释是典型的临床医学模型，它将异常心理还原为躯体问题，当代医学中的精神病学是生物学解释的典范。第三种模式是心理病理学解释，认为异常心理是心理功能失调和不良环境所引发的，主张进行心理咨询和治疗，不同的心理学流派形成了各自的心理病理学和咨询策略，典型的有精神分析性心理治疗、认知行为疗法、以人为中心疗法等。

第二节　焦虑及恐惧相关障碍

案例 8-2

来访者，男，19 岁，大二学生。6 个月前他参加大学生青春舞会，不小心碰了一位女孩的脸部，没有进行道歉，就非常尴尬地跑走了。当时他觉得自己心率加快、呼吸急促、手心冒汗，而且脸红发热。自此以后，只要遇到需要与异性打交道的场景，他就紧张、脸红，觉得自己又会做出什么尴尬或丢脸的事情，后来发展到不敢参加班级讨论会，不敢当众发言，甚至与同性、与老师交往也不敢正视对方。这样，他与同学和老师越来越疏远，也无法安心学习，自己感觉非常痛苦，学习成绩也明显下降，遂到学校心理咨询中心接受心理辅导。

问题：
1. 来访者可能存在什么样的焦虑？
2. 如果存在焦虑，是否发展成了某种焦虑障碍？

一、焦虑及恐惧相关障碍概述

焦虑（anxiety）是预感到似乎将要发生某种不利情况而又难于应付的不愉快的情绪感受，主要表现为内心的忧虑、不安或害怕，以及躯体的紧张反应。预期的威胁在焦虑产生中起了重要的作用，这个预期至少涉及两个维度，一是对可能出现的威胁性事件或情境的预期，二是对威胁情况无法应对的苦恼的预期。两个预期都带来强烈的忧虑或恐惧，就产生了焦虑。

恐惧和焦虑是密切相关的现象，但略有不同。恐惧代表了对当前感知到的迫在眉睫的威胁的即时性警觉反应，表现为强烈的逃避倾向和交感神经的急促反应；而焦虑则更加面向未来，指的是感知到的预期威胁。恐惧的对象往往是明确具体和真实的，而焦虑往往没有明确的对象。至于人们平时所说的烦恼，主要针对已经发生的某件事情，而焦虑是指向未来的。

焦虑及恐惧虽然使人处在痛苦的状态之中，但它却是人的一种基本的、正常的生存体验。正常的焦虑和恐惧是与威胁相均衡的一种反应，它不仅具有生物学意义上的适应功能，而且是人社会性成长过程中的一部分。人的成长是向未知的无穷可能性和不确定性的敞开，人需要不断地做出选择并承担相应的后果和责任，这使人感到威胁和挑战，于是产生了焦虑和恐惧。而恰好在这样的焦虑及恐惧中才使人敢于面对自己真实的处境，意识到自我的存在和自由，勇敢地面向未来做出抉择，承担责任并成就自我，在这个意义上焦虑及恐惧正是人走向成熟的动力。所以，焦虑及恐惧本身并不是异常，它对人的存在而言意味着的却是正常。只有当焦虑与恐惧过度，与威胁之间已经不是一种均衡的反应时，才被视为焦虑及恐惧相关障碍。

焦虑及恐惧相关障碍是以明显的、过度的焦虑及恐惧和防止焦虑及恐惧的行为方式为特征的一类心理障碍，其症状严重到足以导致个人、家庭、社会、教育、职业或其他重要功能领域的严重痛苦或严重损害。焦虑及恐惧相关障碍涉及情感的、认知的、动机的、生理的及行为的多层次反应，其主要包含三个基本成分：一是心理反应（情绪和认知）：紧张不安、担忧和害怕等内心痛苦的情感体验；对危险的过高评价和个人"不能应对"的认知预测。二是行为反应：缓解焦虑的行为，如回避、退缩、寻求刺激和物质依赖；无目的行为、动作增多、运动性不安等。三是躯体反应（生理唤醒）：中枢神经系统警觉水平增高，可伴睡眠障碍；交感神经系统功能亢进，如肌肉紧张、震颤、心率加快、呼吸加速、脸红、出汗；可有内脏功能失调及多系统的躯体不适症状。

二、焦虑及恐惧相关障碍的理论解释

焦虑及恐惧障碍的形成没有单一的原因，它是由心理、社会、生物等多种因素作用的结果，各种心理学理论和生物医学理论都给予了相应的解释。

心理学理论模型中，解释焦虑及恐惧障碍占主导地位的是认知-行为的观点。如前所述，焦虑及恐惧是对威胁的一种均衡反应，人们感觉到的焦虑及恐惧程度虽然与客观存在的威胁水平有关，但更为重要的是个体对这种威胁的评估和预期。持认知观点的心理学家认为，焦虑及恐惧相关障碍的产生是患者高估了这种威胁并采取了回避等安全行为来应对自身的焦虑及恐惧，由于回避等安全行为恰好放弃了可能对真实威胁水平的认知，于是就更加深了自己对威胁的高估和预期，这又更可能导致回避等安全行为……如此形成恶性循环，焦虑及恐惧相关障碍就不可避免地产生了。理论上，每一种焦虑及恐惧相关障碍都有自身独特的认知内容，但通常焦虑及恐惧主要集中于对外在威胁的高估（如某个社交场合、某个特定的动物）和对内在威胁的高估（如担心自己的躯体症状或失去控制）两个方面。对焦虑及恐惧相关障碍的鉴别要点就包括澄清激发这种焦虑的刺激或环境。

行为主义心理学家认为焦虑及恐惧是通过条件反射而习得的。一个中性刺激可以通过经典条件反射而成为一个焦虑及恐惧性的刺激；而这个中性刺激一旦成为焦虑及恐惧的来源，人们就会回避这个刺激，因为回避带来了焦虑及恐惧的缓解，这导致了对回避行为的负强化；于是，通过操作性条件反射回避行为就成了习惯。这就是回避-强化的焦虑及恐惧形成模型。

精神分析学派称焦虑及恐惧相关障碍为神经症。弗洛伊德认为神经症的产生并不来自外在的威胁，神经症不过是潜意识冲突和内部人格冲突协调失败的一种病理性表现形式，其根源可追溯到早期的童年经历。后期精神分析认为，成年后出现的焦虑及恐惧问题往往源于早年亲子关系的失调而不是潜意识的冲突；父母不充足的关爱会使孩子出现"焦虑性依恋"，表现为依赖性和缺乏安全感。带有"焦虑性依恋"的人面对以后的依恋受到威胁时，容易崩溃，所以易患焦虑及恐惧相关障碍（特别是惊恐障碍和场所恐惧症）。

生物医学解释模型中，对焦虑及恐惧相关障碍的研究集中于遗传学和大脑神经生化两个方面。研究表明，焦虑及恐惧相关障碍在某种程度上具有遗传易感性，存在家族患病史。大脑神经生化的研究发现，去甲肾上腺素、多巴胺、5-羟色胺、γ-氨基丁酸（GABA）这四种神经递质系统及促肾上腺皮质激素释放激素通路的异常可能导致焦虑及恐惧相关障碍。去甲肾上腺素能神经系统，特别是蓝斑核起警戒作用，可引起对危险的警惕期待心情。动物实验发现，电刺激蓝斑，可引起明显的恐惧和焦虑反应。中脑皮质的多巴胺能神经系统与情感行为和情感表达有关。5-羟色胺能神经系统，特别是背侧中缝核能抑制焦虑特有的适应性行为，中枢性5-羟色胺能神经活动具有重要的保持警觉和控制焦虑的作用，这种物质过多或过少都可引起人们的焦虑情绪。γ-氨基丁酸则为主要的抑制性神经递质，苯二氮䓬类药物作用于γ-氨基丁酸受体-苯二氮䓬受体-氯离子通道复合物，可以增强γ-氨基丁酸的活性，从而减轻和消除焦虑及恐惧情绪。促肾上腺皮质激素释放激素通路与应激反应有关，通路的激活可引起焦虑样的行为和生理反应。

三、常见的焦虑及恐惧相关障碍

ICD-11中，焦虑及恐惧相关障碍的项目下包括了以焦虑和恐惧为主要临床表现的心理障碍，主要分为广泛性焦虑障碍、惊恐障碍、场所恐惧症、特定对象恐惧症、社交焦虑障碍、离别性焦虑障碍、选择性缄默症等。焦虑及恐惧相关障碍的一个关键区别特征是疾病特有的忧惧焦点，即引发焦虑或恐惧的刺激物或情况。同时，各种焦虑及恐惧相关障碍的临床表现通常包括具体的相关认知，这些认知可以通过澄清忧惧的焦点来帮助区分这些障碍。

（一）惊恐发作与惊恐障碍

惊恐发作（panic attack）是一种突然体验到的极度恐惧感、濒死感或剧烈的不适感，其持续时间短，通常在几分钟内症状达到高潮，伴有心悸、胸痛、气短甚至晕厥等躯体症状。ICD-

11 中,将惊恐发作定义为发作性的强烈恐惧或忧虑,伴有快速出现的特征性症状(如心悸或心率增快,出汗,震颤,气短,哽噎感,胸痛,呕吐或腹痛、头晕或眩晕,寒冷或潮热,四肢末端刺痛或麻木,人格解体或现实解体,感觉要失控或要发疯,濒死感)。诊断标准所列举的症状中,涉及 11 种躯体症状和 2 种灾难性认知症状。如濒死感、感觉要失控或发疯的认知症状,90% 的惊恐发作患者会出现这些想法;躯体症状涉及各个生理系统,其中,心悸和眩晕是最常见的报告症状,感觉异常和哽噎是最少的报告症状。

惊恐发作有两个基本类型:有线索型和无线索型。在特定的情境或事件中会有惊恐发作,如在空旷的地方、与陌生人见面、登高的时候,而在其他场合则不会发生,这就是有线索型;有的惊恐发作是自发产生的,没有明显诱因,如在放松状态或睡眠中也可发生,这是不可预料的无线索型。惊恐发作并不是一个最终的诊断,它作为继发症状存在于多种心理障碍中。有线索型常见于各种恐惧症中,而无线索型则是惊恐障碍的核心特征。

惊恐障碍(panic disorder, PD)指以反复出现的、不可预知的惊恐发作为原发和主要的临床特征,并伴有持续的担心再次发作或发生严重后果的一种焦虑及恐惧相关障碍。

1. 患病情况 据估计,惊恐障碍的终生患病率为 2%~4%,大多在成年早期发病,平均发病年龄为 25 岁,但此病在各个年龄阶段均可发生。女性患病率是男性的 2 倍,分居或离婚的人患病风险更高,跨文化研究表明文化因素会影响患惊恐障碍的风险。

2. 临床表现与诊断 惊恐障碍的主要临床表现是重复出现、难以预知(无线索)的惊恐发作,其核心症状为患者的灾难性想法,如"我快要疯了""我失去控制了""我患心脏病了""我快要死了",并有强烈的预期性焦虑——担心再次发作。灾难性想法有助于把惊恐障碍和其他焦虑及恐惧相关障碍区分开来,而且惊恐障碍中更多的是无线索型的惊恐发作,有线索型的惊恐发作则更多的是恐惧症的特征。

ICD-11 中,惊恐障碍的诊断要点为:表现为反复的、非预期的惊恐发作,这种惊恐发作不限于特定的刺激或情境。此外,惊恐障碍还表现为对惊恐发作的复发或其显著性的持续担心,或旨在避免其复发的行为,从而导致个人、家庭、社会、教育、职业或其他重要功能领域的严重伤害。这些症状不是其他疾病的表现,也不是由于某种物质或药物对中枢神经系统的影响。

3. 理论解释与治疗 认知理论认为,惊恐障碍的核心是患者对躯体感受的灾难性认知倾向。这类个体往往具有高度焦虑敏感性,这种敏感性在生理和心理两个层面都存在。轻微的刺激就会出现心率加快、呼吸急促、出汗等躯体症状,体现出生理的易感性;同时,个体对这种躯体症状过度敏感并高估其威胁性,以至于对躯体感受做出灾难性的解释和评价,如心率加快就认为"我患心脏病了""我快要不行了"。灾难性的解释和想法导致了更强的焦虑敏感性和更多的躯体症状,这些症状恰好证实了灾难性想法还可激发更为恐惧的想法,从而形成恶性循环,导致惊恐发作。灾难性认知还进一步加重个体对下一次惊恐发作迹象的高度敏感性,形成持续的焦虑状态,提高了再次发作的可能性,行为主义就认为,这种迹象会成为下次惊恐发作的预警,称之为习得性警戒(learned alarms),因为迹象和惊恐发作之间建立了某种条件反射。心理分析的观点认为,患者早年的分离或创伤导致的伤害可能使其成年后更容易发生惊恐障碍。

惊恐障碍是一种慢性复发性疾病,需长期治疗。心理教育及联合药物的心理治疗可提高治疗的有效率。心理治疗目前倾向于采用认知行为疗法(cognitive-behavioral therapy, CBT),其基本技术包括放松训练、系统脱敏、埃利斯与贝克的认知矫正和强化等。药物治疗上选择性 5-羟色胺再摄取抑制药(SSRI)是目前治疗惊恐障碍的首选药物,疗程应至少持续 1 年,可短期配合苯二氮䓬类抗焦虑药(如氯硝西泮、阿普唑仑)。

（二）社交焦虑障碍

社交焦虑障碍（social anxiety disorder，SAD）是指对一个或多个社交或表演场合存在显著持续的恐惧和焦虑，担心自己会受到他人的负性评价而面临窘境，且一旦暴露于这些场合会不可避免地引起焦虑反应甚至惊恐发作，从而回避令人恐惧的社交和表演情境或在强烈的焦虑和痛苦中忍受它。

1. 患病情况 社交焦虑障碍的流行病学研究显示，美国、加拿大、法国、德国等发达国家的社交焦虑障碍的终生患病率都达到 10% 以上。美国全国共病率研究（National Comorbidity Survey，NCS）发现社交焦虑障碍的终生患病率为 13.3%，是继重性抑郁障碍（17.4%）和酒精依赖（14.1%）之后的第三种常见心理障碍。社交焦虑障碍常起病于青少年时期，男女发病率几乎相同，病程缓慢，常伴发其他心理障碍等。

2. 临床表现与诊断 社交焦虑障碍的核心症状是对社交和表演场合感到紧张和害怕，导致回避社交情境；其典型的认知症状是对"被评价"的焦虑，个体害怕自己的言行或呈现的焦虑症状会导致负性的评价。例如，个体担心自己会在他人面前出丑丢脸、冒犯他人或导致被拒绝（如被羞辱或尴尬），被评价为焦虑、脆弱、不理智、愚蠢、乏味、肮脏或不讨人喜欢等，或者害怕自己出现焦虑躯体症状（如脸红、发抖、流汗、结巴或呆滞）而受到他人的负性评价；躯体上可有心悸、脸红、出汗、手抖等自主神经功能亢进症状；行为表现上，轻微的有过度准备演讲内容、转移注意力或减少目光接触、不敢与别人对视（对视恐惧症）、害怕见人脸红（赤面恐惧症），严重的则回避社交情境（如不参加聚会、拒绝上学），症状可发展到惊恐发作；回避等安全行为往往十分明显，在极端的情况下，可引起完全的社会隔离。

社交焦虑的情境可以是社会交往的场合，也可以是表演性场合（被他人注视）；既可表现为相对单一的（即限于在公共场合进食、公开讲话或遇到异性等），也可以是泛化的（即涉及家庭因子以外的几乎所有情境和所有人）。社交焦虑障碍发作时的症状（尤其是继发惊恐发作时）与惊恐障碍有许多重叠，但后者的发作不限于社交情境；其与场所恐惧症也有不同，社交焦虑障碍的个体的目的是避开与他人的接触和交谈的社交情境，而不是害怕无法离开某处。

ICD-11 中，社交焦虑障碍的诊断要点为：在一个或多个社交场合持续出现明显和过度的恐惧或焦虑，如社交互动（交谈等），在感觉被观察的情况下做事（在他人面前吃喝等），或在他人面前表演（演讲等）；个人担心自己的行为或表现出的焦虑症状会受到他人的负性评价；个体始终回避相关的社交场合，否则就会带着强烈的恐惧或焦虑去忍受；这些症状持续至少数月，而且严重到足以导致个人、家庭、社会、教育、职业或其他重要功能领域的严重困扰或伤害。

3. 理论解释与治疗 利里（M. R. Leary）的自我推荐学说（self presentation theory）认为决定所有社交焦虑障碍的共同因素是动机，即想在别人心目中留下良好印象的动机。决定动机的因素主要是社交处境和完美主义的人格特征。就诱因和先驱事件说，往往是抱有特定动机的某种处境会导致社交焦虑。当然，事先无特殊和明确的目的，但偶然发生的尴尬处境使个体认为得到对方好感的动机受挫，也可以成为诱发事件。例如，想和异性交朋友或谈恋爱，对方越是美貌或是有才华，动机就越强烈，也就越容易紧张不安；参加就业面晤考试，如果竞争的人多，挑选的标准很严格，就容易感到紧张不安；将要会见的人大权在握，接见对自己的一生起关键性作用，见面时也容易紧张。人格特征上如果一个人倾向于控制别人对他的印象，或者特别爱面子，似乎所有的人都喜欢他才有面子，或者完美主义倾向强烈，恨不得在别人面前表现得完美无缺，那么，这种人便容易患社交恐惧症。

认知理论则认为社交焦虑障碍的个体存在负性的认知图式或偏见，将社交情境看成是危险的和超出了个人的应对能力，从而产生焦虑和回避。具体涉及认知的三个水平：潜在的负性信

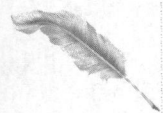

念和假设、消极的自动思维和强烈的自我意识。社交焦虑障碍个体对自己和他人都存在负性的信念和假设，其根本上对自我的评价很低、缺乏自信，认为自己在社交情境中肯定会出丑，而且会被别人关注以至嘲笑和批评，所以，当面临社交情境时，会产生消极的自动思维，认为社交情境是危险的、自我的表现是失败的，进而出现焦虑表现甚至回避的安全行为。焦虑表现使自我成为焦点，强烈的自我关注会更加注意自己的焦虑症状和言行举止，如脸红、颤抖或口吃，越是注意这些又更加强化了自我意识，增加了对负性思维和感情的注意，情境看起来更具危险性，形成恶性循环。而回避的安全行为干扰了个体的正常活动和操作，强化了负性信念，阻止个体观察到与他的恐惧不符的外部信息，进一步加重恶性循环。

临床上可以使用认知行为团体疗法（CBGT）、系统脱敏疗法、满灌疗法、森田疗法等治疗社交焦虑障碍；药物治疗主要使用舍曲林、帕罗西汀等抗抑郁药，急性期可以使用氯硝西泮、阿普唑仑等抗焦虑药缓解症状。

（三）广泛性焦虑障碍

广泛性焦虑障碍（generalized anxiety disorder，GAD）是以对日常生活中琐屑问题有显著而持久的、过分而不恰当且难以控制和结束的担忧或者烦恼为特征的心理障碍，常伴有肌肉紧张、烦躁不安、易怒、难以入睡等躯体症状。

1. 患病情况　美国的流行病学调查，广泛性焦虑障碍青少年一年患病率为 0.9%，成年人为 2.9%。发病的中位年龄为 30 岁，而起病年龄跨度很大。过度担忧的情况可能发生在生命早期，后来表现为焦虑气质，但该障碍很少在青春期之前起病。广泛性焦虑障碍起病缓慢，呈现为慢性病程且反复发作，导致社会功能明显降低，常共病其他焦虑障碍及情感障碍。个体常因各种躯体症状就诊于综合性医院，并进行过很多的检查和治疗。老年人易出现广泛性焦虑障碍的原因在于老年人更易担忧自身健康状况的恶化，以及在各种生活事件中感到力不从心。

2. 临床表现　广泛性焦虑障碍的基本特征一是焦虑的泛化和慢性化，焦虑的集中点泛化到日常生活的各种事情、活动或想法（如担心人际关系、自己或所爱之人的健康、财政情况、生活琐事、未来的事情、以前的过错），且呈现"自由浮动"的特征，表现为对日常生活事情长期持续的过度担忧和焦虑，其发生的天数比不发生的天数多，至少持续数月的时间，从而成为一种慢性化过程；二是这种焦虑是难以控制和结束的过度担忧，泛化性焦虑的紧张度、持续时间或焦虑担心出现的频率与现实状况不相符，且这种焦虑进程难以停止或得到控制，焦虑始终萦绕在生活中，找不到解决问题的方法，即使问题已解决也不会停止；三是广泛性焦虑障碍的生理指标（如心率、血压、呼吸频率和皮肤导电性）比其他类型的焦虑及恐惧相关障碍都要弱，被称为"自主神经限制者"（autonomic restrictor），其躯体症状主要表现为肌肉紧张，坐立不安或激动紧张，某种程度的易怒和难以入睡，易疲劳（或许是慢性肌肉紧张所致），注意力难以集中或头脑中一片空白（思维总是处于接二连三的危机转换中）。

3. 诊断要点　ICD-11 中，广泛性焦虑障碍的诊断要点为：表现为显著的焦虑症状，持续至少数月的大多数日子中出现；有以下两者之一：广泛性的忧虑（即"自由浮动焦虑"），或聚焦点在诸多日常事件（多为家庭、健康、财务、学业或工作）的过度担忧；同时伴有其他症状，如肌肉紧张、运动性坐立不安、交感神经过度活跃、主观紧张体验、难以保持注意力、易激惹或睡眠紊乱；这些症状导致显著的痛苦，或导致个人、家庭、社交、学业、职业或其他重要领域功能的显著损害；症状不是另一种健康情况的临床表现，也不能是某种作用于中枢神经系统的药物或物质所致。

4. 理论解释与治疗　广泛性焦虑障碍和其他焦虑及恐惧相关障碍一样，可能存在遗传因素，也就是说个体有一种易于紧张的倾向性，而且个体早年的经历使其产生了一种负性的认知，认为事情无法控制而且存在危险。神经科学的研究发现，广泛性焦虑障碍患者在脑电图中

有明显的β波活动，集中在额叶，这表明广泛性焦虑障碍的担忧和焦虑主要是左半脑的紧张认知过程。博卡维斯（T. D. Borkovec）认为广泛性焦虑主要是紧张的语言性、概念性、思维性的认知焦虑，这种紧张认知活动的担忧往往不伴有或很弱化图像情境方面的忧虑（图像主要是右半脑的活动），因为图像性的内容会引发更具威胁性的负面反应及相关的难过、痛苦的情绪感受，甚至出现惊恐等。这样，认知性忧虑就成为安全行为，它让人们从能量更大的糟糕情绪和想象中转移出来，即似乎可以避免或预防更加严重的灾难发生。于是广泛性焦虑障碍个体表现为持续的对琐屑之事的认知焦虑或反复考量、对担忧的担忧，并伴有不灵活的自主神经反应和非常严重的肌肉紧张症状。

心理的和药物的治疗对广泛性焦虑障碍都有效，但心理疗法的远期效果更好。主要运用放松训练、暴露疗法、生物反馈疗法、认知行为疗法等。药物治疗主要使用5-羟色胺再摄取抑制药（SSRI）及丁螺环酮，短期也可使用苯二氮䓬类抗焦虑药。

第三节　强迫及相关障碍

案例 8-3

王某是个非常谨慎且特别爱担心的人。当他离家时，老是担心没有锁好门而导致家中失窃。于是，他常常返回家中检查房门是否锁好。但尽管已经检查过了，他仍然怀疑没有锁好门。因此，每天需要花费2 h左右反复检查家中的门是否锁好。王某的检查非常仔细详尽，对家中每一道门、每一把锁、每一把钥匙都会系统地检查。他必须检查5次后才感觉略微放心，可以走出家门。一想到因为自己没有锁好家门而让小偷有机可乘就非常痛苦，甚至因此无法安睡。因为要反复检查门锁，导致王某经常上班迟到。

问题：
1. 王某存在强迫行为吗？
2. 强迫行为的基本特征是什么？

一、强迫及相关障碍概述

ICD-11中，强迫及相关障碍包括强迫性障碍、躯体变形障碍、疑病症、囤积障碍、聚焦于躯体的重复行为障碍等。这类障碍的典型特征是由强迫观念、先占观念、积攒需求等认知症状所激发的重复性行为或心理活动，或是聚焦于躯体的重复性行为，这些重复性行为使人感到痛苦、难以控制、无法停止并且耗费大量时间，严重影响了个体的社会功能。本节主要介绍强迫性障碍。

二、强迫性障碍

强迫性障碍（obsessive-compulsive disorder，OCD）是以反复持续出现的侵入性强迫观念和（或）强迫行为为主要特征，并由此而带来痛苦和功能损害的一种心理障碍。强迫观念是反复持续出现的想法、表象和冲动，它被感受为侵入性和非自愿性的；而强迫行为是用来应对强迫观念或遵守僵化规则以减轻痛苦焦虑或避免灾难的重复性行为或心理活动。

1. 患病情况 国外的研究表明，强迫性障碍的终生患病率约为2.6%。平均发病年龄从青少年早期到25岁左右，男性最集中发病年龄（13～15岁）早于女性最集中发病年龄（20～24岁），且更易与抽动障碍共病。女性症状更易体现于清洁，而男性倾向于禁忌的想法和对称性。整体上，强迫性障碍的患者女性的比例略高于男性。但在儿童，男孩比女孩多，因为男孩的强迫性障碍表现更早；青少年中期，男女比例几乎相同；到了成年，女性则占明显优势。超过75%的强迫性障碍个体在一生的某个时间会同时患有焦虑及恐惧相关障碍；约2/3的强迫性障碍个体在一生的某个时间同时患有抑郁障碍；约1/3的强迫性障碍个体有囤积症状，12%的强迫性障碍个体也患有躯体变形障碍。强迫性障碍严重影响社会功能，它与失业、分居或离婚密切相关。强迫性障碍患者从未结婚的比例很高，尤其男性更是如此。它对家庭生活有着严重的负面影响。对不洁物的回避及其障碍行为，严重到可以把自己关在屋里，不允许任何人进入，包括家庭成员；而极端完美主义者关注秩序和对称，诱发大量的家庭婚姻和人际问题。

2. 临床表现 强迫性障碍主要表现为反复出现的强迫观念和强迫行为两种症状。强迫症状的特点是强迫和反强迫同时存在，二者的冲突使个体焦虑和痛苦。强迫内容来源于闯入性或侵入性（强迫）的持续性观念、表象或冲动欲望。这些观念引起痛苦和焦虑，同时又是非必要的；于是，意识就极力抵抗和排斥（反强迫），但无法控制或消除。强迫行为则是用来中和强迫观念或避免灾难后果的重复行为或心理活动，这样，虽然心理痛苦显著减轻，但社会功能严重受损；同时，强迫行为是过度而不现实的。当强迫性障碍个体面临那些激发强迫观念和强迫行为的情境时，会体验到一系列情感反应，如显著的焦虑；当实施强迫行为时，一些个体会报告"未完成的"痛苦感或不适感，直到事情看上去、感觉上、听起来"正确"为止。

（1）强迫观念：强迫观念是强迫性障碍的核心症状，最为常见。强迫观念是反复而持续出现且不可控制的想法（如有关污染）、表象（如有关暴力、恐惧和性的场景）或冲动（如刺伤他人）。这些想法、表象或冲动是反复而持续的、侵入性的、不必要的，而且在绝大多数个体身上导致显著的焦虑或痛苦。个体试图忽略或压抑这些强迫观念（如避免激发或抑制想法），或通过其他想法或行为（如执行一个强迫行为）来中和它们。强迫观念可以表现为以下情况。

1）强迫怀疑：比较常见。个体对业已完成的事情仍然放心不下，如出门后老是怀疑自己是否关好门窗，发信时总是怀疑信封上是否写对了地址、贴好了邮票。如果同时给几个人发信，则怀疑是否装错了信封等。在怀疑的时候不惜浪费时间，反复地检查验证。

2）强迫回忆：个体对过去做过的事、写过的字、讲过的话反复地回忆，唯恐做错、写错和说错，有时毫无目的性，尤其是对过去的不幸经历不由自主地反复回忆，并为无法摆脱而痛苦。

3）强迫性穷思竭虑：对一些缺乏实际意义的问题或日常生活常识无休止地思考、追究。如一加一为什么等于二，树叶为什么会落下来等。

4）强迫联想：当个体看到或听到某一事物或字句时，就出现与其有关的联想。如个体听到"钞票"两字，立即会想到被这张钞票传染后又会怎样，越想越紧张，但又翻来覆去想个不停。

5）强迫对立思维：个体常出现与自己意愿相反的念头。如看到菜刀就想到杀人，走到阳台上就有往下跳的想法。

6）强迫性表象：个体头脑中反复出现令人难以接受的、厌恶的生动视觉表象，多为淫秽的、肮脏的和带有攻击性的内容。

（2）强迫行为：是指个体感到被强迫观念驱使或认为必须机械地遵守规则而不得不进行的

反复的、过多的行为或心理活动，以此降低由强迫观念引起的焦虑或是阻止某些灾难的发生。可表现为反复行为（如洗手、核对、排序），也可表现为反复心理活动（如计数、默默重复单词），这些强迫行为既不与现实联系，又明显是过度的，可个体却非做不可，不做就会焦虑痛苦或担心发生灾难性后果。强迫行为常见的有下面几种形式。

1）强迫清洁：常见的有强迫洗手、洗衣、洗澡等。如个体接触了某物后，因害怕不清洁而患上疾病，因此反复洗手，有时洗出血来仍不满足。

2）强迫检查：大都继发于强迫怀疑，如怀疑电视机是否关好、电源是否切断、门是否锁好，每次外出都反反复复检查好几遍才能出门，为此深感痛苦。

3）强迫计数：个体不可克制地计数，如遇到电线杆、高楼、窗户、台阶时就会计数，若不能计数，患者就会感到烦躁不安。

4）强迫性仪式动作：患病初期的强迫行为是简单的，只是以某些动作来缓解焦虑和不安，随着病情的加重，原先的动作不足以缓解焦虑，就会增添新的内容，逐渐形成复杂的、具有固定格式的行为组合，成为强迫仪式行为。这时，个体必须按照仪式的程序操作，稍有差错，便从头开始。例如，某个体出门时必须右脚先迈出门，如遗忘则回来重新开始。

3. 诊断要点 ICD-11中，强迫性障碍的诊断要点为：表现为持续性的强迫观念或强迫行为，或两者皆有（占大多数情况）；强迫思维或强迫观念是反复持续的侵入性和不必要的想法、表象或冲动，通常与焦虑有关；强迫行为是一种反复的行为或心理活动，为了回应强迫观念或遵循严苛规则或为了获得一种"完整了"的感觉；强迫观念或强迫行为必须是耗时的（如每天耗费 1 h 以上），或导致个人、家庭、社会、教育、职业或其他重要功能领域的严重痛苦或严重伤害。ICD-11 和 DSM-5 都重视强迫性障碍的认知损害，较差的自知力与不良的长期预后有关。ICD-11 区分了强迫性障碍伴一般或良好自知力，以及强迫性障碍伴较差自知力或缺乏自知力。

强迫性障碍伴一般或良好自知力，满足强迫性障碍的全部界定要求，绝大部分时间，个体可以接受自己的症状特质信念可能并不真实，也愿意接受对个人体验的替代解释；在特定情况下（如高度焦虑时），个体可以表现出无自知力。

强迫性障碍伴较差自知力或缺乏自知力，满足强迫性障碍的全部界定要求，大部分时间，个体确信症状特质的信念是真实的，不能接受对个人体验的替代解释，个体表现出的自知力缺乏与焦虑水平无明显相关性。如缺乏自知力的个体确信，如果不检查火炉 30 遍，房子肯定会被烧毁。

4. 理论解释与治疗 行为主义理论认为强迫观念是通过条件反射习得的，而为了缓解强迫观念引起的焦虑和痛苦，就出现仪式化动作，由于能缓解焦虑就反复出现，这样通过负强化就形成强迫行为。认知理论认为强迫性障碍的核心是患者存在和自身非理性信念系统（如完美主义、高度责任感、自我完全控制感、绝对化糟糕化的思维方式）相抵触的一些重复的、闯入的、消极的观念和想法，这会引起巨大的焦虑和痛苦，必须通过强迫行为来缓解。生物医学的研究表明，强迫性障碍有明显的生物学基础，脑影像学发现其存在"额叶眶区-基底神经节（尾状核）-丘脑"神经回路异常，而额叶区皮质是性、攻击和排泄等原始冲动产生的地方，这可以解释相关的强迫症状；遗传学研究提示其存在遗传易感性，神经生化上可能存在 5-HT 功能异常。

强迫性障碍在治疗上常用的方法是暴露与反应阻止法，即让个体暴露于引发强迫性焦虑的情境中并阻止其缓解焦虑的强迫行为，此疗法常与理性情绪疗法结合。森田疗法、心理分析疗法在临床上也可使用。药物治疗主要是使用氯米帕明和 5-羟色胺再摄取抑制药（SSRI）等抗抑郁药。

第四节 抑郁障碍

案例 8-4

小玲是一名大学生,她性格开朗活泼,爱好广泛,尤其喜欢舞蹈。小玲有很多朋友,经常参加各种校园文化活动。但是最近1个月,她对各项活动丧失了兴趣,对自己喜欢的舞蹈也提不起兴趣,跳舞的过程中也感受不到快乐。她经常独自一个人在寝室莫名流泪,拒绝与朋友聚会,也不接听家人的电话。起初小玲还能准时上床入睡,逐渐出现入睡困难,而后又变成早晨3点左右就醒来,醒后再也无法入睡。她平时感觉很疲乏,缺乏食欲,难以集中注意力,看一页书可以发呆几个小时。她开始动不动就和同学发脾气,而以前从不会这样。小玲感到非常痛苦,觉得生活和学习越来越没有意思。辅导员老师发现了小玲的问题,建议她去找学校心理咨询师进行心理咨询。

问题:
1. 小玲是否正在经历抑郁发作?
2. 抑郁发作的基本特征是什么?

一、抑郁障碍概述

ICD-11 中,抑郁障碍(depressive disorder)、双相及相关障碍统称为心境障碍。DSM-5 考虑到双相和抑郁在遗传学上是有区别的(双相的遗传率更高),故将其分开为双相及相关障碍、抑郁障碍两个独立的心理障碍。心境障碍根据特殊的心境发作类型及形式来定义,心境发作的主要类型有抑郁发作、躁狂发作、混合发作、轻躁狂发作。抑郁障碍的核心就是抑郁发作。ICD-11 对抑郁障碍进行了界定,其主要表现为抑郁心境(如感到悲伤、易激惹、空虚)或丧失愉悦感,伴有其他认知、行为或自主神经性的症状,对个体功能水平有显著影响。抑郁障碍包括单次发作和复发性抑郁障碍、心境恶劣障碍、混合性抑郁和焦虑障碍等,各个障碍之间的差异是病程、时间或假设的病因不同。

单次发作和复发性抑郁障碍(即抑郁症)是常见的心理障碍之一,因此在这里主要介绍抑郁症及其核心特征抑郁发作。

二、抑郁发作和抑郁症

(一)抑郁发作

抑郁发作(depressive episode)是抑郁症的核心特征,指个体所体验到的一种极其低落的情感状态,主要表现为普遍的悲伤空虚的抑郁心境、快感和兴趣的丧失,以及身体能量的消失或易于疲劳,至少持续2周的时间。

ICD-11 给出了抑郁发作的诊断标准,认为抑郁发作的核心症状是抑郁心境和(或)生活中兴趣和快感的丧失,至少持续2周的时间(表 8-2)。

表 8-2　抑郁发作的标准（ICD-11）

症状类型	症状表现	说明
情绪心境症状	1. 自我报告（如心情低落、悲伤）的或他人观察到（如流泪）的心境抑郁（注：儿童或青少年可能表现为心境易激惹） 2. 对于活动（尤其是那些正常情况下会给个人带来乐趣的活动）的兴趣或乐趣都显著减少，可能包括性欲下降	在连续至少 2 周的时间内，每天或者几乎每天，且在每天的大部分时间出现 5 个或 5 个以上症状，其中至少 1 项是情绪症状。这些症状不能由居丧反应所解释。这些症状不是另一种疾病（如脑肿瘤）的临床表现，也不是由具有中枢神经系统活性的药物（如苯二氮䓬）或成瘾物质（如兴奋剂）所致，包括戒断反应。临床表现不符合混合相的诊断标准。这些症状引起个人、家庭、社交、教育、职业或其他重要功能方面的损害
认知行为症状	3. 在任务中集中和保持注意力的能力减退，或显著的犹豫不决 4. 自我价值感降低，或过分的、不恰当的内疚，可能表现为妄想（如果自责或内疚仅仅是关于自己的抑郁，则不算满足本条诊断标准） 5. 对未来感到绝望 6. 反复出现死亡的想法（而不仅仅是恐惧死亡），反复出现自杀意念（无论是否有自杀计划），或自杀未遂	
自主神经症状	7. 显著的睡眠障碍（入睡延迟、夜间多醒或早醒）或睡眠过多 8. 食欲的显著改变（减退或增加）或体重的显著改变（减轻或增加） 9. 精神运动性激越或迟滞（由他人观察所见，而不仅仅是主观体验到的坐立不安或迟钝） 10. 仅仅在很小程度的努力以后，感到精力不足、疲惫或显著的劳累	

抑郁发作涉及情绪心境、认知、行为和自主神经功能多方面的改变。其核心临床表现一是抑郁心境，几乎每天或每天大部分时间都感到痛苦悲伤、沮丧空虚甚至绝望，可能稍微一交谈就要哭出来；二是失去快感，几乎丧失生活的兴趣或体验快乐的能力和精力，来访者表示自己的兴趣爱好减退，或是从以前认为快乐的活动中感受不到快乐了；三是认知改变，思考和集中注意能力降低、优柔寡断，感到无价值感、内疚感、自我评价低、过分罪恶感及无用的感觉，死亡想法、自杀观念或自杀企图是常见的；四是自主神经的症状，包括身体活力和精力的明显下降并伴随躯体的改变，很多患者的主诉是疲劳或失眠，几乎每天都感到疲劳、倦怠或精力不足，几乎每天都失眠（通常是早醒或难以入睡）或嗜睡，食欲紊乱，体重发生变化。可以看出，行为或情感上的能量和活力显著降低并伴随躯体的改变（相关的各种自主神经症状）是抑郁发作的核心特征。

（二）抑郁症

抑郁症是指至少经历过一次抑郁发作，但整个病史中从来没有躁狂或轻躁狂发作的一种抑郁障碍。

1. 患病情况　流行病学调查显示，抑郁症是常见的。凯斯勒（R. C. Kessler）等于 2003 年的研究发现，抑郁症终生患病率达 16%；在美国，12 个月患病率为 7%，其中 18～29 岁个体的患病率比 60 岁及 60 岁以上个体的患病率高 3 倍；根据最近流行病学调查的结果，我国居民中 12 个月患病率为 2.1%。抑郁症患病率存在性别差异，青少年早期发病群体中，女性比男性高 1.5～3 倍。抑郁症在任何年龄都可以起病，但青春期起病概率明显较高。

2. 病因学　研究表明，抑郁症是多因的，它是遗传素质、童年经验、应激（包括心理社会应激）等多种因素相互作用的表现。双生子研究和家族史调查揭示了遗传因素的重要意义，反复发作的抑郁症有较多的家族患病倾向。抑郁症往往是由生活当中的应激事件诱发的。诱发事件导致抑郁常常通过三种机制，即生物学、心理学和社会文化学的作用。三种机制并不一定互相排斥，因为它们代表了同一种病理过程不同的功能层次。神经生化理论主要依据抑郁症的药物治疗，认为抑郁症与单胺类神经递质（5-羟色胺、去甲肾上腺素、多巴胺）的代谢障碍有关；大脑形态学研究发现抑郁症个体存在海马神经元损伤。心理学理论中，贝克认为抑郁症是由对生活事件的负性消极解释所致，一些学者提出了习得性无助（learned helplessness）、抑郁归因、绝望感（hopelessness）的理论解释。社会文化学发现，婚姻关系、性别歧视和社会支持都参与了抑郁症的发生和发展。

3. 临床表现和诊断 抑郁症的核心临床表现就是抑郁发作。如果个体只有1个单次的抑郁发作，在发作之前和发作期间没有躁狂或轻躁狂的发作，排除其他心理障碍等，就可以考虑诊断为单次发作抑郁症。如果个体经历过2次或者2次以上的抑郁发作，间隔至少几个月没有明显的抑郁症状，那么就可以考虑诊断为复发性抑郁症。反复发作的个体往往具有抑郁症的家族史，这与单次发作个体是不一样的。

ICD-11从三个维度对抑郁症做出了细致的亚诊断分类。

第一，严重程度。抑郁症的严重程度不仅取决于抑郁症状的数目，也取决于抑郁症状的严重程度及抑郁症状对功能的损害，可以分为轻度、中度和重度。①轻度：需满足抑郁症的定义性需求，同时目前处于程度较轻的抑郁发作，任何抑郁症状都不应达到强烈的水平；轻度抑郁发作的个体通常在进行日常工作、社交或家务活动中有一些困难，但不甚严重；发作中没有幻觉或妄想。②中度：处于中等程度的抑郁发作，中度抑郁发作可有少许症状表现突出，或整体症状略微突出；中度抑郁发作的个体通常在进行日常工作、社交或家务活动中有相当程度的困难，但在一些领域仍保有功能。③重度：处于程度严重的抑郁发作，重度抑郁发作中，较多或大多数的症状表现突出，或一些症状表现尤为强烈；重度抑郁发作的个体在个人、家庭、社交、学业、职业或其他重要领域中无法保有功能，或功能严重受限。

第二，是否伴有精神病性症状。依据发作中是否存在幻觉或妄想来判断，如果伴有精神病性症状，则严重程度维度至少为中度。

第三，根据当前症状所处阶段。①发作期：目前满足抑郁发作的定义。②部分缓解期：曾满足抑郁发作的定义，目前已不符合，但仍残留一些显著的情绪心境症状。③完全缓解：曾满足抑郁发作的定义，目前已无任何显著的情绪心境症状。

4. 抑郁症的咨询和治疗 整体而言，生物学疗法和心理学疗法对抑郁症都有效果。生物学疗法起效相对较快，而心理学疗法在恢复和增强个体的社会功能及预防复发方面具有优势。但在咨询和治疗之前，都要进行自杀的危险性评价，必要时进行危机干预。

生物学疗法常用药物治疗和物理治疗，主要使用提高5-HT水平、调节应激激素、促进海马神经元生长等药物，如5-羟色胺再摄取抑制药（SSRI）。对于严重的抑郁症，可采用电休克治疗（electric shock therapy）。近年来，重复经颅磁刺激（repeated transcranial magnetic stimulation，rTMS）等创新的物理治疗也取得满意的效果。至于心理咨询和治疗，近年来探索了许多的经实证研究有效的疗法，包括认知行为疗法、人际关系疗法、叙事疗法等。

知识拓展

非自杀性自我伤害

非自杀性自我伤害（non-suicidal self-injury，NSSI）是指在没有自杀观念的情况下，个体反复地对自我躯体表面进行故意的可能诱发出血、疼痛的损伤，如切割伤、烧灼、刺伤、击打、过度摩擦，通过这样的自我伤害行为，能缓解或减少紧张、焦虑、自责等负性情绪，或是解决人际困难、诱发正性感觉状态。最常见的自我伤害是使用刀、针、刀片等尖锐锋利的物品所致，通常损伤大腿前部和前臂的背侧。非自杀性自我伤害的个体通常不寻求临床咨询和治疗。DSM-5 工作委员会认为，尚未有充分的证据表明 NSSI 是一个独立正式的心理障碍，故将其最终纳入需要进一步研究的第三部分，其基本特征是个体反复造成浅表的但痛苦的躯体表面的损伤而没有自杀观念。大量研究表明，青少年是出现 NSSI 的高发人群，值得社会高度关注。

第五节 人格障碍

案例 8-5

老张是一名大学教师，已婚，儿子在外地上大学。他工作和生活非常有规律。如果早上有什么事情打乱了他的时间，他会非常烦躁。在工作中，他尽心尽职、追求完美，非常注重细节。

他的办公桌永远都是整齐划一、秩序井然，电脑上贴满了各色工作任务单，以至于每天晚上都要加班。但老张不放心把工作安排给团队的其他教师，他认为只有自己才能做得最好。老张教育学生非常呆板，所有的学习任务，要求学生必须按照他精心制定的流程来完成，倘若学生不按照他的计划行事，他会变得非常易怒。对工作完美的追求让老张倍感压力，经常出现身体不适。妻子建议他去医院检查治疗，但老张拒绝了，他认为工作太忙根本无法抽身。

问题：
1. 老张是否存在强迫性人格的表现？
2. 强迫性障碍与强迫性人格障碍的区别是什么？

一、人格障碍概述

人格障碍（personality disorder）是指一种明显偏离个体文化背景预期的内心体验和行为的持久模式。这种人格模式泛化、顽固而难于改变，不适应环境甚至反社会，给自己或他人带来了情绪上的痛苦，并导致个体社会或职业功能明显的损害。人格障碍是慢性和长期的，通常在青少年时期发病并在成年期持续存在，影响个体生活中的每一个方面。在许多案例中，人格障碍的个体不会主动寻求心理治疗，除非他被其亲人或法庭强制。

关于人格障碍一直存在争议：人格障碍到底是一个或多个正常人格特征的极端化表现，还是存在完全不同于正常人格的异常心理行为模式？即人格障碍是程度问题，还是类别问题？DSM-5 一方面延续了经典分类的诊断模式，另一方面又提出了一个基于人格功能水平（自我功能与人际功能）、病理性人格特质（负性情感、分离、对抗、脱抑制和精神质）的一般人格障碍界定，以及此界定下的特定人格障碍（反社会型、回避型、边缘型、自恋型、强迫型、分裂型）的研究型替代评估模型。ICD-11 在此基础上，直接将其更名为"人格障碍及相关人格特质"，从自我与人际两个核心人格功能水平界定和分类人格障碍（分为轻、中、重度），同时描述了人格障碍或人格困难中的特征领域，称为"突出的人格特征或模式"。特征领域不是诊断类别，而是用以描述个体最显著、人格紊乱最核心的特征，包括负性情感特征、分离特征、反社会特征、脱抑制特征、强迫性特征、边缘型模式等。

根据 ICD-11，人格障碍的主要特征是长期（如 2 年或以上）持续存在的自我方面的功能（如身份、自我价值、自我观点的准确性、自我导向）问题，以及（或）人际功能（如建立和维持亲密和相互满意的人际关系的能力，理解他人感受的能力和处理关系中冲突的能力）受损；这种功能紊乱问题表现在个体的认知、情绪和行为模式中，并泛化到各种人际关系或社交情境中，导致显著痛苦或重要功能损害。

本节仍然介绍 DSM-5 中相对成熟的分类诊断体系，即将人格障碍分为 A、B、C 三大类，同类人群具有相似的症状表现（表 8-3）。

表 8-3 DSM-5 人格障碍的分类及特点

分类	特点
A 类人格障碍	
• 偏执型人格障碍（paranoid）	普遍存在的对他人不信任和怀疑，以至于把他们的动机解释为恶意
• 分裂样人格障碍（schizoid）	普遍存在的从社交关系中的脱离及在人际交流中情绪表达的受限
• 分裂型人格障碍（schizotypal）	普遍存在的社交和人际关系的缺陷，以对亲密关系的严重不适和此能力的减退且有认知或知觉方面的扭曲及怪异行为等特征
B 类人格障碍	
• 反社会型人格障碍（antisocial）	普遍存在的对他人权利的忽视及侵害
• 边缘型人格障碍（borderline）	普遍存在的人际关系、自我评价和感情的不稳定性及显著的冲动性
• 表演型人格障碍（histrionic）	普遍存在的过分情绪表达和寻求他人注意
• 自恋型人格障碍（narcissistic）	普遍存在的夸大倾向（在幻想中或行为上）、需要赞美、缺乏共情
C 类人格障碍	
• 回避型人格障碍（avoidant）	普遍存在的社交抑制、无能感、对负面评价的过度敏感
• 依赖型人格障碍（dependent）	普遍存在的对被照顾的极度需要导致顺从和依赖行为，且害怕离别
• 强迫型人格障碍（obsessive-compulsive）	普遍存在的对秩序的过度关注、完美主义及对精神和人际关系的控制，不惜以损害灵活性、变通性和效率为代价

从表 8-3 可以看出，人格障碍的三大类中，A 类以行为古怪、奇异为特点，包括偏执型人格障碍、分裂样人格障碍、分裂型人格障碍；B 类以戏剧化、情感化、不稳定为特点，包括反社会型人格障碍、边缘型人格障碍、表演型人格障碍、自恋型人格障碍；C 类以害怕、焦虑行为为特点，包括回避型人格障碍、依赖型人格障碍和强迫型人格障碍。

二、常见人格障碍及其主要表现

（一）偏执型人格障碍

偏执型人格障碍以普遍存在的对他人不信任和怀疑为显著特点，始于成年早期。这类障碍患者的不信任感往往是针对与其关系密切的人。因此，他们很难发展出密切的人际关系，既极度孤单，又对他人充满明显敌意。患者因为怀疑和敌意，始终处在紧张状态中，对别人的批判非常敏感，极度强调自己的自主权利；任何时候感受到被轻视时，都迅速做出愤怒反应或反击。

（二）分裂型人格障碍

DSM-5 也将分裂型人格障碍作为精神分裂症谱系障碍的一部分。这类障碍的核心特征是怪异、反常的行为，倾向于多疑并有奇怪的信念、想法、言语等，常有牵连观念（ideas of reference），即患者对偶发事件和外在事件错误地解释为对自己具有不同寻常的意义。患者存在不寻常的知觉体验，也表现出典型的社会性孤立和过度的社交焦虑，这种社交焦虑不是基于自我的负性评价，而是与偏执性恐惧有关，所以并不随熟悉程度增加而减弱。

（三）反社会型人格障碍

DSM-5 也将反社会型人格障碍作为"外向性"品行障碍谱系的一部分，和"破坏性、冲动控制及品行障碍"相邻的"物质相关及成瘾障碍"也密切相关。反社会型人格障碍的核心特征是具有一种长期存在的对他人权利的忽视及富于侵犯性，而不顾及他人的感受，也不感到愧疚和悔意，具有冲动性、易激惹和攻击性，对行为的后果（甚至是严重后果）也毫不在意，一贯不负责任。撒谎和欺骗仿佛是这类患者的天性，他们甚至并不认为这就是欺骗而是认为其本身就是事实。大约 83% 的反社会型人格障碍患者同时存在物质滥用。品行障碍（conduct disorder）是成年期（18 岁开始）反社会型人格障碍的前驱病变。

（四）边缘型人格障碍

边缘型人格障碍突出表现为普遍存在的人际关系、自我评价和情感的不稳定性及显著的冲动性心理行为模式。这类障碍患者人际关系非常不稳定，他们缺乏安全感、害怕被遗弃。虽然他们希望与他人建立亲密关系，但又缺乏保持这种亲密关系的能力，因此经常看见他们与人争吵、婚姻关系破裂、职业不稳定、不断移居等情形。他们对自我的认同感模糊，感到空虚并缺乏自信，缺乏对自我情绪的控制，易激惹，经常极度焦虑紧张，在很短时间内会由愤怒变成深度抑郁。他们易于冲动，经常出现自杀或自伤行为。在日常生活中他们还可以表现出许多不良的行为，如酗酒、药物滥用、行窃、不正常的性活动。

（五）自恋型人格障碍

自恋型人格障碍以普遍存在的对自我重要性的过度感觉和幻想的夸大倾向为特点，主要表现为过度自我关注、对赞美的渴望及缺乏对他人的理解和共情。这类障碍患者有夸大的自我优越感，存在幻想无限成功、权力、才华、美丽或理想爱情的先占观念，认为自己是特殊的和独特的，有不切实际的权利感。患者需要他人的赞扬、肯定或特殊的优厚待遇，不能容忍批评。在人际关系中他们爱占便宜，往往嫉妒他人或认为他人嫉妒自己，缺乏共情，很难设身处地地考虑和认同他人的感受或需求，常不自觉地显示出骄傲或傲慢的行为和态度。

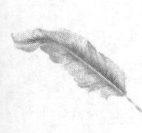

（六）回避型人格障碍

回避型人格障碍是一种社交抑制、自感能力不足和对负性评价极其敏感的普遍心理行为模式，起始不晚于成年早期，存在于各种背景下。它和社交焦虑障碍有很多症状是重合的，它们的基因易感性也有很多相似之处，社交焦虑障碍的个体中至少有三分之一共病回避型人格障碍。一些学者认为，回避型人格障碍实际上可能是社交焦虑障碍的一种慢性变体。

（七）依赖型人格障碍

依赖型人格障碍以普遍存在的对被照顾的极度需要，从而导致顺从和依赖行为，以及对被抛弃或分离的极度恐惧为主要特征，表现为顺从、胆怯和被动性。这类障碍患者存在害怕只剩下自己照顾自己的不现实先占观念，因此依赖行为是盲目的、非理性的，与真实的情感无关。患者主要表现为极端缺乏自信，害怕自己做出决定，要求他人为自己生活的重要方面担负责任，以此应付环境的要求；将自己的需要附属于所依赖的人，过分地服从他人的意志，即便是自己合理的需求，如果与被依赖人的意志相悖的话也不敢提出来；常感到自己无助或无能，独处时十分难受，害怕被人遗忘或置之不理，不断要求别人做出不离开自己的保证，当与他人的关系结束时有被遗忘甚至被毁灭的体验，或迫切寻求另一段关系来获得支持和照顾的来源。

（八）强迫型人格障碍

强迫型人格障碍以普遍存在的对秩序的过度关注、完美主义及对精神和人际关系的控制为主要特征。患者对细节、规则、秩序、组织性及日程表过度重视，强调按照"正确的方法"做每一件事，以至丧失做事的主动性；对任何事都要求完美无瑕、按部就班，以至影响工作效率；他们也要求别人严格按照这种方式做事，但又常常对别人做事不放心；他们常无业余爱好，谨慎吝啬，缺少友谊往来。应该指出，强迫型人格障碍和强迫性障碍之间的联系尚不十分明确，但二者之间的一个重要区别在于：强迫性障碍的症状是患者所不希望的，并因此而感到痛苦，而强迫型人格障碍患者对其症状则是认可和接受的，并很少希望去改变。

三、人格障碍的病因学和治疗

对于 A 类人格障碍，尤其是分裂型人格障碍与精神分裂症基因相关，心理治疗的效果尚不够明确，抗精神病药可用于该类障碍的治疗，心理治疗可进行社交技能训练，促进患者的社交活动、减少对他人的不信任感。

反社会型人格障碍在神经生物学上提出了皮质唤醒水平低、恐惧阈限高的假说；精神分析理论认为是个体的超我发展不完善，认知理论认为个体在道德原则和推理能力上的发展滞后；社会文化学认为个体的发展受到家庭与社会环境的影响，如缺乏情感交流及父母的粗暴拒绝。目前，心理治疗和医学治疗均无显著的效果，可尝试用认知行为疗法提高其认知能力、改善其社会和道德行为。

边缘型人格障碍存在神经系统和脑内生物化学方面的异常，如杏仁核对情绪刺激反应敏感、前额皮质活动减少，可能导致情绪调节的紊乱和冲动性。心理学理论认为其病因源于自我概念和情绪调节的困难；社会文化学认为早年创伤（如身体和性虐待）与该障碍有关。辩证行为疗法对该障碍有一定疗效，重在重建自我意识、情绪和问题解决技巧，以及两极化思维纠正。药物治疗可减缓其冲动性，减轻抑郁、焦虑等症状。关于表演型和自恋型人格障碍的病因和治疗的研究都还不充分，表演型人格障碍个体通常不寻求治疗，自恋型人格障碍的心理治疗

集中于其被扭曲的自我（自我夸大感）及对评价的病态敏感等方面。

回避型人格障碍的形成与遗传因素及早年的经历有关，心理治疗中支持和共情非常重要，具体方法与治疗社交焦虑障碍的方法基本一致。依赖型人格障碍存在家族遗传，早年生活经历中父母出于爱或独裁的目的过分保护孩子是影响因素之一，认知理论认为这类个体存在夸大和顽固的依赖需求信念。这类障碍个体具有更好的自知力，倾向于主动寻求治疗，人本主义疗法和认知行为疗法可帮助患者建立自主性、纠正歪曲信念而培养自信，但心理治疗的有效性尚待科学验证。强迫型人格障碍与强迫性障碍之间可能存在遗传易感性的重叠，也存在一些共同的家族倾向性人格特质，如观念僵化和完美主义，两者的药物和心理治疗方法也基本一致。

综上所述，从心理病理学的角度，人格障碍的病因、病理机制都不甚明确，对其诊断和治疗虽然取得了巨大的进步，但目前仍然处在探索当中。

第六节　性心理障碍

案例 8-6

小罗，男，28岁，未婚，平时性格内向，很少与异性交往，有手淫的习惯。他每天晚上会拿着望远镜通过自家卫生间的窗户，偷看所住小区其他房屋内女性脱衣服、淋浴的情况，还会观察年轻情侣的性活动，看的过程中还会产生自慰行为，这让他获得了极大的性满足。小罗进一步扩大窥视的范围，带着望远镜到其他小区和附近的大学女生宿舍进行偷窥，后被校园巡逻的保安发现并报警。

问题：
1. 小罗存在什么样的性心理问题？
2. 这类性心理问题的核心特征是什么？

一、性心理障碍概述

性心理障碍是一个笼统的说法，既往将性功能障碍、性欲倒错障碍及性别认同障碍统称为性心理障碍。事实上，前两个障碍与性行为相关，可称作性心理障碍；而后一个障碍无关性行为，它是指对出生生物学指定性别的认同出现问题，已经独立于性心理障碍。因此，在DSM-4中将这三种障碍称作"性及性别认同障碍"。但在最新的ICD-11和DSM-5系统中，有了新的认识和分类。

DSM-5虽然将性功能问题、性别认同问题纳入心理障碍分类诊断系统当中，但不属于一类障碍，分别命名为性功能失调（sexual dysfunction）和性别烦躁（gender dysphoria），与性欲倒错障碍（paraphilic disorder）成为三类独立分开的心理行为问题。ICD-11涉及心理障碍的第六章"心理、行为与神经发育障碍"中，仅仅保留了性欲倒错障碍，而将性功能和性别认同问题纳入第十七章"性健康相关问题"中，并将性别认同问题更名为"性别不一致（gender incongruence）"。这就是说性功能问题与性别认同问题不属于心理障碍或疾病范畴，而是与性健康有关的状态。由此而言，严格意义上能够称作性心理障碍的仅有性欲倒错障碍。本节中简要介绍性别不一致、性欲倒错障碍（性偏向障碍）的基本界定、核心特征、主要分类、病因及咨询治疗等。

二、性别不一致

性别不一致（ICD-11）或性别烦躁（DSM-5）中的"性"特指的是"性别"。最初的关于男性或女性的指定称为性别分配，通常在出生时，根据生物学因素而认定，也称为出生性别。性别身份则属于社会身份的一类，是个体认为自己的身份是男性或女性。最初的生物学性别分配与个体情感、认知的经验性别身份可能不一致。当个体的经验性别或表现出来的性别与被分配指定的性别之间存在显著且持续的不一致时，就被界定为性别不一致，DSM-5 称其为性别烦躁，除了表明这种经验性别与指定性别的不一致，还强调这种不一致导致的个体痛苦，尤其是如果不能通过激素或手术进行干预获得自己渴望的性别身份，个体会非常痛苦。

性别不一致在不同年龄群体中的表现不同，在 ICD-11 中分为童年期性别不一致、青春期和成年期性别不一致。青春期和成年期性别不一致往往有导致"转变"的强烈欲望，以便作为一个自己经验上认同性别的人而生活并被接受，通过激素、手术等医疗卫生服务，使个人的身体尽可能地与经验性别一致。ICD-11 中强调，青春期开始之前不能给出此诊断，仅仅是性别差异行为和偏好本身并不能作为诊断的依据。童年期性别不一致针对的是青春期前的儿童，这类儿童强烈不喜欢其性解剖结构或预期的第二性征，渴望获得与经验性别相匹配的第二性征；在假扮或幻想游戏中扮演经验性别角色，对经验性别的玩伴及经验性别通常使用和参与的玩具、游戏、活动有强烈偏好，而与生物学指定性别不一致，这种不一致必须持续约 2 年，单纯性别差异行为和偏好本身并不能作为诊断的依据。

对性别不一致的病因学和治疗的研究存在较多争议。当前研究尚不能明确性别不一致的背后是否存在特定的生物学因素。对于要求彻底转变性别的成年人，可以通过激素治疗来创造个体想要的第二性征，而通过性别重置术（俗称变性手术）来改变躯体解剖结构是最后的不可逆的方式。针对儿童性别不一致的治疗，美国精神病学会提供了几种处理方式：一是对儿童及其养育者共同做工作，缓解性别不一致导致的焦虑，减少跨性别的行为和认同；二是静观其变，让儿童的性别表达自然发展；三是主动认可并鼓励儿童的跨性别认同。

三、性欲倒错障碍

性欲倒错障碍又称性偏向障碍或性变态，其特征是持续而强烈的非典型性唤起模式（表现为性念头、性幻想、性冲动或性行为）。简单而言，这类个体激起性冲动、获得性满足所指向的对象不是另一个生理上成熟个体，而是不适当的对象或个体。这个对象或个体的年龄或状况是非自愿或未经同意的，如异常的目标偏好（恋童障碍、恋尸或动物障碍），致对象身体或心理痛苦的异常活动偏好（如强制性性施虐障碍），以及扭曲的求偶行为（如露阴障碍、窥阴障碍、摩擦障碍）。除了非自愿对象外，性欲倒错障碍也涉及自愿的成年人或单独行为的性唤起模式（如性受虐）。但 ICD-11 与 DSM-5 中都强调了性欲倒错与性欲倒错障碍的区别，性欲倒错尽管不是常态，但不一定就是性欲倒错障碍，个体必须实施这种非典型的性唤起模式，而且必须导致其痛苦或功能损害，或者涉及对他人的伤害或风险，才能诊断为性欲倒错障碍。如个体只能在触摸或穿戴异性的服装中才能获得性唤起和性满足，但并不导致自己或他人痛苦或功能损害，作为一种特殊的性癖好就不构成障碍；又如性欲倒错的核心是想和儿童发生性行为，但从未以任何方式实施，也就没有发生任何伤害的话，也不算是性欲倒错障碍。当然这种情况在学界存在争论。

性欲倒错障碍的个体往往都是男性，女性非常少见。ICD-11 中关于性欲倒错障碍主要分类有露阴障碍、窥阴障碍、恋童障碍、强制性性施虐障碍、摩擦障碍、涉及非自愿对象的其他性欲倒错障碍、涉及自身或自愿对象的性欲倒错障碍等。

（一）露阴障碍

露阴障碍表现为在持续、集中的在公共场所向不知情的人暴露自己的生殖器，从而激发强烈的性唤起模式（表现为性念头、性幻想、性冲动或性行为），通常没有邀请或有意更密切的接触。为了诊断露阴障碍，个体必须按照这些想法、幻想或冲动行事，或者明显被它们所困扰。不知情或未征得同意的个体可能是青春期前的儿童、成年人，或两者都有。露阴障碍特别排除了经当事人双方同意的暴露行为，以及社会认可的暴露形式。

（二）窥阴障碍

窥阴障碍的特征是持续窥视一个毫不知情的人赤身裸体、脱衣服或从事性活动，从而激发强烈的性唤起模式。个体将其性冲动实施在未征得同意的人身上，或这种性唤起引起个体临床意义上的痛苦或导致社会功能损害。窥阴障碍特别排除了经被观察者同意而发生的自愿窥视行为。窥阴行为是最常见的可能违法的性行为。但区分窥阴和与青春期相关的性好奇及性活动是有困难的，DSM-5中明确要求，诊断窥阴障碍的最小年龄为18岁。

（三）恋童障碍

恋童障碍个体其持续而强烈的性冲动、性幻想或性行为的对象是青春期前的儿童（通常年龄为13岁或更小）。如果要诊断恋童障碍，那么个体必须实施这些性冲动，或被它们明显地折磨。DSM-5中明确要求恋童障碍个体至少16岁，且比其性冲动对象的儿童至少年长5岁，故恋童障碍不适用于青春期前或青春期后儿童与年龄相近的同龄人之间的性行为。当儿童是侵犯者的亲属，就构成了乱伦。一般而言，乱伦的受害者通常是刚发育的女孩，而恋童障碍的受害者多数是幼儿。

（四）强制性性施虐障碍

强制性性施虐障碍的特征是通过持续的对非自愿的人施加身体或心理上的痛苦，从而激发强烈的性唤起模式。个人必须按照这些性想法、性幻想或性冲动行事，或者被这些想法、幻想或冲动明显地折磨。强制性施虐障碍特别排除了双方自愿的性施虐和受虐，故ICD-11特别强调必须是强制性的。

（五）摩擦障碍

摩擦障碍表现为持续的在公共场所触摸或摩擦未经同意的人，从而激发强烈的性唤起模式。个体必须将其触摸或摩擦的性冲动实施在未经同意的对象身上，或因这些性冲动、性幻想引起临床意义上的痛苦或社会功能损害。摩擦障碍特别排除了经当事人双方同意发生的触摸或摩擦行为。有摩擦性偏好的个体女性明显少于男性，且多为成年男性。

露阴障碍、窥阴障碍、恋童障碍、强制性性施虐障碍、摩擦障碍均是涉及非自愿或未征得对象同意的性欲倒错障碍。其他涉及非自愿对象但不在上述对象范围内的称为"涉及非自愿对象的其他性欲倒错障碍"，如恋尸或恋动物的性唤起模式。ICD-11中关于性欲倒错障碍还有一类称为"涉及自身或自愿对象的性欲倒错障碍"，其非典型的性唤起模式涉及自愿的成年人或单独行为，如对象是自愿的性受虐或嗜窒息的单独行为，要诊断这种障碍个体必须为此种性唤起模式感到明显的痛苦，或有对个人或伴侣造成伤害或死亡的重大风险（如嗜窒息）。

性欲倒错障碍的病因学研究尚不充分，其异常的性唤起模式可能与以下因素有关：个体未能与有意愿的成年人建立足够的社会联系并发生性关系,从而发展出不恰当的性欲宣泄方式;个体早年不恰当的性幻想通过自慰行为不断强化而偏离常态;个体努力压制异常性唤起模式反而增强了性欲倒错的观念、幻想和行为等。对性欲倒错障碍的治疗,生物学干预通常采用抗性激素药物降低性唤起来治疗,5-羟色胺再摄取抑制药也可以减少性冲动和性欲倒错行为;心理治疗上,最为普遍的是采用厌恶疗法等行为矫正手段进行干预。

（陈 屹 周 亮）

思 考 题

1. 请简要阐释什么是异常心理。
2. 社交焦虑障碍的核心症状有哪些?
3. 强迫观念与强迫行为的基本界定是什么?
4. 抑郁发作有哪些主要临床表现?
5. 患者,男,32岁,近来常常感到心悸,无缘无故地紧张、害怕。他心里想的几乎都是担忧的事情,如害怕上班迟到、担心被解雇、怕和同事之间的关系处理不好。他诉说每时每刻都感到全身酸痛,肌肉紧张。这种状况让他无比苦恼,以至于难以入睡,无法正常工作,身体健康状况也不佳。

问题起于半年以前,他被提拔为部门主管。他是一位好强、工作认真的人,数年来一直渴望能得到提升,当他得到此机会时,在高兴的同时又有不安。他害怕自己工作不出色,在同事中没有威信,得不到上级的赏识,因此每天都拼命地工作。一段时间以后,他发现自己很疲劳,且无法集中注意力,经常发生不该发生的差错,这使他压力更大、精神更紧张了。他曾试图听音乐让自己放松一些,但仍无法集中注意力,也难以消除越来越明显的烦恼。他沮丧极了,不知道这种糟糕的状况何时才能结束。

请回答:
（1）根据案例介绍,请收集该来访者的临床资料并进行心理行为评定。
（2）该来访者的初步诊断是什么?请阐述其诊断标准和依据。
（3）请从认知行为疗法的角度谈谈基本的咨询方法。

第九章 心理干预

第九章数字资源

心理干预（psychological intervention）是临床心理学工作者运用心理学的理论和方法，对个体描述的心理状态或可观测的异常行为进行有目的、有计划的干预，使之朝预期目标发生积极改变的过程。心理干预的目的是改善个体异常的心理和行为，促进其建立健康的行为方式，使之具有良好的适应性。心理干预是一项连续性、多面性、系统性的活动。按照心理干预的内容和形式，可以将心理干预分为三个级别：一级干预是针对普通人群开展健康促进，促使其具有健康和积极的行为；二级干预是针对可能发生心理疾患的高危人群进行预防性干预；三级干预是针对各类心理障碍所做的心理治疗。其中的三级干预和二级干预涉及较多的心理干预技术。此外，心理干预还包括一些特殊的干预形式，如心理危机干预。本章主要介绍相当于三级干预的心理治疗、相当于二级干预的心理咨询和心理危机干预。

第一节 心理治疗概述

心理治疗（psychotherapy）是心理干预系统中最重要的组成部分。心理治疗经过了漫长的发展历程，已经成为现代医疗行业中不可缺少的技术。目前，心理治疗在临床医学和康复医学领域得到了广泛的应用。因此，医学生学习心理治疗理论与技术的相关内容对从事临床医学实践具有重要意义和深远影响。

一、心理治疗的定义

从词源上分析，心理治疗（psychotherapy）来源于希腊语，psyche 意为"灵魂、心灵或生命"，therapy 源于"therapeutikos"，有为人服务及医治的意思。因此，心理治疗也曾被称为精神治疗，含有医治他人心灵或灵魂的意思。心理治疗的主体是受过专业训练的心理治疗师，在心理治疗过程中需要运用心理学理论和技术，以达到帮助求助者在心理、行为及躯体功能上发生积极变化，促进其人格发展的目的。

由于心理治疗的理论和方法众多，其内涵也相当丰富。心理治疗研究学者沃尔勃格（L. R. Wolberger）认为，心理治疗是一种针对情绪问题的治疗方法，由经过专门训练的人员以慎重的态度与患者建立起一种业务性的联系，用以消除、矫正或缓解患者现有的症状，通过调整异常行为方式，促进人格的整合与发展。我国学者陈仲庚认为，心理治疗是治疗师与患者之间的一种合作行为，治疗师与患者之间是一种伙伴关系，治疗就是对患者人格和行为的改变过程。综上所述，心理治疗的定义是：心理治疗师应用心理学的理论和方法，通过与患者建立良好的治疗关系，帮助患者克服心理困难和心理障碍，达到调整认识、改善情绪、转变行为、健全人格和适应社会的目的的过程。

心理治疗的概念有以下五个要点：①治疗师是接受过心理学和医学训练的专业人员；②治疗对象是有心理困扰、心理障碍、心理疾病或某些躯体疾病的患者；③治疗需要运用科学的心理学理论和技术；④治疗过程是按一定的程序进行，并建立在良好治疗关系上的职业行为；⑤治疗目的是改善或消除患者的身心症状，恢复其心理、生理和社会功能。

二、心理治疗的标准

英国的艾森克（H. Eysenk）提出了心理治疗的六个标准：①这是一种在两人或多人之间的持续的人际关系；②其中的参与者之一具有特殊的经验并受过专门训练；③其中的另一个或多个参与者是由于对自己的情绪或人际适应感到不满意才加入这种关系；④所应用的方法实际上符合心理学的原则，包括解释、暗示及说明等；⑤治疗的程序是根据心理障碍的一般理论及某一患者的障碍的特殊起因而建立起来的；⑥治疗的目的就是改善患者的问题，他们也正是因为有问题才前来寻求帮助的。

三、心理治疗的发展

（一）心理治疗的发展历史

人们对心理异常的认识由来已久。2000多年前，祖国医学的著作中已有了关于心理异常现象的描述及治疗实践的记载。如《黄帝内经》中就指出患者如果出现"精神不进，志意不治，病乃不愈"，便要以"治神入手""治神为本"为治疗原则。此外，我国传统的养生之道提倡"养生先养性"也体现了我国先贤对心理与生命的关系的理解。祖国医学认为任何治疗应从"治神入手"，并以"治神为本"。元明之际朱子和、张振亨根据五行相克、情志相胜治则，发明了以情胜情的活套疗法，根据悲胜怒、怒胜思、思胜恐、恐胜喜、喜胜悲的原则，对具体患者分别施行不同的情景刺激，激发患者一定的情绪反应，治疗由于某一情志失常所导致的疾病。这些都包含有丰富的心理治疗成分。

西方医学家对心理异常的认识很早，始于公元前，以希波克拉底为代表的一些医学家尝试用理性的态度对异常心理进行研究和治疗，他们把心理异常现象粗略地分为狂病、郁病和昏迷三类，并提出了治疗的方法，如适当的兴奋刺激、素食或放血疗法。18世纪末，法国医生菲利普（P. Philippe）提倡人道地看待精神病患者。19世纪末，麦斯默（F. A. Mesmer）开始采用催眠技术治疗心理疾病。20世纪初，弗洛伊德创立了精神分析理论，他所著的《梦的解析》是第一个完整的心理治疗体系，精神分析对心理治疗理论和实践的发展产生了深远的影响。20世纪50年代末，行为主义治疗、人本主义治疗、认知疗法等流派相继涌现。1959年哈珀（R. A. Haper）认定了36种心理治疗的体系。到了1986年，卡拉瑟（T. B. Karasu）的报告中就出现了400多种心理治疗流派和技术。西方心理治疗从萌芽状态到逐渐发展起来不过100多年，作为一个学科并出台完善的职业规范，心理治疗只有几十年的历史。

在我国，现代心理治疗的应用始于20世纪中叶。1949年前，精神分析进入中国并引起关注。1949—1966年，我国的心理治疗主要受俄国神经精神病学模式的影响，根据巴甫洛夫理论产生的行为治疗被广泛使用。20世纪50年代，李心天等对神经衰弱进行心理治疗研究，形成了具有我国特色的"悟践疗法"。钟友彬创立的中国式心理分析即"认知领悟疗法"，也对心

理治疗方法进行了独立的探索，取得了一定的疗效。20 世纪 90 年代，杨德森、张亚林等在挖掘整理中国传统文化思想的基础上提出了"道家认知疗法"。随着中国经济的腾飞，专业心理治疗也迅速发展起来。90 年代后，中国临床心理学界的学者大力引进国外心理治疗技术，并结合我国特有的文化背景，积极发展本土心理治疗。

（二）心理治疗的发展趋势

近 30 年来，在心理治疗领域出现了多种理论观点和技术方法兼容的现象，更为积极和注重实效，心理治疗发展呈现心理治疗理论和技术整合化、治疗过程短程化、方法应用本土化和疗效评价客观化的发展趋势。例如，心理分析学派的治疗师运用行为学派的某些方法，而行为学派的治疗师们也在不断吸收其他学派的方法。1983 年美国临床心理学家正式成立了整合心理治疗学会（Society for the Exploration of Psychotherapy Integration，SEPI），整合与折中的心理治疗专业刊物也相继诞生，不少融入了东方理念的心理治疗方法和技术也开始盛行。

经过一个多世纪的发展，在一些经济比较发达的国家，心理学及心理治疗学科发展相对成熟，心理治疗与心理咨询的学历教育、专业资格认证和从业人员科学规范化管理体系较完善，机构设置较合理，专业化程度较高。与之相比，中国心理治疗的专业化、规范化和服务水平尚待提高。2013 年 5 月生效的《中华人民共和国精神卫生法》首次明确了心理治疗的法律地位："心理治疗活动应当在医疗机构内开展……心理治疗的技术规范由国务院卫生行政部门制定。"《中华人民共和国精神卫生法》的颁布实施标志着我国的心理治疗事业进入了一个规范发展的新阶段。

四、心理治疗的类型

心理治疗的种类繁多，很难概括全面，以下是按照几种常用的分类方法对心理治疗做出的分类。

（一）按治疗对象人数划分

按治疗对象人数不同可以将心理治疗分为个别心理治疗、夫妻治疗、家庭治疗和团体治疗。个别心理治疗是通过治疗师与患者的个别谈话或其他方法进行的治疗；夫妻治疗是通过治疗师与夫妻双方的谈话，以促进良好的夫妻关系为目标，解决婚姻问题的治疗；家庭治疗是治疗师协助家庭改变不良关系和病态情况，以执行健康的家庭功能，针对家庭实施的心理治疗；团体治疗是把数个或十几个问题相同或不同的成员编成小组，由治疗师分次向团体实施的治疗。

（二）根据患者意识状态划分

根据患者意识状态不同可以将心理治疗分为觉醒治疗和催眠治疗。觉醒治疗是指患者的神志处于清醒状态，根据治疗师表达的信息，患者能自觉地进行积极的思考，有意识地调整自己的情绪；催眠治疗是指治疗师通过催眠将患者导入意识恍惚的状态，患者可将在意识中已经忘却的心理创伤回忆起来，并且可以接受治疗师的言语指导。

（三）根据治疗理论模式划分

按照依据的心理治疗理论不同可以将心理治疗分为精神分析性心理治疗、认知心理治疗、行为治疗等。

虽然从理论观点上，心理治疗可通过如此划分加以区别，但在实际运用操作时，往往可视其需要而运用各种原理或可整合运用不同原理实施治疗。

五、心理治疗的基本原则

心理治疗是一项高尚、严肃而又专业、严谨的工作，从事此项工作的专业人员必须遵守以下几项原则，并在治疗工作中能够努力贯彻执行。其实，无论是从事心理治疗还是从事心理咨询工作，都应该遵循这些原则。

（一）保密原则

保密原则是心理治疗中最为重要的原则，它要求心理治疗师要尊重和尽可能地保护患者的隐私。需要明确地甚至反复地说明和解释，使患者确信心理治疗师是会替他保守秘密的。这既是建立和维持信任关系的前提，也是咨询和治疗活动顺利开展的基础。因为只有为患者保密，才能使他们感到心理上的安全，愿意敞开心扉，打消心中顾虑。

保密性原则涉及的内容很多。例如，除特许的本部门的专业人员及有关司法部门人员外，不得将在咨询场合下取得的对方的隐私随意泄露给任何人或机关组织；在发表有关文章时，如果必须使用特定患者的有关个人资料，一定要对患者的一般情况做必要的技术性处理，充分保护患者的隐私，使其不被他人对号入座。但是，保密原则并不是无限度、无条件的。这需要心理治疗师有敏锐的觉察力和智慧的判断力。有以下两种情况的患者可以突破保密的原则：一是有明显自杀意图者。发现有自杀意图者时应与有关人士联系，尽可能加以挽救。二是存在伤害性人格障碍或精神病患者。为免于别人受到伤害，也应做好一些预防工作。

（二）助人自助原则

心理治疗师帮助患者的根本目标是促进患者成长，自强自立，使之能够自己面对和处理个人生活中的各种问题。心理治疗师应该相信患者不仅仅有获得心理健康的愿望，而且本身都具有恢复健康的能力。因此，心理治疗师在咨询过程中应更多地启发、调动患者自身的积极性、创造性，激发患者主动投入心理自助的过程，而不是将患者看作一个被动的服务对象。

在实际工作中，许多患者是迫于他人的要求前来接受治疗的。对此，心理治疗师不能以患者缺乏求助意愿而简单拒绝。应该看到，患者的主观意愿虽然不是特别充分，但毕竟是自己来到咨询室的，简单地拒绝他的求助，也违背了他的意愿。当然，面对这类患者，心理治疗师要用更多的精力来打破他的自我封闭和被动、抵制的心态，启发他的求助动机。

（三）价值观中立原则

价值观中立原则要求心理治疗师尽量不干预患者的价值观。具体来说，这是指在心理治疗和咨询过程中，心理治疗师要尊重患者的价值观，不要轻易地以自己的价值准则对患者的行为进行武断、任意的价值判断，并且迫使患者接受自己的观点和态度。当患者的价值观与自己或社会的价值观相冲突的时候，心理治疗师应以一种非评判性的理解、接纳和尊重的态度对待患者，在此基础上，进行分析、比较，引导患者自己去判断是与否，最终做出自己的选择。

（四）综合性原则

人类心理困扰的形成是多因素作用的结果，帮助人摆脱痛苦需要多元的思考和多方面措施的干预。心理治疗的综合性原则有以下多重含义。

1. 心身的综合 人的心理和生理是相互作用、互为因果的。心理问题往往会伴有许多躯体化表现，而生理状况又经常是导致心理问题出现的原因。因此，心理治疗师要在治疗过程中对患者身心之间的关系状况和相互影响保持高度的敏感性。心理治疗师分析患者心理问题时不能忽略生理学因素，要用生理心理综合的思维来看待和分析问题。如果患者的心理苦恼主要是生理学原因引起的，则应该建议他求助生物医学的帮助，而不是心理学帮助。

2. 原因的综合 每个人都是生理、心理和社会的综合体，引起患者心理问题的原因也应该是这三个因素交互作用的结果。因此，心理治疗师对患者的分析、评估、干预也都应该从这三个角度出发。而且，影响患者心理问题的因素就像一个立方体结构：既有横向诸因素的作用即共时态原因，又有纵向诸因素的作用即历时态原因，并且这两者是互相交叠在一起的。这就要求心理治疗师能透过现象看本质，透过表面原因看到深层原因。例如，患者目前的情绪障碍常常涉及人际交往方面的困难，而目前人际交往方面的问题往往又是患者原生家庭不良互动模式的重现。

3. 方法的综合 在治疗过程中，心理治疗师综合地运用各种方法通常比单用一种方法更有效。当然，心理治疗师要针对特定的患者，将这些方法有机地结合起来，以发挥它们的最大效能。综合的方法往往针对人心理的各个方面和不同层面的心理需求，例如，面对一个创伤后应激障碍的患者，可以在采取支持疗法的基础上，运用叙事疗法和焦点解决的治疗技术；对于某些处于较严重抑郁状态的患者而言，适当地配合使用抗抑郁药可以有效地控制症状。

（五）灵活性原则

灵活性原则要求心理治疗师在不违反其他原则的前提下，视具体情况，灵活地运用各种理论、方法，采用灵活的步骤，以便取得最佳的效果。

1. 不同的问题应选择不同的方法 根据患者所求助问题的性质和程度，考虑使用不同的治疗方法。例如，系统脱敏疗法比患者中心疗法也许更适用于治疗恐惧症；治疗神经症可能首选的疗法是精神分析性心理治疗；如果心理问题是源于一次创伤性事件，则心理剧的实施可能会更加快速有效。

2. 不同的阶段可实施不同的方法 患者在治疗过程中的不同阶段，其心理问题的主要矛盾不同，故应考虑采用不同的方法。例如，在治疗初期，针对患者情绪不稳、心理混乱的心理状态，心理治疗师工作的重心在于支持；患者情绪稳定后，可开始用分析疗法，探讨心理症状，予以指点；接着，便可以采取认知行为疗法，帮助患者改善行为方式。

3. 不同的对象采用不同的方法 根据患者的年龄、性别、人格、文化背景等选择最适宜的方法。例如，对人格特征内向者，语气要温和、充满同情和关切；对具有强迫症状者，应适时地将焦点从讨论症状逐渐转移到分析症状背后的原因上；对依赖性过强者，应让对方多发表看法，激发他的自主性。总之，要充分考虑到每个治疗对象的特殊性。

六、心理治疗职业的基本要求

心理治疗工作专业性强，对心理治疗师的职业行为在伦理道德等方面有着严格的要求。心理治疗师的知识结构、工作经验和个人素质对心理治疗的疗效具有关键作用。《中华人民共和国精神卫生法》中对心理治疗职业的基本要求如下。

（一）具备心理治疗的执业资格

心理治疗师必须获取国家医疗卫生机构颁发的职业上岗资格，通过国家心理治疗的专业资格认证，具有相应的执业资格才能上岗从事专业的心理治疗工作。

（二）具备专业知识和专业技能

心理治疗师需要具有心理学、教育学和医学专业知识。基本的理论知识包括普通心理学、发展心理学、社会心理学、变态心理学、心理诊断学、心理测量学、咨询心理学、心理治疗学、职业道德、职业守则和相关法律等。心理治疗工作者还需要掌握心理测验、心理诊断、心理治疗相关技能，并要求有专业实践训练课程、临床实习和一定的工作经验积累。

（三）遵守职业伦理基本要求

心理治疗师需要具备合格、过硬的治疗技能，完善自己的人格特征和专业素养，同时要培养伦理判断能力，恪守职业伦理，并应做到不在超出能力范围的领域工作，尊重患者的自主权，公正对待所有的患者，保证在治疗过程中患者免受伤害，诚实地向患者做出承诺，避免与患者建立双重或多重关系。

七、心理治疗的基本结构

一棵大树既要有能充实大树的树叶，也需要有能够支撑整棵大树的枝干。如果把心理治疗比作一棵大树，那么具体的治疗技术则是让整个治疗变得丰富并且有意义的树叶；而心理治疗的基本结构则是支撑这棵心理治疗之树的枝干，包括心理治疗的基本设置和心理治疗的基本阶段。

（一）心理治疗的基本设置

心理治疗的设置主要是指对治疗的时间、场所、收费及预约事宜的设定和安排。设置对于心理治疗结构的稳定性很重要，职业的心理治疗师都非常注重遵守设置，因为是否突破设置在心理治疗中具有十分重要的心理动力学意义。

1. 时间设置

（1）时间设置的内容：时间设置主要包括心理治疗的时长、周期、频率三方面内容，治疗师在治疗开始的时候就应明确向患者说明时间设置的问题，这可以保证治疗的稳定性。同时，在时间设置明确的情况下，无论治疗师还是患者如果突破了设置都是值得深入讨论的。

1）时长：心理治疗的时长指的是每次治疗时间的长短。一般来说，个体治疗的时间每次50~60 min，团体治疗或家庭治疗的时间则为90~120 min。治疗中，治疗师不能随意地延长或缩短每次治疗的时间，对于患者的迟到或要求提前结束治疗，治疗师也应十分警惕，并对此现象进行讨论。精神分析性心理治疗非常重视时长的设置，无论患者因何原因迟到，都将按照原定的时间结束治疗，然后在恰当的时候对由此引起的相关问题进行深入探讨。

2）周期：心理治疗的周期与医学中所说的疗程很相似，是指整个心理治疗过程持续的时间长度，通常用治疗次数表示。治疗周期的长短因患者心理困难程度、所用治疗方法及治疗目标不同而有所差异。很显然，患者的症状越重，所需的治疗时间越长。当然，虽然有些患者症状很重，但若目前的治疗目标只是指向某一具体症状，那么治疗的周期也不会太长。此外，精神分析性心理治疗周期较长，可达几百次；而认知、行为等治疗一般疗程较短，20次左右即可。在治疗开始的时候，治疗师就应该和患者讨论周期的问题，精神分析性心理治疗一般不提前设定结束的时间，而是随着治疗的进展由治疗师和患者共同决定，其他取向的治疗则可以在治疗开始的阶段就设定治疗的周期。

3)频率:心理治疗的频率通常根据患者的心理障碍的严重程度而定,并没有标准化的规定。有经验的治疗师可根据患者的精神状态、心理发展水平、年龄、采用的治疗方法来确定。一般情况下,心理问题处于神经症范畴的患者一周1~2次的治疗即可;心理问题处于边缘水平或精神病水平的患者的治疗频率通常多于一周1次。不同的治疗流派对治疗频率的设定也有所不同。精神分析性心理治疗的频率一般较高,最多可达到一周4~5次,即使较健康的人群也可接受一周2~3次的心理分析。

(2)时间设置的心理学意义

1)寻求心理治疗的人常常缺乏安全感,在一个可以预知的规定的时间里进行治疗工作,有助于患者建立外部世界是可以预测的和可以理解的认知概念。

2)设定治疗时间和频率将使患者体验到分离的感觉,因而每一次结束治疗时患者都可能产生诸如愤怒、失落之类的负性情绪,这对理解患者的问题是很有意义的。

3)治疗的间隔给患者留出了整合新领悟、新认知的时间。患者可以利用这些时间在现实生活中用实践检验这些新的认知。

4)时间的设定有助于发现患者及治疗师的内在问题。因为治疗师和患者都可能试图突破设置,这往往是他们内心冲突的外在表现。当治疗师意识到突破设置的问题时,就能更好地理解自己或患者的内心变化。

2. 场所设置 心理治疗的场所设置包括治疗地点的选择和治疗环境的布置两方面。心理治疗必须在专门的治疗室内进行,不能随意地更改治疗地点。治疗师和患者是一种专业的治疗关系,这种关系只有在治疗室内发生联结才是符合治疗逻辑的。所以当治疗师或患者有更改治疗地点的想法时,其背后必然隐藏着很深的心理意义,需要治疗师认真思考。

治疗室中的物品配置通常包括两个沙发、一个茶几、几把备用的椅子及一个钟表,有的治疗室会在墙上悬挂一幅大小合适的壁画,经典的精神分析性心理治疗室还有一张长沙发。通常,两个沙发90°角摆放,距离约1 m,沙发中间隔着一个茶几,茶几上可以摆放一些花草。这样的布置可以避免由于对视给患者造成紧张、焦虑的情绪,又有利于治疗师清楚地观察患者的神态、姿势、动作等非言语信息。另外,两张沙发都应摆放在看得见门的位置,避免治疗师和患者中任何一个人坐在背对门的位置。钟表则悬挂在双方都能看得见的对面的墙上即可。总的来说,治疗室要选择在光线柔和、安静舒适的地方,整体环境要整洁温馨、色调优雅,并具有适度的唤醒水平,使患者感到安全、舒适、放松。

3. 收费设置 从心理学意义上来讲,治疗师和患者的关系是一种付费的职业关系。收费设置增强了治疗师和患者的界限感,说明他们不是一般的人际关系,只是单纯的工作关系。另外,收费意味着治疗师有责任帮助前来寻求治疗的患者,但这种责任既不是友谊又不同于日常生活中的人际关系。而对患者而言,缴费的意思就是解决问题并不全是治疗师的责任,他们也有改变和成长的责任。此外,收费设置还是治疗师和患者的自我价值的体现,涉及自我评价、依赖、自主、控制、内疚、亲密关系等问题。国外治疗费用的设定通常由治疗师的价值决定,治疗师一般应事先定出固定的费用。目前我国医疗卫生服务机构的心理治疗收费是按国家统一标准制定的。

(二)心理治疗的基本阶段

在心理治疗中,治疗师的许多工作都是相互联系并有可能贯穿始终的。在不同的阶段,治疗师工作的侧重点不同。据此,心理治疗的过程大致分为初始、中期、结束三个阶段。

1. 心理治疗的初始阶段 在心理治疗的初始阶段,治疗师工作的重点是与患者建立彼此信任的关系,了解患者的心理状态,帮助患者明确他们的求助目的,帮助他们树立信心。同时,全面了解患者目前的生活状态、成长经历,以及当前问题发生、发展、变化的过程,评估

患者的人格、智力、行为、情感状况。在此基础上，治疗师应该形成关于患者问题的假设，并开始核实这些假设，判断心理障碍的程度。

2. 心理治疗的中期阶段　在此治疗阶段，治疗师一方面继续确认自己的假设，另一方面根据自己对患者问题做出的诊断确定治疗策略。在患者进一步诉说自己的苦恼或人生故事时，治疗师应抓住时机，开始有针对性的治疗。治疗过程中，治疗师还将不断地发现新问题，提出新的假设并进行验证，还要随时修改治疗策略。治疗师在制订治疗策略时应以一种心理治疗理论为指导，结合运用其他理论方法辅助治疗。患者则通过领悟、模仿、学习，逐渐改变认知，学会新的健康行为方式。此阶段可以采用支持性心理治疗、分析性心理治疗、重建性心理治疗等方法。

3. 心理治疗的结束阶段　当患者有勇气、有能力去面对和解决他的问题的时候，就到了治疗的结束阶段。治疗师在结束阶段的主要工作是疗效评估、终止治疗。在结束阶段，疗效评估的主要目的是确证患者目前的心理状态，以确定合适的结束时间。可以从患者症状缓解的程度、对自身重要问题认知的变化等方面来评估疗效。

此外，在长时间的治疗过程中，患者与治疗师建立起了一种专业的亲密关系，因而结束治疗对患者而言是一次重大的分离体验。治疗师应该对结束和分离的问题进行一定的处理。治疗师一方面要处理分离给患者造成的不良反应；另一方面，治疗师要认可患者在治疗中的成长，并和他讨论未来的生活目标，以使他有信心独自面对今后的生活。同时，治疗师还应该注意到，自己在面对结束时内心所发生的细微变化，随时保持自我觉察。通常，治疗师会提前告诉患者治疗结束的时间，然后逐渐降低治疗频率，如一周2次的治疗先减为一周1次，再逐步减为两周1次、一个月1次，直到完全结束。

八、心理治疗的基本技术

在心理治疗中，治疗师的一言一行、一举一动既可能有目的地帮助患者打开一扇开启幸福生活之门，也可能在无意当中关上了一扇促使患者改善的窗。高明的治疗师就像一个神奇的艺术家，在言谈举止之间就不动声色地打开了治疗的大门。然而，要达到这样的境界并非易事，治疗师需要具备深厚的技术功底和丰富的实践经验，而心理治疗的基本技术恰是这一切的基石。具体来说，心理治疗技术是指为了实现心理治疗目标而使用的具体方法和程序。以下将介绍几种基本的治疗技术。

（一）倾听技术

倾听是指咨询师借助言语或非言语的方法和手段，使患者能详细叙述其所遇到的问题，充分反映其所体验的情感，完全表达其所持有的观念，以便咨询师对其有充分的、全面的了解和准确把握的过程。倾听是心理治疗的第一步，它不仅是了解情况的必要途径，也是建立良好的治疗关系和为患者提供帮助的手段。倾听并非仅仅是用耳朵听，更重要的是要用心去听，去设身处地地感受患者的体验。倾听不但要听懂患者通过言语、行为所表达出来的东西，还要听出患者在交谈中所省略的和没有表达出来的，甚至患者本人都没有意识到的心理倾向。倾听不单是听，还要注意思考和感悟患者所讲述的事实、体验的情感和持有的观念等。

（二）提问技术

提问是一件比较复杂的事，问题提得是否妥当，关系甚大。通常提问方式有两种，一种是开放式提问，另一种是封闭式提问。开放式提问（open question）通常不能简单作答，而是

需要做出解释、说明或补充材料。开放式问题常以"什么""怎样""为什么""能不能""愿不愿告诉我"等形式发问。开放式提问应以良好治疗关系为基础，否则可能使患者产生一种被询问、被窥探、被剖析的感觉而产生抵抗。其目的在于了解和掌握患者问题有关的具体事实、情绪反应、看法和推理过程等。封闭性提问（closed question）是事先对患者的情况有一种固定的假设，而期望得到印证这种假设正确与否的回答。封闭性提问通常以"是不是""要不要""有没有""对不对"等形式发问，而来访者多以"是""否"或其他简短的语句作答。其目的在于澄清事实、缩小讨论范围或集中探讨某些特定问题。另外，提问要注意问句的方式和语气语调，要循序进行。

（三）鼓励技术

鼓励（encouragement）是指治疗师通过言语或非言语等方式对患者进行鼓励，促使其进行自我探索和改变的技术。其作用是表达治疗师对患者的接纳，对患者所叙述的事情感兴趣，希望按此内容继续谈下去。所用的技巧就是直接地重复患者的话或说出一些肯定、赞许的话，如"嗯""好，讲下去""还有吗"，或通过点头微笑强化患者叙述的内容。鼓励的目的在于：①鼓励或培养患者表达；②营造促进沟通、建立关系、解决问题等氛围；③支持患者去面对并超越心理上的挣扎；④建立信任的沟通关系。

治疗师选择性关注患者所述内容的某一点、某一方面可引导患者朝着某一方向进一步深入探索，这是鼓励的另一个功能。

（四）内容反应技术

内容反应，又称释义（paraphrase）或说明，是指治疗师把患者的言语与非言语的思想内容加以概括、综合与整理后，再用自己的言语反馈给患者。治疗师选择患者所表达的实质性内容，用自己的语言将其表达出来，最好是引用患者言谈中最有代表性的、最敏感的、最重要的词语。例如，患者："我感觉鼻子不通畅，喘不过气来，到处检查，医生说鼻中隔偏曲，问题不大，但我确实很难受，也很苦恼。"治疗师："你感觉喘不过气来，很难受，但医生检查说没多大问题，是这样吗？"内容反应使患者有机会再次来剖析自己的困扰，重新组合那些零散的事件和关系，深化谈话的内容。

（五）情感反应技术

情感反应是治疗师把患者言语与非言语行为中包含的情绪、情感加以概括、综合与整理后，再用自己的言语反馈给患者，以达到加强对患者的情绪、情感的理解，促进沟通。它与内容反应很接近，不同的是内容反应着重于患者言谈内容的反馈，而情感反应则着重于患者的情绪反馈。例如，患者："我感觉鼻子不通畅，喘不过气来，到处检查，医生说鼻中隔偏曲，问题不大，但我确实很难受，也很苦恼。"治疗师："医生检查说没多大问题，你很苦恼，也很茫然，是这样吗？"它的作用是澄清事件背后隐藏的情绪，推动对感受及相关内容的讨论。要想捕捉到患者的情感并做出准确的反应，关键在于治疗师要真正进入患者的内心世界，与他的情感产生共鸣。

（六）面质技术

面质（confrontation）是治疗师运用言语描述在患者的感受、想法和行为中存在的明显差异、矛盾冲突和含糊的信息，并当面提出质疑。常见的矛盾有患者的言行不一、理想与现实不一致、前后言语不一致及治疗师与患者意见不一致等。面质的目的在于：①协助患者对自己的感受、信念、行为及所处情境进行深入了解；②激励患者消除有意或无意的防御、掩饰心理，面对自己、面对现实并进行富有建设性的活动；③促进患者实现言语与行为、理想自我与现实自我的统一；④使患者明了自己潜在的能力、优势并善加利用。虽然面质是一种必要的治疗技术，但因其具有一定的危险性，因此使用时务必谨慎、适当。

（七）解释技术

解释（interpretation）即依据一种或几种理论、某些方面的科学知识或个人经验对患者的问题、困扰、疑虑做出说明，从而使患者从一个新的、更全面的角度来审视自己和自己的问题，并借助新的观念和思想加深对自身的行为、思想和情感的了解，产生领悟，促进改变。解释是从治疗师自己的参考体系出发，同时主要针对的是患者隐含的信息，即患者没有直接讲出或没有意识到的那部分内容。主要包括问题及其性质、问题的主要原因及演变过程、咨询的过程及原则等。

第二节 心理咨询

一、心理咨询概述

随着社会变革、人际竞争及生活节奏的加快，人们的心理与行为出现了许多问题，社会适应不良、情绪困扰和心身疾病也严重地影响了人们的正常生活和健康心态，心理咨询可以在这些方面开展工作。心理咨询最初是社会心理学的一个概念，是指两个主体之间相互产生影响的过程。当前，越来越多的人希望获得心理咨询师的帮助，心理咨询已经成为应用心理学的一个重要实践领域。

（一）心理咨询的概念

心理咨询（psychological counseling）又称心理辅导或心理咨商，是通过对话对来访者给予心理上指导和帮助的过程。通过心理咨询，心理学家可以从专业角度为来访者解决心理困惑提供帮助。来访者通过接受心理咨询可以改善人际关系、提高适应环境和应对环境变化的能力，促进身心健康发展。

美国著名心理学家罗杰斯（C. Rogers）在20世纪40年代就为心理咨询下过定义。他提出，心理咨询是一个过程，在此过程中咨询师能给予来访者一种安全感，使其可以从容地开放自己，甚至可以正视自己过去曾经被否认的经验，然后将这些经验与已经转变了的自己整合。

陈仲庚认为，心理咨询就是帮助人们去探索和研究问题，使他们能决定自己应做些什么。心理咨询应明确三个问题：①待解决问题的性质；②咨询师的技术；③所要达到的目标。

《心理学大词典》将心理咨询定义为：对心理失常的人，通过心理商谈的程序和方法，使其对自己与环境有一个正确的认识，以改变其态度与行为，并对社会生活有良好的适应。心理失常有轻度的，有重度的；有属于机能性的，有属于机体性的。心理咨询以轻度的、属于机能性的心理失常为其范围。心理咨询的目的就是要纠正心理上的不平衡，使个人对自己与环境重新有一个清楚的认识，改变态度和行为，以达到对社会生活有良好的适应。

总之，尽管过去的学者对心理咨询给予了不完全一致的定义，但是在国内外心理学家的努力下，心理咨询的定义基本上趋于全面和完善。在此，对心理咨询定义如下：心理咨询是心理咨询师通过对话帮助来访者解决各类心理问题的过程。

（二）心理咨询的对象及领域

1. 心理咨询的对象　心理咨询的主要对象是健康人群或存在心理问题的人群，他们既不是心理治疗的主要对象，也不属于心理极健康人群。当健康人群面对升学、就业、恋爱、婚姻、社会适应等方面的问题时，都想做出比较理想的选择，以便顺利度过人生的各个阶段，获得自身能力的发挥及良好的生活质量，此时，需要心理咨询师从心理学的角度，为他们提供发展咨询，给予相应的帮助。上述问题往往会使一部分人的生活、工作受到影响，他们会为此产生心理困惑或冲突而无法自行排解，心理问题也就出现了，这时就需要心理咨询师较为系统地为其进行分析和疏导，去缓解来访者的情绪困扰和内心冲突。但是，一般的心理问题与心理障碍、心理疾病之间没有不可逾越的鸿沟，它是一个由量变到质变的发展过程，所以，心理咨询师想要明确地界定求助人群是不容易的。心理咨询的对象应该符合以下几个方面的条件。

（1）智力水平正常：来访者的智力应该在正常范围之内，以便他们能够自己叙述求助的问题及其相关的情况，能够理解咨询师的意思，具有一定的理解领悟能力等。否则，咨询将无法正常进行。

（2）咨询的内容合适：一些心因性问题，尤其与心理社会因素有关的适应不良、情绪调节问题和教育与发展问题等更适合进行心理咨询。但是，并非所有与心理有关的问题都能通过心理咨询得到解决，如严重的神经症患者和发作期的精神疾病患者，咨询师难以与这类来访者建立有效互动的咨询关系，因此不适宜对这类来访者的问题进行心理咨询。

（3）人格基本健全：来访者应该没有严重的人格障碍，因为人格障碍会阻碍咨询关系的建立，还会影响咨询的正常进行。

（4）动机合理：来访者应具有一定强度的咨询动机，如果来访者缺乏咨询动机，心理咨询师就难以与其建立良好的咨询关系。如果发现来访者动机不正确，首先应调整其动机。一般来说，咨询动机越强烈，来访者与咨询师的关系越容易建立，咨询效果就越好。

（5）具有基本的交流能力：来访者应该能够清楚、简洁地表达自己求助的问题，能够理解咨询师所表达内容的含义，并能配合咨询师采取行动。

（6）对心理咨询要有一定的接受和信任度：来访者对心理咨询、咨询师本人及咨询师所采用的理论方法要有一定的信任度。他们要相信心理咨询的有效性、咨询师所具有的工作水平、采用的理论方法的先进性和实用性，这样才能取得良好的咨询效果。否则，咨询就不会产生明显效果。

2. 心理咨询的领域　心理咨询涉及的领域很广。在国外，心理咨询已发展成为一门学科，即咨询心理学（counseling psychology）。凡在学习、工作、家庭等社会生活各方面，以及疾病治疗、预防、康复等健康领域出现的心理问题，都属于心理咨询的范围。西方心理咨询的范围主要有以下几个方面。

（1）学校咨询：大、中、小学的学校一般都设有专职的心理学工作者，以解决师生的心理问题。如新生不适应学校的新环境，学生遇到学习或适应方面的困难，报考学校或选择专业的疑惑，师生关系和同学关系方面的困难，怎样提高学习效率，以及儿童不良行为矫正等问题。

（2）职业咨询：雇佣者对雇用人员都有包括心理素质条件在内的各种要求，且不同行业录用条件不同。择业者则希望知道如何选择适合自己的理想职业，以及应具备何种心理学条件、专业知识、身体素质和仪表能够得到理想职业。

（3）婚姻和性问题的咨询：在西方国家中离婚率较高，接近结婚率的一半，性功能障碍的比例也较大。因此，要求保持婚姻稳定和婚前及婚后保持性生活和谐的咨询逐渐增多。

心理咨询和心理治疗及心理健康教育活动的开展之间存在着密切的联系。心理咨询的对象范围较广，基本上都在正常人的范畴。他们可以是在自我成长和发展中有心理困扰的人；也可以是同时伴有不良心理状态，能意识到自己存在问题，能表达问题的内容、过程和自我体验并具有寻求专业人员帮助的愿望，主动寻找心理咨询师要求心理咨询的人。这些人均可以被接纳进行心理咨询。

（三）心理咨询与心理治疗的区别

心理咨询体现着提供帮助的人际关系。咨询过程是建立在咨询师与来访者良好的人际关系基础之上的。经过专业训练的咨询师利用其专业技能及所创造的良好咨询气氛，去帮助来访者以更有效的方式对待自己、对待他人及生活中的难题。心理咨询与心理治疗是两个相似的专业领域，它们之间既有联系又有区别。心理咨询与心理治疗联系在于：它们有着相同的理论、方法和技术背景，遵循的原则和理念也十分相似，人才培养和训练的方式也相似。《中华人民共和国精神卫生法》生效之后，认识两者的区别显得尤为重要。它们之间的区别主要体现在以下几个方面。

1. 服务对象不同 心理咨询的对象主要是正常人，因而在处理相互关系上不存在医患关系的特殊性，容易让人接受；而心理治疗的对象主要是严重心理障碍和心理疾病的患者。

2. 工作情境不同 心理咨询的工作地点一般设立在社区、学校、工厂、企业的心理咨询机构中；而心理治疗往往是在医疗情境中工作。目前在国内，许多综合医院和精神专科医院"心理咨询门诊"的工作对象和模式更接近于精神医学和心理治疗，这与我国心理咨询业的发展现状有关。

3. 工作模式不同 在心理咨询工作中，发展性指导是其主要的工作模式，注重的是来访者在现实生活中的适应和发展方面的问题，强调教育和心理支持；心理治疗则采取矫正病态的模式。

4. 解决问题的性质不同 心理咨询主要解决的是正常人在适应和发展方面的问题，如人际关系、学业、职业、婚姻、家庭等方面的问题；心理治疗主要解决的是神经症、心身疾病、人格障碍、性心理变态及处在缓解期的某些精神疾病患者的病理心理和病态行为。

5. 时间长短不同 心理咨询所需时间比心理治疗需要的时间少，从一次到若干次不等，而心理治疗费时较长，从数周到数年不等。

（四）心理咨询师的基本素质

心理咨询是一项技术含量很高而又十分艰难曲折的工作。心理咨询师面对的主要是有心理问题或心理障碍而需要帮助的人。他们来自社会各个阶层，有着不同的职业、教育背景、社会经历、性格特点和人生观，所求助的问题的性质千差万别、程度也轻重不等。因此，作为一名心理咨询师应该具备较高的素质。

1. 心理咨询师应掌握的知识和技能 心理咨询师应掌握普通心理学、发展心理学、社会心理学、咨询心理学、健康心理学与异常心理学知识，掌握心理测量学、心理咨询职业伦理及相关法律等方面的基本理论知识；同时还应在接受正规培训后掌握心理测验、心理评估和心理咨询的相关实际操作技能。心理咨询师也应该掌握与心理咨询相关学科的知识，如医学、心理学和教育学的基础知识。

2. 心理咨询师应具备的工作精神 心理咨询师在处理来访者的问题时，应该充满信心，让来访者产生充分的信任感，给其以安全感；心理咨询师要以来访者的利益为重，与人为善，全心全意地为来访者服务；心理咨询师要有积极的人生态度，有求实的作风和进取的精神。

3. 心理咨询师要具备较强的言语表达能力 心理咨询的主要工作手段是对话，言语表达能力和理解能力十分重要。心理咨询师应该认真倾听来访者的言语，设身处地地理解其内心活动，准确表达自己的分析和解释，用简洁的语句给他们以指导，不使其产生误解；以恰如其分

的表达给来访者的内心活动和行为改变施加强大的正面影响。

4. 心理咨询师应具备敏锐的观察能力　心理咨询师在心理咨询中不仅要注意言语信息，而且要仔细观察来访者的举止、仪表、服饰、手势、语调、语气、面部表情和身体动作，收集非言语信息。非言语信息往往对准确的心理学评估具有重要的参考价值。

二、心理咨询的过程

心理咨询工作主要以会谈的方式进行，因此，心理咨询的过程基本包括了以下几个阶段。

（一）初始阶段——建立关系与收集资料

这是心理咨询的第一阶段，也是准备阶段，是咨询师和来访者建立良好关系的开端。咨询师开始收集来访者的基本资料，要对来访者的表情、姿势、神态、举止、动作等非言语信息给予关注，更重要的是关注他们的心理状态，如情绪、思维、语言。此阶段主要包括填写记录首页和专心倾听。

1. 填写记录首页　心理咨询记录的首页有固定的项目，由咨询师和来访者分别填写。这些项目不仅包括姓名、性别、年龄、文化程度、职业等，还包括学历、生活经历、重大生活事件（尤其是遭受的挫折）、工作条件、人际关系、家庭状况（包含人口组成、经济状况、亲属关系）、健康状况、要咨询的问题、人格、情绪、思维及心理测验等多项内容。通过这些项目可以对来访者有一个初步概括的了解。

2. 专心倾听　咨询师应十分认真地倾听来访者的言语表达，包括语音、语调和用词等，并能应用咨询技巧鼓励来访者倾诉与内心痛苦有关的内容。咨询师对来访者应表示出充分的尊重和信任，引导来访者的参与意识，使他们与咨询师之间产生互动，尝试开放自己。

（二）评估阶段——探寻问题症结

这是心理咨询的第二阶段。此阶段主要是探讨来访者的反应方式，即在第一阶段倾听的基础上探讨他们的反应方式。咨询师要让来访者敞开心扉表达自己，倾诉自己的问题，并能启发他们进行反思，帮助来访者认识自己。咨询师要让来访者认识自己与客观环境的关系（包括矛盾和困扰），认识事物之间的联系及特点，认识自己行为所产生的后果。咨询师可以为来访者做心理测量，利用自己的专业知识综合分析后，对来访者的问题做出准确的心理学评估，这样就可以顺利进入第三阶段。

（三）转变阶段——实施咨询方案

明确来访者的问题症结后，咨询师要为来访者制订一个切实可行、具体的咨询方案。在此过程中，咨询师要有针对性地对来访者进行心理上的启发和行为引导，帮助来访者处理心理问题，解除其心理压力。咨询师要努力改变来访者的认知结构，使来访者确立对人、对己和对事的正确观点及态度，重新建立良好的人际关系和行为习惯，真正达到与环境的协调统一。

（四）结束阶段——评估咨询效果

这个阶段的重点是对来访者的行为改善效果进行评估，并且安排咨询工作结束的进程。咨询工作是系统性的过程，当咨询达到预期的效果时就应该考虑结束的问题。所以，对来访者的咨询效果的评估应该及时进行。当双方一致认为应该结束时，咨询师就应该对结束做出安排。结束阶段要解决的问题包括处理分离和巩固咨询效果，促进来访者心理的持续成长。

三、心理咨询的任务和形式

（一）心理咨询的任务

心理咨询可以为人们提供全新的人生经验和体验。对于健康人而言，心理咨询为其提供的全新环境可以帮助他们认识自己与社会，处理各种关系，使其更好地发挥他们的潜力；对于有心理问题的人而言，可以通过心理咨询为其改变与外界不相融的思维、情感和行为方式，建立与外界环境相适应的积极行为方式。有效的心理咨询可以帮助来访者达到以下几个方面的目标：①面对现实问题；②认识自我内部的冲突；③建立新的人际关系；④增加心理自由度；⑤建立新的有效行为模式。

（二）心理咨询的形式

根据心理咨询的内容不同，可以将其分为发展性咨询和障碍性咨询；根据咨询的人数规模不同，可以将其分为个体咨询和团体咨询；根据心理咨询采用的方式不同，可以将其分为门诊咨询、信函咨询、专栏咨询、网络咨询和电话咨询。下面介绍几种常见的心理咨询形式。

1. 门诊咨询　这是临床心理咨询的主要方式。心理咨询门诊一般有两种：一种是设在专科医院，如精神病院的心理咨询门诊，解决康复或出院的精神病患者和患者家属的心理问题；另一种是设在综合性医院的心理咨询门诊，由心理治疗师、心理咨询师、医生、社会工作者等独立或联合咨询，主要解决来访者的心理健康、心身疾病、心理障碍等多方面的问题。门诊咨询形式可以让咨询师和来访者一对一直接见面，咨询师可以对来访者的情况进行全面、深入了解，不仅能够收集到言语信息，而且能够随时观察来访者的非言语信息，及时地发现问题并进行解释疏导。门诊咨询是心理咨询中最主要而且最有效的方法。

2. 网络咨询和电话咨询　通过网络通信和电话通话的交流方式对来访者的心理问题进行解答、解释、支持、鼓励和提供建议，对于缓解应激反应和干预心理危机能产生及时、明显的效果。这种咨询形式适合于受躯体状况、地理环境限制不能直接寻求心理咨询师帮助的来访者，或者由于个人风格、生活习惯不愿意面对心理咨询师的来访者。其优点是方便快捷，缺点是难以确定来访者的身份和提供信息的真实性。

3. 信函咨询和专栏咨询　心理咨询机构通过信件或在报纸杂志上开设的专栏对来访者所提出的问题请专家给予答复。这种方法不受时间场所的限制，对普及心理健康知识有着重要的积极意义。但是，因信件中所含的信息量比较少，往返交流的周期也较长，信函咨询的针对性和时效性稍差。在专栏咨询中，科普文章难以有针对性地解答每个人的特殊问题，在实践中受到一定的限制。

4. 团体心理咨询　咨询师把具有同类问题的来访者分成若干小组或较大的团体，对他们进行有关问题的咨询。这种方法较个别咨询节省时间和精力，而且效率较高。团体咨询中的氛围和相互交流能产生积极的互动效应，促进每个成员的心理调适。由于某些成员不愿在公众场合暴露自己深层次的想法，加上他们的心理问题又有其特殊的方面，所以团体心理咨询会有一定的局限性。团体心理咨询的应用有其专门的适应范围，咨询师必须恰如其分地运用。

四、心理咨询的技术和方法

心理咨询主要是咨询师与来访者之间以面谈的形式进行，他们之间存在着复杂的人际沟通

过程，因此应该在沟通上讲究一定技术和方法，否则，咨询工作将难以顺利进行。

1．耐心倾听 心理咨询师要耐心细致地倾听来访者的倾诉，启发他谈问题、谈苦恼、谈个人经历与社会环境的关系等，注意收集可供分析的信息。同时，心理咨询师要注意做到共情，与来访者建立信任关系，还要为来访者提供宣泄情绪的机会。

2．评估分析 心理咨询师在倾听的同时，对来访者的问题要及时进行思考，找出引起来访者苦恼的核心问题，并与来访者共同进行讨论和分析。对整理出的问题及所做的评估结论，心理咨询师要征求来访者的意见，证实其准确性，以便有针对性地做下一步分析引导，让来访者信服。

3．恰当解释 心理咨询师对来访者的问题做出解释时，一定要重点突出，按照内在逻辑有针对性地解释最关键的问题；对于其他相关的次要问题，要逐步梳理、分析，再进行适时适当的解释。咨询师的语言使用要顾及来访者的文化水平、性格特点及解决问题的资源，切忌不合实际地夸夸其谈或主观评论。解释应该循序渐进，切忌过快过多地给出解释。

第三节　心理治疗常用方法

案例 9-1

> 晓丽，22岁，活泼开朗。大学毕业后，她怀着对未来生活的美好憧憬到某城市发展，但却被许多单位以缺乏工作经验为由拒绝。正当她灰心丧气的时候，一家出版公司的老板接纳了她，这令她喜出望外，庆幸自己遇到了理想中的公司和老板。可是好景不长，她发现之前和蔼可亲的老板现在变得态度恶劣，工作氛围十分压抑，每每与老板打交道，她都会陷入一种困惑不安甚至有些恐惧的情绪之中。这让她萌生了辞职的想法，但又总是犹豫不决。就这样，烦闷、彷徨驱使着晓丽走进了心理咨询室，她想知道自己到底是怎么了？
>
> 问题：
> 1. 请从精神分析角度分析晓丽的内心冲突及其来源。
> 2. 如何运用精神分析性心理治疗解决晓丽的心理困扰？

一、精神分析性心理治疗

精神分析性心理治疗（psychoanalytic psychotherapy）又称心理动力性心理治疗（psychodynamic psychotherapy）。弗洛伊德创立的精神分析学说被称为经典精神分析理论，弗洛伊德所倡导的驱力模式，以及克莱因的客体关系理论和科胡特的自体心理学等倡导的治疗模式在当代心理治疗领域中统称为精神分析性心理治疗。

（一）经典精神分析治疗（psychoanalysis therapy）

经典精神分析关注潜意识动机和冲突在心理困扰中的作用，因此分析过去的经历是治疗的重要部分。创伤、本能、力比多、意识层次、人格结构、防御机制是精神分析的理论要点，自由联想、梦的解析、阻抗的处理、移情和反移情分析、解释、领悟和修通是精神分析的主要治疗技术。

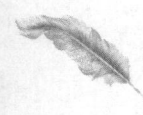

1．自由联想 在弗洛伊德看来，自由浮现于心头的任何东西，无论它是什么，都不是无缘无故的，都与前后浮现的其他东西有因果联系。因此，弗洛伊德用自由联想（free association）作为精神分析的基本技术，鼓励患者说出头脑里出现的任何事情或想法，无论这些事情多么荒唐、不合情理、毫无逻辑，也无论这些想法多么不符合伦理道德、多么难以启齿。这项技术的理论假设是，人们在生活中学会了将那些不好的或荒谬的想法排斥在意识之外，而自由联想可以让患者从一个念头迅速地转向另一个念头，在这个过程中，一个个越来越接近潜意识的想法和冲动便随之产生。这样，自由联想的材料就给治疗师提供了了解患者潜意识的线索，从而能分析其人格结构及心理发展历程。

2．梦的解析 弗洛伊德认为，梦是通往潜意识的一个十分重要的途径。因为在睡眠状态下，超我的监察作用减弱，对本我的控制和防卫有所放松，原来深藏于潜意识的愿望、恐惧和冲动便以梦的形式浮现出来。梦境的荒诞离奇是因为睡眠时超我仍有相当的力量，梦为了躲过超我的检查，须将梦的内隐思想经过加工转化为外显内容，这称为梦的工作（dream work）。梦的工作机制十分复杂，梦通过凝缩、移置、表征和润饰作用完成改装，在意识层面显现出来，实现其愿望的达成。释梦是对"梦的工作"进行还原重构，揭示梦的显象下的隐意，以期更深刻地理解患者的潜意识。

3．阻抗的处理 阻抗（resistance）是指患者在意识层面和潜意识层面对治疗进程的抗拒，目的是避免再次面对痛苦，不对那些源于过去的情感和动机进行探索和认知。精神分析理论认为，心理治疗中的阻抗无处不在，它可能来自成长中的痛苦，来自功能性的行为失调，来自对治疗师的移情，来自对抗治疗的心理动机，来自咨询师的局限。阻抗有各种表现形式，如沉默、少言寡语或多话等言语程度上的阻抗；理论性交谈、情绪发泄、谈论小事情和假提问题等言语内容上的阻抗；心理外归因、健忘、顺从、控制话题和最终暴露等言语交流方式上的阻抗；不认真履行心理治疗的安排、诱惑咨询师或请客送礼等咨询关系上的阻抗。处理阻抗是精神分析治疗中的中心问题。治疗师要对阻抗有一定的预见性，准确辨别和分析产生阻抗的原因，以诚恳的态度与患者对阻抗进行探讨和解释，最终化解阻抗。

4．移情和反移情分析 移情（transference）是一种常见的现象，是指人有一种重复的倾向，就是将他早年对重要他人的情感、态度、感觉、冲动与欲望无意识地重现在当前的人际关系之中。在心理治疗过程中，移情始终存在于患者和治疗师之间。弗洛伊德把患者对治疗师的一种强烈的、无现实根据的情感或期望称为移情。移情通常分为正移情和负移情两种类型。在会谈中患者会把治疗师看作自己早年经历中的某个人，从而将自己的情绪情感转移到治疗师身上。患者可能对治疗师表现出友好、敬仰、爱慕，甚至对异性治疗师表现出性爱的成分；也可能对治疗师表现出不满、拒绝、敌对等情感。前者称为正移情（positive transference），后者称为负移情（negative transference）。移情是精神分析中的一个重要概念，认识、澄清和阐释移情是精神分析疗法的一种独特方式。治疗师在移情中可以发现患者心理痛苦和形成其人格特点的根源。当治疗师将这种发生在治疗室中的移情向患者解释时，就将患者的潜意识冲突带入了意识层面。阐释移情可分两步走：首先证明和澄清移情的原始客体及与之相关的情感、冲动、具体事件等细节。其次，解释和修通，即向患者指出治疗室中发生的移情，并一同讨论和解释移情的潜意识意义，使无意识的任务、情感冲突、细节、动机变成有意识的，使患者能更深刻地领悟自己内心的心理活动，进而产生改变。

反移情（countertransference）是治疗师对患者的情感、观念和情绪的反应。一方面，反移情源于治疗师潜意识中未解决的个人冲突，治疗师将自己过去的情感转移到患者身上，如有的治疗师总是希望从患者那里获得自信，有的治疗师对离婚问题的解释充满个人情感色彩和偏见等。另一方面，反移情源于治疗师对患者移情的反应，患者出于自身的愿望和意图，尝试引发治疗师的反应以符合他们意识和潜意识的人际需求。例如，一位在家里不被爱和欣赏、经常被

母亲批评的患者，指责治疗师的不足、质疑治疗师的水平，令治疗师倍感受挫，想中止治疗，这是一致性反移情，是治疗师对患者情感状态的认同，治疗师受伤的感受和退缩行为正是患者长久以来受伤体验和应对方式的再现。治疗师为了抵制自己的痛苦和被贬低感，对患者采取反应性的批评和敌意还击，这是互补性反移情，是对患者过去客体（通常是父母）情感状态的认同，此时治疗师充当了批评性母亲的角色。在心理治疗中重视反移情有重要意义。准确识别反移情，分析辨别反移情的来源，可以帮助治疗师更好地理解、评估和治疗患者，也能让治疗师在工作中更了解自己。

5. 解释、领悟和修通 解释（interpretation）是指治疗师通过语言表达使患者潜意识中的冲突意识化。解释是精神分析的基本治疗方法之一，因为通过任何形式表现出来的潜意识内容都必须通过解释才能呈现在患者的意识中，恰当的解释往往可以带来领悟。领悟（insight）是指患者意识到潜意识中的症结所在，达成自我理解，形成新的心理结构，进而形成新的认知，出现新的行为。弗洛伊德认为，"正是解释工作导致了有价值的领悟及可靠的、持久的治疗性改变。在任何意义上，对内心冲突的分析都应该被称为修通"。由领悟导致心理结构、态度和行为改变称为修通（working through）。解释要注意两个问题：①在患者的认知已经接近自己问题的根源时再给予解释最有效，超出患者认知范围的解释将导致阻抗。②解释是一个漫长而反复的过程，在每一次治疗中针对某一个细小的问题给出具体但又深刻的解释效果最好，一次性将所有的内容解释给患者也容易引发阻抗。

（二）客体关系治疗（object-relations therapy）

1. 克莱因的客体关系治疗 克莱因（M. Klein）是客体关系理论的创立者，客体关系理论改变了经典精神分析强调本能驱力是心理结构形成与发展的首要因素的观点，提出儿童在前俄狄浦斯期的心理冲突及母亲在儿童人格形成时期的重要性。克莱茵认为，儿童早期的不良的客体关系影响他以后的客体关系。在治疗中，患者与客体的关系以移情的方式转移到治疗师身上。一名优秀的治疗师可以通过自己的反移情来觉察患者在童年和日常人际关系中形成的"自我-对象客体"关系，然后通过解释与分析，让早期被内化到患者生活中的客体和内在冲突再次外化，帮助患者抵御其不良的"自我-对象客体"关系，帮助其获得领悟与自我成长。客体关系治疗过程分为四个阶段：允诺参与阶段、投射性认同阶段、面质阶段和结束阶段。客体关系治疗技术的要素有：设定框架、保持中立和公正参与、创造工作的心理空间、使用治疗师的自体、使用移情和反移情、对梦和幻想进行工作、解释防御、焦虑和内在客体关系、修通及结束。

2. 科恩伯格的移情焦点治疗 移情焦点治疗（transference-focused therapy，TFP）的基础理论是科恩伯格人格结构模型及相关的精神病学理论。科恩伯格（O. F. Kernberg）提出的人格结构模型，整合了弗洛伊德派和客体关系学派的观点和技术，根据身份认同弥散、现实检验能力及原始防御机制存在的程度不同，将人格结构分为三种类型。①神经症性人格结构：身份认同稳定，现实检验能力好，原始防御机制不占主要地位，主要防御机制是以压抑（repression）为核心，多见于强迫性人格障碍。②边缘性人格结构：身份认同弥散，能够保持一定现实检验能力，但是在应激条件下可出现现实检验能力丧失，以原始防御机制为主，包括边缘人格障碍、自恋人格障碍、分裂样和分裂型人格障碍、偏执人格障碍、表演型人格障碍、反社会人格障碍和依赖型人格障碍。③精神病性人格结构：除现实检验能力丧失外，其他特点和边缘性人格结构相同，包括精神分裂症等重型精神病患者。

移情焦点治疗有关边缘人格障碍的心理病理学原理为：①早年的创伤体验造成患者的神经生化的改变，主要是神经递质系统的失调，从而使患者容易激活攻击性和抑郁情绪，以及对某些刺激过度敏感。这些生物学改变铸造了患者的气质基础，在此基础上，患者与重要养育者的

攻击性客体关系被内化，形成了边缘人格障碍患者的自体和客体表象。②内化的攻击性灌注的客体关系决定了患者前俄狄浦斯期的固着，并且主要使用分裂和投射认同等原始防御机制来保护好自体-客体不受到攻击性的损害，这样在心理发育过程中，逐渐形成了身份认同弥散的症状。③在此时此地的情景中，患者重复内化的病理性客体关系，从而造成了人际关系的困难，特别是在和治疗师的移情关系中表现出来，通过治疗师对移情的处理，患者能够整合那些分裂或投射出去的心理成分，从而获得康复。移情焦点治疗的总策略是聚焦于身份认同弥散和原始性防御机制的解决和整合，主要是通过识别和修通移情情景中的原始成分，让患者逐渐整合，形成正常的身份认同。

二、行为疗法

案例 9-2

赵某，女，23岁，平素性格内向敏感。3年前读书时，赵某发现新来的青年男教师讲课时似乎总是注视她，就想到该教师可能对她有好感。之后每遇到该教师时，她就感到手足无措，极不自然。久而久之，她与同学也不能自然相处。参加工作后，她与同事不敢眼光对视。后来，经人介绍她认识了一位男友，虽然她对这位男友才貌均很满意，但却害怕见面，多是通信联系。一次男友父母要求她到家中做客，她难以推托，只得前往，临行前表现焦虑不安，有大祸临头之感。到了男友家，她感到头晕目眩，呼吸急促，全身发抖，大汗淋漓。之后，她几乎羞见一切人，有时与家人一起吃饭时也觉得不自然。

问题：
1. 请从行为学习理论角度分析赵某出现心理行为问题的可能原因。
2. 如何运用行为疗法解决赵某遇到的问题？

行为疗法（behavior therapy）又称行为矫正，其主要理论基础包括俄国生理学家巴甫洛夫的经典条件反射原理，美国心理学家桑代克、斯金纳的操作性条件反射，班杜拉的社会学习理论及华生的行为主义理论等。行为主义理论认为：人的各种行为都是从外界环境学习获得的，而各种心理异常与躯体症状不仅是某种疾病的症状，也是一种异常行为。患者可以通过学习和训练来调整与改变原来的异常行为，代之以新的健康行为，从而治愈疾病。这就是行为疗法的基本原理。行为疗法把治疗的着眼点放在可观察的外显行为或可以具体描述的心理状态上，针对当前患者有关的问题而进行，以建设性的行为为目标，这种行为可以是外显的，也可以是内在的。对于每个患者，心理治疗师根据其问题和本人的有关情况，采用适当的行为治疗技术。常用的行为治疗的方法和技术有：系统脱敏疗法、满灌疗法、厌恶疗法、标记奖励法、模仿与角色扮演、自信训练、矛盾意向法、放松训练、生物反馈法、催眠疗法、自我管理、行为技能训练等。行为治疗实施方案要按照程序进行，治疗师在治疗时的程序一般包括以下几个阶段。①准备与沟通阶段：了解患者的基本情况，如异常行为的特征与背景、解决问题的动机与目标，从而寻找患者异常行为产生的根本原因，与患者一起确定治疗的目标，帮助患者树立治愈的信心。②计划阶段：选择适合的行为治疗技术并制订治疗计划，如治疗时间及过程的安排，治疗过程中如何进行对行为的观测、记录和行为功能分析评估。③矫正阶段：根据患者行为改

变的情况，给予必要的示范、刺激控制、强化及信息反馈，最终使患者以新的建设性的行为结果取代以往不良行为。④效果评估阶段：行为治疗即将结束，根据记录的数据及资料对治疗效果进行评估，进一步调整治疗方法，巩固疗效。治疗过程中行为的观测、记录和行为功能分析评估是治疗操作的基本条件。

（一）系统脱敏法

系统脱敏法（systematic desensitization），又称交互抑制法，是由沃尔普（J. Wolpe）根据两种相反的行为或情绪相互抑制而不能同时并存的设想，即对抗性条件反射原理创立的，是常用的行为治疗方法之一。该疗法采用层级放松的方式，鼓励患者逐渐接近所害怕的事物，直到消除对该刺激的焦虑或恐惧。系统脱敏法在临床中应用较广，主要适应证有焦虑症、恐惧症和其他伴有焦虑情绪的心身疾病等。

系统脱敏法一般分为三个步骤。

1. 评定焦虑等级 治疗师首先根据了解到的情况，帮助患者找出诱发焦虑的对象，然后将它们从低到高列成等级，通常划分为5、7、9个等级。

2. 肌肉放松训练 治疗师指导患者练习放松或收缩肌肉群，区分放松和紧张之间感觉的不同；也可用催眠术或想象放松场景来进行放松训练。经过反复训练使者能在日常生活中灵活使用任意放松程度。

3. 脱敏过程 具体做法是让患者在肌肉松弛的情况下，从最低层次开始，想象产生焦虑的情境，当患者感到焦虑时，治疗师立即指导其停止想象并进行全身放松训练，之后反复以上过程，直到患者不再对想象的情境感到焦虑或恐惧，那么该等级的脱敏就完成了。以此类推做下一等级的脱敏训练。当通过全部等级时，可从模拟场景转换为现实场景进行脱敏训练。

（二）满灌疗法

满灌疗法（flooding therapy），又称冲击疗法、暴露疗法或快速脱敏疗法，是由斯坦普夫尔（T. Stampfl）于1975年首创的。他认为一旦体验到最可怕的恐惧，但看到自己仍然平安无恙时，恐惧就会降低。满灌疗法分为想象暴露和实景暴露，让患者反复想象或直接暴露在最恐惧的场景，重新充分体验全部不愉快、恐惧的情绪，没有任何强化措施，只是反复重现条件刺激物，减弱引起症状或行为的内部动因，以达到治疗的目的。一般每次1.5～2 h，治疗初期可安排每日1～2次，而后逐渐延长治疗间隔时间，总疗程1周左右。满灌疗法成功的关键在于找出患者最恐惧的事物或情境。在具体实施之前，一定要注意仔细检查患者的身体情况，有癫痫、高血压、心脏病史和体质衰弱的患者禁用。满灌疗法在临床上最适用于恐惧症，如登高恐惧、广场恐惧等。

（三）厌恶疗法

厌恶疗法（aversion therapy），又称对抗性条件反射疗法，是通过将不良强化物与厌恶刺激同时出现，从而阻止和消除原有不良行为的治疗方法。其原理是经典条件反射中的回避学习，把令人厌恶的刺激（如药物、电击、橡圈弹腕、语言责备、想象）与患者的不良行为相结合，形成新的条件反射，以对抗原有不良行为，进而停止这种非建设性行为。具体方法是首先确定靶症状和选择适当的厌恶刺激，治疗师与患者共同确定靶症状，共同商讨厌恶刺激的设定。然后，在不良行为发生的同时，实施厌恶刺激。需要注意的是，在实际选择厌恶刺激时，应该选择那些易于施加、易于定量、易于撤除的刺激，以便将患者的不良反应降到最低点，但同时这些厌恶刺激也应达到一定强度，使其产生的厌恶或不悦感远远压倒原有不良强化物所带来的快感，这样才能达到治疗预期。厌恶疗法在临床上主要适用于酒精依赖、烟草依赖、药物成瘾、吸毒、恋物癖等。但一定要注意厌恶疗法的对象必须是医学上的适应证，使用厌恶刺激必须在法律许可的范围，同时还要符合人道主义原则。

（四）标记奖励法

标记奖励法又称代币法，是根据操作性条件反射原理，通过奖励的方法强化患者自发的正常反应，让已有的异常行为得不到增强而消退，最后使新建立的正常反应代替原有的异常行为。该方法主要应用于行为障碍、行为衰退的慢性精神障碍患者和儿童及青少年的行为矫正，同时也应用于教育管理方面。具体应用时常把强化物抽象化，即使用代币或筹码。如向一个孤独、忧郁、被动的患者讲明，如果他主动接触别人，与人亲切交谈时，就会获得若干代币，患者可用这些代币来换取他希望得到和喜欢的物品。这样患者就能逐渐地改变其症状，变得较为主动。使用代币法也可改用记分法，当患者行为改善达到一定分数时，给予其一定的奖品，但奖品必须是患者感到有价值或有兴趣的东西。

（五）模仿法和角色扮演

1. 模仿法 又称示范法，是基于班杜拉的社会学习理论，这一理论认为构成一个人的许多行为都是通过模仿形成的。模仿与强化一样，是学习的一种基本形式，通过现场示范、影视观摩、实地实习及想象等形式，使患者获得新的行为反应或用正常的良好行为取代其固有的异常行为，从而达到治疗的目的。此方法对于儿童孤独、恐惧、社会退缩等异常表现者有较好的效果。

2. 角色扮演（role play） 此疗法源自心理剧，与自信训练有共同的出发点，在行为训练方面很有成效。角色扮演使扮演者暂时置于他人的社会环境中，并按照特定的方式和态度处事，以增进对他人社会角色及自身角色的理解，从而学会更有效地履行自己的角色，即实际扮演自己所希望发生的行为，经过实际扮演与练习而形成新的行为。角色扮演时，有时需要角色互换，如让母亲扮演女儿，让女儿扮演母亲，以增加相互了解，表现出对方所希望发生的行为。角色扮演常应用于夫妻关系、家庭教育及其他人际关系的训练，经过实际训练建立起所期望的新行为。

（六）放松疗法

放松疗法（relaxation therapy），又称松弛训练。放松疗法是一种自我心身锻炼的方法，通常是在医生的指导下，通过各种固定的程序反复练习，使患者肌肉放松、呼吸平缓、心境平和，从而使个体可以学会有意识地控制自身的心理生理活动，达到降低机体唤醒水平，缓和"情绪"与"躯体"两方面紧张的目的。其原理是应用意念来改变自主神经系统的兴奋性，从而控制机体某些不随意的内脏生理活动。放松治疗的方法、种类、流派较多，临床上主要有渐进性放松训练和自生训练两种方法。在标准练习的基础上，可进一步进行自我改变训练，即把放松练习直接作用于靶症状或心理问题以达到治疗目的。我国古代的导引术、气功，印度的瑜伽，日本的坐禅及西方的放松训练等都属于放松治疗。

（七）生物反馈疗法

生物反馈疗法（biofeedback therapy），又称生物回授疗法或自主神经学习法。1967年，美国心理学家米勒（N. Miller）首先用动物进行操作性条件反射训练，进而发现人体的内脏功能是可以控制的。他以行为主义理论为指导，并结合近代系统论、控制论和现代生理科学仪器，将人体内的生理或病理变化信息，如血压、心率、皮肤温度、肌张力、血液容积、脑电波等加以记录、放大并转换为直观的听觉和视觉信号，并通过对这些信号的认识和体验，学习有意识

地调节自己体内的生理功能，使生理功能恢复到或保持在一个适合的水平，从而达到防治疾病的目的。简言之，生物反馈就是利用现代仪器设备了解与自身生理心理有关的信息的过程，并且学会随意控制和改变这些过程。

生物反馈治疗主要类型有肌电反馈、自主神经反馈和皮肤电反馈。生物反馈治疗技术的程序为：①训练准备；②测定基线值与应激反应的生理反应值；③训练，包括肌感训练、被动集中训练、塑造技术、双向练习与技能转换技术，使患者达到有效应对应激的目的；④巩固与应用适合患者的放松方法，练习探索患者自身的动力因素。生物反馈疗法一般一个疗程需要 4~8 周，每周 2 次，每次 20~30 min。生物反馈疗法在临床上应用较为广泛，如遗尿症、高血压、心律失常、偏头疼、消化性溃疡、慢性便秘等常见的躯体疾病，还包括与焦虑及恐惧等有关的心理疾病，均可以采用生物反馈治疗。

（八）催眠疗法

催眠疗法（hypnotherapy）指治疗师通过催眠诱导使患者进入催眠状态后，凭借暗示消除患者病理心理和躯体障碍的一种心理治疗方法。催眠状态是一种既不同于清醒也不同于睡眠的特殊的"心理分离状态"。在催眠状态下，患者的意识范围变窄，受暗示性增强，治疗师可将言语或动作整合入患者的思维和情感中，改变患者的认知、运动、自主神经功能及内脏功能，从而产生治疗的效果。

在实施催眠治疗之前，首先应向患者说明催眠治疗的性质和目的，以消除患者的神秘感，增加治疗的依从性。同时要测定患者的可催眠性，可催眠性越高越容易进入催眠状态。测定可催眠性以后，先让患者平卧于治疗床上或坐在靠椅上，调整呼吸，全身放松，然后进行催眠诱导。催眠诱导主要以言语诱导为主，具体的诱导方式有：①言语暗示加视觉刺激；②言语暗示加听觉刺激；③言语暗示加皮肤感觉刺激。

催眠诱导词应以缓慢、低沉、单调的声调念出，诱导词的内容要结合患者的环境背景、文化素养及既往经历，并结合患者的实际情况，有的放矢。导入催眠状态的时间因人而异，但一般不应超过 30 min，否则应停止催眠。催眠的程度一般分为浅催眠、中度催眠和梦行，为了治疗的需要，一般进入浅催眠即可。具体的治疗技术包括：①直接暗示法，即在催眠状态下，直接通过暗示告知患者某些症状可以消除。②催眠后暗示法，即在催眠状态下，暗示患者醒来后某些症状就可以消失。③催眠分析，是在催眠状态下，让患者说出被压抑的心理矛盾或早期的痛苦体验，可能发现在非催眠状态下难以了解的心理问题，以便进一步进行分析性心理治疗。治疗结束后，应立即解除催眠状态。在解除催眠状态之前，要注意检查在治疗过程中是否有一些有害的暗示，应在唤醒患者前用积极的言语暗示加以消除或收回。解除催眠的方法很多，通常采用倒数数字法唤醒患者。催眠疗法主要用于癔症及各种神经症等心理障碍，对于各种疼痛性疾病同样有较好的效果，此外，对于性功能障碍、口吃、厌学、各种成瘾、不良习惯等行为障碍也有一定的效果。

当代行为治疗的发展已摆脱传统行为治疗过分看重患者外显行为的训练和矫正的阶段，治疗师认识到对患者行为的操纵和控制会使患者处于被动地位的弊端，并着力避免。行为治疗借鉴认知治疗理论、以人为中心疗法的理论和技术，在治疗观念和方法上有了较大的改进。在此需特别指出，以下一些情况不太适宜采用行为治疗：①重症精神障碍的发病期；②严重抑郁性心理疾病；③严重躯体疾病；④酗酒、物质滥用或其他有意识障碍的患者。

三、认知疗法

认知疗法（cognitive therapy）是20世纪60—70年代在美国发展起来的一种新型的心理治疗方法。认知是指个体获得知识、应用知识或信息加工的过程，是一个主动地、积极地加工和处理输入信息、符号及解决问题的过程。具体来说，认知是指人对己、对人、对事的认识和看法。由于文化背景、知识水平、原生家庭及周围环境的差异，人们对问题通常有不同的理解和认知。认知疗法的基本原理是个体适应不良的情绪和行为主要与其非理性的认知评价有关，而不是外部刺激性事件的直接结果。因此，认知疗法通过识别和修正错误认知过程和由此形成的错误观念来改变患者不良的情绪和行为。贝克（A. T. Beck）的认知转变疗法和埃利斯（A. Ellis）的合理情绪疗法是比较著名的认知疗法。

（一）认知转变疗法

认知转变疗法（cognitive conversion therapy）是由贝克在研究抑郁症治疗的临床实践中逐步创建的，他发现抑郁症患者普遍存在认知歪曲，也就是对客观经验过度的、消极的理解。贝克由此认为认知产生了情绪和行为，异常的认知产生了异常的情绪及行为。人们早期经验所形成的功能失调性假说或称为图式，决定着人们对事物的评价，成为支配情绪和行为的准则。这些图式存在于潜意识中，不被人们所察觉，一旦被某些应激事件所激活，就会自动产生大量的负性想法，进而导致情绪和行为障碍。因此，心理障碍治疗的重点应该是减轻或消除功能失调性活动，同时鼓励患者监察其内在因素，即导致障碍的认知行为和情感因素，从而改变其不良认知模式。在人类认知活动中，常见的导致不良认知的形式有以下五种。①任意性推断：证据不足时凭主观感受草率下结论；②选择性概括：不了解全部只依据个别或片面细节而做出结论，以偏概全；③过度的引申：依据单一事件做出有关能力、价值等整体品质的推论，任意扩大事件的外延；④夸大或缩小：在评价自身、他人或一件事情时，过分夸大消极面、缩小积极面等，对客观事件的意义进行歪曲评价；⑤全或无思维：把生活看成非此即彼的单色世界，要么全对，要么全错，没有中间状态，如抑郁症患者稍受挫折就认为自己一无是处，继而自卑、自责、消极而致抑郁。

贝克于1985年概括了六种具体的矫正不良认知的方法。

1. 识别自动思维（automatic thinking） 自动思维是介于外部世界与个体对事件的不良情绪及行为反应之间的那些不自觉出现的思维，多数患者不能意识到自己存在这种思维。治疗师可要求患者将自己遇到事情后的所思所想即刻记下来，对其中经常出现的、不合理的念头进行总结，以便帮助患者学会识别自动思维，尤其是在不良情况出现前的特殊思维。举例如下。

治疗师：你和儿子独处在这个房间时，你脑子里想过什么？

患者：我不能与儿子独处在这个密闭的房间中，我会出现心慌、烦躁、气喘、多汗、失眠、易惊醒。

治疗师：在这种情况下，你想可能会发生什么最坏的事情？

患者：关在这里与世界末日来临一样，我会发疯甚至会消失的。

2. 识别认知错误（cognitive errors） 焦虑症或抑郁症患者更倾向于自我批判，消极看待自己的人生和未来，容易出现前述的不良认知，要识别这一点难度更大些，因为有些认知错误很难评价，治疗师要根据患者的情况归纳出一般规律来帮助患者认识。例如，每当孩子放学回家较晚，患者都认为孩子出了车祸。

3. 真实性检验（reality testing） 在识别认知错误后，与患者共同设计严格的真实性检验，这是认知疗法的核心，即鼓励患者以其自动思维及错误认知为假设，并设计一种方法来检

验,让他自己判断这种思维与认知是错误的,不符合实际的。例如,患者认为同学们和室友们一直都在说自己的坏话,可以让患者主动询问同学或室友自己有哪些地方做得不当,或者找第三方帮忙询问。

4. 去注意(decentering) 多数焦虑和抑郁患者认为别人都在注意他们,言行举止均在他人的关注之中。治疗中要求患者记录在公共场合内不良反应发生的次数,可以发现,事实上很少有人在注意他们的言行。举例如下。

患者:同事们都在关注我。

治疗师:你的同事不工作、不做事,只是在看你吗?

患者:也不是,我感觉他们在嘲笑我。

治疗师:你的感觉或发现有什么依据吗?

患者:我看他们也没有一直关注我,我只是担心大家看我。

5. 监视苦恼或焦虑水平(monitor distress or anxiety level) 患者常感到症状会一成不变地持续存在,从而出现恐慌、不安甚至惊恐,而实际上焦虑是波动的,当其认识到焦虑有开始、高峰及消退的过程后,焦虑情绪可能就会逐渐减轻。

6. 认知自控法(self-control of cognition) 指导或教会患者在出现紧张、焦虑或恐惧时对自己讲"SWAP",即停下来(stop),等一下(wait),专心注意(absorb),对周围环境感到适应和感到比较舒服后再慢慢向前继续(proceed)。

贝克的认知转变疗法对减轻焦虑、抑郁等症状有良好效果,一般每周1次,总疗程15~25次。

(二)合理情绪疗法

美国心理学家埃利斯1955年创立了合理情绪疗法(rational emotion therapy,RET)。他认为,人既是理性的,同时又是非理性的,人的心理障碍或情绪与行为问题的困扰多是不合乎逻辑或不合乎理性的思考所致。这些不合乎逻辑或不合乎理性的思考就是"非理性信念",如果人们能够学会利用理性信念减少非理性信念,那么,大部分情绪或心理的困扰就可以缓解。所以应该对患者的思维进行解析,引导患者找到生活中的非理性信念并及时调整对生活的态度,树立积极向上的心态,形成合理的信念,最大限度地减少非理性信念带来的不良影响,以减轻或消除已有的情绪和行为障碍。

埃利斯合理情绪疗法的主要内容和方法是"ABCDE模式",它构成了合理情绪疗法的主要框架。这里的"A"(activating)是指诱发性事件,即客观现实;"B"(belief system)是指个人的信念;"C"(consequences)是指由信念产生的结果,包括情绪性结果和行为性结果,"C"表面是"A"产生的结果,但并非"A"的直接结果,而是对"B"的一种反应;"D"(disputing)是治疗师指导患者抵制他们的非理性信念的过程,在这个过程中,患者学习与非理性信念进行辩论,并以理性信念取代非理性信念;"E"(effect)是患者评估他们抵制非理性信念后的效果,也就是最后达到认知情绪和行为改变的结果。

埃利斯强调,在应用"D"治疗阶段必须以指导者的身份出现,要树立权威,与患者的关系就是教育者和被教育者的关系。治疗时应以客观现实为依据,通过有针对性的、直接的、系统的提问方式,逐步使患者认识到心理问题的来源是自己非逻辑性或非理性的信念,自毁观念的重复是其情绪障碍的原因,从而激起患者向非理性信念挑战,不断发展出理性的信念,使不合理的信念彻底动摇,最终达到治疗目的。举例如下。

患者李某,女性,17岁,明年参加高考,害怕自己考不上好大学。

A. 诱发性事件:明年即将参加高考。

B. 信念:上不了好大学,这辈子就完了(糟糕至极、绝对化)。

C．结果：紧张、担心、害怕，在学校学不进去，注意力不集中。
D．驳斥 B 的理由：
　　a．很多人没有上过好大学，现在过得也挺好。
　　B．一辈子很长，不是上好大学这一件事来决定的。
　　C．很多人没有机会上好大学，也很有成就。
E．合理信念：能不能上好大学是外在因素，外在因素会对个人有一定的影响，但实际上并不像自己想象的那样严重和可怕。

合理情绪疗法适用于焦虑、抑郁及行为障碍患者等，尤其是单相抑郁的成年患者，另外还适用于考试焦虑、社交恐惧、偏头痛、慢性疼痛的患者，对神经性厌食、性功能障碍、酒精中毒也有疗效。值得注意的是，认知疗法不适用于伴有幻觉、妄想及器质性病变的抑郁患者和急性期精神分裂症、心境障碍患者。

四、人本主义心理治疗

人本主义心理学（humanistic psychology）是以人为本研究整体人的本性、潜能、经验、价值、意向性、创造力、自我选择和自我实现的科学。人本主义心理学的理论基础由许多观点类似的心理学家的理论组成，其中著名的有马斯洛的需求层次理论、卡尔·罗杰斯（C. Rogers）所提倡的自我实现的人本主义心理学和以罗洛·梅为代表的存在主义心理学。人本主义心理治疗（humanistic psychotherapy）是以"人本主义"哲学思想为基础的一系列心理治疗方法的统称，主要包括以人为中心疗法、经验性心理疗法、存在主义疗法等，特点是相信人性是可信赖的，强调良好的治疗关系的重要性，认为治疗师的态度比技术更重要，重视当事人主观感受。

（一）以人为中心疗法

以人为中心疗法（person centered therapy）是人本主义心理治疗的主要流派之一，由美国心理学家卡尔·罗杰斯创立。以人为中心疗法具有三个基本特点：第一，以患者为中心，在治疗过程中注重激发患者内部的自我实现潜能，使其有能力进行合理选择和治疗他们自己；第二，将治疗看作一个转变过程，认为心理治疗是调整自我结构和功能的一个过程；第三，非指令性治疗的技巧，与一般的指令性心理治疗比较，罗杰斯反对操纵和支配患者，避免代替患者做出决定，相信患者有能力自我引导，有效解决问题。罗杰斯的理论和工作成为心理咨询和心理治疗的一个结合点，使非医学背景的人士也可以开展心理咨询工作。以人为中心疗法的治疗策略和技术如下。

1．非指导性方式　以某种方式确认患者表达自己时所反映出的情感与态度，确认或说明患者的行为举止所反映的情感与态度，指出对话的主题，但让患者自行发挥，确认患者谈话的主题，提出非常特定的问题，讨论、说明或提供与问题或治疗相关的信息，根据患者的情况确定会谈情境。

2．建立有疗效的治疗关系　以人为中心疗法强调治疗师的态度、个人特质和治疗关系的性质是治疗过程中首要决定因素。在治疗关系中，治疗师需要具备三种个人特质或态度来建立治疗关系的中心，即真诚或一致性、无条件积极关注、正确的共情和尊重（respect）。

3．会谈技巧　以人为中心疗法的会谈技巧主要包括言语倾听技术和影响性技术。常用的言语倾听技术有：情感反映、相互适应氛围、明确表达与关注、理解核查、复述和表示理解等；常用的影响性技术有：消除疑虑、解释、正视问题、直接提问、提出反问、保持沉默和打

破沉默、自我暴露和接受更正等。

此外，以人为中心疗法不仅是一种心理治疗的方法，更是一种心理治疗的思想。把这种治疗思想与其他心理疗法相结合，可增强其他心理疗法的疗效。在临床上，以人为中心疗法主要适用于各种神经症和其他有解除自己心理障碍动机的人。此种方法还适用于教育、婚姻、企业、政府机构和一般人际关系等普通问题。

（二）存在主义疗法

存在主义疗法认为人是自由的，并要为自己的选择及行动负责。治疗师的任务是帮助患者意识到他们思考问题的方式，帮助他们体验自我和世界，并且帮助他们深刻地探究自己的体验，表达自己的情绪，逐渐敞开自己的心扉，改变自我和世界结构体系中不能实现的目标，最终提高患者的自我意识和客观意识。存在主义疗法与人本主义疗法一样强调对患者的尊重及真诚、坦率的态度。存在主义疗法侧重患者表达情绪和体验的过程，治疗师会密切观察患者的表情、手势、呼吸等非言语信息，并以适当的途径反馈给患者。

五、家庭治疗

家庭治疗（family therapy）是以家庭为干预对象，通过会谈、行为作业及其他非言语技术消除个体的心理病理现象，促进个体和家庭系统功能的一类心理治疗方法。其主要理论观点为家庭是由互相关联的个体和子系统以血缘、婚姻、家族文化的代际传递、行为反馈等复杂方式自我组织起来并持续发展的开放系统和因果网络。家庭内部及家庭与外界之间发生的各种交互作用，可以称为家庭动力学过程。此外，个体的异常心理及行为，不仅仅是发生于个体内部的过程，也是社会现象，受到人际系统内互动模式的影响，或者其本身就是对系统过程的反应或干预调节。家庭治疗不仅关注患病的个体，而且把个体放在家庭的背景中观察，注意家庭系统的偏常现象。

（一）家庭治疗的主要派别

家庭治疗有来自精神分析、行为治疗、人本主义治疗、催眠等多种流派的理论和技术，也有受到系统论、控制论、信息论和其他一些社会、文化、哲学思潮影响而发展的多种分支。在此讨论四个主要的理论和治疗派别。

1. 系统式家庭治疗 家庭系统理论是由伯温（M. Bowen）提出的。伯温倾向于把系统理论作为一种思维方法而不是一套干预的方法。系统理论描述了作为多代关系网络的家庭对个体亲情的影响及塑造，提出了相互关联的六个概念（1966—1976年）：自我分化、三角关系、核心家庭情感程序、代际传递过程、情感隔离、社会情感过程。"自我分化"是伯温理论的核心，他认为如果个体不能自我分化而更倾向于情绪化，他们的生活会被周围人的情感所驱使。这种人往往与家庭纠结过密，自主性和独立性差，结果很容易造成功能不良。"三角关系（triangles relations）"是家庭中三个人组成的亚系统。"三角冲突"是指两个家庭成员间关系紧张，常常拉入第三个成员，形成三人互动，企图通过三角关系来缓解冲突、解决问题。家庭融合的程度越高，三角关系就越强烈，家庭中分化最差的人特别容易在试图减低紧张时受到伤害，出现的症状往往具有特定的功能。伯温理论的重要贡献是关于家庭问题多半是三角关系的复杂化的认识，该理论成为家庭治疗的启蒙观念。

2. 结构式家庭治疗 结构式家庭治疗由米纽庆（S. Minuchin）创始，该流派认为家庭由亚系统组成，亚系统可按辈分、行为、共同兴趣及功能划分，并由人际交往界限分割开；而家

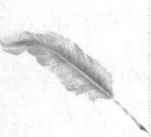

庭成员的关系是依据支配其互动的特定规则而建立的。结构派认为家庭出现问题是由家庭结构的缺陷和不恰当的等级关系造成的。边界、结盟和联合是家庭结构的三要素。边界指的是家庭成员间要有适当的界限，结盟是指家庭成员处理问题时结合或对立的方式，联合则是指一些家庭成员联合起来反对其他家庭成员。治疗师的任务就是重建家庭成员间的边界，调整家庭成员间的关系，使他们恢复到平衡而非结盟或联合的状态。米纽庆在应用结构式家庭治疗时注重亚系统、家庭亚系统之间及家庭与家庭外的界限，以每个家庭成员在家庭中的角色和责任分工，也重视老幼有别、尊卑有序的权力架构。结构式家庭治疗认为家庭的失衡往往由家庭的权力分配不合理所致。

3. 策略式家庭治疗 策略式家庭治疗对控制论和系统论的应用非常引人瞩目，它从独特的思维角度出发，有鲜明的创造性与操作性，其核心特点是治疗师负责设计出一套策略来解决当事人呈现的问题。策略式家庭治疗流派（简称策略派）的代表人物是埃瑞克松（M. Erickson）与海利（J. Haley）。策略派主张权力争夺是问题出现的重要原因，但更关心家庭当前发生的症状，认为家庭成员试图通过表现症状来改变家庭关系原有的平衡状态，并建立新的平衡状态，而使自己处于重要的位置。因此，治疗师的工作就是要把症状的意义找出来，这样就能恢复家庭的正常功能。治疗师会因不同问题设计不同的治疗方案，并经常制订出更新的策略帮助家庭预防破坏性行为的重复发生，整个治疗过程的目的是减轻问题，而不是探讨它的根源或潜在意义。策略式家庭治疗是近年来顺应自然科学、社会科学理论的研究、适应社会快节奏发展而流行起来的治疗流派。

4. 经验式家庭治疗 经验式家庭治疗又称沟通式家庭治疗。经验式家庭治疗流派（简称经验派）的代表人物是萨提亚（V. Satir）。经验派认为当家庭缺乏情感表达时，个人成长就会受阻，从而使家庭功能失调，因而治疗的重点就是加强家庭成员间的情感表达，以促进家庭和个人的成长。由于相信人有丰富的内在资源，所以萨提亚认为问题本身不是问题，如何看待问题才是问题所在，所有的改变要从自己开始，人们只要有一小部分开始变化，内在其他部分也会跟着变化。

（二）家庭治疗的框架和基本技术

家庭治疗需在专业机构的治疗室进行。每次治疗师与患者及其家庭成员进行 1～1.5 h 的会谈。治疗室布置优雅、安静，备有玩具，座椅舒适且位置无主次之分。治疗师一般不穿工作服。通常 1～2 周一次面谈，以后可逐步延长至 1 个月或数月面谈一次。总访谈次数一般在 2～6 次，也有单次治疗后即好转而结束的情况。超过 12 次仍未见效时，应检查治疗计划并重新确定该家庭是否适合此种形式的治疗。总时间长度一般在 6～8 个月内。若仅仅以解决症状为主，治疗需时较短，若希望重新塑造家庭系统，则需要加长疗程。

家庭治疗的基本技术是言语性干预技术和非言语性干预技术。言语性干预技术有循环提问、差异性提问、前馈提问、假设提问、积极赋义和改释、去诊断、消除医学术语的"标签效应"等；非言语性干预技术有艺术性技术和家庭作业等。

（三）家庭治疗的适应证

家庭治疗具有广泛的适用范围。神经症、心身疾病、少年儿童心理行为障碍、夫妻与婚姻冲突、躯体疾病的调适、某些精神病和药物依赖、重性精神病恢复期、物质滥用的康复治疗都适于进行家庭治疗。家庭治疗主要用于核心家庭中，即父母与子女住一起的家庭。

符合下列情况的均可进行家庭治疗：①家庭成员之间有冲突，经过其他治疗无效；②"症状"在某人身上，但是反映的却是家庭系统有问题；③在个别治疗中不能处理的个人冲突；④家庭对于患病成员的忽视或者对治疗的过分焦虑；⑤家庭对个体治疗起了阻碍作用；⑥家庭

成员必须参与某个患者的治疗；⑦个别治疗没有达到在家庭中应有的预期效果；⑧家庭中某人与他人交往有问题；⑨有一个反复复发、慢性精神疾病患者的家庭。家庭治疗的禁忌证是相对的，只有在重性精神病发作期、偏执性人格障碍、性虐待等情况下，不宜首选家庭治疗。

六、团体治疗

根据心理治疗的对象不同，可以将心理治疗分为个体治疗和团体治疗。团体治疗（group therapy）又称集体治疗，是指在团体的情境下，成员在群体关系的动态形成和改组过程中探究生活的真实，分享个人的经验，学习适应的技巧，处理心理压力和人格成长的问题的过程。团体治疗诞生于20世纪40年代，经过几十年的发展，团体治疗在心理治疗领域中的地位逐步确立，成为一种兼具成本效益与临床疗效的心理治疗形式。

（一）团体的类型

雅各布等在《团体咨询的策略与方法》一书中对团体进行了详尽的分类。下面对七种主要的团体类型进行简要的描述。

第一种，教育团体。专业人员为患者提供各种不同课题的信息，进行有效的教学和训练，如帮助残疾人在康复过程中学习使用各种辅助设备（轮椅、人工喉、假肢、通信设备等）。

第二种，讨论团体。在一个讨论团体中，焦点通常是大家关心的问题或话题，而不是任何成员的个人问题。它的目的是为参与者提供交流想法和信息的机会，如特殊生活风格（如同性恋者）团体。

第三种，任务团体。任务团体的目标是完成特定的任务，目标非常明确。这类团体通常只会面一次或少数几次，当任务完成时，团体就解散了。

第四种，成长团体。成长团体由那些希望体验置身于团体中的感觉或希望对自身了解更多的人组成。成长团体的类型有敏感团体、领悟团体和邂逅团体等。成长团体常在学校和社区中心举办，成员们有机会探索和发展个人目标并更好地理解自己和他人。其目标包括生活风格的改变、更好地认识自己和他人、改善人际沟通。

第五种，咨询和治疗团体。咨询团体和治疗团体没有本质的区别，主要是在目标上各有侧重。咨询团体强调成长、发展、预防、自我认识；治疗团体主要关注症状的治愈和人格的重建，如被诊断为患有情绪障碍的人、慈善机构里的青少年、有急性惊恐发作的人、曾遭受性虐待的人。

第六种，支持性团体。支持性团体由有共同之处的人组成，成员们在团体中交流思想和感受，彼此帮助检验某些问题和忧虑。支持性团体的成员可以是承担着丧失亲人的痛苦或幸存者负罪感的自然灾害受害者，生活局限在康复中心的老年人，患有某种疾病如艾滋病、癌症等的人，问题青少年的父母等。

第七种，自助团体。自助团体往往由一两个有经验的人（不是咨询专家）来领导。在团体中，老成员向新成员提供经验，可以帮助成员逐渐形成一种生活观、一种应付日常情况的法则，进而指导成员的生活，如戒酒者匿名协会（AA）是著名的自助团体，生活中还有诸多的病友群也属于自助团体。

（二）团体治疗的疗效因子

严格来说，团体治疗并非一种治疗体系，因为从事团体治疗的专业工作者可以有各自不同的理论和操作体系。但对团体治疗的研究发现，与个体治疗相比，采用团体的形式进行心理治疗时,有一些独特的治疗因素。这些独特的治疗因素正在日益成为团体治疗共同的理论基础。亚隆总结出团体的11种疗效因子:希望重塑、普遍性、传递信息、利他主义、原先家庭的矫正性重现、提高社交技巧、行为模仿、人际学习、团体凝聚力、宣泄、存在意识因子。通过团体成员的自我报告,科瑞也总结出了团体具有的大致相似的治疗因素:产生希望、改变的意愿、愿意冒险和信任他人、学会关心、接纳、共情、亲密、力量感、自主的体验、信息反馈、情感宣泄、构建人生的意义、学习人际技巧、幽默、自我暴露、对抗、团体的凝聚等。总之,团体治疗过程本身具有治疗和促进成长的功能,而且因为个人的变化是在真实的群体关系的背景中产生的,更容易得到保持和迁移。

(三)团体治疗的准则

1. 团体导向 团体治疗和个体治疗的一个重要不同是团体治疗要创建一个治疗性团体,对每一个团体成员的心理帮助是在这个团体中实现的。团体带领者要将团体作为一个整体来考虑。团体是一个整体,由成员及成员之间的相互影响组成;而团体中的每一个成员,也影响着团体并受团体影响。在团体中的治疗活动一定要考虑到团体的发展,即使有时针对某个成员进行工作,也要同时兼顾整个团体的发展需要和发展水平。

2. 利用资源 一个好的团体带领者应懂得充分相信团体的资源,放心利用团体的资源,在发展良好的团体基础上,有些问题可以直接交给团体,团体带领者只需负责维护团体运作的氛围和走向。

3. 保密 保密是让团体成员觉得安全的基本条件。相较于个体治疗,团体治疗涉及成员之间的相互保密,情况变得更为复杂。团体带领者有必要在团体治疗开始时就强调保密原则,并且形成书面的契约。保密例外情况则与个体治疗一样,如出现自伤与伤人的危险或涉及违反法律的部分。

4. 自愿 自愿不仅是指团体成员自愿决定是否参加团体,也指团体成员自愿决定在团体治疗过程中的投入程度。

(四)团体治疗的组织与实施

1. 确定团体治疗的目标、规模和组织方式 团体带领者首先要确立团体的目标。带领者根据自己的能力和资源,明确团体的目的、类型、具体目标。

目标确定后,就可以确定团体规模。发展性团体的人数可以多些,15~25人;训练性团体的人数少些,10~15人;治疗性团体的人数则以6~10人为宜。

团体治疗的组织方式可以是集中的,也可以是分散的。集中的团体治疗3~5天最好,一般不超过1周。分散的团体治疗每周1~2次,每次1~2h。团体治疗的时间安排要适当,时间过长容易产生疲劳,使注意力分散,时间过短则难以充分交流。团体治疗室布置应遵循幽静、舒适、清洁的原则,温度和照明也要合适,使团体成员进入咨询室后心情很快平静、放松。

2. 团体成员甄选的条件 成员的选择受到团体目标和团体类型的直接影响,根据这两个方面,带领者事先有目的地选择能够受益的参加者。一般的团体对参加者有三个基本的要求:一是目前的心理状况。并非所有有心理障碍的人都适合做团体治疗。以生物学因素为主要病因的患者和有严重心理障碍的人,如严重偏执狂患者、急性精神病患者、有严重自杀倾向的人等不适合进行团体治疗。二是主动性。参加者必须自愿报名,怀有自我改变和发展的强烈愿望,能够坚持参加团体活动全过程,并遵守团体的各项规则。团体成员在进入团体前已有的态度非常重要,对团体的互动过程有重大影响。三是愿意与他人交流,并具有与他人交流的能力。

3. 团体成员甄选的方法 对团体成员的甄选主要通过三种形式完成。

首先，带领者与申请者一对一面谈是甄选的主要方法。面谈一是可以帮助带领者了解参加者；二是帮助申请者澄清对团体的认识，克服对团体治疗的错误或不现实的认知与期望。

其次，甄选还应采用心理测验。根据团体的基本指标，预先测试个别成员在团体中可能出现的行为，不仅可以评价申请者是否适合参加团体治疗，还可以作为组建同质或异质团体的参照。

最后，甄选可以通过书面报告的形式进行。指导者可要求申请者书面回答一些问题，作为甄选的依据。常见的问题有：你为什么想参加团体？你对团体有什么期望？你有什么问题希望在团体中得到帮助？你认为自己可以对团体有哪些贡献？也可以让申请者写一篇简单的自传，说明他生活中重要的事件与人物。

4. 团体发展阶段与特点　在团体发展的不同阶段，团体和成员都会面临不同的问题，带领者也相应地面临着不同的任务。通常情况下，团体要经历四个阶段：开始阶段、过渡阶段、工作阶段和结束阶段。

第一阶段：团体的形成。这是团体发展的开始阶段，通常是整个团体治疗成败的关键环节之一，也是最困难和具有挑战性的时期。在这个阶段中，成员开始接触团体，了解团体的规则；团体成员在这阶段通过浅层的交流，试探自己是否被他人接受，探查其他成员是否可靠；在这个阶段成员比较迷惑，尚不能形成顺畅的交流等。在这一阶段团体成员最强烈的需求是获得安全感。带领者的任务是协助成员相互间尽快熟悉起来，增进彼此了解，明确团体目标，订立团体规范，建立安全和信任关系。这是团体治疗进行下去的条件。随着活动的逐渐深入，成员的关系也开始由表及里，由浅入深，成员变得愿意表达，开放自己，对团体的目标表示认同，团体的凝聚力和信任感慢慢形成。

第二阶段：过渡阶段。在一个团体能够开展富有成效的工作之前，通常都会经历一个相当艰难的过渡阶段。在这一阶段，团体成员面临他们的焦虑、抗拒以及矛盾冲突，带领者需要帮助他们了解如何着手去处理问题。这一阶段团体成员最重要的需求是被真正接纳和有归属感。带领者主要任务是提供鼓励与挑战，使成员能面对并且有效地解决他们的冲突、消极情绪和因焦虑而产生的阻抗，使团体达到彼此间有效地建立成熟关系的阶段。

第三阶段：工作阶段。这一阶段的特征是探讨重大问题和采取有效行动，以促进理想行为改变，也是团体成员需要认识到对自己生活负有责任的时候。在此阶段成员最主要的需求是利用团体解决自己的问题。这一阶段带领者的主要任务是协助成员解决问题。带领者不仅需要做示范，而且要善用团体的资源，在充满信任、理解、真诚的团体气氛下鼓励成员探索个人的态度、感受、价值与行为，深化对自我的认识，令成员将领悟化为行动，进一步增强成员之间的相互支持和帮助，鼓励成员尝试新行为。

第四阶段：结束阶段。在这一阶段团体成员需要面对团体治疗即将结束、成员必须分离的事实，心头充满离别情绪。成员应对自己的团体治疗经验做出总结，并向团体及团体成员告别。带领者的主要任务是使成员能够面对即将分离的事实，给予成员心理支持，并协助成员整理归纳在团体治疗中学到的东西，肯定成长，鼓舞信心，将所学的东西应用于日常生活中，使改变与成长继续。

（五）团体治疗的适应证和评价

团体治疗的适用范围包括：神经症或神经症性反应，如各种社交焦虑或社交恐惧；轻度的人格障碍，特别是人际关系敏感或有交往缺陷；青少年心理与行为障碍；心身疾病，尤其是各种慢性躯体疾病；重性精神疾病缓解期，特别是社区治疗中的康复期；各种应激性及适应性问题。团体治疗本身就是在一个充满人际互动的环境中进行的，参与者待在这样的环境中能得到他人的帮助，以及通过模仿、训练等方法来改善人际关系问题，这种改变很容易迁移到日常

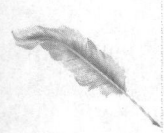

生活当中。团体治疗已成为躯体疾病"综合生物、心理、社会帮助"的一个重要组成部分。但是，团体治疗也存在针对性较低、较少探索个人深层问题、难以照顾各异的个体、私密性难以保障、不容易进行量化的缺点。团体治疗对治疗师的专业水平要求较高，要注意防止参与者在人际互动中受到伤害。

七、其他心理治疗方法

（一）正念疗法

1. 正念的定义及概况 目前，根据中国心理学会正念心理学专业委员会的梳理，目前学界认可的正念（mindfulness）定义有两个。一个是卡巴金（J. Kabat-Zinn）的定义："通过有意地、非判断性地注意当下而生起的觉知。"另一个是比瑟博（S. R. Bishop）等的定义："是一个注意调节的过程，旨在带来非精细加工的、对当下的觉察，以及通过好奇、对经验保持开放和接纳，从而与个人经验建立一种关系"。

2. 常见的正念练习 目前，有10种常见的正念干预的练习方法，这些练习既可以相互配合，也可独立进行。

（1）身体扫描：身体扫描是将身体感觉作为观察对象的正念练习。练习时，以不评判、好奇和开放的态度，依照一定顺序陆续感受和体验身体各部分的态度，依照一定顺序陆续感受和体验身体各部分的感觉。身体扫描练习通常采用卧式，也可采用坐式、站式。

（2）觉察呼吸：觉察呼吸是将呼吸作为观察对象的正念练习。练习中，轻松地体会呼和吸，体会呼吸的过程和变化，留意呼吸之间的停顿；无须调整呼吸，只是觉察呼吸，并且接纳当下呼吸的状态。觉察呼吸练习通常采用坐式，也可采用卧式。

（3）正念听声音：正念听声音是将声音作为观察对象的正念练习。练习时，轻松地倾听声音，觉察声音的自然属性（音色、响度和持续时间），觉察声音的发生、变化和消失。

（4）觉察想法：觉察想法即把想法作为观察对象的正念练习。练习时，一般以觉察呼吸开始，然后将注意放在了解自己内心的想法上，觉察想法的形成、发展和消失，能觉察到什么就觉察什么；将想法作为内心的主观事件，接纳所出现的任何想法，无须评判想法是好或者不好。在练习觉察想法时，通常可以留意与想法相关的情绪和身体感受。

（5）正念行走：正念行走是将行走感受作为观察对象的正念练习。练习时，注意觉察脚底与地面接触的感觉，或者行走中脚的抬起、移动、放下的动作，或者脚底、小腿和大腿等部位的各种感觉。此练习既可采用慢行以仔细体会感受，也可采用在日常行走中体会感受。

（6）正念伸展：正念伸展是将瑜伽伸展活动作为观察对象的练习。练习时，注意瑜伽伸展活动，留意自己的动作（尤其是伸展）带来的身体感受，强调活动中更好地照顾自己的身体。

（7）无拣择觉察：无拣择觉察即开放地觉察。此练习更多采用静坐的姿势，不设定特定觉察对象；开放地觉察并接纳进入意识的任何事物，允许其进入和离开；只观察、认可和接纳进入意识的任何体验。

（8）呼吸空间：此练习有两个版本。一是常规版本，用于将正念带入日常生活中；二是回应性版本，作为遇到困难处境时的应对手段。此练习包括三个步骤：第一步包括觉察和认可当下的想法、情绪和身体感受等体验，走出自动引导；第二步将注意力集中于呼吸；第三步扩展注意，把呼吸和身体作为一个整体来感觉，同时觉察更广大的外部空间。

（9）慈心冥想：慈心冥想是培养慈心的正念练习。练习时将自己的一系列祝福按照一定顺序送给不同对象。祝福语言包括平安、健康、远离痛苦、喜悦等。对象按照顺序包括自己、恩

人、喜爱的人、普通人、讨厌者、所有人。

(10) 生活中的正念：正念练习效果的一个重要来源在于将正念融入日常生活与工作。例如，从早上起床、刷牙、洗脸，到洗碗、打扫、擦桌子等家务活动，再到做饭、进餐、洗衣服、洗澡等，无论做什么事情都可以觉察当下，接纳当下，对当下做出智慧的行动与回应，进而享受当下。

3．适应证和评价 正念疗法在临床治疗、医疗和发展性应用中成效显著。在生理方面，正念疗法对生理疾病具有辅助治疗作用，能够改善生理功能，可以改变大脑的功能和结构。在心理方面，正念疗法可以有效改善注意品质，增进个体的记忆功能；能够有效提升积极情绪，培养乐观态度和慈悲（悲悯）心，调适消极情绪，增强个体情绪觉察能力；可以有效增进患者的生活质量，如提升生活满意度、主观幸福度，改进进食、睡眠、生活作息等。展望未来，正念疗法可能成为维护身心健康的常规方法，成为人们生活的一部分，既可以作为公共卫生、预防医学的一部分，也可以作为干预身心疾病的手段。

（二）艺术疗法

音乐、绘画、舞蹈、心理剧等表达性心理治疗自20世纪50年代在美国兴起并快速发展起来，形成艺术、心理、医学、康复学、教育学等多学科为一体的边缘交叉学科。这些疗法与传统的言语治疗不同，更多以艺术创作过程改善和增强个体的身心健康，帮助人们解决冲突和问题，发展人际关系技巧，管理行为，减轻压力，增强自尊和自我意识，增强洞察力。人们将这种以艺术形式为媒介进行心理咨询与治疗的方法称为艺术疗法（art therapy）。常见的艺术疗法包括音乐疗法、绘画疗法、舞蹈疗法和心理剧疗法等。

1．音乐疗法（musical therapy） 音乐疗法是以心理治疗的理论和方法为基础，运用音乐特有的生理、心理效应，使患者在音乐治疗师的共同参与下，通过各种专门设计的音乐行为，经历音乐体验，达到消除心理障碍、恢复或增进心身健康的目的。音乐作为一种特殊的心理治疗手段，通过物理、生理、心理和社会机制影响着人的情绪、认知、智力、审美、行为、人格、社会功能和生理反应等方面，对人类的养生、保健和某些疾病的治疗具有一定的作用，在心身疾病的康复上有着广阔的应用前景。音乐治疗利用音高、音长、音强、音色四种物理属性构成的旋律、节奏、节拍、和声、速度、力度、调性、调式等音乐要素，其中以节奏和旋律较为关键，适当选择或创作合适的音乐。在心理方面，音乐通过艺术感染力影响人的情绪和行为，以情导理，恢复心理平衡；音乐对人的生理影响主要体现在镇静、镇痛、降压等方面；在社会学方面，音乐作为一种非言语交流社会信息的艺术形式，为患者提供了一个安详愉快的交流环境和宣泄内心情感的机会，能够促进患者的心身健康和社会适应能力的发展。目前，许多国家和地区的医疗机构中的多个科室、康复中心、疗养院、心理咨询和教育机构等部门纷纷开展音乐疗法的实践与研究，并取得了良好效果。但是需要注意，音乐疗法在很多实践领域只是发挥辅助作用，需要药物治疗与患者自身康复治疗作为前提条件。

2．绘画疗法（painting therapy） 绘画疗法是狭义的艺术治疗，指以绘画为中介，基于投射、表达、象征、升华、外化等原理的非言语性心理治疗，患者通过绘画呈现其人格与潜意识中压抑的内容，并在绘画的过程中达到宣泄、改善情绪、修复创伤和人格整合等效果。绘画疗法的优点在于：首先，绘画疗法不受患者年龄、语言能力、认知能力及绘画技巧的限制；其次，治疗的实施不受地点和环境的限制，并且可以灵活采取单独或集体进行的方式；再次，绘画疗法可以使患者通过正当的方式安全地释放毁灭性能量，使患者的焦虑得到缓解，心灵得到升华；最后，绘画疗法运用非语言的象征方式表达潜意识隐藏的内容，阻抗较小，患者容易接受，有利于真实信息的收集。因此，绘画治疗应用范围广泛，从精神病学领域拓展至学校、社区、企业、诊所、医院、艺术工作室等多种组织机构和场所。目前绘画治疗在国内外较多应用

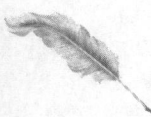

于以下治疗：癌症等生理疾病、残障、创伤和丧失、暴力问题、分离焦虑、适应问题、情感混乱、性问题、物质或药物滥用、神经症、饮食障碍、人格障碍等。主要归为以下几类应用：①情绪功能的恢复；②社交功能的改善；③自我概念的提升；④认知功能的恢复；⑤精神症状的恢复；⑥躯体症状的改善。

3. 舞蹈疗法（dance therapy） 又称舞蹈动作治疗（dance movement therapy，DMT），美国舞蹈治疗协会把其定义为利用舞蹈或即兴动作的方式治疗身体障碍，增强个人意识，改善心智的一种心理治疗。舞蹈疗法是医学、心理学、艺术学等多学科交叉的产物，让患者通过动作这一非语言形式释放情绪、探索潜意识，最终实现自我意识与环境的整合。舞蹈治疗基于两个基本理念：一是个体的身体和心灵是密切联系的。个体的心理问题会在身体上呈现一定的动作模式，同时个体的身体状态也会对人的心理产生影响。二是创造力能够促进人的心理健康，舞蹈动作中的创造性活动能使个体获得自信、自我满足感和价值感。与其他艺术一样，舞蹈疗法具有非言语治疗的优势，能够为患者营造一种轻松、安全的氛围，降低患者的防御和阻抗，帮助其顺畅地表达内部信息。舞蹈疗法应用范围广泛，可适用于不同年龄阶段的各种人群，如特殊儿童和青少年、老年人、精神疾病患者、无法用语言表达自己的患者、正常人群等，也可应用于亲子沟通、家庭治疗和团体治疗。舞蹈疗法在国外已是一套较为成熟的治疗理论和方法，设立了专门的舞蹈治疗学会及相应的学科期刊；国内发展时间尚短，但越来越多的临床工作者开始在临床展开应用研究，相关研究日渐丰富。

4. 心理剧疗法 心理剧疗法是由精神病学家莫雷诺（J. Moreno）在20世纪30年代创立的一种团体心理疗法。帕尔斯等60年代开始将它引进格式塔治疗，使其影响日益扩大。现在心理剧疗法在团体治疗中极为流行。心理剧疗法是创造性治疗的一种形式，强调个体的自发性和创造性的发展，运用演出的方法，促进个体成长并且使个人的创造潜能得到最大限度的发挥，进而能够有效地面对生活中的挑战与机遇。德顿（T. Dayton）认为心理剧疗法是一种有效的心理治疗方法，随着人们进入他们的内在现实，让他们描述，并以他们看到的情形去运作，使他们透过戏剧行动，将长期埋藏的情境带到表面，释放情绪压力，通过分享、支持与接纳创造一个能掌控的环境，然后让心灵自然疗愈的力量和情绪上的自我继续运作。具体而言，心理剧疗法通过提供一个安全的场所及一群可以信任的成员，在心理剧导演催化下，允许成员探索心灵深处的一些情结，心理剧强调再创内心情境、尊重主角的现实性和自发性，处理个体内心的故事。这个过程生动有趣、内容丰富。团体成员运用他们的创造力和自发性找到问题解决方案。具体过程包括暖身、操作、分享。其方法论基础包括社会人际学、角色理论和团体互动。心理剧疗法的组成部分包括舞台、导演、主角、辅角和观众（没有参演的团体成员）。心理剧疗法适用于个体或团体咨询、心理治疗，可以用于小组、夫妻、家庭心理治疗或者咨询。

第四节　心理危机干预

案例 9-3

来访者王某，女，33岁，于开始咨询前6个月确诊子宫颈原位腺癌，确诊后即手术切除病灶，保留子宫，后复查出癌细胞，于同年7月再次手术，目前体内无癌细胞，未接受放疗和化疗。

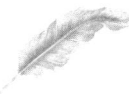

来访者自手术后复查出癌细胞时开始感受到这一疾病可能对自己的生命造成威胁，因此心理压力较大；身体因素上，接受手术治疗保留子宫导致再次生育的可能性低，生育风险较高，也因此对自我产生怀疑，在亲密关系中感到不安；情绪层面，来访者内心压抑，偶尔想到疾病和身体情况，压力较大，想到自己身体情况对目前亲密关系的影响，有时会流泪；社会功能方面，来访者对于工作中的细节会表现出轻度焦虑，对于自己和家人、朋友的身体健康十分关心，有时会因此影响自己的工作生活安排。

问题：
1. 心理危机给来访者带来哪些影响？
2. 如何评估心理危机带给来访者的影响？
3. 开展心理危机干预的步骤是什么？

心理危机（mental crisis）是个体面临既不能回避又无法用通常方法来应对的重大生活事件时所出现的一种心理失衡状态。这些重大生活事件可能是天灾，也可能是人祸，如地震、洪灾或者亲人丧亡、婚姻破裂。由于危机是一种紧急的状态，因此需要以特定的技术进行处理。心理危机干预是指对处于困境和挫折中的个体予以关怀、支持和帮助，使之恢复心理平衡的过程。

一、心理危机概述

（一）心理危机引起的心理与生理变化

当处于心理危机中时，个体将会出现一种紧张状态，心理和生理也会发生相应的变化，以适应个体面临的危机情况。在心理方面，一是可引起认知功能改变，对人的感知觉、记忆、思维等认知能力造成不良影响；二是可引起情绪改变，常见的情绪反应有焦虑、恐惧、抑郁、愤怒等；三是可引起意志行为改变，出现回避应激源、退化或依赖行为、敌对或攻击行为、失助与自怜状态、物质滥用及反复出现无效的动作或行为等。在生理方面，应激状态下，来自外部或内部的刺激作用于机体，神经冲动传递到下丘脑，交感-肾上腺髓质系统激活，导致中枢神经系统兴奋性升高，机体警觉性和敏感性增强，引发一系列的相关生理反应。

（二）心理危机的发展过程

心理学家通常把心理危机的发展过程划分为以下四个阶段。

1. 冲击期 这一阶段的心理反应发生于危机事件暴发当时或不久之后，人们会感到震惊、恐慌和不知所措。冲击期又称精神休克期，当事人往往处于木僵或无反应状态。

2. 防御期 这一阶段主要表现为人们想恢复心理上的平衡，控制焦虑和情绪紊乱状态，恢复受损认知功能，但不知如何做，因而出现对不平衡心理状态的否认或对其加以合理化的反应。

3. 解决期 这一阶段人们积极采取各种方法接受现实，设法寻求各种资源解决问题，以减轻焦虑、增加自信、恢复社会功能。

4. 成长期 如果能顺利度过危机，那么危机经历将使人们在心理上变得更加成熟。但对于一些未能获得足够应对危机技巧或者危机触发原有心理障碍的人，危机事件则有可能在他们

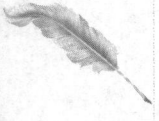

的心中留下阴影，并对他们今后的生活产生不良的影响。

二、危机干预的理论和模式

（一）危机干预的理论

多年来，心理学家在危机和危机干预领域进行了大量的研究和探索，从不同的角度来阐释危机和危机干预的理论问题。由于每一种理论都从某个侧面向人们展示了危机和危机干预的一部分，因而没有单一理论可以概括关于人类危机的所有观点或危机干预的全部模式。其中较通用的危机理论包括危机的基本理论、扩展危机理论、应用危机理论、危机人格理论和折中的危机理论。

（二）危机干预的模式

目前，国际上还没有统一的危机干预模式，但是所有的干预模式目标是一致的，即减轻危机受害者的急性症状，恢复其主动性，防止或减轻心理创伤和创伤后应激障碍（PTSD）。常用的危机干预模式主要有以下几种类型，这些模式为不同的危机干预策略和方法提供了基础。

1．三种基本的危机干预模式　贝尔肯（G. S. Belkin）等提出了三种基本的危机干预模式，即平衡模式、认知模式和心理社会转变模式，这些模式的提出为不同情况下危机干预策略的选择提供了理论基础。

（1）平衡模式（equilibrium model）：这一理论认为危机中的人通常处在一种心理或情绪的失衡状态，失去对自己的控制，分不清解决问题的方向，不能做出适当的选择，因此，危机干预要通过稳定当事人的心理和情绪以帮助他们重新获得危机前的平衡状态。平衡模式理论一般用于指导危机早期的干预。

（2）认知模式（cognitive model）：其观点与认知疗法的理论一致，认为对事件的错误认知才是导致危机发生的重要原因，事件本身和境遇相关的问题并不直接造成危机状态。所以，改变认知中的非理性和自我否定的部分，重建理性思维，学会自我肯定就可以使人们顺利度过危机。通常，认知模式危机干预适用于心理和情绪都已稳定下来的危机当事人，即已平稳度过危机早期阶段的当事人。

（3）心理社会转变模式（psychosocial transition model）：这一理论认为遗传因素和社会环境因素共同影响着人的心理和生理，因此，对危机的考察也应该同时从个体内部因素和外部因素着手，不仅考虑受害者个人的心理资源和应对方式对危机的影响，还要考虑同伴、家庭、职业和社会等外在因素的影响。这样做的目的是把来访者的内部资源与外部资源充分结合和调动起来，从而使当事人有更多的解决问题的方式可以选择。心理社会转变模式也适用于达到稳定状态的当事人。

2．对支持资源的整合模式　对社会支持资源的整合模式是指通过从所有危机干预的方法中，有意识地、系统地选择并整合各种有效的方法和策略来帮助当事人的方法。比较有代表性的整合模式是集教育、支持和训练为一体的社会资源工程模式。2000 年，诺斯（C. S. North）等在对一些社会团体（如警察、团体领导）进行危机干预培训时提出了社会资源工程模式。通过培训，这些团体能够最大限度地利用团体内的心理健康资源对面临危机的个体提供最初的危机干预服务，帮助受害者减轻情感上的痛苦。

3．评定 - 危机干预 - 创伤治疗模式　评定 - 危机干预 - 创伤治疗（assessment-crisis intervention-trauma treatment，ACT）模式是美国学者罗伯茨（A. R. Roberts）对一些危机干预策略整合后

提出的一种综合性危机干预模式。这是一种专门针对突发性危机和创伤性危机的心理危机干预模式。该模式强调干预者要尽快对当事人进行心理危机评估，根据当事人的心理危机程度，促使当事人接受相应的系统的心理治疗，以帮助当事人彻底摆脱心理困扰。

三、心理危机干预实践

（一）心理危机干预的对象

在危机面前，个体可能做出三种形式的反应：第一种情况是最理想的状态，当事人能够自己有效地应对，从中获得经验，危机过后产生积极的变化，使自己变得更为强大；第二种情况是当事人虽然能够度过危机，但是将不良的后果排除在自己的认知范围之外，因为没有真正解决问题，在以后的生活中，危机的不良后果还会时不时地表现出来；第三种情况是当事人在危机开始时心理就崩溃了，如果不提供立即的、强有力的帮助，就不可能恢复。其中，第二种与第三种情况的当事人都是心理危机干预的服务对象。

具体的心理危机当事人主要有以下几种：①遭遇突发事件而出现心理或行为异常的人，如家庭发生重大变故、遭遇性危机、受到自然或社会意外刺激的人；②学习、生活、工作压力过大而出现心理异常的人；③个人感情（恋爱、婚姻、家庭）受挫后出现心理或行为异常的人；④人际关系失调后出现心理或行为异常的人；⑤性格过于内向孤僻、缺乏支持的人；⑥严重环境适应不良导致心理或行为异常的人；⑦家境贫困、经济负担重、深感自卑的人；⑧身体出现严重疾病，个人很痛苦，治疗周期长的人；⑨患有严重心理疾病（如抑郁症、强迫症、恐惧症、焦虑症、精神分裂症、情感性障碍）且出现心理或行为异常的人；⑩由于身边的人出现个体危机状况（如突遭意外事故、自杀、他杀）而受到影响，产生恐慌、担心、焦虑、困扰的人。

（二）心理危机干预的目标

一般来说，心理危机干预有以下三个层次的目标：①最低目标是缓解当事人的心理压力，防止过激行为，如自杀、自伤或攻击行为；②中级目标是帮助当事人恢复以往的社会适应能力，使其重新面对自己的困境，采取积极而有建设性的对策；③最高目标是帮助当事人把危机转化为一次成长的体验并提高当事人解决问题的能力。在心理危机干预的三个目标层次中，最低目标的核心是"劝阻"，中级目标的核心是"恢复"，最高目标的核心是"发展"。

（三）心理危机干预的任务

国外有学者对来自心理研究、临床咨询、医学及社会工作领域的 10 个代表性模型进行了内容分析，将多样的心理危机干预过程、环节或措施拆解、归纳为三个连续任务和四个焦点任务。三个连续任务是指评估、保障安全和提供支持，这是心理危机干预的基础性任务，在心理危机干预的过程中需要持续不断或者多次反复进行。四个焦点任务包括建立联系、重建控制、问题解决和后续追踪，这些任务需要在某个阶段集中进行。

（四）心理危机干预的原则

心理危机干预的基本原则是将危机事件后的心理干预放在人与自然文化生态系统框架下来思考，这不是常态下的心理咨询与治疗，而是处理面临生命和生存环境的毁灭性的灾难时的心理救援。心理危机干预既遵循心理咨询与治疗的基本原则，也有一些特殊原则。心理危机干预

的基本原则主要有以下六个方面，即针对性原则、支持性原则、行动性原则、正常性原则、完整性原则和保密性原则。

（五）心理危机干预中的评估

评估是心理危机干预的前提条件，也是心理危机干预的第一步，并且贯穿干预过程的始终。危机干预者需要对身处危机中的当事人进行持续评估，并根据当事人的反应灵活调整干预策略。评估的内容主要包括确定个体经历的突发事件的严重程度；确定个体的精神状态和能力水平；确定个体对自我或对他人的危险性；确定个体对危机可能的解决方法、应对方式、支持系统和其他方法。进行心理危机评估时要注意结合评估目的、评估对象的情况及客观条件，选择恰当的评估方法，了解评估对象当前的心理状况，对重点问题深入了解和评估，从而得出准确的结论，为下一步的干预做好心理准备。心理危机干预工作者主要运用访谈法、观察法或心理测验法，以心理危机当事人的言行举止与表情姿态为基本线索，依次对当事人的认知、情绪、行为、自杀风险做出评估，对危机严重程度做出快速的初步评估。目前，国内外常用的心理危机评估模型是迈尔（R. A. Myer）和威廉姆斯（R. C. Williams）提出的简易、快速、有效的三维筛选模型。在三维筛选模型的基础上，迈尔和威廉姆斯开发了一个分类评估量表，用以评估个体的认知、情感和行为三个方面的功能水平。

（六）心理危机干预的实施步骤

在危机干预的理论研究和实践探索过程中，不同学者提出了不同的危机干预模式。长期以来，各种理论学派的学者从不同的切入点入手，形成了不同的危机干预技术模式和操作程序，其中以关键事件应激报告法和危机干预六步法最具代表性。

1. 关键事件应激报告法（critical incident stress debriefing，CISD） 是一种集体治疗的方式，在20世纪70年代被提出，最初仅用于维护应急事件救护者的身心健康，后来逐步将适用范围扩展到遭受各种事件发生的48 h内的当事人，整个过程一般需要2～3 h。干预的目标是防止或降低创伤性事件引起的症状的强度和持久度，迅速使个体恢复常态。具体步骤如下。

（1）介绍期（introductory phase）：指导者和小组成员自我介绍，指导者说明CISD的规则，强调保密性。

（2）事实期（fact phase）：鼓励当事人从自己观察到的角度出发，提供危机事件发生时的所在、所见、所闻、所嗅等。

（3）感受期（feeling phase）：鼓励当事人暴露自己对有关事件最初和最痛苦的想法，从事实转到思想，开始将事件人格化，让情绪表露出来。

（4）反应期（reaction phase）：这是当事人情绪反映最强烈的阶段。在当事人谈到自己对事情的情感反应时，指导者更多的表现是关心和理解。

（5）症状期（symptom phase）：确定个人的痛苦和症状，可以从心理、生理、认知和行为等方面来描述。

（6）辅导期（teaching phase）：让当事人认识到，他的躯体和心理行为反应在严重的压力之下是正常的，是可以理解的。与当事人讨论积极的适应和应对方式，提醒可能的并存问题，如过度饮酒。

（7）恢复期（re-entry phase）：对前面的讨论进行概括总结，回答问题和考虑有何需要补充的事项。

2. 危机干预六步法 危机干预六步法由吉列兰德（B. E. Gilliland）提出，具体步骤如下。

（1）确定问题：从当事人角度确定和理解当事人本人所认识的问题。

（2）保证当事人安全：在危机干预的过程中，保证当事人的安全非常重要，因为只有在当

事人感到安全的情况下，进一步的干预工作才能顺利进行。

（3）提供支持：强调与当事人的沟通与交流，使当事人了解危机干预工作者是完全可以信任的，是能够给予关心和帮助的人。

（4）提出并验证变通的应对方式：危机干预工作者要让当事人认识到，有许多变通的应对方式可供选择。

（5）制订计划：危机干预工作者要与当事人共同制订行动步骤来矫正其情绪的失衡状态。

（6）得到承诺：让当事人复述所制订的计划，并从当事人那里得到明确的按照计划行事的保证。

（七）心理危机干预的技术

危机干预的目标是恢复或重建危机当事人的心理平衡。围绕这一目标，危机干预工作者可以根据危机当事人的实际情况与自己所擅长的干预方法，采取相应的心理危机干预方法，如认知行为治疗、短程动力学治疗、焦点解决治疗、意义治疗、表达性艺术治疗。一般来说，危机干预的技术可分为支持技术和干预技术两大类。①支持技术主要是指通过疏泄、暗示、保证、改变环境等方法，给予危机当事人情感支持，降低其情感张力，建立良好的沟通和合作关系，为以后进一步的干预做准备。需要注意的是，支持是指给予情感支持，而不是支持危机当事人错误的观点或行为。②危机干预是一种特殊形式的心理咨询与治疗，心理咨询中的干预技术都可以使用，如倾听技术、表达技术、观察技术、提问技术。危机干预技术的基本策略为：主动倾听并热情关注，给予心理上的支持；提供疏泄机会，鼓励危机当事人把自己的内心情感表达出来；解释危机的发展过程，帮助危机当事人理解自己的处境，理解他人的情感，建立自信；给予当事人希望，使其保持乐观的态度和心情；培养当事人的兴趣，鼓励其积极参与有关的社会活动；注意发挥社会支持系统的作用，使当事人多与亲朋好友接触和联系，减少孤独和隔离感。

目前，在心理危机的干预过程中，对焦虑、紧张的处理，一般使用焦虑放松技术（生物反馈、放松催眠、自我训练等）、休息和娱乐（参加社交活动、发展兴趣爱好）及安慰和保证等；灾难心理危机干预和灾后 PTSD 的防治多使用认知行为治疗进行；闯入性画面的处理可以采用眼动脱敏与再加工（EMDR）；对灾难救援人员以团体形式进行干预可以采用关键事件应激报告法（CISD）；对儿童多采用表达性艺术治疗。

四、具体情境下的危机干预

每一种危机有其各自的特点，因此在干预策略的使用上也应该有针对性。在此，分别就具体危机情境下的干预工作的相关知识做一介绍，以便掌握各种情境下危机干预工作的特点和侧重点。

（一）自杀

自杀可以分为自杀意念（suicidal ideation）、自杀未遂（attempted suicide）和完成自杀（completed suicide）。自杀意念只有结束生命的想法，但没有采取行动；自杀未遂只采取了以死亡为目的的自伤行为，但没有导致死亡；完成自杀是主动结束自己的生命，达到死亡的目的。由于在危机干预工作中，总会面对有自杀意念或自杀未遂的来访者，因此，学习采用恰当的方法帮助这些来访者对危机干预工作者来说是非常重要的。

1. 自杀的识别　心理学家认为，几乎所有想自杀的来访者都提供了几种自杀线索或呼救信号，没有人100%想自杀。识别来访者的呼救信号，寻找自杀线索，评估自杀的潜在危险是干预措施得以施行的前提。

(1) 危险因素：巴特尔（A. D. Battle）等研究者确认了大量可以帮助危机干预者用来评价潜在自杀危险的因素，从中选取并提供了如下16个危险因素：A.有自杀家族史；B.曾有自杀未遂史，来访者已经形成一个特别的自杀计划；C.最近经历了心爱的人去世、离婚或分居事件；D.家庭因损失、个人虐待、暴力或来访者遭受性虐待失去稳定性；E.陷入特别的创伤损失而难以自拔；F.来访者是精神病患者；G.有药物和酒精滥用史；H.最近有躯体和心理创伤；I.有失败的医疗史；J.独居并与他人失去联系；K.有抑郁症，或处于抑郁症的恢复期，或最近因抑郁症住院；L.分配个人财产或安排后事；M.有特别的行为或情绪特征改变，如冷漠、退缩、隔离、易激惹、恐慌、焦虑，或社交、睡眠、饮食、学习、作息习惯的改变；N.有严重的绝望或无助感；O.陷于以前经历过的躯体、心理或性虐待的情结中不能自拔；P.显示一种或多种深刻的情感特征，如愤怒、攻击性、孤独、内疚、敌意、悲伤或失望等个体非特异的心理行为特征。一个人无论何时如果具备16个因素中4～5个危险因素，危机干预者都应警惕此人正处在自杀的高危时期。

(2) 自杀线索：自杀线索主要是言语线索和行为线索。言语线索主要是指直接或间接地谈到死亡。比较隐讳的包括询问人寿保险政策、捐赠遗体的程序，或谈论死后的生活等。一般来说，关注两个方面的信息非常重要：第一，喜好谈论应激或压力；第二，明显减少与其生活中的重要人物的交流。行为线索有：退缩和独处更加明显；送出自己很珍贵的东西；出现失眠并且很持久；食欲缺乏；工作或学习成绩下降；出现酗酒或吸毒；自卑感和羞耻感等。

2. 自杀危机干预策略 分为一般性的危机干预策略和特殊人群的自杀预防策略。

(1) 一般性的危机干预策略：一般性干预程序是由弗雷德里克（C. J. Frederick）首先提出，并得到了广泛的认可。首先倾听传达出的信息，努力去了解有自杀可能的人潜在的情感；对处于危机中的人的思想和情感进行评估；不要急于问及自杀，建立良好的协调关系后再询问这一问题效果会更好；特别注意那些很快"反悔"的人，警惕危机再现；给予强有力的支持；充分利用合适的资源，干预者必须及时提供有效的外界支持和帮助，要让来访者了解你已做好了必要的安排；根据问题的严重程度，要及时与有关专家取得联系，不排斥或试图否认任何自杀念头的"合理性"，及时采取有效的劝告方式，应公开与试图自杀的人讨论并劝告他停止自杀。干预者应该反复提示：如果他的选择是去死，那么这样的决定是不可逆的。

(2) 特殊人群的自杀预防策略

1) 对儿童、青少年的干预策略：危机干预工作者应倾听孩子的心声，表达对他的担忧是干预顺利进行的基础。在此基础上，可以直接和他讨论自杀问题，如是否有自杀计划、对计划有什么想法。不要对孩子的谈话内容表现出震惊，不要辩论自杀的对错，不要承诺保守自杀企图的秘密。如果认为自杀随时可能发生，应该及时通知当事人的合法监护人，并保证随时有人守护。在处理了儿童、青少年的自杀高危情境后，仍应保持密切注视，以防自杀念头的反弹或危机状态缓解后的突然自杀行为。

2) 对成年人的干预策略：同样，危机干预工作者要尽快和成年来访者建立起一种能够沟通及可信赖的关系，然后鼓励他讲出自己的痛苦，促使其减少无助感，重新构筑希望。有时，在来访者的同意下，订立一个活下去的协议是很有帮助的。另一个重要的方面是帮助来访者发现他自己一方面想自杀、一方面想活下去的矛盾心理。危机干预工作者要帮助来访者澄清和理解他的内心冲突，并且获得一种关于他难以抉择的矛盾心理的新观点。对于一些已建立了良好工作关系并且情况相对稳定的来访者，可以从潜意识的层面来理解这种冲突。最后帮助来访者了解到他是可以控制自己的生活的，这一点对于来访者来说也很重要。

3) 对老年人自杀的预防策略：危机干预工作者应特别注意老年人的言语和行为中表露出

来的自杀线索。有研究表明，许多老年人自杀可能是由长期的、深藏的、直到老年生活发生改变才表现出的性格弱点引起的。这些老年人缺乏正常衰老过程的基本适应能力。研究表明，自杀未遂的比例随年龄增加而减少，而自杀死亡的比例随年龄增加而上升。珀金斯（D. Perkins）发现了一个优点咨询模式，这种模式强调优点，帮助老年人肯定自我，增强自助能力，可以有效地挽救有自杀风险的老年人。

（二）灾难

灾难事件是个体无法预测和抵御的，灾难事件来自基本失去控制的恶劣情境，自然灾害、各种意外和人为事故等。灾难事件往往给人们带来巨大的心理创伤，这种创伤如果不经处理，大部分人在一段时间后可以自愈，另一些人则可能产生严重的心理困扰。然而，因为灾难事件的特殊性，在进行心理干预时要严格遵循灾难干预的工作原则，以避免对当事人造成新的心理伤害。

1. 灾难心理干预程序 灾难心理干预仍然以危机干预的理论和模型为基础，但是要注意在灾难发生后的不同时期施以正确的干预方法。首先，在灾难发生后的一两天内，心理干预以帮助当事人获得现实的稳定感为主，具体内容包括：①保护幸存者免受再次伤害或者再次暴露于创伤刺激，如避开旁观者或媒体的干扰；②直接给予具体行动的指导；③帮助其重建社会联系以获得安全感；④对幸存者分类，以便实施相应的干预措施；⑤对于极度恐慌和悲伤的幸存者，危机干预者要始终保持共情的态度，并安排人员陪伴左右直至其情绪稳定下来，必要时可考虑使用药物。其次，在灾难发生后的1个月内，使用的心理干预技术以稳定化技术、支持性技术、适当的认知技术为主，慎用宣泄等可能使当事人再次暴露于创伤的技术。当然，这里说的时间限制及技术的使用都不是绝对的，一切都要根据当事人的实际情况而确定。

2. 灾难心理干预策略选择的原则 灾难心理干预者对策略选择的原则是：在当事人的心境和情绪都稳定后，才可以对创伤性事件进行直接的处理，因为干预者需要使用能引起剧烈情感、心理反应的干预技术。对创伤性事件的直接处理包括在干预者的指导下回忆或重现灾难经历、表达或疏泄自己的情感、与灾难告别、寻找灾难的积极意义等内容。在干预的最后阶段，干预者可以鼓励当事人寻找面对目前危机造成的困难局面的适应性方法，培育希望，重建信心。

（三）丧失

丧失是每个人一生中都必然经历的危机事件。面对丧失，不同的人有不同的心理反应，但是心理学家还是归纳总结出居丧反应的一些基本模式。其中，库布勒-罗斯（Kubler-Ross）模式目前非常流行的、有名的关于居丧反应的模式。该理论最初用于描述人们试图应对即将来临的死亡时所经历的各种反应，后来也被应用于概括大多数遭受重大丧失后的人的心理反应过程。

1. 居丧反应阶段 库布勒-罗斯模式总结的居丧反应分为五个阶段。

（1）否认与分离期（denial and isolation phase）：这一时期的典型反应是："这不是真的，肯定弄错了！"这种否认起到缓冲期的作用，使得丧亲者有时间启动防御系统。

（2）愤怒期（anger phase）：这一阶段丧亲者表现出敌意、愤怒、怨恨等情绪，特征的反应是："为什么是我呢？"

（3）讨价还价期（bargaining phase）：这一时期出现在临终者身上时，表现为他们为了延长自己的生命而与医生讨价还价。对于丧失者，他可能表现为和自己讨价还价，认为或许再有一次机会，或再做一些努力，丧失就不会发生。

（4）抑郁期（depression phase）：当所有的线索和证据都提示亲人的死亡是不可逆的事实

时，丧失感就出现了，抑郁的情绪也将随之而来。

（5）接受期（acceptance phase）：经历了前面四个阶段的人将变得疲倦和虚弱，最终接受了丧失，表现得安静、平和、顺从。

2. 丧失的心理干预程序

（1）建立支持性关系：丧失往往给当事人带来极大的创伤和损失，因此与他们建立良好的治疗关系尤为重要。建立关系的基本技术与心理咨询中建立关系的技术基本相同。需要注意，并非每个丧亲者都愿意接受干预，如果丧亲者明确拒绝干预，要尊重其决定，并向其表明，在需要帮助的时候可以随时联系。

（2）引导丧亲者接受丧亲的事实：居丧之初，丧亲者常常存在否认倾向，干预者可以围绕死者去世的事件，开放式地谈论一些相关的外部事件，以帮助丧亲者接受丧亲的事实。例如，可以谈论死者是在什么情况下离世的，如何安排的葬礼，是否参加了葬礼等问题。交流时避免说"去了天堂""远走了"这样缺乏现实感的词语，应该直接说"死亡""去世"等有助于增强丧亲者现实感的词。

（3）对丧亲者实施哀伤心理教育：丧亲者可能会对自己强烈的情绪反应感到耻辱或羞愧，因此干预者应该帮助丧亲者了解什么是"正常"的哀伤行为，使其认识到目前的各种反应都是可以理解的，而不需要感到羞耻。有一些丧亲者在丧失亲人后表现得特别平静，仿佛什么都没发生过一样，甚至能照常地上班、上学。干预者应特别注意过度使用压抑、隔离、理智化等防御机制的丧亲者，通过教育、解释等方法帮助他们适当地表达情感。

（4）鼓励丧亲者用言语表达内心感受和对死者的回忆：丧亲者在哀伤期通常会有强烈的对于逝去亲人的情感，如悲伤、内疚、自责、悔恨、羞愧等情绪。对于这些情感的处理，干预者的工作主要是帮助丧亲者用言语表达出这些感受，必要时还可以使用宣泄等技术，深化情感表达。在适合的情况下，还应与丧亲者一起探索和分析这些感受背后的深层含义，促进其意识和潜意识的沟通。切忌在情感层面表达之前对丧失者说"节哀顺变""坚强点儿"这样妨碍情感表达的理性语言。在这之后，丧亲者将有可能和干预者一起回忆、分享死者生前的一些相关事件、场景，这些回忆将让丧亲者在内心中留出一个位置给死者，并因此感到安慰。

（5）向死者做仪式性的告别：指导丧亲者向死者做仪式性的告别能帮助丧亲者回到现实，并将注意力投向未来，开始新的生活。具体的技术可以采用空椅子技术、叙事疗法等。空椅子技术就是让丧亲者找来一件可以代表死者的物品，将其放在空椅子上，然后让丧亲者对着椅子说出自己心中想说的话。如采用叙事疗法则可以让丧亲者向故去的亲人写一封告别信。这是语言表达的主要内容，应该是感性的、告别性的、面向未来的。例如，一位母亲去世的女儿可以说："亲爱的妈妈，感谢你给了我生命，并抚育我长大，给我无尽的爱。你走了，但你的爱将永远留在我的心中，因为这些爱，我将好好地生活下去，请放心地离去吧！"

最后应该指出，以上所讨论的是具体危机情境下的一般处理方法，由于每个当事人都有一些自己的特殊情况，干预者应根据实际情况有针对性地选择相应的方法，以便达到更好地帮助危机当事人的目的。

（刘传新　张　辉　王长虹　庞晓华）

思 考 题

1. 心理治疗的基本技术有哪些？
2. 精神分析治疗的主要技术是什么？

3．常用的行为疗法有哪些？其适应证分别是什么？
4．常见的不良认知形式有哪些？请用现实举例说明。
5．简述埃利斯"ABCDE模式"的主要内容。
6．小刘早年父母早亡，由爷爷抚育长大。爷爷靠着抚恤金抚养小刘异常艰辛，伴随着小刘日渐长大，爷爷的身体却是一日不如一日。在小刘高考完的那天，爷爷觉得自己完成了抚养孙女的任务，再往后就只能是孙女的累赘了，于是爷爷喝农药自杀了。这给小刘带来了很大的心理冲击，唯一的亲人也去世了，小刘异常悲伤。爷爷那么辛苦，却没有给她报答的机会，小刘的内心还充满了内疚。在这种悲伤和内疚之中，小刘还有一种对爷爷的愤怒，很想质问爷爷："我已经这么悲惨了，为什么还要抛下我一个人？"但是这种愤怒，让她感到非常自责，她感觉自己没有任何立场指责爷爷。后来，小刘在政府和好心人的帮助下办完了爷爷的葬礼，并顺利进入了大学。但小刘非常痛苦，常常在无人的夜里泪流满面，经常被噩梦惊醒。

请回答：
(1) 爷爷自杀去世给小刘带来了哪些影响？
(2) 如何对小刘实施心理危机干预？

第十章 患者心理

患者心理是指患者在生病或产生病感后伴随着诊断、治疗和护理过程所发生的一系列心理反应或心理变化。准确把握患者心理并进行有效的心理干预，将有助于深化以患者为中心的理念，优化医患关系，减少医疗纠纷，增加患者满意度，促进患者康复，提高临床服务质量。

第一节 患者与患者角色

案例 10-1

李某，男，60岁，平时因为工作忙碌没有做过任何体检，一次在朋友的劝说下进行了全面体检，结果发现右肾有一个很小的占位性病变。医生怀疑是恶性肿瘤，建议他到省城大医院做进一步检查，但李某认为医生是小题大做，自己没有任何不适，肯定不会得癌症，结果一拖再拖，1年后因出现泌尿系统症状，再次去医院检查，占位性病变已经扩大，确诊为肾癌，李某不得不接受右肾全切的现实。

问题：
1. 李某存在哪些不履行患者义务的问题？
2. 李某存在哪些患者角色转换问题？

一、患者的概念

"患者"是看似简单但却比较复杂的概念。从字面上理解，患者（patient）通常指患有病痛的人，在英语中它由"忍耐"（patience）一词变化而来，也就是说患者是忍受着疾病痛苦的人。然而，对于患有慢性病却坚持工作的人，却很少有人把他们当成患者，但是，来医院体检的健康者虽然没有疾病的痛苦，又常常被称作患者，因为他们在门诊挂号就诊获得接受医疗服务资格的同时，在法律意义上已经获得了"患者"的资格。可见，人们对"患者"这一概念，在不同的情境中赋予不同的含义。本书将患者看作社会人群中患有疾病并有就医和接受诊断治疗行为的社会人群。

二、患者的角色

"角色"(role)是戏剧学上的术语,指演员扮演的剧中人物。如果一个演员担当了某一个角色,导演就要对他提出相关要求,他就具有了认真完成表演工作的责任和义务。"社会角色"(social role)是美国社会学家米德(G. H. Mead)从戏剧学引入社会心理学领域的一个术语,是指与个体社会地位、社会身份相一致的权利、义务及行为模式的总和。一个人在同一发展阶段可以同时具有不同的角色,例如,他可以是医院的医生、妻子的丈夫、孩子的父亲、母亲的儿子。在人生的不同发展时期要自然接受不同角色的转换,即从一个角色转到另一个角色,例如,从儿子到父亲,再成为祖父。有时生活的某种变故可能会使人不得不接受某种角色,例如,父母突然发生车祸使其孩子不得不接受孤儿的角色,突然的患病使当事人不得不接受患者的角色。从某种意义上说,个体发展的过程就是他在一生中所扮演的各种社会角色的总和。当一个人接受了某一社会角色,他人和群体就会依据社会认同的角色标准对他的行为产生期待(角色期待),当个体的行为与角色期待相一致时,就说他与个人扮演的角色是相称的,否则就认为是不合适或不恰当的。

当一个人在社会中被视为患者而获得了患者身份时,就说他取得了患者角色(patient role)。患者角色是多数人一生中的某一阶段不可避免的特殊社会角色。它同其他社会角色一样,也存在着角色转换、角色期待和角色适应的问题,这些问题处理不当将构成患者的心理问题。

患者角色最初由美国社会学家帕森斯(T. Parsons)于1951年提出。他认为患者角色的概念应该包括以下四个方面:①患者可以从常态的社会角色中解脱出来,免除其原有的社会责任和义务。②患者对陷入疾病状态是没有责任的。疾病是超出个体自控能力的一种状态,也不符合患者的意愿,患者本身就是疾病的受害者,他无须对此负责。③患者应该努力使自己痊愈,有接受治疗和努力康复的义务。④患者应该寻求可靠的治疗技术的帮助,必须与医务人员合作,共同战胜疾病。

帕森斯通过阐述患者享有的权利和义务,较为清晰地揭示了"患者角色"的内涵。在医疗卫生工作中,这一见解对确立以患者为中心的思想,优化医患关系具有积极的作用。但也存在一定的不足,突出表现为:在患者角色的概念中,没有说明一个人获得患者角色的前提。我国学者汪勇对患者角色概念的界定较好地解决了这个问题。他认为,患者角色应该包括以下三点内容:①有生理或心理的异常或出现有医学意义的阳性体征;②应该得到社会的承认,主要是医生以有关医学标准确认其疾病状态;③处于患者角色的个体有其特殊权利、义务和行为模式。

三、患者的权利和义务

当一个人取得了患者角色,相应地便拥有了特定的权利和必须承担的义务。

(一)患者的权利

1. 受到社会尊重、理解的权利　患者首先是一个社会人,他们和其他社会成员一样具有被他人尊重和理解的权利。患者患病不是自己情愿的,他们由于病痛不得不求助于医务人员,需要得到医务人员的尊重与理解,而绝不应该被看成一个"床号"和"病例"。

2. 享受医疗服务的权利　患者到医疗机构就医并交付相应的费用,就取得了接受医疗服务的权利,他们有权利要求医务人员为自己进行诊断、治疗、康复和护理。在诊治过程中,患者有权利向医务人员了解自己的病情、治疗方案和预后等情况。对于不尊重患者权利和不负责任的医疗行为，患者有权利批评、拒绝甚至向医生的上级领导或有关部门反映。

3. 免除或部分免除健康时的社会责任的权利 为了全身心地配合医生的治疗，患者必须全部或部分免除健康时承担的社会责任。例如，患病时，学生可以请假休学，工人可以休班或调换工种，教师可以免去其讲课任务，领导可以暂时不再为自己分管的工作劳心费神。

4. 要求保守个人秘密的权利 一个人患病后，为配合医生的诊断和治疗，可能会不得不向医务人员暴露自己的隐私，这时患者有权利要求医务人员给予保密。

（二）患者的义务

1. 及时就医、早日康复的义务 社会由社会成员组成，社会成员的健康问题不仅仅是个人问题，它也牵涉到社会的利益，所以，有病及时就医并努力早日康复是患病个体对他人和社会应尽的责任和义务。尤其是对患有传染病的患者来说，是否及时就医往往也是对其道德水准的检验。

2. 寻求有效医疗、认真遵循医嘱的义务 患者只有到正规的医疗机构就诊，才有可能得到科学的治疗。为保证有效的治疗，患者必须积极主动接受医务人员的指导，遵从医嘱，主动配合医务工作。

3. 遵守医疗机构规章制度的义务 为了保证正常的医疗秩序，每个医疗机构都有针对患者的规章制度，患者既然要在那里接受诊治，就有义务遵守那里的规章制度，这既是对患者在医疗情境下行为规范的要求，也是患者本身同医务人员建立良好的医患关系、获得优质医疗服务的需要。

以上患者的权利和义务是社会对患者角色的期待，是社会学家勾画的一种理想模式。在实际工作中，患者难以充分享受应有的权利、不能完成自己应尽义务的现象十分普遍。可见患者权利和义务的实现还受具体的社会条件制约，如社会生产力发展水平、国家的医疗卫生制度、公民道德水准、社会文明程度和医务人员职业精神。医学心理学讨论患者权利与义务的目的在于要求医务人员在尊重患者权利的同时，尽一切努力使不能进入患者角色的患者尽快适应患者角色，完成自己应尽的义务，另外，要使已经康复痊愈的个体尽快脱离患者角色。

四、患者的角色转换

医务人员期望患者在接受诊断、治疗和康复的过程中，其角色能随着治疗及康复的进程及时地实现从健康人到患者，再从患者到健康人的转换，也只有这样，才可以使治疗及康复的过程事半功倍。这种角色转换过程一旦受阻，就意味着角色适应不良，表现为当事人不能很好地履行与自己角色相应的责任和义务，从而阻碍疾病的治疗及康复过程。患者的角色转换问题集中表现为以下六种形式。

1. 角色行为缺如 患者没有进入患者角色，主要表现为意识不到自己有病，或否认自己有病（精神病除外）。其原因可能与患者的人格、家庭经济状况或社会文化背景有关。人们期望患者能按患者的身份行事，但患者的行为往往与人们的期望相反。例如，不承认自己有病，不顾身体状况而勉强从事自己并不胜任的活动，或对治疗不合作。角色缺如的不良后果可能是拒医，贻误治疗时机，使病情进一步恶化。

2. 角色行为冲突 同一个体在同一时段常会承载多种社会角色，尤其是人到中年，当因病而需要当事人从目前的工作生活角色转换为患者角色时，患者一时难以放弃原有的角色，左右为难，陷入角色冲突之中。如工作繁忙而不能安心治疗，或不能放弃家庭责任而影响治疗。

还有因长期担当某种角色而形成了固定的行为习惯,即使是患病后也难以马上放弃原有的行为模式去接受患者的角色。患者角色冲突多见于承担了较多社会和家庭责任且责任感强、事业心重的人。

3. 角色行为减退　患者已经进入患者角色,但由于其他更加重要的需要,使其不顾病情而从事力所不及的活动,表现出对自己的病情不够重视,从而影响治疗。

4. 角色行为强化　患者对患者角色呈现过度的适应,安心于患者角色的现状,依赖性增强,自信心下降,对承担的原有社会角色感到惶恐不安,不愿意从患者角色中走出来。角色强化常出现在病程后期。在长期的治疗过程中,患者已经习惯了患者的行为模式,所以不愿意从患者角色行为中解脱出来。有些患者角色强化是因为继发性获益机制的作用,如患病后可以从原来的生活、工作的压力中解脱出来,并可以得到各种补贴、赔偿或来自亲友和医务人员的关心和照顾。患者的人格因素往往在角色行为强化过程中起着重要的作用。

5. 角色行为异常　患者患病后不能接受患病的现实,夸大疾病的影响和可能的严重后果,对治疗悲观失望,表现为对医务人员有攻击性言行或病态的固执、抑郁、厌世甚至自杀。

6. 角色认同差异　医务人员通常从理性的角度看待患者,强调患者应该履行患者角色赋予的义务,行为要符合患者的身份。而患者则往往较多地强调自己的权利,忽略自己应该承担的义务,因此很容易与医务人员发生冲突。

医务人员应注意患者角色转换问题,一方面要避免自身的言行对角色转换可能产生的消极影响;另一方面要注意努力创造条件促使患者及时地进入患者角色,随着疾病的好转,又要使患者逐渐放弃这种角色,从而逐步恢复其应该承担的社会责任和义务。

五、患者的就医行为与遵医行为

(一)就医行为

人本主义医患模式强调医务人员与患者之间是一种平等的关系,患者要积极主动地参与到治疗及康复过程中来。所以人们更愿意患者到医院看病,称为就医行为,而不称为求医行为。就医行为是指个体感到不适、发现自己具有疾病症状到医疗机构接受诊治的行为。

1. 就医行为的类型　根据就医行为发生的动因,可以把就医行为分为以下三种类型。

(1) 主动就医型:当个体产生不适感时,主动到医疗机构接受诊治。多数患者的就医行为属于此类情况。

(2) 被动就医型:由患者的家属或他人做出就医决定而产生就医行为,如婴儿、儿童、昏迷状态的患者及缺乏自知力的精神疾病患者。

(3) 强制就医型:某些传染病或精神病患者本人不愿意就医,但他们对社会人群健康和他人安全构成了严重威胁,所以由社会做出决定强制其就医,并给予治疗,如鼠疫、霍乱及具有严重攻击行为的精神病患者。

2. 影响就医行为的因素　个体患病后是否及时就医,往往关系到疗效和预后,但并非每个个体在发现自己患病后都能及时就医。研究表明,出现新症状时只有不到5%的人会看医生(Campbell,Rowland,1996年)。就医行为受许多因素的影响,现将其归纳为以下几个方面。

(1) 对症状的认知程度:当个体根据自己的医学知识储备判定自己具有的症状是严重疾病的表现时,容易发生就医行为。

(2) 经济因素:当医疗费用远远超过自己的支付能力时,难以发生就医行为。

(3) 就医条件:医院的医疗水平、服务态度、就诊环境、地理位置、交通的便利程度等都可能对就医行为产生影响。

(4) 心理因素：对医院的检查手段及诊断结论的惧怕、心理否认机制的作用、特殊的人格特征等都可能影响患者的就医行为。

(5) 社会文化因素：风俗习惯、文化背景、宗教信仰等也会影响个体的就医行为。

(二) 遵医行为

遵医行为（follow the doctor's advice）是指患者遵从医务人员的医嘱进行医学检查、治疗、康复和预防疾病的行为，又称患者的依从性。遵医行为是患者应尽义务中的最基本行为，因为它决定着疗效和疾病的预后。据研究，不遵医行为发生率很高，完全遵从医嘱、遵从医嘱但不严格、几乎不遵从医嘱的患者各占1/3。所以，如何提高患者的依从性是每个医务人员必须认真思考的问题。

1. 影响患者遵医行为的因素

(1) 医患关系：患者对医生不信任、没有好感时，可能发生不遵医行为。有调查表明，约30%的患者对从医生那里得到的信息和劝告不满意，这种不满意容易导致不遵医行为。

(2) 认知偏差：医务人员对医嘱解释不清楚，如患者不理解医嘱中的术语，或医嘱过于复杂，患者记不住医嘱，或对疾病的严重后果缺乏客观的认识，这种认知上的偏差可能导致不遵医行为。

(3) 疗效不佳：治疗效果不好，患者失去治疗的信心时，可能发生不遵医行为。

(4) 以往的治疗经验：患者根据以往的治疗经验，判定医生的医嘱没有效果时，可能发生不遵医行为。

(5) 经济原因：患者感到自己的经济条件难以按医嘱治疗时，可能发生不遵医行为。

(6) 继发获益：当患者因疾病状态可以得到许多好处时（尤其是得到赔偿），可能发生不遵医行为。

2. 提高遵医率的方法

(1) 建立良好的医患关系，取得患者的充分信任，鼓励患者参与到治疗过程中来。

(2) 用患者能够听得懂的方式，耐心说明医嘱，讲清不及时治疗的后果。

(3) 制订治疗方案时要在不违背治疗原则的前提下，考虑患者的经济能力。

(4) 必要时同患者订立口头或书面的协议，要求患者家属协助监督医嘱的执行情况。

(5) 强化医院管理，加强医德医风教育，改善医疗服务态度，提高患者对医院和医务人员的满意度，建立良好的医疗秩序，营造人性化的就医环境。

第二节 患者一般心理问题及其干预

在医疗情境下，患者会表现出一些共同的心理需要、心理行为问题，对此临床心理学工作者总结出了一整套的支持性心理干预方法。医务人员要善于识别患者的心理问题并运用支持性心理干预方法加以解决。

案例 10-2

患儿王某，男，5岁，发热、咳嗽、呼吸困难，CT检查右肺底部呈现小斑片阴影，诊断为传染性肺炎，需要在隔离病房接受治疗。患儿不与医务人员合作，哭闹不止，拒绝饮食，要找妈妈。

> 问题：
> 患儿王某存在什么心理问题？应如何解决？

一、患者的心理需要

患者作为特殊的社会成员，与健康的社会成员相比，其生存需要受到影响、安全需要受到威胁、归属和爱的需要被部分或完全剥夺、尊重需要可能受到伤害、对自我实现的需要可能感到无望，所以，这些心理需要会变得比平时更加强烈。了解患者的心理需要变化是医务人员提高医疗服务质量的重要前提。患者的心理需要大致包括以下几个方面。

（一）被认识和接纳的需要

患者入院后进入一个陌生的环境，他需要被新的群体接纳，需要与医务人员和病友沟通。医务人员应主动自我介绍，尽可能多接触新入院的患者，并把他及时介绍给其他病友，努力营造温暖、接纳的氛围。

（二）接受信息刺激的需要

首先，患者需要了解关于自身疾病的信息，如自己得的是什么病、疾病会发生什么变化、应该采取什么治疗手段、治疗过程有没有危险、预后如何。现实中的情况是，这种需要经常得不到满足。科尔施（B. M. Korsch）和宁格瑞特（V. F. Negrete）对儿科患者的研究中发现，有20%的母亲未能得到孩子生什么病的信息，有50%的母亲不知道孩子的病程有多长。其次，患者需要了解关于医院的信息，如医院对患者的基本要求、医院的作息制度、医院的查房制度；再次，患者需要了解关于院外的信息，如家庭情况、单位情况及社会的变化，以减少与世隔绝的感觉。

（三）安全与早日康复的需要

因为患者的生命安全受到疾病的威胁，所以原有的安全需要变得更加强烈。他们把自己的生命托付给医务人员，渴望得到救治并期望早日康复，因此，医务人员应该用和蔼可亲的态度、体贴入微的服务、耐心细致的解释、准确轻柔的操作，使患者获得治疗的信心，产生安全感。

（四）关心、体贴、尊重的需要

患者作为"弱者"，在与医务人员及他人的交往过程中，处于劣势和被动的地位，由于心理防御机制的作用，尊重的需要会变得更加强烈。他们对别人如何看待自己变得极为敏感，自尊心比平时更易受到伤害。因此，医务人员应当充分尊重患者的人格，保护他们的隐私，而不论他们的社会身份、地位高低如何。这不仅是医学伦理道德对医务人员的要求，也是建立良好的医患关系、使治疗过程顺利进行的需要。

二、不同年龄阶段患者的心理特点

心理的年龄特点是个体心理发展的基本特征，当个体成为患者时，患者心理也会表现出一定的年龄特点。了解这些特点，对有的放矢地开展心理干预，提高医疗服务质量具有重要作用。

（一）儿童患者的心理特点

发展心理学的研究提示，儿童在 2 岁前通过以母亲为主的成人的及时照顾，获得对周围环境的基本信任感；儿童在 4 岁以前十分依恋父母，此时容易产生分离焦虑；从 4 岁起，儿童行为的自主性和目的性逐渐加强，游戏成了儿童的主导活动，他们在游戏中扮演各种成人角色，模仿成人活动，通过游戏了解成人世界；进入学龄期，学习成了儿童的主要活动，此阶段，儿童在学习过程中要获得勤奋感、克服自卑感，体现能力的实现。当儿童患病住院后，上述正常的心理行为活动模式遭到破坏。与此相应，儿童患者常表现出特有的心理特点。

1. 分离焦虑 儿童从 6 个月起，开始产生对母亲的特别依恋，在这种牢固的母子联结基础上，对周围的环境产生了基本的安全感和信任感。一旦孩子住院离开母亲，常常表现为恐惧不安、哭闹、拒食、尿床、不配合，当和母亲重新相聚后，这些反应迅速消失。

2. 恐惧不安 没有住院经历的患儿，对医院环境具有强烈的生疏感，医务人员严肃的面孔、各种复杂的检查仪器、紧张的抢救气氛、同病室患儿接受检查和治疗时的哭叫等都会使患儿紧张。有过痛苦诊治经历的儿童，对医院可能形成恐惧性的条件反射，再一次入院时，会产生对医院的恐惧不安。

3. 反抗 年龄稍大的孩子，对父母强迫自己治疗产生怨恨，入院后可能抗拒治疗，甚至有逃跑行为。他们对医务人员不理不睬，对父母的探视表现为抵触和沉默抗拒。

4. 抑郁自卑 学龄期的儿童，如果疾病久治不愈，将会耽误上学，影响成绩，同时也失去了与同学交往沟通的机会，可能由此产生自卑情绪。某些疾病的治疗可能会导致患儿容貌毁损，从而加重患儿的抑郁、自卑情绪。

（二）青年患者的心理特点

1. 情绪不稳 富于激情、情绪不稳是青年人的基本情绪特征，在他们患病时，这一特征会表现得更加强烈。青年人患病往往比较突然，患病初期恐惧、焦虑情绪十分强烈，尤其意识到疾病诊治将会有一个较长的过程时，可能会表现出暴躁的情绪，但是一旦病情有所好转，又会盲目乐观，不安心住院，不认真执行医嘱。

2. 悲观心理 有些青年患者一旦意识到自己患的是慢性病，或者认识到外伤可能导致自己残疾，爱情、工作、前途将会因此而受到影响，他们会因此而陷入悲观情绪之中，有些患者会拒绝探视、照料、治疗，甚至可能产生轻生行为。

（三）中年患者的心理特点

中年人是社会的中坚，家庭的支柱，他们上有老、下有小，肩负着赡养老人、抚养儿女的双重责任，承载着巨大的社会和家庭的压力。与此相应，中年患者也会有其特殊的心理表现。

1. 忘我心理 由于工作和家庭的巨大压力，很多中年人无暇顾及自己的身体，往往是真的感到难以支撑下去的时候，才想起就医问药，一旦被医生要求必须住院，还迫切向医生要求早检查、早治疗、早出院，住院过程中，还念念不忘工作，牵挂家里的老小。

2. 忧郁心理 患者一旦意识到自己患的是慢性病甚至是绝症，想到自己今后将不得不改变生活方式，不得不放弃以往的追求，便陷入深深的抑郁之中，可能表现为失眠、食欲缺乏、不愿意讲话、不愿意见人、情绪低落等。

（四）老年患者的心理特点

人到老年，容易出现多病、短时记忆能力下降等现象，思想相对保守，行为方式刻板，接受新事物的能力降低，经常会想到与死亡相关的问题，总怕成为儿女的负担。与此相应，老年患者也会有一些特殊的心理表现。

1. 否认心理 有些老年人总担心自己对家庭没有贡献，成为儿女的负担，所以，即便身体已经不适，但仍然勉强操劳，不愿意就医，以示自己身体无病。住院后，稍有好转，他们便张罗着回家，不安心住院。

2. 不安、焦虑、恐惧 老年人在家里生活模式很固定，住进医院后，饮食起居秩序全部打乱，这让他们不胜心烦。当病情加重时，常常意识到死亡的来临，容易出现恐惧、激惹的情绪反应。

3. 过强的自尊心理 老年人一般具有较强的自我中心意识，渴望尊重的需要比其他年龄段的人强烈，患病后尊重的需要变得更加强烈。他们喜欢别人恭顺服从，不愿意听从他人安排，尤其不重视年轻医务人员的意见和建议。他们有时会突然拒绝治疗和护理，有时也会争强好胜，坚持独自做一些力不从心的活动，可能因此而造成意外。

4. 幼稚心理 有些老年人患病后，行为退化犹如孩童，表现天真，常常提出不切实际的要求，情绪不稳，容易与病友及医务人员发生冲突，好哭泣，自控能力差。有的老年人则小病大养，对医务人员和医院产生依赖，本应自理的事情也要求他人帮助，原本可以出院，但还是赖在医院不走。

5. 自卑、抑郁心理 百病缠身久治不愈、没有质量的生活、长期脱离社会产生的孤独、对儿女拖累产生的内疚、看到病友相继离去而联想到自己的来日不多等会使老年患者陷入自卑、抑郁的情绪之中，甚至可能出现自杀行为。

三、患者的心理行为变化特征与原因

心理是人脑对客观现实的主观反映，当心理活动赖以产生的客观现实发生变化时，心理活动本身也必然随之发生改变。疾病状态作为重要的应激源必然导致患者内外环境的改变，作为患者大脑反映的客观现实，必然带来患者心理行为上的变化，并呈现一定的特征。

（一）患者心理行为变化的特征

1. 患者的认知活动特征

（1）感觉过敏、异常感觉增多：患病后患者的社会活动明显减少，注意力从外部转向自身，从而使感觉过程增强。大部分患者过于敏感，有疼痛、牵拉、挤压、肿胀等躯体不适感，其感受的程度常与躯体病变的程度不相符合。有的患者过分关注躯体，甚至能感受到心脏搏动、胃肠蠕动等正常的内脏活动；有的患者对周围环境刺激的感受性发生变化，如对正常的声音、光线、温度等刺激过于敏感；有的患者出现时间知觉上的变化，感到度日如年；个别患者甚至还会出现幻觉、错觉，如有的患者截肢后出现"幻肢痛"，即感到已经不复存在的肢体有蚁行感、牵拉感、疼痛感等异常感觉。

（2）注意力容易集中于病体：患病时，疼痛和不适会把患者的注意力引到患病的器官或躯体部位上，如果病前患者具有一定的疑病素质，则会通过心身交互作用机制，放大疼痛和不适的感觉，而放大的感觉会进一步把患者的注意力引到感觉之上。医务人员有时需要转移患者的注意力，打破这种恶性循环。

（3）记忆减退：除脑器质性病变所致的记忆力减退以外，许多躯体疾病都可能伴发明显的记忆减退，如慢性进行性肾衰竭、糖尿病、慢性气管炎、恶性肿瘤。

（4）疑心加重：急重病患者及久治不愈的患者容易盲目猜疑，对他人的表情、行为等特别敏感多疑。别人低声细语，患者就认为可能是在议论自己的病情；医生查房次数发生变化，患者就可能认为自己病情发生了恶化；亲人探视不及时或次数减少，患者可能会认为家人不关心自己、嫌弃自己等。

2. 患者的情绪情感特征

（1）情绪不稳、易激惹：有的患者常给人以脾气不好的感觉，变得好挑剔，甚至稍有不如意便大发雷霆，有时将愤怒指向自身，自罪自责。

（2）紧张、恐惧：这是患病初期患者普遍的情绪反应。如患者害怕做痛苦的检查和治疗，害怕检查出恶性结果，害怕治疗过程中出现意外。患者表现为紧张不安、不思进食、夜不能寐，严重时出现肌肉紧张、血压升高、呼吸急促等情况，从而干扰诊治过程。

（3）焦虑：这是患病中后期患者普遍的情绪反应。患者在焦虑状态下会伴发明显的生理反应，如由于自主神经系统活动增强、肾上腺素分泌增多，引起血压升高、心率加快、呼吸加深加快，出汗，面色苍白，口发干，排尿、排便频率增加等。如果这种状态持续下去，将会对消化功能和睡眠产生不良影响。焦虑引起的心理生理反应容易和躯体疾病相混淆，在临床工作中应注意鉴别。焦虑伴随的生理反应有相应的焦虑体验，而且会随着焦虑情绪的缓解而消失，但躯体症状一般不具有这种特点。

（4）抑郁：这也是患病中后期患者普遍的情绪反应，是一组以情绪低落为特征的情绪状态。轻度的抑郁可能表现为心境不好、悲观失望、自信心降低、兴趣减退等；严重的抑郁可能表现为睡眠障碍、无助、冷漠、绝望、回避、食欲和性欲减退、兴趣丧失甚至轻生。抑郁状态使患者活动减少、进食减少，从而阻碍了患者的康复进程。

（5）孤独：孤独感又称社会隔离。患者离开原来熟悉的环境来到陌生的医院，在忍受疾病折磨的同时还要与陌生的医务人员、病友沟通，单调、刻板的住院生活日复一日，特别是对于长期住院的患者来说，常有度日如年的感觉。严重的孤独感会伴有凄凉、被遗弃感，可能使老年患者变得冷漠、退缩。

（6）愤怒：愤怒是个体在实现目标的道路上一再受挫时产生的情绪反应。疾病作为一种严重阻碍因素会使当事人原有的追求、理想、抱负难以实现，所以，在疾病过程中的某一阶段，愤怒是在患者身上可以看到的十分普遍的情绪反应。严重的愤怒可以导致攻击行为，被攻击的对象可以是家人、医务人员甚至患者自己。遇到这种情况时，医务人员应该冷静对待，避免与患者发生争吵，要通过关心与耐心解释，平息其愤怒的情绪。

3. 患者的意志行为特征

（1）失助感：当患者感到病势凶猛、治疗效果不好时，可能对疾病治疗失去信心，自我价值感丧失，对前途感到绝望，自认为已经无力回天，陷入深深的失助状态之中。这是一种无能为力、无所适从、听之任之、极端消极被动的行为表现。

（2）行为退化、依赖性增强：有的患者的情感反应和行为表现往往显得幼稚，好似孩童。明明可以忍受病痛，但还是要呻吟、哭泣，以引起周围人的注意，唤起关心和同情；明明可以克服困难照料自己，但还是要依赖他人的帮助，在亲人面前常常表现出孩子般的激动和娇气；明明已经可以出院，但还是希望继续住院享受他人照顾自己的生活。

（二）患者心理行为变化的原因

1. 对疾病的认知评价　患者对疾病的认知评价直接影响其情绪反应的性质和强度。患者根据自己已有的关于疾病的知识和经验，对所患疾病进行认知评价，当所患疾病被其评价为危及生命的重病时，必然唤起其严重的情绪反应；反之，当所患疾病被其评价为病情较轻时，则可能引起其轻度的情绪反应。

2. 心身障碍　心身障碍是指由心理社会因素导致的躯体疾病或障碍，心身障碍患者在躯体症状出现之前，心理问题就已经存在，当躯体症状发展时，心理反应会变得更加严重。

3. 性格特征　不同性格的人对待疾病的态度和出现的心理反应有很大差别。例如，性格开朗乐观、生活态度积极、意志坚强的人，患病后能正视现实，心理反应较轻，容易从消极的情绪状态中摆脱出来；反之，性格懦弱、意志薄弱、神经质倾向的患者，患病后心理反应较重，并且反应持续时间很长。

4. 人际关系　医患关系、病友关系、亲友关系良好时，可能会减轻患者的心理反应；反之，将加重其心理反应。

5. 强化因素　患者患病后得到了一系列平时难以得到的"好处"，如充分的休息、配偶的体贴、饮食的改善、经济上的赔偿，这些强化因素的存在有时会使患者长期陷入患者角色而难以自拔。

四、患者一般心理问题的干预

如果患者心理问题是一般性的情绪行为问题，则由综合科医务人员给予支持性心理治疗。如果患者心理问题非常复杂，患者有复杂的成长经历和人格背景，则需要精神科医生或心理治疗师进行更加专业的心理治疗。

（一）支持性心理治疗

支持性心理治疗是医务人员应该掌握的一般性的心理治疗，通过良好的医患关系、认真倾听、充分接纳、合理的解释、行之有效的放松训练、有的放矢的健康教育等简单易行的综合措施，缓解患者的消极情绪，唤起其积极心理，从而促进疾病的治疗与康复。具体包括以下几点。

1. 建立良好的医患关系　建立良好的医患关系是做好支持性心理治疗的前提，必须贯穿心理治疗工作的全过程，它是有效实施心理干预的纽带、桥梁和催化剂。医务人员从与患者第一次接触开始，就应该注意良好医患关系的建立。科学严谨的工作作风、和蔼可亲的服务态度、周到细致的关怀体贴等是建立良好医患关系的有效方法。

2. 创建良好的医疗环境　安静、舒适、优雅的医疗环境有利于患者放松心情，为有效的支持性心理治疗营造良好的氛围。例如，做好轻、重、垂危和抢救患者的隔离，以消除紧张与恶性刺激；当某患者因病友的鼾声难以入睡时，可将那位病友调出病房（消除刺激）或将该患者调换病房（回避刺激），以防止患者产生心理应激而导致病情突变。

3. 强化患者的心理支持系统　患病本身对于患者是一个负性生活事件，有效调动患者的社会心理支持系统，是缓解患者负性情绪的基本策略。医务人员应该通过促进病友之间的良性交往及患者与家人、朋友、同事之间的沟通交流，强化患者的心理支持系统。

4. 提供必要的信息　即便是健康人，信息的缺失也会给个体带来恐慌和不安，因为没有信息，当事人很难正确地调整自己的行为以适应自己所处的环境。处在疾病威胁之中的患者更是如此,当关于自身的医疗信息不足或缺失时,会引起患者的焦虑不安。很多心理问题、医患纠纷都与这种信息的不足和缺失有关。因此,在不同的医疗阶段、医疗过程中,医务人员应该及时向患者提供有关信息,使他们能够有准备、积极主动地配合医务人员的治疗。例如,在入院时向患者提供医院的规章制度、作息时间、求助方式、科室分布等基本信息;在做各种检查之前、手术前和手术后、化疗前和化疗后,应对检查和治疗的意义、程序、可能出现的问题、注意的事项、应对的方式等进行清晰的说明。

5. 开展心理健康教育,改变不合理的认知 通过医学相关知识的宣教,向患者解释疾病的发展及常见的心理反应,提高患者对疾病的客观认识,从而有效地减轻患者的焦虑情绪和无助感,使患者树立战胜疾病的信心。患有严重疾病的患者对自己患病的事实都有一个难以接受的阶段,认为自己是世上最倒霉的人,陷入消极的情绪状态而难以自拔。对于这类患者,灌输积极的死亡观是非常重要的。人固有一死,只是死的形式不同,有人死得早些,有人死得晚些;有的人病死,有的人老死,还有的人意外死亡。许多天灾人祸都是每个人不愿意碰到的,但有时是不可避免的,要勇敢地面对现实,以积极、乐观、向上、超然的心态与困难做斗争,赢得生命的尊严,提高生命的质量。

(二)专门化的心理治疗

针对患者复杂的心理行为问题,综合医院的医生通过联络会诊渠道,由心理治疗师或精神科医生为患者做专门化的心理治疗,如认知行为疗法、叙事疗法、精神分析性心理治疗、森田疗法、暗示催眠疗法、心理危机干预。

第三节 各类患者的心理问题及其干预

患者在不同的疾病阶段(病期)会发生与各阶段相应的心理问题;有些特殊的治疗方法(手术治疗、化疗、器官移植等)本身会带来特有的心理问题;有些患有绝症或陷入临终状态的患者也会有些特殊的心理问题。针对各类患者的心理问题进行积极的心理干预,将有利于疾病的治疗和康复。

案例 10-3

患者张某,女,40岁,诊断为乳腺癌,将于1周后进行乳腺癌手术。术前3天开始,患者出现自主神经系统症状,表现出心悸、胸闷、气短、出汗、尿频、头晕、失眠、紧张等症状。她担心麻醉会出意外,自己将死在手术台上;手术做不彻底,术后癌症复发,自己将人财两空……临近手术的前1天,上述症状越发严重,并伴有血压升高,使医生不得不决定延期手术。患者家属反映,该患者病前一直是内向、胆小、敏感的性格。

问题:
张某出现了什么心理问题?应该如何处理?

一、不同病期患者的心理问题及其干预

(一)急性期患者的心理问题及其干预

急性期患者大多起病急、病情变化快、诊断不明确、病情危重,需要紧急诊断治疗,因此患者常常伴有强烈的负性情绪和消极的行为反应。

1. 急性期患者的心理问题

(1)情绪反应

1)焦虑:由于突然发病,患者缺乏相应的心理准备,来不及安排工作和家庭生活,如果由于诊断不明确需要反复接受损伤性检查,而且家庭负担较重,会加剧患者的焦虑。

2)恐惧:当患者需要到抢救室抢救,出现高热、呼吸困难、身体剧痛、大出血、呕吐、呕血、便血、濒死感等严重症状并意识清醒的时候,会唤起他们对死亡的恐惧。摆满各种复杂抢救设备的陌生环境,医务人员紧张严肃的表情,目睹同室病友抢救无效死亡,颠倒黑白不合乎生物节律的睡眠模式等,会加剧患者的恐惧。

(2)行为反应:在焦虑恐惧的情绪背景下,有些患者容易没有耐心、急躁冲动、哭闹,不配合医务人员治疗。

2. 急性期患者心理问题的干预

(1)坚定有力的心理支持:向患者简单明了地解释病况,给予诚恳的救治承诺,说明患者放松精神积极配合医务人员的重要性,并且告诉患者医务人员随时都会出现他的面前,以缓解患者紧张情绪,增强他们的安全感。

(2)高效沉着的救治行为:医务人员积极、快速、有序、高效的救治,将增强患者的信心;医务人员沉着、冷静、稳重、果断的行为,将增强患者的安全感。

(3)做好患者家属的心理疏导:由于患者发病突然,患者家属常常陷入高度紧张状态并表现出慌乱的行为,这种负性情绪和消极行为表现可能会对患者产生病情严重的消极暗示,从而加剧患者的紧张情绪。所以,要做好家属的心理疏导,让他们配合医务人员做好稳定患者情绪的工作。

(二)慢性病患者的心理问题及其干预

1. 慢性病患者的心理问题 慢性病指病程长达3个月以上,又无特效治疗的疾病。随着医学科学的发展,许多急危重症患者经过抢救成功后会转为慢性状态,此外,人类物质生活水平的提高及医疗保健事业的发展,导致人类的平均寿命延长,从而使慢性病患者人数日趋增多。据WHO调查,各国患慢性病的人数在不断增加,一般人群中因患慢性病而造成一定程度的躯体或心理功能缺陷,影响社会适应者约占8%。慢性病已经成为危害人类健康的主要疾病,由此带来一系列慢性病患者的心理问题。

(1)抑郁心境:抑郁心境是指长期愁闷的不良心境。迁延不愈的慢性病使患者的事业、家庭和经济蒙受巨大损失,让患者常常感到自己已经成为家庭的负担甚至累赘,长期的病痛不仅使自己无法全身心地工作,也难以享受生活的快乐,长期的治疗甚至使患者丧失治疗的信心和生活热情,表现为郁郁寡欢、忧心忡忡、自责、自卑、孤独、悲观等,有时会产生"生不如死"的轻生念头。研究发现,近三分之一的住院患者报告至少有中等程度的抑郁症状,在心脑血管疾病患者、癌症患者及同时患有多种慢性病的患者中抑郁症状是常见的。

(2)投射:投射是指当自己的欲望和需要不能得到满足时,将挫折的原因归罪于他人以求得心理平衡的防御机制。有些慢性病患者会采取投射的防御机制以减轻自己的心理痛苦,表现为向医务人员及家属提出过高的要求，埋怨家人没有照顾好自己，指责医务人员对自己的治疗和护理不当，从而导致人际关系的紧张。

(3) 怀疑和不遵医行为：慢性病往往需要长期治疗，并且很难短期见效，常常是对症治疗，难以根治，因此会导致患者怀疑治疗方案的科学性，表现为有的患者要求其他医生会诊，有的擅自到院外治疗，有的抗拒治疗，有的甚至自行更换自认为有效的药物。

(4) 患者角色强化：慢性病患者由于经历了漫长的治疗及康复过程，使他们逐渐习惯了别人的关心和照顾，"继发性获益"的机制强化了患者在心理上对疾病的适应，表现出对疾病角色的过度适应状态。但是，如果患者长期依赖于他人的照顾，心安理得地长期休养下去，将削弱其治疗及康复的主动性，明显延长治疗及康复的过程。

2. 慢性病患者心理问题的干预　根据患者心理问题的特点，采取积极的支持性心理治疗，通过建立良好医患关系、接纳、倾听、解释、放松训练、健康教育、争取有效的社会支持等，缓解患者的消极情绪，矫正患者的不健康行为，促进疾病的治疗。通过科学的心理指导与积极的心理支持，让患者学会带着症状和不适乐观地生活。

对于慢性病患者特殊复杂的心理问题，需要由心理治疗师或精神科医生进行专门化的心理治疗。

（三）康复期患者的心理问题及其干预

康复期是指患者渡过疾病的急性期后，进入重新整合自己的身体与心理功能以适应心身功能的损害状态，并准备重新开始力所能及的活动的阶段。当疾病不能被治愈从而进入慢性或功能障碍阶段时，患者就进入了康复期。例如，脑卒中患者被抢救过来后，留下了言语与肢体运动功能障碍，需要在康复期通过科学艰苦的训练才能部分或全部恢复相应的功能；外伤患者为保住生命而必须截肢后，需要进行相应的功能锻炼和心理适应训练，以有能力开启的新生活。康复期的患者依然存在一系列的心理问题，对此必须进行科学的心理干预，以利于患者躯体、心理、社会功能的全面恢复。

1. 康复期患者的心理问题

(1) 不合理认知

1) 否认：有些患者可能会无意识地长期否认自己患病的事实，以求得暂时的心理平衡。例如，有些患者面对癌症的诊断，不断更换医院进行反复检查而贻误最好的治疗及康复时机。

2) 认同延迟：病残的发生使患者陷入一种应激状态，随后的治疗及康复也被患者视为难以接受的不良刺激而使他们回避与治疗及康复有关的活动，这种现象称为认同延迟。此时患者常常会逃避或拒绝治疗。

3) 失能评价：疾病会导致患者丧失或降低某些功能，如言语、书写、听觉、记忆、行走能力及性功能，有些患者可能需要他人长期照顾。因此，患者常常形成有失客观的"失能"评价，导致抑郁甚至绝望，表现为拒绝治疗、攻击性增强，甚至出现自杀行为，从而影响康复计划的执行。

(2) 负性情绪：焦虑和抑郁是康复期患者常见的负性情绪，有时还会表现为愤怒。缓慢的康复过程影响到患者的工作和家庭生活，他们为自己未来的发展及家庭生计而担心焦虑；伤残让患者失去了工作能力，没有了经济来源，不得不放弃以往钟爱的文体活动，这一切可能会使他们陷入深深的抑郁，严重时可能出现自杀行为；自己的理想愿望因伤残而化为泡影，患者常常因此而感到愤怒和绝望，当愤怒指向自身之时可以表现为自卑、自暴自弃，指向外部的时候，可能表现为对医务人员及家人的攻击。这些负性情绪长期存在将严重阻碍患者的康复进程。

(3) 人格改变：一般说来，人格是心理现象中相对稳定的部分，成年后通常不会随时间和环境的变化而轻易改变,但在遭遇重大生活事件后也可能发生这样或那样的改变。严重的疾病或伤残作为重大的应激源向患者发出挑战,患者不得不对自我进行重新评价,不得不改变以往习惯的思维与行为方式,于是人格发生相应改变。这种改变可能是放大了患者原有的人格特点,也可能是产生了新的人格特质;可能是积极取向的,也可能是消极取向的。如果是消极取向的,就构成康复期患者人格不健全的问题,如表现为过度依赖、自卑、孤僻、冷漠、自私、易激惹、挑剔、敏感多疑、缺乏自尊。

2. 康复期患者心理问题的干预　根据患者心理问题的特点,采取积极的支持性心理治疗,通过建立良好医患关系、接纳、倾听、解释、放松训练、健康教育、争取有效的社会支持等,缓解患者消极情绪,矫正不健康的行为,促进疾病治疗。通过科学的心理指导与积极的心理支持,让患者学会带着症状和不适乐观地生活。在这个过程中,要特别关注伤残严重的患者,要精准识别和评估他们的抑郁状况和水平,在康复过程中患者可能因严重的抑郁而出现轻生行为,这时要迅速启动心理危机干预模式进行干预。

对于康复期患者特殊复杂的心理问题,需要由心理治疗师或精神科医生进行专门化的心理治疗。

运动锻炼是常用的一种积极的康复手段,合理利用运动锻炼程序,对康复期患者心身具有良好的康复作用。许多研究表明,恰当的运动锻炼能缓解焦虑,减轻抑郁,从而促进患者康复。运动能缓解焦虑的原因包括:运动锻炼过程能分散个体对焦虑的注意;运动能对抗焦虑的知觉过程;运动能促进患者对引起焦虑症状原因的再评价。

二、手术患者的心理问题及其干预

(一)术前与术中患者的心理特点与心理支持

手术对任何人来说都是一种紧张性的刺激,手术越大、越难,刺激就越强。这种刺激通过交感-肾上腺髓质系统的作用,使患者表现为心率加快、血压升高等。例如,不少患者一听说手术,就立即表现为紧张恐惧、坐卧不安,他们怕麻醉、怕疼痛、怕毁容、怕残废,更怕死亡;有的患者还担心给家庭造成过重的经济负担,担心自己的前途和事业等;临近手术日,有的患者更是食不甘味,夜不能寐;还有的患者由于精神过度紧张,刚进手术室便大汗淋漓、心率加快、血压下降,因此不得不停止手术;有的患者术前就写好了遗嘱,做了后事安排等。杜小欧(1984年)发现,100例手术患者中术前有顾虑的占76%,多数为择期手术和病情较稳定者;24%为主诉顾虑较小者,多为不得不手术或病情较为严重者。所以,术前的焦虑恐惧是手术患者共同的心理特点。

手术患者产生焦虑和恐惧的主要原因是害怕躯体的创伤与疼痛,也有的患者是因为听说过关于手术失败或发生事故的事例,或听说术中可能发生麻醉意外。拉姆齐(M. A. E. Ramsay,1972年)对术前恐惧的研究发现,术前恐惧的患者62%是由于害怕麻醉、15%是由于害怕开刀、23%属于其他原因。由此可见,对于大手术来说,麻醉的确是患者的重要心理应激源。这种术前焦虑和恐惧心理女性重于男性,成人重于儿童,初次住院和初次手术的患者重于住过院或做过手术的患者。

术前焦虑和恐惧心理如果得不到缓解,将会影响手术效果,加重术后情绪障碍,或引起并发症等。因此在术前对患者进行恰当的心理支持是必需的。根据患者的文化背景,用恰当的表达方式向患者交代术前应当做的准备、手术过程及护理措施,目的是增强患者的安全感,使患者在精神上有所放松。例如,在局部麻醉下进行腹部手术,应告知患者在术中牵拉脏器时,会有不舒适或疼痛感，患者应尽量放松或做几下深呼吸，便可以减轻不适的感觉；对术后需用鼻饲管、引流管、导尿管及需在身上连接仪器者，术前应向患者说明，使患者醒后不至于感到惧怕；对于需做气管插管或术后放置鼻饲管的患者，因为插管后说话不方便，应事先告诉他们到时如何表达自己的需求；对于危险性大、手术复杂、心理负担重的患者，可以介绍有关专家、教授是怎样反复研究其病情、确定手术方案的，使患者深感医务人员对其病情十分了解，对手术极为负责。另外，做过同类手术患者的信息对术前患者的情绪影响较大，医务人员可有意识地组织交流。在和患者进行术前谈话时，应当鼓励患者提出问题，了解焦虑的原因，然后有针对性地进行解释和安慰。可以向患者介绍手术医生和护士的情况，在患者面前树立手术医生的威信，以增强患者的安全感。必要时还可在术前让患者看一下术后观察室，介绍一下术后护理措施。这些心理上的准备对控制术中出血量和预防术后感染都是有益的，并可使患者正视现实、稳定情绪，积极配合治疗计划。

有研究报道（I. L. Janis，1958年），术前焦虑程度与术后疗效密切相关。一般来说，轻度焦虑者术后疗效较好；严重焦虑者，预后不佳；而无焦虑者，往往效果更差，这是因为无焦虑的患者对医生或手术过度依赖，过分放心，对生理上带来的不可避免的痛苦缺乏应有的心理准备。但后来的研究报道（L. M. Wallace，1986年）认为，术前的恐惧与手术结果各项指标之间呈直线关系。这里的手术结果指标包括诸多的心理生理变量，如手术期间麻醉剂的用量、术后并发症的多少、术后住院时间的长短、术后镇痛药的用量、术后疼痛的程度。

很多研究证实，术前科学的心理干预可以促进患者术后的康复，这些研究中，当属埃格伯特（L. D. Egbert，1964年）的研究堪称经典。研究以需要接受上腹部手术的患者为对象，将其分为实验组和对照组。实验组患者（46人）除给予常规术前指导外，还由麻醉师介绍术后疼痛情况，指出疼痛主要由局部肌肉紧张造成，用顺序放松肌肉的训练方法可使疼痛减轻，并指导患者进行具体的放松训练。最后还告诉患者，如果需要，也可以使用有效的镇痛药。手术结束后，再重复这些心理行为训练的指导。

对照组患者（51名）则仅给予常规的术前指导，即在术前晚上给患者讲解麻醉过程，但不涉及术后疼痛问题。结果，手术后实验组比对照组住院时间要短2～7天，镇痛药用量实验组仅为对照组的一半，通过观察估计，实验组的疼痛比对照组轻。

手术过程中的气氛对患者情绪也会产生影响。巡回护士要注意患者的情绪变化，随时予以安慰；手术器械护士要熟练配合手术，减少患者的痛苦；医务人员之间要气氛融洽、互相尊重、主动合作。同时还应贯彻保护性医疗制度，不要大声喧哗，也不要窃窃私语，避免一切对患者可能的不良刺激与暗示。术中万一发生意外情况，切忌让患者感到医生们的慌乱和紧张。

（二）术后患者的心理特点与心理支持

1. 渴望确知手术效果 手术患者尤其是接受大手术的患者，术前无论怎样给予解释和疏导，其内心还是不踏实。他们一旦从麻醉中醒来，首先想知道的就是自己手术的效果。所以，术后护士不要离开，当患者清醒以后，护士应和蔼可亲，以暖人肺腑的语言，告知患者手术效果良好，并向患者祝贺。这对刚刚醒来的患者是莫大的安慰和鼓励。这时有的患者可能产生新的疑虑，他们不仅怕疼痛，更怕伤口裂开和发生意外。此时医务人员除了给予必要的活动指导外，应当传达有利的信息，予以鼓励和支持，以免术后患者产生过度痛苦和焦虑。

2. 痛苦烦躁 患者手术之后，多数都躯体虚弱、疲惫不堪、情绪烦躁、心境不佳，尤其是术后的疼痛，更使他们感到紧张不安。医务人员应当理解患者的心情，体察患者的痛苦，尽量想办法帮助患者解除痛苦，并可根据实际需要给予镇痛药。

3. 郁郁寡欢 术后患者平静下来之后，会出现不同程度的抑郁反应，主要表现是不愿说话、不愿活动、易激惹、食欲缺乏、睡眠不佳等，这种负性情绪如不能有效化解，将影响其及

时下床活动，从而影响他们的循环、呼吸及消化等功能，引发营养不良、静脉血栓或继发感染等，所以要努力帮助患者化解抑郁情绪。要深入了解患者的性格、气质和心理特点，准确理解其言语表达的真实含义，主动关心和体贴他们，总之，使他们意识到既然已经顺利渡过手术关，就要争取早日康复。

4．伤感自怜　患者手术后一般都要经过一段时间的恢复过程。如果术后效果不好或预后不良（如恶性肿瘤已转移），患者仍将在死亡线上挣扎。患者在极度痛苦时，经不起任何外来的精神刺激，所以对预后不良的患者，应慎重护理。有一部分患者术后会出现机体生理功能的破坏（如胃切除）或残缺（如截肢），对可能致残的患者，更应积极给予心理疏导。

5．术后精神疾病复发　过去曾有抑郁症、精神分裂史的患者，原有精神症状虽然已经缓解，但因手术刺激可能导致精神疾病复发。此时要启动精神病学联络会诊机制，寻求精神科医生的指导帮助。

三、传染病患者的心理问题及其干预

急性传染病起病急骤、发展迅速、病势凶猛，对他人和社会构成巨大威胁，患者往往未能安排好工作和家庭生活，就被隔离、抢救和治疗；慢性传染病具有传染性、迁延不愈、可能恶化的特点，如肺结核病、慢性乙型肝炎、艾滋病。因此，这类患者同其他一般患者相比具有更加特殊的心理和行为表现。

1．恐惧、焦虑　急性传染病传播速度快，病程短，死亡率高，从发病到死亡常常是十几天的时间，而且往往对身边最亲近的人构成巨大威胁，因此，患者内心产生巨大恐惧感。慢性传染病患者由于疾病长期迁延不愈，对他人的传染性长期存在，患者总是害怕传染他人，尤其是自己的家人、同事，同时也担心疾病恶化，因此可能长期处于慢性的恐惧、焦虑中。像艾滋病这种特殊的传染病，给患者造成的精神压力更大，多数患者被确诊为艾滋病后会出现心理休克，感觉末日将至，茫然不知所措，陷入深深的绝望之中。

2．自卑　由于传染病具有传染性，对他人和社会构成威胁，因此患者的有些活动会受到法律和道德的限制。有时患者也会碰到来自周围人"敬而远之"的"礼遇"，总觉得低人一等，陷入深深的自卑情结之中。如果患者经常处于被歧视的状态，个别患者可能由极度的自卑情结转向对社会的敌视和报复。

3．孤独　某些急性传染病由于其巨大的传染性，患者不情愿地被隔离于特殊的治疗场所，亲人的探视受到严格限制，医务人员也是在特殊的保护措施下才同患者接触，正常的交往沟通渠道几乎被阻断，使患者感到莫大的孤独。对于慢性传染病患者，由于自卑的心理使其放弃很多社交活动，又由于来自周围人的偏见，使其社交活动的机会大大减少，因此常常感到孤独。如果患者自尊心很强，又很内向，体验到的孤独可能会更加强烈。

对有心理问题的传染病患者进行支持性心理治疗的过程中，要让患者认识到，人患病常常是一个不以个人意志为转移的自然过程，每个人都可能生病，不过是得的病种类不同而已，有的人得了糖尿病，也有的人得了精神病，还有的人得了传染病，得病不是患者本人的错，但得了病就必须正视现实积极治疗。要让患者知道，人们之所以害怕传染病患者，是因为担心自己被传染。如果传染病患者通过严格自律的行为表现，消除周围人的担心，他依然可以得到人们的尊敬。例如，一个肝炎患者和亲朋好友同桌进餐时，明确告诉大家因为疾病原因自己必须单独使用碗筷并进行分餐时，反而会使自己放下精神包袱并赢得大家的尊敬；不少艾滋病患者主动公开自己艾滋病患者身份并严守行为准则，也会让自己如释重负并得到周围人的尊敬。说出传染病隐私的同时，通过自己自律的行为表现让周围的人放心，自己的精神压力也就减小了。

四、危重患者的心理问题及其干预

危重患者入院后通常要入住重症监护室（intensive care unit，ICU），这种特殊的对待对于救治是必要的。但与此同时，也向患者提示了其疾病的严重性，给患者带来沉重的心理压力。国外对重症监护室患者的心理研究表明，在这种病房里，患者的心理问题除受疾病本身影响外，也有环境因素的影响。

重症监护室是一个非常特殊的环境，在这里，各类医务人员紧张而繁忙地工作，没有白天和黑夜之分；患者的身体上插着各种管子，各种复杂的检查、监护、治疗仪器摆满其中；医务人员表情严肃、更替频繁，患者亲属只能在规定的时间短暂探视，有时还会看到同病室的病友因抢救无效而死亡；病房内刺激单调，常有类似感觉被剥夺的体验。这种特殊的环境及疾病本身带来的痛苦，有时可以使患者的意识状态发生改变，引起认知缺陷（如定向障碍、记忆力和判断力受损、注意力减退）和情绪波动（焦虑、恐惧、抑郁），甚至出现幻觉、妄想及冲动行为，这种现象称为重症监护室综合征。

为了预防和减轻重症监护室综合征，在患者进入重症监护室的同时，要向他们提供住此种病室的有关感觉及治疗、护理程序信息，使他们提前做好心理准备；要注意保护患者的生物钟机制，如在病室内安设钟表和日历，夜间尽可能使灯光暗淡一些，尽可能不用或少用对患者的定向力有影响的药物；医务人员要重视与患者的适时沟通，向患者提供心理上的支持。

某些患者可能对重症监护室形成依赖，担心离开监护病房后不再能得到精心的治疗，生命安全得不到保障。因此，医务人员应该根据治疗的进程，提前做好心理疏导，以使最后将患者转到普通病房的过程能"水到渠成"。

五、晚期和濒死患者的心理问题及其干预

根据临床观察结果，可将多数晚期患者的心理反应分成以下五个阶段。

（一）否认期

当一个人真正意识到病情的严重时，典型的反应是震惊和否认，如"不可能""一定是医生搞错了"。否认，或者至少是部分否认，几乎是所有患者认识到自己已经进入疾病晚期时的常见心理反应，这是否认的心理防御机制在起作用。一项对100名癌症患者的调查结果表明，34%的患者不相信自己会得癌症。暂时的否认可以起到一定的缓冲作用，以免当事人过分痛苦。但过度的否认不利于患者积极主动地配合医生的治疗。

（二）愤怒期

当患者开始意识到死亡将不可避免地落到自己的头上，自己即将离开人世和所爱的一切的时候，患者常常会感到愤怒。这种愤怒可以表现为对亲人和医务人员及医院环境的不满和挑剔。这时患者的家属非常为难，因为他们不知道如何处理患者的这种愤怒。他们不理解患者的这种愤怒，患者也不理解自己的心理反应。此时，医务人员应该让患者家属认识到，患者当前的心理反应是晚期患者必然的心理过程，应该给予充分理解；应该允许患者自由地表达自己的情感，不要让他们担心会因此而失去周围人的爱与尊重。

（三）讨价还价期

处于痛苦中的晚期患者为了减轻疼痛、延长自己的生命，有时会有条件地同意配合治疗或承受任何痛苦的检查。患者以做一个服从治疗的"好患者"为条件，来换取痛苦的暂时解除。这时患者常常会出现这样的念头："假如能让我多活几年，我将认真地做……""如果能使我少受些折磨，我将……"在这一阶段，患者的情绪一般较为平稳。

（四）抑郁期

晚期患者的抑郁不同于发生在疾病早期的"反应性抑郁"，有人将这类抑郁称作"准备性抑郁"。这两类抑郁有两个重要的区别：其一，反应性抑郁是对生病期间蒙受损失的情绪反应，是各类患者普遍的反应；而准备性抑郁出现于患者将自己与世界分开的准备过程中，是只见于晚期濒死患者的心理反应。其二，通过有力的心理支持，可以缓解甚至消除反应性抑郁，但却难以影响准备性抑郁患者的悲伤过程。

（五）接受期

当患者成功地度过前几个阶段后，就为自己的死亡做好了准备，进入濒死过程的最后阶段。此时，患者通常比较平静、安宁，不希望外人来看望，但却非常希望亲人能在身边陪伴自己度过生命的最后时刻。

濒死的患者害怕死亡的痛苦过程，担心自己会孤独地死去，因此，要允许和鼓励患者的亲属与患者在一起。医务人员在与晚期患者交往过程中也要使患者相信，他们将会同患者在一起，并为其提供必要的帮助，让其有尊严地走完生命的最后一程，这又称临终关怀。

精神病学家韦斯曼（A. Weisman，1972年，1977年）在与垂危患者打了多年交道后，为接触垂危患者的医务人员列出了一个有价值的提纲。①知情同意：患者应该被告知他们身体的状况和采取的治疗措施，在某种程度上，这可以唤起患者自我治疗的意识。②安全指导：医务人员应该帮助和指导患者度过生命中最艰难的阶段。③生命意义：医务人员应该帮助患者尽可能利用好他们剩下的时间。④预期的不幸：帮助患者和家属度过不幸即将来临的阶段。⑤适时适当的死亡：患者和他的家人应尽可能被允许选择什么时候和怎样离去，患者应该获得体面死去的权利。

六、伤残患者的心理问题及其干预

伤残患者是指由于意外事故导致肢体或躯体器官残缺、损伤（如截肢、烧伤、致盲、毁容）的患者。由于是突发意外事故导致的伤残，患者毫无心理准备，会出现急性应激性心理障碍的一系列表现，如意识范围狭窄、判断力下降、理智缺乏、紧张焦虑甚至惊恐发作。度过急性期后，患者将陷入深深的抑郁，严重者可能会出现自杀行为。对于伤残患者来说，亲属的全程陪伴、感情上的抚慰、医务人员强有力的心理支持与疏导都是十分重要的。在躯体救助的同时，必须重视心理上的救助。

但也有部分患者在经历伤残（创伤）打击后，开始重新思考生命的意义与价值，更加珍惜生命、接受命运的挑战、热爱生活、乐于助人、勤奋工作，人格上成长为更加积极向上的自我，这种现象称为创伤后成长。医务人员要努力挖掘患者的心理潜能，促进患者创伤后成长。

七、器官移植患者的心理问题及其干预

以肾移植为代表的器官移植开创了医学发展的新纪元。继肾移植成功后，肝移植、心脏移植等也相继获得成功，进入21世纪后，越来越多的患者有望通过器官移植得到救助。

器官移植作为特殊的治疗手段，会引发特殊的心理反应，以肾移植为例，有人统计了292例肾移植患者，其中94例（32.2%）发生不良心理反应，主要是焦虑和抑郁；有7例曾有自杀行为。对这类心理反应处理不当时，会影响移植本身的效果，因此，许多学者对此进行了研究。器官移植时的心理反应集中表现在对植入器官的心理排斥和心理同化上。

研究表明，人不仅对移植的器官产生生物学的排斥，同时也存在心理排斥现象。有人将这种心理排斥反应分为三个阶段：异体物质期、部分同化期、完全同化期。心理排斥主要体现在术后初期，患者强烈地感觉到有一个原本不属于自己的东西进入了自己的体内，这个器官与自己整个机体的功能很不协调，感到自己不是一个完整的人，因此，担心自己的生命安全得不到保障，并为自己失去原有的器官感到失落、悲伤，同时，常有以损害他人的健康来延续自己生命的负疚感。有时，这种心理排斥的起因源于人际关系的矛盾，即供体和受体之间的矛盾。如果是活着的供体原先与患者有矛盾，患者可能会在心理上厌恶这一脏器；也有人对自己依赖罪犯的器官"苟延残喘"而产生罪恶感。临床观察发现，心理排斥与生物学排斥存在一定的联系，但其内在的规律尚待进一步研究。

一般说来，患者度过了心理排斥期进入心理同化期后，发生心理问题的概率会明显减少。但也有人报道，当患者了解到供体的详细情况后，会对其人格产生这样或那样的影响，有时甚至使人格发生戏剧性的改变。例如，女性患者移植男性肾脏后，性格可能会变得男性化；反之，男性患者移植女性肾脏后，性格可能会变得女性化。有时，患者会出现无意识模仿供体性格特征的倾向。

从目前研究来看，器官移植带来的心理问题远比人们想象的复杂。为了最大限度减少心理问题的出现，移植前对患者的心理社会状态进行全面评估是十分必要的。器官移植心理问题的研究还刚刚开始，随着器官移植技术的不断发展和普及，对这一领域的研究也必将走向深入。

（崔光成）

思 考 题

1．简述患者角色转换问题的表现形式。
2．简述患者的心理需要。
3．简述术前患者的心理反应特点。
4．简述晚期患者心理反应的五个阶段。
5．某医院神经内科住院卒中患者，男，45岁，小脑梗死，意识清晰，四肢肌力正常，活动自如。患者入院后不想吃饭，从不主动进食，每次都是由护理人员帮助才能勉强进食；晚上睡眠质量极差，害怕天黑，到了晚上不敢闭眼睡觉，担心自己睡下后再也醒不了，所以，一到晚上就哭个不停；害怕家人把自己一个人留在医院里再发生意外不管自己了，担心自己回不了家了；害怕房间里人多，认为人多会很乱，会使自己受不了而发疯等。经了解，患者家庭、经济、人际关系情况及心理支持资源等较好。

患者家人认为他好像变了一个人，原来在家里事事做主，现在变成了一个"磨人"的人。

家里人探视来晚了,他就急得不行,担心自己没人管了。家人来了便很难再回家,如果不是医院探视时间的限制,他希望家人总能陪着他。家人因此感到非常着急,十分担心患者出院以后的生活。

请回答:
(1) 根据该患者的心理行为表现应该做出怎样的心理诊断?
(2) 对于该患者的心理问题应该采取怎样的干预措施?

第十一章 医患关系与医患沟通

医患关系是人际关系在医疗情境中的一种具体表现形式,是临床医学领域中最重要、最具特点的人际关系,在医疗过程中占有十分突出的位置。医患关系对医疗活动的质量和效果有直接的影响,良好的医患关系是一切有效的医疗活动的基础。因此,提高医患沟通技巧,建立和谐医患关系是每一个医务人员的首要任务。

第一节 医患关系概述

当前和谐的医患关系越来越受到重视。随着人们对健康的认识更加全面,影响医疗服务质量的因素也日渐增多。因此,医务工作者不仅要有高超的专业技术水平,还需要具有良好的沟通技能,能够与患者及其家属建立和谐的医患关系,达到提高医疗服务质量的目的。

案例 11-1

患者,男,51岁,因咳嗽、发热到医院就诊,患者进入诊室后坐在医生的一侧,而这位接诊的医生将自己的座椅向后撤了一下,将自己与患者的距离拉大,这一举动被患者家属看在了眼里,一个简单的举动,使患者和家属将刚刚在挂号时护士回答问题的不耐烦等行为联系在一起,所有这些不愉快使患者和家属感到被歧视,随后对医务人员及护士进行了投诉。

问题:
1. 导致出现医患矛盾的原因有哪些?
2. 如何改善医患之间的矛盾?

一、人际关系

(一)人际关系的概念及特征

人际关系(interpersonal relationship)是指在社会交往过程中所形成的、建立在个人情感基础上的人与人之间的关系,它反映了个人或群体在寻求满足社会需要、事业需要和生活需要时的心理状态。因此,人际关系的建立与发展取决于双方社会需要的满足程度。只有当双方在相互交往中都获得了各自社会需要的满足,彼此之间才能发生并保持接近的心理关系,表现出

友好的情感。相反，如果其中一方对另一方表示不友好、不真诚或有不利于另一方的行为，那么双方的友好关系就会受到影响或终止，形成疏远关系或敌对关系。不论是友好关系、疏远关系，还是敌对关系，都统称为人际关系。

在社会生活中，能够直接接触到的人与人之间的心理关系都属于人际关系的范畴，如家庭中的亲属关系、工作单位的同事关系、市场上的买方与卖方的关系、学校中师生的关系、医疗中的医患关系。人际关系对于人们的日常生活、各种社会活动都是不可缺少的，而且对社会及个体有着重要的意义。良好的人际关系可以促进心身健康，不和谐的人际关系会影响个人的生活和社会功能。

人际关系一般具有以下几种特征。

第一，人际关系影响团体气氛。在一个团体里，成员之间彼此友好、关系融洽，团体气氛就会变得轻松愉快。成员之间相互疏远、彼此厌烦，势必会导致团体气氛沉闷、紧张。因此，成员之间满意或不满意、喜欢或不喜欢就成了评价团体气氛的主要标志。人际关系是团体气氛的决定性因素。

第二，人际关系影响活动效率。人际关系是通过对态度的调节而间接影响活动效率的。人际关系紧张，团体气氛不良，活动结果的高质量与高效率就难以保证，甚至会使活动难以顺利开展。

第三，人际关系影响人格的形成和发展。良好、融洽的人际关系不仅有助于个体的心理活动、有助于成员之间正确地相互感知和理解，而且长期生活在具有良好、融洽的人际关系的团体里有助于良好人格的形成与发展。人际关系中人与人的信息交流越多，相互了解的就越深刻，每个人的人格特征就在同他人建立一定关系的条件下形成。良好的人际关系是良好人格的组成部分。

第四，人际关系影响心身健康。和谐的人际关系有助于心身健康，增强生命活力；而紧张、不良的人际关系则是各种疾病尤其是心理疾病和心身疾病发生的重要原因之一。在现代心理治疗领域中，帮助人们建立满意的人际关系已经成为团体治疗和交友疗法的基本理念，学会主动调节人际关系不仅有助于疾病的治疗，而且有助于预防疾病。

（二）影响人际关系的因素

在人际交往中，由于知觉对象的复杂性、知觉者的主观性及知觉者加工信息能力的差异性等因素的影响，常会引起一些社会知觉上的偏差，而这些偏差会影响人际交往的质量，成为影响人际交往的重要因素。

1. 首因效应（primacy effect） 首因效应又称第一印象效应或优先效应，是由美国心理学家罗钦斯提出来的。它是指最初接触到的信息所形成的印象对人们以后的行为活动和评价的影响，首因效应一旦形成，就对后来获得信息的理解和组织有着强烈的定向作用，在短时间内很难改变，持续的时间也长。因此，人们为了给他人留下较好的第一印象，会注意自己的言行、外貌等。医务人员应注意给他人良好的第一印象，并且要审慎理智地对待别人，同时，也不能因为第一印象而忽略对患者的全面认识，影响和谐医患关系的建立。

  知识拓展

第一印象为什么总是这么重要？

人们生活中听到的"一见钟情""面试培训"等都是关于第一印象，那么第一印象是怎样起作用的呢？研究表明，人们在初次会面的前 30 s 的表现，给对方留下的印象最

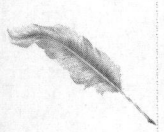

为深刻，也就是通常所说的第一印象。

心理学家曾做过这样一个实验：让两名学生都做对30题中的一半，但是让学生A做对的题目尽量出现在前15题，而让学生B做对的题目尽量出现在后15题，然后让观察者评价两个学生谁更聪明。结果发现，多数观察者都认为学生A更聪明。这就是第一印象效应。人们往往通过第一印象去决定一个人是否值得交往，是否对自己有益。心理学研究认为，这是人类为了生存而形成的一种快速判断环境危险与否的能力。

2. 近因效应（recency effect） 近因效应是指在总体印象形成上，新近获得的信息比原来获得的信息影响更大的现象。近因效应一般不如首因效应明显，当有足够引起注意的新信息，或者原来的印象淡忘时，就会发生近因效应。研究表明，在人与人交往的过程中，在交往初期首因效应的影响重要，而在交往后期，近因效应的影响也同样重要。

3. 光环效应（halo effect） 光环效应又称晕轮效应，即个体的某一突出特点就像光环一样，成为被注意的中心，从而掩盖了其他特点。晕轮效应是人际交往中个人主观判断的泛化及扩张的结果，会放大个人的优点或缺点，导致社会认知的偏差。因此，在医疗工作中与患者相处时，要尽量避免"一好百好、一坏百坏"的现象出现。

4. 刻板效应（stereotyping effect） 刻板效应又称刻板印象，是指对某人或某一类人产生的一种比较固定、概括、类型化的看法。刻板印象一经形成，就很难改变，虽然有利于对一类人做出概括性的认识，但却忽视了个体差异，容易形成认识上的偏差。例如，老年人是保守的，年轻人是爱冲动的；农民是质朴的，商人是精细的。在临床工作中，医务人员若受刻板效应影响，就会导致对患者的认知偏差。

（三）人际吸引

在社会交往中，人们不仅相互知觉、相互认识，而且形成一定的情感联系，这种情感联系集中表现在人际吸引上。所谓人际吸引（interpersonal attraction）是指个体与他人之间情感上相互亲密的状态，是人际关系中的一种肯定形式，它是人际交往的前提和基础。人际吸引力越大，人与人之间就越容易建立密切的关系；反之，人际关系就会疏远。人际吸引也受多种因素的影响。

1. 接近性 空间距离近的人们，见面机会较多，容易熟悉，产生吸引力，彼此的心理空间就容易接近，就如在人们交往对象中，接触机会最多的是自己的同事、同学、朋友和邻居等，所谓"远亲不如近邻"。研究表明，在陌生人交往的早期阶段，接近性是增进人际交往的重要因素之一。因此，在医疗工作中，医务人员主动热情地接近患者，了解患者的需要，就会拉近彼此的心理距离。

2. 相似性 在交往过程中，人们往往喜欢那些和自己相似的人。所谓相似性包括信念、价值观、人格特征、兴趣、爱好、社会背景、地位、年龄、经验的相似，它是人际吸引的重要因素。一般说来，在其他信息相对缺乏的情况下，同年龄、同性别的人比较容易相互吸引，如老年人喜欢和老年人在一起，青年人喜欢和青年人在一起；在教育水平、经济收入、籍贯、职业、社会地位、社会价值、资历等方面相似的人们容易相互吸引。实际的相似性很重要，但更重要的是双方知觉到的相似性，如"同病相怜""惺惺相惜""物以类聚，人以群分"。临床实践中，医务人员应了解患者背景，分析医患的相似处，通过相似吸引促进良好医患关系的建立。

3. 互补性 当双方在某些方面看起来互补时，也可以促进人际吸引。互补性是指在人际交往过程中双方的需要及对对方的期望所形成的互相补充的关系。互补性可视为相似性的特殊形式。以下三种互补关系会增加吸引和喜欢：需要的互补；社会角色的互补；某些人格特征的互补。日常生活中常有急性子的人和慢性子的人合作得很好、性格内向与性格外向的人成为好朋友，正说明了这种相辅相成的关系特点。医务人员提供医疗帮助和患者需要照顾就属于一种互补。当一位生命垂危的患者经医务人员全力抢救转危为安时，患者得到健康需求的满足，而医务人员也从患者的康复中体会到自己事业的成就感，医患双方共同获得的满足和欣慰，容易产生较强的互补性吸引效应，从而使医患关系更加密切。

4．仪表吸引 个人的容貌、体态、服饰、举止、风度、行为等仪表因素在决定他人的情感上起很大作用，尤其在第一次见面时，由于第一印象的作用，仪表因素有重要影响。但是，随着人际交往的时间越来越长，仪表因素的作用越来越小，吸引力的来源将会从外在的仪表转至人们内在的性格与道德品质。医务人员的仪表除了应遵守一般的着装规则外，还要体现出医务人员职业特有的要求。仪表的整齐洁净、简约端庄可以在无形中给患者安全、可以信赖的感觉。

5．能力与特长 就能力而言，一般情况下，个人能力与特长比较突出、与众不同的人，其自身就具有一种吸引力，使他人愿意与他接近。这是因为人有一种寻求补偿、追求自我完善的欲望。医患关系建立在医疗基础上，因此，具备很强专业技能的医生很容易吸引患者，获得信任并建立良好的医患关系。

6．其他因素 品德高尚、待人真诚热情会使人产生钦佩感、敬重感和亲切感，可以促进人际吸引。

二、医患关系的概念

医患关系是医疗实践活动中最基本、最核心的人际关系，这一关系的协调与否直接影响着整个医疗卫生领域实践活动的开展与良性运转，从而影响医疗服务效果。

医患关系（doctor-patient relationship）是医疗活动中的一种特殊的人际关系。著名医史学家西格里斯曾经说过："每一个医学行动始终涉及两类当事人：医师和病员，或者更广泛地说，医学团体和社会，医学无非是这两群人之间多方面的关系。"由此看来，医患关系可以有狭义和广义之分。

一般认为，狭义的医患关系是特指医生与患者之间的相互关系。广义的医患关系是指以医生为主的群体（医疗者一方）与以患者为中心的群体（就医者一方）在医疗过程中所建立的相互关系。在此，"医"包括医生、护理人员、医技人员、管理和后勤人员等医疗群体，"患"包括患者、患者亲属、监护人、单位组织等群体。更广泛地说，医患关系中的"医"应包括一切与医疗活动有关的人员及组织，如卫生行政部门、医疗卫生政策的制定者及临床科研工作者。医患关系中的"患"应包括一切有求医行为的人，或者说到医院的求医者未必就是身患疾病者，如参加正常体检者、进行产前诊断的孕妇、接受预防疫苗接种的儿童、婚前检查者都不是真正的患者，但相对于医务人员方而言，他们可统称为患者。因此，"医"与"患"是相对而言的，可以把以医生为主体的与从事医疗实践活动有关的一方称为"医方"，把以"患者"为中心的与求医行为有关的一方称为"患方"。这样，广义的医患关系就应指在医学实践活动中，医方与患方发生的所有的人际关系。

三、医患关系的特征

医患关系是人们在医疗活动中发展起来的，它既具有一般人际关系的特点，同时又因为是一种专业性人际关系而有其自身的特点。只有了解了医患关系的特殊性，才能更深入地理解医患关系。与其他人际关系相比较，医患关系具有以下特征。

1．明确的目的性　以治疗疾病、维护健康为目的而建立的关系是医患关系的主要特征。在医患交往中，患者因为疾病而去寻求医疗帮助，医生为患者提供特定的医疗服务，医生和患者所有的交往活动都以患者的疾病治疗、健康维护为目的，以满足患者的生理和心理需要为中心，因此医患关系有明确的目的性。

2．地位的平等性　医生作为一种社会职业，从个体的生存和发展的角度考虑，在给患者提供医疗服务的过程中，医生既可以满足生存需要，也会在职业活动中获得成就感和价值感，从而满足了尊重与自我实现的需要。患者作为特定的社会角色，也是有权利、有价值、有情感、有独立人格的人，应得到尊重、理解和接纳。医生要满足患者相应的医疗需求，患者在接受医疗服务过程中，需要承担相应的医疗成本，医患双方在医疗活动中的地位是平等的。

3．信息不对称性　在医疗服务过程中，虽然医患双方地位是平等的，但是医生掌握着专门的医学知识和医疗技能，具有诊断和治疗疾病的能力，而患者相对缺乏医学专业知识，在医患关系中处于被动和依赖的地位。由于医患双方医学信息的不对称，所以医生相对于患者而言处于主导地位。从这个角度来看，医患关系的和谐与否就主要取决于医生一方。医生在与患者接触中，能够理解患者的感受，尊重并关心患者的体验，满足患者的心理需要，双方就会建立起良好的人际关系。相反，如果医生对患者表现不友好，不真诚，不尊重，不考虑患者的心理需求，就会引起患者的不安或反感，双方关系就会受到影响。

4．关系的时限性　与其他类型的人际关系比较，医患关系具有的一个明确特点就是时限性。从患者求医到疾病治疗结束，医患关系经历了建立、发展、工作及结束的不同时期。当患者的疾病治疗工作结束后，医患关系也就结束了。鉴于诊疗关系的特点，医生应该遵守特定的职业规范，在给患者提供医疗服务过程中，不要与患者建立超出医患关系范围以外的人际关系。医患关系贯穿医疗活动的整个过程。

5．关系的动态性　医患关系不是一成不变的，会随着医疗服务的过程和结局发生变化。原本良好的医患关系可能会因为患者对医疗服务的不满而使医患双方关系紧张，甚至引发矛盾；原本不融洽的医患关系也可能因为疾病的康复而发展成和谐的医患关系。

除了以上特征外，医患关系还具有鲜明的社会特点，反映一个时代人文、社会关系总的特征。随着社会经济文化的发展，法律的进一步完善，人们对健康新概念的理解，医患关系还会出现新的特征。总而言之，应该提倡医患之间建立盟友般的伙伴关系，二者处于平等、互敬的地位，兼顾双方合法的权利和义务，相互理解，相互信任，共同维护健康。

四、良好医患关系的重要性

随着医学模式的转变，医患关系越来越受到人们的重视。良好的医患关系会提高诊疗质量，促进患者康复。建立良好的医患关系的重要性主要体现在以下几个方面。

1．良好的医患关系是医疗活动顺利开展的基础　在医疗过程中，良好的医患关系可以促进患者对医生的信任，提高患者自觉接受和参与治疗的主动性，医务人员应采用适当的方法从患者处了解到更多的对诊断疾病有意义、有价值的相关信息，为进一步的检查及最终明确诊断和有效治疗打下良好的基础，而这些医学信息的获得都需要依赖良好的医患关系。如果医患关系紧张，医患沟通不畅，医生诊断时可能就需要过多地依赖辅助检查的结果，一方面加重了患者的经济负担，另一方面也可能会发生误诊和漏诊情况，为医患纠纷埋下隐患。只有充分尊重和保障患者的各种权益，建立良好的医患关系，才能使患者积极支持、配合诊疗工作，推动医

学事业的发展。

2. 良好的医患关系会提高患者的就医行为　医患关系会直接影响患者的就医行为。在医疗活动中，医生的态度、专业技术水平、医德医风等方面都会影响到医患关系的构建。不良的医患关系会导致患者频繁更换就诊医院或医生，甚至放弃就医，降低患者的就医行为。

3. 良好的医患关系会提高患者的遵医行为　医患关系是影响患者的遵医行为的重要因素之一。遵医行为受患者和医务人员双方因素的影响，如患者的文化程度、职业、经济状况，医务人员的专业水平、年龄、服务态度等。如果医生对患者态度热情，为患者介绍病情通俗易懂，患者对治疗计划与执行方案感到满意，患者会接受和采纳医生的建议，会按医生的医嘱去做，从而大大提高遵医行为。反之，遵医行为会较差。在临床实践中不乏这样的例子，由于医患关系没有处理好，患者对医生心存戒备，碰到医生就要处处设防，对治疗计划持怀疑态度，或者是不接受、不配合治疗，致使医生无法实施相应的治疗计划，从而影响了医疗质量。

4. 良好的医患关系有利于医患双方心身健康　良好的医患关系在诊疗全程中可消除影响心身康复的因素，树立患者康复的信心，促进身体康复。对患者而言，良好的医患关系不仅可以消除疾病所造成的心理应激，减轻疾病带来的心理压力，而且可以从良好的情绪反应所致的躯体效应中获益。例如，有些重症的折磨会使患者变得情绪急躁，容易产生焦虑、怀疑、抑郁、恐惧、愤怒等负性情绪，而融洽的医患关系会造就良好的心理气氛和情绪反应。对于医务人员而言，可以从这种充满信任的医疗活动中得到更多的心理上的满足，从而促进医患关系健康地发展。所以，良好的医患关系本身就是一种有效的治疗手段，它可以促进患者的心身康复，同时对医务人员的心身健康也有积极的促进作用。

良好的医患关系还有利于患者获得医学知识，增强自我保健。患者相对于医务人员来讲，缺少医学知识，一般是在医务人员的安排下接受治疗，解除自身的病痛。通常患者和家属普遍希望从医务人员那里得到有用的医学知识和保健常识。良好的医患关系会增进沟通效果，当医务人员对疾病的病因、诊断、治疗及相关的健康维护知识向患者及其家属给予清楚、通俗易懂的解释时，患者及其家属也能更好地理解并获取相应的知识，进而转变为维护健康的行为。

5. 良好的医患关系有利于解决医患纠纷　尽管医患双方都想努力消除医患纠纷，但是由于医疗过程中的风险和种种不确定因素的存在，以及医患双方在问题理解上不可避免的个体差异，医患纠纷的问题是无法避免的。近年来，国内外医疗机构在处理大量医患纠纷的实践中得出的基本经验：强化医患关系，通过医患沟通的途径妥善解决纠纷，避免矛盾激化。可见良好的医患关系是有利于解决医患纠纷的。

五、医患关系的发展趋势

医学科学技术的突飞猛进与经济社会生活的发展，医患关系也在发生着一些实质性的变化。从目前的情况看，医患关系的发展呈现如下趋势。

1. 多元化趋势　医患关系虽然是医方和患方的关系，但它却受哲学、管理学、社会学、心理学、行为科学、法学等多学科的关注和影响，同时涉及医务人员的医德修养、患者的心理和求医行为及社会、经济、文化、宗教等许多因素。人们价值观的多元倾向也反映在医患关系上。医务人员要求患者主动配合诊治，医患关系应该是"指导-合作型"或"共同参与型"，尽量避免不合作型或冲突型；患者对医疗卫生保健的要求在层次上、档次上也有差别，呈现多元化趋向。有的患者追求优质服务，要求高档病房甚至非医学需要服务；有的患者仅要求最基本的医疗保健。

2. 法治化趋势　传统的医患关系中，医患双方的权利和义务是约定俗成的，在很大程度上依赖于医患双方的道德自律。然而，当医患关系的道德规范上升到法治化时，医疗秩序就更为完善了。当今，医患双方的自主参与意识的增强，对保护各自权益和自觉履行各自职责的观念日益强烈，为卫生立法提供了思想基础。另外，高技术的临床应用引来了一系列伦理问题，也迫切需要卫生立法解决，如利用高技术进行性别鉴定，人工授精、体外授精带来的家庭道德、社会问题，器官移植中供体来源和卫生资源分配中的公正问题都直接涉及医患关系，再期待仅仅通过道德自律来实现医患双方的权利和义务的可能性已经非常小。所以，当今医患双方的权利和义务更多地是以法律规定的形式出现，医患关系依然是道德关系，但是可能随着时间的流逝，医患关系的法律化同样是其演化的必然趋势。

3．技术化趋势 医学高技术应用于临床诊疗，大大提高了医学对疾病的诊治能力。医生通过仪器、设备等高技术服务设施获得患者的生理指标、生化指标等数据，并且具有敏感度高、精确、迅速等特点，为诊治提供重要依据。人们在享受医疗进步带来的好处时，也走向对医疗技术运用的另一个极端，一些医疗工作者对先进技术严重依赖，以机代人，淡化了医患之间的思想交流，忽视了患者心理因素对疾病的影响，使医患关系演化成了医生 - 机器 - 患者的关系。

4．市场化趋势 尽管从世界范围来看，无论是发达国家还是发展中国家都否认医疗服务是商品，但是市场对医疗领域的渗透却是日渐增强。市场为医学发展带来了巨大的推动力，特别在医药科技研发方面表现最明显，但是市场干预医疗活动也带来了非常大的负面影响，特别是在我国目前医疗卫生体制处于改革和不完善的情况下，少数医院管理和医务人员把市场经济的"等价交换"原则移植到医患关系中来，使本来纯洁的救死扶伤神圣职责成了与患者交换的筹码。尽管将医疗服务变成商品是非常困难的，但随着整个社会市场化的不断强化，如允许多种形式办院、试行点名手术、业余有偿服务，医患关系市场化成为一种趋势。

六、医患关系的模式

医患关系模式是医学模式在人际关系中的具体体现。医患双方在交往过程中的地位、所发挥的作用受不同历史发展阶段的影响，并且随着患者、医生的医疗观念和自身修养等方面的变化而变化。

目前，根据患者的个体差异及所患疾病的性质，医学心理学中大多采用萨斯（T. Sxas）和霍华德（M. Hohade）划分的医患关系模式。萨斯和霍华德认为，一般临床上常见的医患关系有三类模式，即主动 - 被动型、指导 - 合作型和共同参与型。

1．主动 - 被动型（active-passive mode） 这是一种受传统生物医学模式影响而建立的医患关系，特征是在医患关系中，医生占主导地位，具有绝对的权威，患者处于被动地位。其特征是"医生为患者做什么"，模式的原型是"父母 - 婴儿"。

这种模式中医生作为专家的权威性不会被患者怀疑，患者及家属对诊疗方案一般不会提出异议，处于被动的、接受医疗的从属地位。此模式过分强调医生的权威性，忽视了患者的主观能动性。因此，主要适用于急性传染病、昏迷、休克、手术或精神分裂症的患者。对于一般患者而言，由于这种模式是单向作用而不是相互作用的模式，虽然医生也确实在为患者尽力，而患者则是完全消极被动的，在诊疗中不利于发挥患者的主观能动作用，患者仅仅是医务人员活动的接受者，因此，医患之间没有真正的相互作用。

2．指导 - 合作型（guidance-cooperation mode） 这是一种以生物 - 心理 - 社会医学模式及疾病治疗为指导思想而建立的医患关系。其特征是"医生告诉患者做什么和怎样做"，模式的原型是"父母 - 儿童"。医患双方都是主动的，但医生仍然起主导作用，最终的决定权仍然是医生。患者可以向医生提供有关自己疾病的信息及治疗感受等，接受医生的指导，按照医生的决定行事，密切配合。

这种模式允许患者参与到自己疾病的治疗过程中，尊重患者的主观能动性，主要见于意识清楚、能配合的患者，因此，医生良好的职业道德、高度的工作责任心及良好的医患沟通能力，使患者能够在医生的指导下早日康复。这种模式较"主动-被动型"医患关系前进了一步，也是目前临床工作中最常见的医患关系模式。

3. 共同参与型（mutual participation mode） 这是一种以生物-心理-社会医学模式及健康为中心的、以平等关系为基础的医患关系模式。其特征为"医生帮助患者自我恢复"，模式的原型是"成人-成人"。在医疗活动中，医生充分尊重患者的知情同意权、选择权，医患双方的关系建立在地位平等、互相尊重、互相协商的基础上。该模式由于出自双方共同的愿望，互相配合，不仅强调了医生的积极作用，而且充分发挥了患者的主观能动性，对于提高治疗效果是非常有利的。

这种模式主要适用于一些慢性病的诊疗过程中，患者对疾病的治疗、预防知识比较了解，并且主动要求参与个体化、人性化治疗方案制订，医患双方彼此信任，患者对医疗服务较为满意。这种模式对于医生和患者在智力、知识经验、教育程度等方面越接近，则越适合；相反，它不适用于儿童、智力落后、教育程度很差的人。临床心理治疗就是采用这种共同参与型医患关系模式。

需要指出的是，这三种医患关系在它们特定的范围内都是适合、有效的。在实际的医疗活动中，医务人员同患者间所形成的医患关系模式并不是固定不变的，它往往是随患者病情的变化而发生转化。

第二节 医患关系的影响因素

医患关系是影响医疗服务质量的重要因素。医患关系的影响因素复杂多样，人们需要了解医患关系的影响因素，这有利于构建和谐的医患关系。影响医患关系的因素包括以下几个方面。

案例 11-2

患者，男，67岁，丧偶独居，退休工人，家庭经济状况一般。患者双眼均患有老年性白内障，左眼视力0.3，右眼视力0.4，经常规检查后收住入院，欲进行白内障摘除术。在手术前各项检查和手术中，医生均未与患者再次确认手术眼别，而将右眼进行了白内障摘除手术，并植入了人工晶体。手术顺利，术后视力有所提高。但术后患者却提出其原本希望治疗的是左眼，而手术眼术后视力与术前比较无明显提高。因此，患者及其家属提出异议。

问题：
1. 影响医患关系的因素有哪些？
2. 如何构建和谐的医患关系？

一、医方因素

（一）医德因素

医德是医务人员自身应具备的道德品质，高尚的医德能够造就良好的医患关系。医疗服务过程中，医务人员面对的是患者，研究的是生命，医务人员需要富有同情心，以患者的利益为中心，树立"全心全意为患者服务"的意识，尊重生命，这也是医生的职责所在。如果医务人员对患者的病痛缺乏同情心和责任感，态度冷淡、漠不关心，忽视患者生理、心理感受，以错误的价值观对待临床工作，以是否有治疗价值或科研价值为标准对待患者，只重视提高技术而不关心患者的疾苦，这些势必会影响医务人员的威信，给医患间的交往造成阻碍。

（二）医务人员的业务水平

医患关系建立在医疗基础上，专业技能水平高的医务人员很容易获得患者的信任并促进良好医患关系的建立；而良好的医患关系会让医务人员更好地发挥专业能力。有的医务人员由于医学业务知识和经验的限制，沟通中难以全面详尽地介绍诊疗情况、告知患病风险和预后，难以说清要说明的问题，也不能较好地解答患方提出的疑问，导致医方难以取得患方的信任，医患沟通不良而影响医患关系，极易引发医疗纠纷。

（三）医务人员的职业压力

医疗作为一种特殊的助人行业本身就是一种压力情境。由于医患比例的失调，医务人员的负担常常过重。医务人员要面对的是个体差异越来越大的患者，复杂程度越来越高的疾病，患者的过度要求及社会的过高期望，以及存在的医疗风险等。这些压力如果得不到有效缓解，医务人员将很容易出现职业倦怠，进而影响医务人员的情绪和行为，在医疗过程中，会表现出退缩行为、工作不投入、失去信心、情感淡漠等，这些都将影响到医患关系。

（四）医务人员的沟通技巧

良好的医患沟通是医疗服务顺利开展的基础，也是影响医患关系的重要因素。在医疗服务过程中，医务人员掌握有效的沟通技巧，具有仁爱之心，与患者有很好的共情，耐心倾听患者的诉说，认真解答患者的疑问，对建立良好医患关系是十分有利的；反之，会导致医患沟通不畅，甚至出现医患间的矛盾冲突，严重影响医患关系。

二、患方因素

（一）疾病因素

患者在患病状态下，其情绪和行为也会发生改变。由于对疾病的担忧、恐惧及不适感常会导致患者情绪不稳定，易激惹，自控力降低，甚至会发生攻击行为。除此之外，疾病的类型、严重程度、治疗费用、治疗效果和治疗中的不良反应等因素都可能使患者产生消极情绪和异常行为，甚至会把这些不良情绪发泄在医务人员身上，影响医患关系。

（二）患者对医疗的期望水平

现代医学不断发展进步，不少医学难题迎刃而解。但医疗领域仍充满着很多不确定的因素，加之新的病毒不断出现，病种增多，一些"抢救无效"的不幸事例还是不可避免地发生，这不仅是自然规律，也是促进医院和医务人员不断探索医学科学的动力。另外由于个体差异大，即使一些常见病、多发病在有些人身上，也可能向复杂性转变，任何医院和医生都不可能包治百病，疾病的治疗过程和结果始终存在着成功与失败两种可能。患者在求医过程中，通常对医疗的期望过高，希望医生在短时间内将疾病治愈，并认为医院不能治不好病，更不能死人，否则医院就有责任。因此，当治疗效果不能达到患者及其家属心理预期的时候，就会对医务人员表现出不满，甚至辱骂侵犯医务人员，产生不理性的极端行为。因此，患者对医疗效果要有客观的认识，保持适度的期望水平。如果患者期望过高，一旦结果不符合预期，就会发生医患纠纷。

（三）患者对医生的信任度

患者患病后会有焦虑、恐惧等情绪，需要权威性意见，总担心年轻的医务人员因经验不足而影响疾病诊治，对医务人员的举止也非常敏感，因此会产生不信任。另外，受外界信息和观念的影响，部分患者因心理防御过度而对医务人员产生防范心理。患者不能如实向医务人员陈述病情或有意隐瞒，容易造成误诊、漏诊，加深了对医务人员的不信任。也有极少数患者缺乏社会公德，不尊重医生，不遵守医院的规章制度，提出一些过分的要求，不达到目的就纠缠不清，以各种理由或借口向医院施压，要挟医务人员，破坏医院公共设施等，严重影响医患关系。

（四）患者的个人素养

患者的文化水平、信仰、沟通能力、医学知识水平等因素也会对医患关系造成一定的影响。因此，医务人员应当根据患者不同的文化背景来了解患者对疾病的认识和治疗的期望。

三、社会因素

（一）社会经济

医疗卫生体制改革后，医院为了维持运转和追求利益最大化，在医疗服务中有时会出现乱开处方、检查及滥用高新仪器设备和药物的现象。医疗服务价格的增长，使患者负担加重，经常引发医患冲突。患者也受市场经济的影响，把看病当作消费，认为自己花了钱就要治好病。这就造成了医疗机构公益性淡化和医患双方在经济利益上的对立，也成为影响医患关系的根本问题。"看病贵"已经成为越来越多患者担心的问题，如果医疗费用超出了普通民众的心理和财力承受范围，会导致患者将矛头指向医院和工作一线的医务人员，为医患关系埋下不稳定的隐患。

（二）媒体负面报道效应

社会文化中，新闻媒体影响广、信息获取便捷、对公众行为具有导向的特征。来自社会舆论的压力给医疗环境造成了沉重负担。在处理医患纠纷及医疗事故负性事件时，某些媒体的不实报道过度放大了医疗体制和医疗服务存在的问题，使公众对医院及医务人员的信任感降低，医患之间的距离拉大。因此，大众传媒对医疗事件应客观、全面和公正地报道，正确引导公众的价值取向，大力倡导构建和谐医患关系的重要性，促进整体医疗水平的提高。

四、心理因素

(一) 心理应激

在医疗活动中,医患双方都会经常处于心理应激状态。对于医务人员而言,不仅需要对患者做出正确的诊断与治疗,而且要帮助患者面对某些心理、社会问题。当医务人员认为自己能力不足时,会担心患者怀疑自己的医疗技术水平,造成心理压力和危及医患关系的心理反应。心理应激会给医务人员带来不良的情绪,又会干扰其业务能力,使其更不能满足患者需要,加重医患关系的紧张。从患者方面看,患病本身就可以引起心理应激,特别是重症病、急性病等。此外,患者对向陌生的医务人员求助,对那些不得不做的检查和治疗,面对生疏的环境与规章制度等,都可能产生强烈的情绪反应。处于强烈心理应激状态下的患者可能做出充满情绪化的反应,从而直接造成医患关系的紧张局面。

(二) 医患冲突

医患冲突也是影响医患关系的重要影响因素之一。在医疗过程中,医患冲突常见于两种情况:一是医患双方在医疗情境中地位不平等。医务人员由于其医学专长,加之患者对其有依赖,因此处于支配地位,当患者不接受其治疗方案时,就会造成医患间的矛盾。二是医患双方对对方的期望不能做出适当的反应。医务人员希望患者能够完全遵医嘱,而患者不仅期望医务人员有高超的医疗技术,而且也期望他们能真诚地关心自己。如果医务人员不能适当地满足患者的需要,或者患者不能按照医务人员的要求去做,都会损害医患关系,进而加剧医患间的冲突。

五、和谐医患关系的构建

构建和谐医患关系是医疗服务中的一项重要任务,需要多方共同努力来构建和谐医患关系。

(一) 加强医德医风建设,提升综合素养

医务工作者应坚持"医者仁心"的职业素养,"以患者为中心"的理念,尊重患者的感受,尊重生命的尊严,加强医务人员的职业道德教育和医德医风教育,增强工作责任心,全面提升医务人员的文化素养和道德水准。

(二) 加强质量管理,确保医疗安全

医疗机构应全面落实各项医疗规章制度,严格遵守医疗技术常规操作,建立严格的考核奖惩制度,定期进行医疗技术培训,从严把关,加强诊疗环节风险防范,确保医疗安全。

(三) 优化医疗环境,便民利民

优化诊疗环境,创新服务流程,减少就医环节,缩短患者就诊等候时间,减少各项医疗费用,为患者提供及时、方便、人性化的医疗服务,使其切实感受到医院"以患者为中心"的服务理念。

(四) 加强医患沟通,改善医患关系

沟通技巧是建立良好医患关系的重要手段。医疗机构应多开展医务人员医患沟通培训,使

医务人员增强医患沟通意识，提高医患沟通技能，及时疏导患者不良情绪，以尊重、接纳、公平公正的态度对待每一位患者，从源头上化解医患矛盾。

（五）加强舆论引导，正面宣传

引导社会舆论和媒体宣传导向，积极与媒体沟通，妥善处理医疗纠纷，引导媒体对医疗事件进行全面、正确、客观的报道，在全社会营造尊重医学、尊重医生、医患互信的良好氛围，有助于构建和谐医患关系。

（六）加强健康教育，普及医学知识

通过网络、电视、广播等多媒体手段对公众开展健康知识宣教，普及医学常识，医务人员下乡义诊、社区培训，发放健康宣传资料，与患者积极主动地深层次交流沟通，改善医患之间信息不对称的状况。通过加强与患者的沟通，化解矛盾，增加患者信任度，改善医患关系。

知识拓展

看似"穿越"的巧合，其实是永恒的真情

2020年2月，浙江省绍兴市中心医院隔离病房一位3岁的小患者治愈出院，他向护士阿姨鞠躬致敬，护士也鞠躬回礼。美好和谐的医患关系，也触发了绍兴市工艺美术大师占少锋的创作灵感。日前他把制作完成的雕塑作品捐给了医院。绍兴市中心医院院长屠传建说，医院将把这尊雕塑作品永久收藏。

巧合的是，20世纪初，时任杭州广济医院（现浙江大学医学院附属第二医院）院长的梅藤根先生查房时，同样面对小患者鞠躬致谢顺势回礼。

一个世纪后经典瞬间重现，时隔百年，中华民族崇医尊医、医者父母心的优秀传统，在这世纪重叠的影像中代代相传。

第三节 医患沟通

医患沟通是构建和谐医患关系的重要条件，良好的医患沟通技能能够提高医患交流效率，为患者提供更好的情感支持，是改善医患关系的关键。

一、医患沟通概念和意义

（一）医患沟通的概念

医患沟通（doctor-patient communication）是指医务人员与患者及其家属在医疗活动中，以保障和恢复患者健康为目的，围绕疾病诊疗相关问题而进行的交流。

（二）医患沟通的意义

医患沟通是医疗活动中医患之间主要的联系手段，贯穿于整个医疗活动。良好的医患沟通对构建和谐的医患关系意义重大。

1. 医患沟通是疾病诊断的需要　疾病诊断的最初是通过采集病史了解患者疾病的起因与发展。采集病史与体格检查的过程就是与患者沟通和交流的过程，这一过程的质量决定了病史采集的可靠程度和体格检查的可信度，在一定意义上影响了疾病的诊断。

2. 医患沟通是临床治疗的需要　医疗活动必须由医患双方共同参与完成，良好的沟通有利于医生对患者病情的把握，确定最佳的治疗方案，也有利于患者对病情及相关知识的了解，提高对治疗的依从性。

3. 医患沟通是减少医疗纠纷的需要　医患沟通不畅，患者对医疗服务内容和方式的理解有偏差，有时会导致误解而产生医患纠纷。建立良好的医患沟通机制则是缓解这一矛盾的有效手段之一。

4. 医患沟通是现代医学教育与发展的需要　医学是自然学科也是人文学科，生物-心理-社会医学模式的建立与发展是医学人文精神的回归，新的医学模式使医患沟通比以往任何时候都显得更加重要。在现代医学教育中开设医患沟通相关课程，是适应现代高等医学教育发展的需要。

二、医患沟通的原则

（一）尊重与平等的原则

尊重是建立在平等基础上的尊敬与敬重，尊重就是尊重患者的人格和情感。尊重患者是医患沟通的前提，只有尊重患者才会获得患者的尊重，也只有在相互尊重的基础上，医患双方才能进行友好的沟通。平等意识是医务人员必备的基本素质之一。一方面，医患双方是一个不可分割的整体，双方之间是平等的，只是社会分工的不同。另一方面，在医务人员眼中应只有患者，没有地位高低之分、没有贫富之分，对患者应一视同仁，只有这样医患之间才能沟通顺畅。

（二）真诚原则

医务人员与患者沟通，一个重要的因素就是医务人员沟通的态度。真诚是医患沟通得以延续和深化的保证。在医疗过程中，医务人员所表现出来的态度，是否真诚地关心患者，对于患者及家属更具有影响力。医务人员沟通时热诚地表达自己对患者的关心，希望为患者寻求最好的治疗与处理方法，能够让患者及其家属体会到医疗机构及医务人员的重视，感受到医务人员的真诚。

（三）换位原则

医务人员在与患者及其家属沟通时，应尽量站在患者的立场上去考虑问题。想患者所想、急患者所急。应避免只把自己认为重要或有必要的信息传达给患者及其家属。在进行沟通之前，先站在患者的立场去思考。有些在医务人员认为不起眼的小事，却可能是让患者及其家属困扰的大事情。通过换位思考，多站在患者的角度考虑问题，这样才能使沟通达到应有的效果。

（四）详尽原则

医务人员与患者及其家属沟通时，需要把医疗行为的效果、可能发生的并发症、医疗措施的局限性、可能出现的危险和疾病转归等情况详细告知患者方。告知的内容尽量具体，将可能遇到的各种情况、风险准确传达给患者方。患者及其家属在了解所有状况的利弊之后，和医务

人员共同参与医疗决策的形成，这样医患之间才能找到真正的和谐，有利于减少医疗纠纷。

（五）适度和克制原则

语言、态度、举止及体态语言是沟通交流的各种形式。医务人员的态度和举止，在患者眼里可能会有特定的含义，因此医务人员必须注意自己的言谈举止，避免传递给患者错误的信号。医务人员运用体态语言要适度，要符合场合，切忌情绪冲动，动作夸张。同时，医务人员要懂得克制自己，不要把自己的不良情绪带到工作中来，与患者沟通遇到困难时，也要注意克制自己，避免矛盾激化。当患者或其及家属情绪激动时，医务人员应以温和的态度保持沉默，让患者或其家属有时间调整情绪，以免陷入僵持而无法继续交流。

（六）保密原则

在医疗服务过程中，未经患者同意的情况下，医务人员有义务对患者诊治过程的所有信息保密，不得泄露患者的隐私。否则，会严重损害患者利益，甚至引发医患纠纷。

三、医患沟通技巧

良好的医患沟通是提高服务质量的需要，也是融洽医患关系、减少医患纠纷的需要。一般来说，在医患关系中医方是较主动的一方，医患沟通是以医方为主导开展的沟通。医患沟通可分为两种形式：言语沟通和非言语沟通。

（一）言语沟通

言语沟通即用语言来传递信息。医务人员在与患者接触的过程中，了解患者有关信息、收集资料、实施医疗活动等，都必须借助言语沟通才能达到目的。

1. 引导患者谈话的技巧　就医患沟通而言，医患双方交谈的顺利与否主要取决于医务人员的主动引导。医务人员是否能站在患者的角度同情理解患者，是有效沟通的关键。具体技巧：交流时医务人员可根据患者的身份、年龄、职业及文化层次的不同，选择患者喜欢的名称来称呼他们。新入院患者对环境陌生，医务人员应主动地向患者介绍，让他们感到亲切、融洽。与患者交谈时，应掌握好开场白，理清思路，可以先从问候患者或饮食、睡眠等日常生活谈起，以创造温馨和谐的气氛。然后，针对要了解的问题进行直接或间接提问，对性格开朗的患者，可给他们多一点的讲话机会，让其说出自己的想法和感觉，以得到更完整、全面的资料；遇到沉默寡言与不愿谈及疾病和有关真实情况的患者时，医务人员应用引导的方法，主动讲解有关疾病的知识，用讨论的方式进行引导或重点询问，既可以使患者感受到医务人员的关心爱护，又可使患者自然放松，消除紧张戒备的心理，以便能自然地转入主题。

2. 恰当应答的技巧　在会谈过程中，听者可根据谈话的内容和情境采用点头、微笑、沉默、重复患者的话的方式，或者使用"哦""好""是啊"等过渡性语言来回应患者的表达，患者就会感觉到医务人员正在认真倾听而且赞成他所讲的内容。同时，医务人员在与患者谈话时，还可采用目光接触、简单发问等方式观察对方是否在听，以决定是否谈和如何谈下去。交谈中医务人员及时和恰当的反应可以起到鼓励患者交谈的作用，从而保证医患沟通的顺利进行。

3. 处理沉默的技巧　医患在交谈中，有时会有停止谈话、保持沉默、交谈暂时中断等现象的发生。患者在谈话过程中出现沉默一般有以下几种情况：

第一，有意沉默。患者在阐述自己病情过程中，常常有意中断交谈而出现沉默，其目的就是等待医生对其表达信息的反馈。此时，医生应采用恰当的应答技巧，来鼓励患者更清晰地表达自己的病情。

第二，难言之隐。有的患者由于病因或患病部位特殊，或主诉的性质和内容让患者感到羞愧、尴尬，因而不愿意轻易对医生道出病情，这对治疗明显是不利的。此时，为了对患者负责，医务人员应积极采取各种有效方式解除患者的顾虑，鼓励患者道出隐情，同时还要注意周围环境因素的影响，以保护患者的隐私及合理的权益。

第三，思维中断。在谈话时，患者受到谈话中某些语词或内容的刺激，心情容易激动，或突然从自己的谈话中想到了另外一些事而导致谈话中断。此时，医务人员可以重复患者刚刚提到的内容，及时引导患者按照原来的思路说下去，但注意不要依据自己的猜测替患者说下去，这样会妨碍或打断患者谈话的思路。

在交谈的过程中，沉默本身也是一种信息交流，即所谓"此时无声胜有声"。在医患沟通中，医务人员恰到好处地运用沉默，可以给患者时间考虑他的想法和回顾他所需要的信息或资料，使患者感到医务人员是在真正用心地听他讲述，感到医务人员能理解他的情感，他的愿望受到尊重，也给医务人员一定的时间去组织进一步的提问及记录资料。医务人员要做的就是克制提出新问题的欲望，以免打破沉默。要让沉默保持一段时间，关心和注视患者，等待患者继续话题。

4．避免使用伤害性语言　　伤害性语言对患者来说属于强烈的负性刺激，如果这种刺激强度过大或持续时间过长，则会导致病情加重。有时医务人员一句漫不经心的话就可能会导致医源性疾病的发生。

5．注意沟通语言、语调和语速　　沟通过程中，医务人员语言要尽量简练、清晰、易懂，不要过多使用患者无法理解的医学专业术语。语调的高低以患者能够听清楚、态度明确为适宜。语速尽量放慢，音量要稍大一些，尤其在对待老年患者时。

6．维护患者隐私　　医患沟通场所尽量设置为单独的场所，可使用布帘或是幕布对诊室进行分离，与患者交流时，先接待一位患者，诊疗结束后再接待下一位患者，有效实现对患者隐私的维护。

7．详细的告知和耐心的解惑　　整个医疗行为过程中，医务人员要尊重患者的各种权利，让患者明白诊断、检查、治疗、预后等。同时尊重患者的选择权，详细提供各种不同的诊疗方案的优劣点及所需费用，允许患者做适当的选择。在向患者交代病情时，医务人员应尽量用准确、通俗和容易让患者接受的语言，不宜闪烁其词。避免不恰当的解释让患者感到害怕而退缩，也不宜过于轻描淡写，以免患者对特殊治疗或检查过于轻视而致发生不良反应。除此之外，医务人员对患者提出的每一个疑惑应本着实事求是、科学、认真的态度耐心细致地解释，让患者得到正确的认知、做出正确的选择。

（二）非言语沟通

言语沟通虽然比较易于清楚地表达、传递信息，但有时不能或不便由言语来表达的信息往往需要非言语沟通来传递。非言语沟通又称体态语言沟通，即用身体的形态来表达需要传递的信息，是日常生活中传递信息的常用手段，也是医患交流的重要方式。体态语言包括面部表情、眼神、手势、姿势和外表等，在沟通中也成为人们获得信息的重要途径。

1．面部表情的交流　　面部表情的变化是观察患者、了解患者心理变化的一个重要信息来源，同时也是患者了解医务人员心理品质的窗口。医务人员亲切自然的表情会给患者留下良好印象，并使患者对医务人员的医疗活动产生信心。相反，医务人员表情冷漠会拉大医患间的情感距离，并对医务人员工作的正确性和责任感产生怀疑。医务人员应该意识到自己面部表情的重要性，并且尽可能去控制那些容易引起误解或影响医患关系的表情，如不喜欢、厌恶、敌

意，因患者时常会仔细观察医务人员的面部表情，并且将它与自己的需要或焦虑相联系。当然，医务人员也必须掌握从患者的面部表情了解到患者的状况的技巧，如患者担忧时可能会出现皱眉，恐惧时脸上可能会显得很恐慌，疑问时可能出现怀疑、焦虑，疼痛时会出现非常痛苦的面部表情。医务人员掌握这些技能有利于把握患者病情的变化。

医患沟通中，在病情允许的情况下，最常用、最有效的表情是微笑。医务人员的微笑能消除患者的陌生感，缩短医患间的心理距离。患者焦虑时，医务人员的微笑就是"安慰剂"，患者恐惧时，医务人员的微笑就是"镇定剂"。医务人员进行沟通时应做到自然而不失庄重，严谨又充满温情，恰到好处地将患者的病情传达给患者，使医患沟通更富有成效。

2．目光接触交流 目光接触是非言语沟通的主要信息通道。眼睛是心灵的窗户，它既可以表达和传递情感，也可以从目光中显示某些人格特征，并影响他人的行为。医务人员与患者适当的目光接触可以产生许多积极的效应：镇定的目光，可以使恐慌的患者有安全感；热情的目光，可以使孤独的患者得到温暖；鼓励的目光，可以增强沮丧患者的自信；专注的目光，可以给自卑的患者带去尊重。医务人员要从短促的目光接触中，判断患者的心理状态与需求。

另外，在交谈过程中患者目光飘忽不定，表明心不在焉，对谈话内容不感兴趣；目光注视则表明对所谈论的话题感兴趣，交流内容有吸引力。所以，医务人员在与患者进行交谈时，要用短促的目光接触检验信息是否被患者所接受，从对方的回避视线、瞬间的目光接触等来判断对方的心理状态。

3．肢体接触交流 触摸在人类的成长和相互关系的发展及疾病治疗中起到特别重要的作用。触摸可以产生关怀、同情、安慰、鼓励和支持的作用。在患者经受痛苦折磨时，医务人员轻轻抚摸他的手或拍拍他的肩部，既可表现出职业的关注，又可稳定患者的情绪，消除患者的恐惧。当患者痛苦呻吟时，医务人员主动靠近患者站立，且微微欠身与其对话，适当抚摸其躯体或为其擦去泪水，会给患者以体恤、安慰的感觉。医务人员紧握重症或垂危患者的手，或搀扶行动不便的患者，用手轻触高热患者的额头等都会使患者感到安全、愉快、舒适。当患者面临手术焦虑害怕时，医务人员紧握患者的手，表达"我在你身边，我在帮助你"，可使患者减少恐惧，情绪稳定等。这些有益的身体接触，都会使患者感到医务人员的善意和关怀，从而增强战胜疾病的信心和勇气。需要注意的是，触摸受性别、社会文化、触摸形式及双方关系等因素的影响，若使用不当，反而会引起不良结果。

4．仪表、言谈、行为规范 医务人员在工作期间应该用一定的行为规范来约束自己。医务人员应着装得体，衣服洁净，佩戴胸牌，不宜浓妆，严禁穿拖鞋等；面对自己每天的工作应抱着热忱的态度，而不应萎靡不振，以免给患者不值得信任的感觉；与患者交谈时应吐词清晰，用语文明，倾听认真，谈吐高雅，热情耐心；在诊室坐时应端庄大方，站立时应仪态高雅；在日常工作中应做到接诊每一位患者时主动问候，应用规范的仪表、言谈、行为来沟通。

5．注意人际距离 两人交往的距离取决于彼此的亲密程度，它在交往接触开始时就起着重要作用。有人将人际距离分为四种：亲密距离，约 0.5 m 以内，一般为亲人、夫妻间的距离，可感受到对方的气味、呼吸甚至体温；朋友距离，又称个人距离，为 0.5～1.2 m，是朋友之间聚会、对话的距离；社交距离，为 1.2～3.5 m，是一般认识的人之间交往的距离；公众距离，为 3.5～7 m，是陌生人、上下级之间的距离。医患交流、收集资料、采集病史或向患者解释某项操作时，应采用个人距离方式，以表示医务人员对患者的关切、爱护，也便于患者能听清楚医务人员的嘱咐，同时也使医患双方都感到自然舒适；在查房中站着与患者对话，可采用朋友的距离或社交距离；对老年患者和儿童，沟通距离可近些，以示尊敬或亲密；与年轻异性患者的沟通距离不宜太近，以免产生误会等。

四、医患沟通中存在的问题

沟通的目的是要增加相互了解,但由于信息在传递与理解上的差异,使医患沟通常不尽如人意,从而影响良好医患关系的建立。医患沟通中存在的问题可表现为以下几个方面。

(一)沟通障碍

语言是医患双方沟通和交流的信息载体,也是医疗服务最直接的工具或手段。在临床诊疗过程中,医患之间虽有一定的信息往来,但是未被对方所理解或产生误解的现象时有发生。医务人员在与患者进行沟通时若常使用专业性较强的医学术语,有时会令患者无法理解,甚至无所适从。同时,患者若以"土话""方言"来描述病情也常使医生难以领悟,以至于无法在病史中用规范的文字记录。有时,医患双方对同一医学名词也有不同的理解,同样会造成认识上的分歧。因此,医务人员在解释病情或与患者交流时,要考虑到患者的接受程度,语言必须兼顾科学性和通俗性,尽可能缩小文化差异,使表达内容既符合医学科学,又能让患者听懂。

(二)同理心不够

在沟通过程中,医生热情、诚恳、负责、平等的态度,可以得到患者的好感与信任,有利于建立良好和谐的医患关系。反之,医生态度冷淡、言语生硬、缺乏同情心和对患者应有的尊重,就会导致医患关系紧张,矛盾不断升级,以至于出现医患纠纷。研究表明,富有同情心是患者对医生角色期待的内容之一,是患者评价医生服务态度的一条重要标准。如果一个医生没有同情心,那么他的诊疗行为就会受到极大影响。资料显示,在技术权威与富有同情心的医生之间,多数患者宁愿选择后者。医生服务态度欠佳一直是引起患者不满和医疗纠纷的主要原因。

(三)耐心聆听不足

在诊疗过程中,针对患者本身的不同需求,医务人员需耐心聆听他们的诉说,不轻易打断患者的讲述,认真把讲述重点记载下来,也要适当给予必要的回应,让患者感知到医务人员的诚心,有助于除去他们心中的忧虑、恐惧等不良的情绪,获得身心的扶持,进而对疾病的康复充满信心。而在传统的医患关系中,医务人员往往忽视患者的作用,尽管他们认为自己对待患者的方式是平等的、民主的,但由于在诊疗过程中他们过于控制交流的进程与内容,使患者实际上仍然处于被动的地位,认为医务人员没有足够的耐心倾听他们的陈述,甚至拒绝倾听,导致患者对医疗服务不满,从而引起医患矛盾。

(王 娜)

思 考 题

1. 如何构建良好的医患关系?
2. 简述医患沟通应遵循的原则。
3. 医患沟通的技巧有哪些?
4. 医患关系的模式有哪几种?
5. 患者,女,27岁,性格开朗,积极乐观,注重自身形象和修养。患者因自己是单眼皮并伴有内眦赘皮,看起来总有一种未睡醒的感觉,不够精神,因此到整形医院美容科进行了内眦开大、切开重睑手术。术后第二天患者来院换药,由于当天主诊医生休息,由其他医生给她进行了清创、换药。换药过程中接诊医生未回答患者的全部提问,也没有任何说明,导致患者严重不满,在其母亲的陪同下,对医生进行了投诉。患者后悔做了手术,并认为被毁容了,原因是红肿厉害,重睑线过宽、不自然,不能见人,心理负担重。

请回答:

面对患者的投诉与不满,应当如何解决?

主要参考文献

[1] 崔光成，唐平．医学心理学．北京：人民卫生出版社，2020．

[2] 郭召良．认知行为疗法进阶．北京：人民邮电出版社，2020．

[3] 胡佩诚，赵旭东．治疗心理学．3 版．北京：人民卫生出版社，2018．

[4] 马辛，赵旭东．医学心理学．3 版．北京：人民卫生出版社，2018．

[5] 孙宏伟．心理危机干预．2 版．北京：人民卫生出版社，2018．

[6] 孙宏伟，冯正直．医学心理学．北京：科学出版社，2020．

[7] 童辉杰．心理测量学．上海：上海教育出版社，2020．

[8] 王建平，张宁，王玉龙，等．变态心理学．3 版．北京：中国人民大学出版社，2018．

[9] 姚树桥，杨艳杰．医学心理学．7 版．北京：人民卫生出版社，2018．

[10] 姚树桥．心理评估．北京：人民卫生出版社，2021．

[11] 杨凤池，崔光成．医学心理学．4 版．北京：北京大学医学出版社，2018．

[12] 杨凤池．咨询心理学．3 版．北京：人民卫生出版社，2018．

[13] 张旺信，杜玉凤．医学心理学．2 版．南京：江苏凤凰科学技术出版社，2018．

[14] 苏珊·艾尔斯，理查德·维泽．医学心理学．洪炜，译．北京：商务印书馆，2019．

[15] Cabaniss D L，Cherry S，Douglas C J，et al．心理动力学疗法：临床实用手册．徐玥，译．2 版．北京：中国轻工业出版社，2021．

[16] Hock R R．改变心理学的 40 项研究．白学军，译．7 版．北京：人民邮电出版社，2018．

[17] Twenge J M，Campbell W K．人格心理学．2 版．蔡贺，译．北京：人民邮电出版社，2022．

[18] Ben-Porath Y S，Sellbom M．Interpreting the MMPI-3．Minneapolis：University of Minnesota Press，2022．

[19] 钞建峰，贾慧．论心身疾病中医病因病机的核心及其演变．中华中医药杂志，2019，34（12）：5582-5584．

[20] 刘兴华．正念干预专家共识．中华行为医学于脑科学杂志，2019，28（9）：771-777．

中英文专业词汇索引

16 种人格因素问卷（Sixteen Personality Factor Questionnaire，16PF） 118
90 项症状自评量表（Symptom Checklist 90，SCL-90） 121
A 型行为类型（type A behavior pattern） 144
C 型行为类型（type C behavior pattern） 174
Fraser 螺旋错觉（Fraser spiral illusion） 25

A

阿森斯失眠量表（Athens Insomnia Scale，AIS） 124
癌症倾向人格（cancer-prone personality） 174
艾森克人格问卷（Eysenck Personality Questionnaire，EPQ） 117, 173
安全需要（safety need） 46
暗适应（dark adaptation） 22

B

保持（retention） 28
保持过程（retention processes） 70
本我（id） 57
比率智商（Ratio IQ，RIQ） 108
表情（emotional expression） 38
表象（representation） 31
补偿（compensation） 60
不随意想象（involuntary imagination） 32
部分客体（part object） 63

C

操作记忆（operative memory） 27
操作能力（operation ability） 48
操作性条件反射（operant conditioning） 69
操作性行为（operant behavior） 68
测验法（test method） 15
差别感受性（differential sensitivity） 21
差别阈限（differential threshold） 21
长时记忆（long-term memory） 27
尝试错误学习（trial and error learning） 68
常模（norm） 103
超我（superego） 58
惩罚（punishment） 69
重复经颅磁刺激（repeated transcranial magnetic stimulation，rTMS） 191
初级评价（primary appraisal） 140
创造力（creative ability） 48
创造想象（creative imagination） 32
纯的客体关系模型（pure object relation theory） 62
次级评价（secondary appraisal） 140
次要特质（secondary trait） 53
催眠疗法（hypnotherapy） 220
存在主义（existentialism） 73
错觉（illusion） 25

D

道德感（moral feeling） 37
抵消（undoing） 60
电休克治疗（electric shock therapy） 191
调查法（survey method） 14
动机（motive） 46
动机过程（motivational processes） 71
短时记忆（short-term memory） 27

E

俄狄浦斯情结（Oedipus complex） 61

F

反常（deviance） 178
反复沉思（rumination） 146
反向形成（reaction formation） 60
反移情（countertransference） 215
反应期（reaction phase） 235
泛化（generalization） 66
放松疗法（relaxation therapy） 219
非条件刺激（unconditioned stimulus） 66
非条件反射（unconditioned reflex） 66
非自杀性自我伤害（non-suicidal self-injury，NSSI） 191
分化（discrimination） 66
分裂（splitting） 63
愤怒（angry） 147
愤怒期（anger phase） 238

封闭性提问（closed question） 208
否认（denial） 59
否认、投射、选择性遗忘（denial, projection, selective forgetting） 147
否认与分离期（denial and isolation phase） 238
辅导期（teaching phase） 235
负后像（negative after-image） 22
负移情（negative transference） 215

G

干扰素（interferon, IFN） 146
感觉（sensation） 20
感觉记忆（sensory memory） 27
感觉阈限（sensory threshold） 21
感受期（feeling phase） 235
感受性（sensitivity） 21
肛门期（anal stage） 61
隔离（isolation） 60
个案法（case method） 15
功能固着（functional fixedness） 31
功能损害（dysfunction） 178
功能性磁共振成像（functional magnetic resonance imaging, fMRI） 14
共情（empathy） 73, 233
共同参与型（mutual participation mode） 268
鼓励（encouragement） 208
观察法（observational method） 12
观察学习（observational learning） 70
光环效应（halo effect） 263
广泛性焦虑障碍（generalized anxiety disorder, GAD） 185
归属和爱的需要（belongingness and love need） 46
国际疾病分类（International Classification of Diseases, ICD） 157

H

汉密尔顿抑郁量表（Hamilton Depression Scale, HAMD） 124
合理化（rationalization） 60
合理情绪疗法（rational emotion therapy, RET） 222
横竖错觉（horizontal-vertical illusion） 25
后像（after-image） 22
护理心理学（nursing psychology） 12
幻想（fantasy） 32, 59
患者（patient） 241
患者角色（patient role） 242
恢复期（re-entry phase） 235
回忆（recall） 29
绘画疗法（painting therapy） 230

J

积极关注（positive regard） 54
激情（intense emotion） 37
计算机体层成像（computerized tomography, CT） 14
记忆（memory） 26
家庭治疗（family therapy） 224
监视苦恼或焦虑水平（monitor distress or anxiety level） 222
简明精神病量表（Brief Psychiatric Rating Scale, BPRS） 128
健康（health） 82
健康心理学（health psychology） 11
焦虑（anxiety） 147, 181
焦虑自评量表（Self-rating Anxiety Scale, SAS） 122
接受期（acceptance phase） 239
结果（consequence） 76
解释（interpretation） 209, 216
介绍期（introductory phase） 235
近因效应（recency effect） 263
经典条件反射理论（classical conditioning theory） 65
惊恐发作（panic attack） 182
惊恐障碍（panic disorder, PD） 183
精神分析（psychoanalysis） 56
精神分析性心理治疗（psychoanalytic psychotherapy） 214
镜像（mirroring） 64
角色（role） 242
角色扮演（role play） 219
绝对感受性（absolute sensitivity） 21
绝对阈限（absolute threshold） 21
绝望感（hopelessness） 191

K

开放式提问（open question） 207
康复心理学（rehabilitation psychology） 11
刻板效应（stereotyping effect） 263
客体（object） 63
恐惧（fear） 147
口唇期（oral stage） 61
快乐原则（pleasure principle） 58

L

廓图（profile） 122
离差智商（deviation IQ, DIQ） 108
理智感（rational feeling） 37
力比多（libido） 57
利他（altruism） 60

联觉（synaesthesia）　23
练习律（law of exercise）　68
两性期（genital stage）　61
临床心理学（clinical psychology）　11
领悟（insight）　216
领悟社会支持量表（Perceived Social Support Scale，PSSS）　128，143
罗夏墨迹测验（Rorschach Inkblot Test，RIT）　119
逻辑记忆（logic memory）　26

M

满灌疗法（flooding therapy）　218
美感（aesthetic feeling）　38
梦的工作（dream work）　215
米勒-莱尔错觉（Müller-Lyer illusion）　25
面部表情（facial expression）　38
面质（confrontation）　208
明尼苏达多相人格问卷（Minnesota Multiphasic Personality Inventory，MMPI）　115
明适应（bright adaptation）　22
模仿能力（imitative ability）　48

N

内省法（introspective method）　12
脑电图（electroencephalogram，EEG）　14
能力（ability）　47

P

偏执（paranoid）　146
品行障碍（conduct disorder）　194
平衡模式（equilibrium model）　233
评定-危机干预-创伤治疗（assessment-crisis intervention-trauma treatment，ACT）　233

Q

气质（temperament）　49
迁移（migrate）　31
牵连观念（ideas of reference）　194
前意识（preconsciousness）　57
潜伏期（latent stage）　61
潜意识（unconsciousness）　57
强化（reinforcement）　66，69
强迫性障碍（obsessive-compulsive disorder，OCD）　186
情感（affection）　35
情绪（emotion）　35
情绪记忆（emotional memory）　26
情绪商数（emotional quotient，EQ）　42
情绪应激（emotional stress）　147
情绪智力（emotional intelligence，EI）　42
去注意（decentering）　222
缺陷心理学（defect psychology）　12

R

人本主义心理学（humanistic psychology）　223
人本主义心理治疗（humanistic psychotherapy）　223
人格（personality）　17，44，143
人格障碍（personality disorder）　192
人际关系（interpersonal relationship）　261
人际吸引（interpersonal attraction）　263
认知错误（cognitive errors）　221
认知过程（cognitive process）　20
认知疗法（cognitive therapy）　76，221
认知模式（cognitive model）　233
认知能力（cognitive ability）　48
认知评价（cognitive appraisal）　139
认知效率指数（cognitive proficiency index，CPI）　109
认知心理学（cognitive psychology）　74
认知行为疗法（cognitive-behavioral therapy，CBT）　183
认知性再评价（cognitive reappraisal）　140
认知转变疗法（cognitive conversion therapy）　221
认知自控法（self-control of cognition）　222
瑞文推理测验（Raven Progressive Matrices，RPM）　112

S

三角关系（triangles relations）　224
闪回与闯入性思维（flashbacks and intrusive thinking）　146
社会角色（social role）　242
社会心理学（social psychology）　11
社会学习（social learning）　71
社会再适应评定量表（Social Readjustment Rating Scale，SRRS）　137
社会支持（social support）　142
社会支持调查表（Social Support Inventory，SSI）　143
社会支持问卷（Social Support Questionnaire，SSQ）　143
社交焦虑障碍（social anxiety disorder，SAD）　184
社交能力（sociability）　48
身段表情（body expression）　38
神经-内分泌-免疫网络（neuro-endocrine-immune network）　145
神经心理学（neuropsychology）　11
升华（sublimation）　60

生本能（life instinct） 57
生活变化单位（life change unit，LCU） 137
生活事件（life event） 136
生活事件量表（Life Event Scale，LES） 125
生理心理学（physiological psychology） 11
生理需要（physiological need） 46
生物反馈疗法（biofeedback therapy） 219
生物 - 心理 - 社会医学模式（bio-psycho-social medical model） 4
生物医学模式（biomedical model） 5
识记（memorization） 27
实验法（experimental method） 13
事实期（fact phase） 235
适应（adaptation） 22
释梦（dream analysis） 61
释义（paraphrase） 208
手势（gesture） 38
首要特质（cardinal trait） 53
首因效应（primacy effect） 262
瞬时记忆（immediate memory） 27
思维（thinking） 29
斯金纳箱（Skinner box） 68
斯坦福 - 比奈智力量表（Stanford-Binet Intelligence Scale） 111
死本能（death instinct） 58
似动（apparent movement） 25
随意想象（voluntary imagination） 32

T

讨价还价期（bargaining phase） 238
特质（trait） 53
特质应对方式问卷（Trait Coping Style Questionnaire，TCSQ） 142
条件刺激（conditioned stimulus） 66
条件反射（conditioned reflex） 66
痛苦（distress） 178
投射（projection） 59，63
投射性认同（projective identification） 63
团体治疗（group therapy） 226
退行（regression） 59

W

歪曲（distortion） 59
完成自杀（completed suicide） 236
危险（dangerous） 178
韦氏成人智力量表（Wechsler Adult Intelligence Scale，WAIS） 108
韦氏儿童智力量表（Wechsler Intelligence Scale for Children，WISC） 109
韦氏幼儿智力量表（Wechsler Preschool and Primary Scale of Intelligence，WPPSI） 110
无意识记（unintentional memorization） 27
舞蹈动作治疗（dance movement therapy，DMT） 231
舞蹈疗法（dance therapy） 231

X

习得性警戒（learned alarms） 183
习得性无助（learned helplessness） 191
系统脱敏法（systematic desensitization） 218
现实原则（principle of reality） 58
想象（imagination） 32
消退（extinction） 66
效度（validity） 106
效果律（law of efficiency） 68
心境（mood） 37
心理测验（psychological test） 100
心理冲突（mental conflict） 137
心理挫折（mental frustration） 137
心理地形学（topography of mind） 57
心理定势（mental set） 31
心理动力性心理治疗（psychodynamic psychotherapy） 214
心理干预（psychological intervention） 200
心理健康（mental health） 82
心理健康测查表（Psychological Health Inventory，PHI） 117
心理评估（psychological assessment） 95
心理社会转变模式（psychosocial transition model） 233
心理神经免疫学（psychoneuroimmunology） 145
心理生理疾病（psychophysiological disease） 155
心理生理学（psychophysiology） 77
心理生理医学（psychophysiological medicine） 11
心理危机（mental crisis） 232
心理现象（psychological phenomena） 17
心理旋转（mental rotation） 32
心理学（psychology） 1
心理障碍（mental disorder） 176
心理治疗（psychotherapy） 200
心理咨询（psychological counseling） 209
心身反应（psychosomatic response） 156
心身疾病（psychosomatic disease） 155，156
心身医学（psychosomatic medicine） 11，156
心身障碍（psychosomatic disorder） 156
信度（reliability） 105
信念（belief） 76
行为疗法（behavior therapy） 217

行为医学（behavioral medicine） 12
形象记忆（imaginal memory） 26
性别不一致（gender incongruence） 196
性别烦躁（gender dysphoria） 196
性格（character） 51
性功能失调（sexual dysfunction） 196
性器期（phallic stage） 61
性欲倒错障碍（paraphilic disorder） 196
修通（working through） 216
需要（need） 45
需要层次理论（hierarchical theory of need） 45

Y

压抑（repression） 60
言语表情（language expression） 39
厌恶疗法（aversion therapy） 218
阳性与阴性症状量表（Positive and Negative Syndrome Scale，PANSS） 129
药物心理学（pharmacopsychology） 12
一般能力指数（general ability index，GAI） 109
一般适应综合征（general adaptation syndrome，GAS） 134
伊利克特拉情结（Electra complex） 61
医患沟通（doctor-patient communication） 272
医患关系（doctor-patient relationship） 264
医学模式（medical model） 4
医学心理学（medical psychology） 1
医学应对问卷（Medical Coping Modes Questionnaire，MCMQ） 126
移情（transference） 215
移情焦点治疗（transference-focused therapy，TFP） 216
遗忘（forgetting） 28
以人为中心疗法（person centered therapy） 223
艺术疗法（art therapy） 230
异常心理学（abnormal psychology） 11, 176
抑郁（depression） 147
抑郁期（depression phase） 238
抑郁障碍（depressive disorder） 189
抑郁自评量表（Self-rating Depression Scale，SDS） 123
意识（consciousness） 57
意志（will） 43
音乐疗法（musical therapy） 230
应对（coping） 141, 149, 152
应激（stress） 37, 133
应激反应（stress reaction） 144
应激源（stressor） 136
幽默（humor） 60

有意识记（intentional memorization） 27
诱发事件（activating event） 76
语句完成测验（Sentence Completion Test，SCT） 121
原型启发（prototype elicitation） 31
运动记忆（motor memory） 27

Z

灾难化（catastrophizing） 146
再认（recognition） 29
再造想象（reproductive imagination） 32
真诚（genuineness） 73
真实性检验（reality testing） 221
整合心理治疗学会（Society for the Exploration of Psychotherapy Integration，SEPI） 202
正电子发射体层成像（positron emission tomography，PET） 14
正后像（positive after-image） 22
正念（mindfulness） 229
正移情（positive transference） 215
症状期（symptom phase） 235
知觉（perception） 23
指导-合作型（guidance-cooperation mode） 267
至善原则（principle of ideal） 58
智力（intelligence） 47
智商（intelligence quotient，IQ） 48, 108
中心特质（central trait） 53
重症监护室（intensive care unit，ICU） 257
主动-被动型（active-passive mode） 267
主题统觉测验（Thematic Apperception Test，TAT） 120
注意（attention） 33
注意过程（attention processes） 70
转变内化作用（transmuting internalization） 64
转移（displacement） 60
准备律（law of readiness） 68
咨询心理学（counseling psychology） 11, 210
自动思维（automatic thinking） 221
自恋（narcissism） 64
自杀未遂（attempted suicide） 236
自杀意念（suicidal ideation） 236
自体（self） 64
自体客体（self object） 64
自我（ego） 58
自我概念（self-concept） 53, 72
自我和谐（self-congruence） 54
自我评价丧失（loss of self-evaluation） 146
自我实现（self-actualization） 54, 71
自我实现的需要（self-actualization need） 46

自我推荐学说（self presentation theory） 184
自由联想（free association） 215
自主神经限制者（autonomic restrictor） 185
自尊量表（Self-esteem Scale，SES） 127
足够好的母亲（good enough mother） 62

阻抗（resistance） 215
最小可觉差（just noticeable difference，JND） 21
尊重（respect） 223
尊重需要（esteem need） 46